普通高等教育“十一五”国家级规划教材
全 国 医 学 高 等 专 科 学 校 教 材

医学免疫学与病原生物学

（第 2 版）

主　　编　袁育康

副 主 编　王　玲　范桂香

参编人员　（按姓氏拼音为序）

程彦斌　高文卫　雷艳君
刘如意　马　锐　史　霖
王　玲　王军阳　谢　明
袁桂峰　袁育康　赵锡兰
周晓勃

北京大学医学出版社

YIXUE MIANYIXUE YU BINGYUAN SHENGWUXUE

图书在版编目（CIP）数据

医学免疫学与病原生物学/袁育康主编．—2版．—北京：北京大学医学出版社，2011.6（2017.1重印）

普通高等教育“十一五”国家级规划教材

ISBN 978-7-5659-0171-3

Ⅰ.①医…　Ⅱ.①袁…　Ⅲ.①免疫学-高等学校-教材②病原微生物-高等学校-教材　Ⅳ.①R392②R37

中国版本图书馆CIP数据核字（2011）第079550号

医学免疫学与病原生物学（第2版）

主　　编：袁育康

出版发行：北京大学医学出版社

地　　址：（100191）北京市海淀区学院路38号　北京大学医学部院内

电　　话：发行部 010-82802230；图书邮购 010-82802495

网　　址：http：//www. pumpress. com. cn

E-mail：booksale@bjmu. edu. cn

印　　刷：北京东方圣雅印刷有限公司

经　　销：新华书店

责任编辑：许　立　杰　丽　　**责任校对**：金彤文　　**责任印制**：张京生

开　　本：787mm×1092mm　1/16　　**印张**：19.5　　**字数**：495千字

版　　次：2011年6月第2版　2017年1月第3次印刷

书　　号：ISBN 978-7-5659-0171-3

定　　价：37.00元

前　言

本教材是在第1版《医学免疫学与病原生物学》的基础上，结合广大使用者的反馈意见，编写小组全体人员共同努力，在教材内容上做了必要的更新，以使其更适合师生的使用。教材内容紧扣高等医药院校三年制教学大纲要求以及临床执业助理医师考试大纲的规定，结合我们在教学改革和教学研究实践中的体会精心筛选，以保证所选内容适应医学专科教育的特点，确实符合培养基层医疗卫生人员的需要，便于教学。

在编写人员的组成上，继续了1版教材的原则，选用了一直工作在教学一线并有多年教学改革和教学研究经验的教师参加。在编写过程中，力求简明、通俗、实用，便于自学。在加强基础知识、基本理论和基本技能的同时，注意理论联系实践、联系临床，并适当介绍了本教材涉及的有关学科的新成果。教材章节组成未做变动，共分为五篇，第一篇为基础免疫学，第二篇为细菌学，第三篇为病毒学，第四篇为其他微生物，第五篇为人体寄生虫学。在内容的编排上努力进行了尝试，使各学科有关内容能有机地联系在一起。为了帮助学生学习及更好地利用这本教材，我们在每章前编有“内容提要”，帮助学生掌握重点。章后附有复习思考题，以便学生能自测知识的掌握情况。

限于我们的学术水平、编写能力和医学免疫学和病原生物学的发展日新月异，本教材定有错误和不妥之处，恳请读者和同道给予批评指正。

编者

2011年6月

目　录

第二篇 细菌学

第三篇 病毒学

第四篇　其他微生物

第五篇 寄生虫学

第一篇 免疫学基础

免疫学（immunology）最初是研究机体抵抗病原微生物感染的规律，原是微生物学的一个分支。早期免疫学主要是研究机体对致病微生物的免疫力。近半个世纪以来，免疫学获得飞跃地发展，逐渐从微生物学中分离出来成为一门独立的学科。如今免疫学已成为当今生命科学的前沿学科和现代医学的支撑学科之一。并与其他基础医学和临床医学学科广泛交叉形成了不少边缘学科。

一、免疫的概念

免疫（immune）这一名词衍生自拉丁文，即免除瘟疫，对传染有抵抗之意。以后随着对免疫本质认识的逐渐加深，人们逐步认识到免疫除能抵抗排除传染性异物外，对许多非传染性异物（如动物血清、异体组织、自身衰老细胞、肿瘤细胞等）也可发生与抗微生物感染类似的应答过程，使免疫的概念也随之拓展。现代免疫的概念指机体接触“抗原性异物”后所发生的特异性生理反应，其作用是识别和排除抗原性异物，以维持机体的生理平衡和稳定，通常对机体是有利的；但在某些条件下也可以是有害的。

二、免疫的功能

免疫的功能包括：（1）免疫防御：指阻止病原微生物入侵或者抑制其在体内繁殖与扩散，或者解除病原微生物及其代谢产物对机体有害作用。若免疫防御功能过低，将会导致对致病菌甚至条件致病菌易感性增加或反复感染。若反应过于强烈，导致免疫病理损伤，引起超敏反应。（2）免疫自稳：正常情况下，机体的免疫系统可以经常清除体内损伤或衰老的自身细胞。免疫自稳功能紊乱，则易导致自身免疫病的发生。（3）免疫监视：是指识别、杀伤和清除体内的突变细胞，防止肿瘤发生的能力。如果该功能失调，则可导致肿瘤的发生。

上述免疫功能可由两种方式获得：（1）由先天遗传而获得的免疫力，主要是由各种屏障作用、吞噬细胞的吞噬作用、自然杀伤细胞的杀伤作用及多种体液成分（如补体、溶菌酶等）构成。它们能非特异地阻挡或清除入侵体内的微生物及体内突变、死亡细胞，称为固有免疫（innate immunity），又称先天性免疫或非特异性免疫（non-specific immunity）。其特点为：①生来就有，能遗传给后代；②具有种的差异；③作用无针对性；④是特异性免疫的基础。（2）个体出生后，由于机体感染了某种病原微生物或接触了异种、异体物质而获得的针对某种微生物或异物的免疫力，称为适应性免疫（adaptive immunity），又称获得性免疫（acquired immunity）或特异性免疫（specific immunity）。其特点为：①出生后才形成；②可被动转移；③有明显的针对性（特异性）；④建立在非特异性免疫的基础上；又促进非特异性免疫。

三、免疫学的概念及范畴

免疫学是研究机体对抗原性异物反应规律的科学，即研究机体对于接触到的抗原所产生的反应，这种反应的发展、转归以及在疾病防治中的应用。免疫学内容极为丰富，由于应用的扩展，形成多个分支学科，如免疫生物学、分子免疫学、免疫遗传学、免疫病理学、临床免疫学等。本篇将按抗原、免疫球蛋白、补体系统、主要组织相容性复合体、免疫系统、免疫应答、超敏反应及免疫学应用的顺序，介绍免疫学的一些基础知识。

四、免疫学发展简史

免疫学发展大致可分为 4 个时期，即免疫学经验时期、经典免疫学时期、近代免疫学时期和现代免疫学时期。

免疫学经验时期　对人体免疫功能的认识首先从抗感染免疫开始。公元 16 世纪，我国首创用人痘预防天花。

经典免疫学时期　18 世纪末英国医生 Jenner 发明了用牛痘预防天花，经过将近一个世纪，随着微生物学发展，Pasteur 先后成功研制了鸡霍乱、炭疽、狂犬病减毒活疫苗（1880—1885 年）。随后，于 1890 年 Behring 等研制了白喉抗毒素，并成功地用于白喉的治疗。并由此形成了抗原与抗体的概念。在此期间 Metchnikoff 提出原始的细胞免疫学说，认为吞噬细胞的吞噬功能在免疫中起主导作用。Ehrlich 提出原始的体液免疫学说，认为血清中存在的抗体在抗感染免疫中起关键作用。直至 1903 年 Wright 等发现，在体液因素参与下吞噬细胞的吞噬功能大为加强，从而初步将体液免疫学说和细胞免疫学说统一起来。1902 年 Richet 等发现给动物重复注射有毒的海葵触角提取物时，不但未出现保护作用，反而出现过敏甚至死亡，据此提出过敏反应，即免疫病理概念。经典的血清学反应技术凝集反应、沉淀反应、补体结合反应也在该阶段建立。

近代免疫学时期　1942 年，Chase 等人对 koch 现象进行了深入研究，证明用致敏豚鼠血清转移给正常动物不能引起结核菌素反应，而用细胞转移则能引起阳性反应。细胞转移迟发型超敏反应的成功证实了特异性细胞免疫的存在。1945 年 Owen 在胎盘融合的异卵双生小牛体内发现了天然耐受现象。Burnet 等分析这一现象提出自身免疫耐受假说。其后 Medawar 在 1953 年人工诱导免疫耐受获得成功。Burnet 在研究免疫耐受的基础上，于 1958 年提出抗体生成的克隆选择学说，该学说对现代免疫学发展起了巨大推动作用。该时期的另一重大成就是免疫球蛋白基本结构的阐明。

现代免疫学时期　由于分子生物学、分子遗传学等的进展，其理论与技术渗入到免疫学领域，将免疫学推向飞速发展的新时期，近 50 年来研究硕果累累：（1）揭示了机体内存在着完整的免疫系统。（2）发现了淋巴细胞是功能多样的细胞群体，并深入研究了各种淋巴细胞的表面标志、各种受体、激活机制、分化过程及其分泌物在免疫调节与免疫效应中的作用。（3）发现了主要组织相容性复合体及其产物，研究了它们的分子结构及其在诱导细胞分化、提呈抗原、调节免疫及器官移植中的作用。（4）进一步研究了免疫球蛋白分子结构与功能，发现了免疫球蛋白基因结构特征及其重组的规律。（5）随着对补体研究的深入，发现了补体系统及其组成，阐明了补体激活、功能及其调节。（6）单克隆抗体的制备及其标记技术广泛应用于免疫学、微生物学及其他有关医学研究领域。（7）分子杂交、DNA 重组、聚合酶链反应、转基因动物建立等分子生物学技术应用于基础及临床免疫学研究，在免疫应答机制及免疫生物学治疗方面发挥重要作用。（8）基因工程细胞因子和基因工程抗体已开始在临床得到应用；干细胞、效应细胞过继疗法已用于多种血液病及肿瘤的治疗。免疫生物治疗有望成为继化学疗法、手术疗法、放射疗法之后的又一重要疗法。

（西安交通大学医学院　袁育康）

第一章　抗　原

内容提要

抗原是一类能刺激机体产生免疫应答，并能与免疫应答产物抗体或致敏淋巴细胞特异性结合，进而发挥免疫效应的物质。抗原一般具有两个基本特性：免疫原性和抗原性。同时具有两种特性的称完全抗原；只有抗原性而没有免疫原性的称半抗原。决定抗原免疫原性的条件包括：异物性；抗原的理化性状。抗原的特异性是由抗原表位所决定的。当两种抗原具有相同的抗原表位时其抗原与抗体间可发生交叉反应。抗原可分为胸腺依赖性抗原及非胸腺依赖性抗原两大类。与医学有关的重要抗原有病原微生物、微生物代谢产物、动物免疫血清、同种异型抗原、自身抗原、异嗜性抗原及肿瘤抗原。

第一节　抗原的概念

抗原（antigen，Ag）是一类能刺激机体产生免疫应答，并能与免疫应答产物抗体或致敏淋巴细胞特异性结合，进而发挥免疫效应的物质。抗原一般具备两个基本特性：（1）能与B细胞和T细胞抗原受体特异性结合，刺激细胞活化、增殖、分化，产生抗体和致敏淋巴细胞的免疫原性（immunogenicity）；（2）与相应抗体或致敏淋巴细胞发生特异性结合的抗原性（antigenicity）。同时具有免疫原性和抗原性的物质称为完全抗原，又称免疫原（immunogen），例如蛋白质或蛋白质与其他物质的复合物就属此类。只有抗原性而无免疫原性的物质称为不完全抗原或半抗原，例如各种化学药物和大多数糖类。半抗原若与蛋白质载体或非抗原性的多聚赖氨酸等载体结合后可成为完全抗原，例如磺胺、氨基比林等低分子化学物质，不具有免疫原性，但当它们与血细胞或其他蛋白结合后，即转变为完全抗原。

第二节　构成抗原的条件

一、异物性

异物性是作为抗原的首要条件。所谓异物，是指化学结构与宿主自身成分不同，或机体的免疫活性细胞从未接触过的物质。具备异物性的物质主要有异种物质、同种异体物质和自身抗原三种：（1）异种物质：绝大多数抗原都是异种物质。对人而言，病原微生物及其代谢产物、异种蛋白等都属于异种物质，均为良好的抗原。从生物进化过程来看，种系关系相距越远，组织结构差异越大，免疫原性就越强，例如马血清对人而言是良好的抗原，而对驴来说就是较弱的抗原。（2）同种异体物质：同一种系不同个体之间，由于遗传基因不同，其组织细胞成分也存在着不同程度的差异。因此，同种异体之间有的物质也有免疫原性。例如人类 ABO 血型抗原和主要组织相容性抗原 HLA。(3) 自身抗原：自身组织通常对机体自己不显示免疫原性，但在外伤、感染、电离辐射、药物等影响下，自身组织成分发生改变或隐蔽的自身成分进入血流，可以成为自身抗原。

关于在正常情况下，机体对自身组织不产生免疫应答的解释，以 Burnet 的无性细胞系选择学说（亦称克隆排除学说）较为合理。该学说认为在胚胎发育或淋巴细胞成熟过程中，当自身组织抗原与相应免疫细胞系接触后，这些细胞便被破坏或处于抑制状态，成为禁忌细胞株。因而机体对自身组织不发生反应，即形成天然的自身免疫耐受。因此，免疫细胞只有对在胚胎期或淋巴细胞成熟过程中未曾接触过的抗原物质才能产生免疫应答。

二、一定的理化性状

天然抗原多为大分子有机物质。一般来说蛋白质是良好的抗原。糖蛋白、脂蛋白和多糖类、脂多糖都有免疫原性。脂类和哺乳动物的细胞核成分如 DNA、组蛋白等通常情况下一般难以诱导免疫应答。但细胞在某些状态下如肿瘤或过度活化时，其染色质、DNA 和组蛋白都具有免疫原性，可诱导相应的自身抗体产生。

完全抗原的分子量一般在 10 千道尔顿（KD）以上。一般来说，抗原的分子量越大，免疫原性越强。分子量小于 4KD 的肽类以及其他物质大多无免疫原性，分子量介于 4～10KD 的肽类则为弱抗原。抗原物质必须是大分子物质的原因可能是复杂的大分子物质表面抗原表位较多，化学结构稳定，不易被降解、清除之故。

分子量大小并非决定抗原免疫原性的绝对因素，抗原物质还要求有一定的化学组成和结构。例如明胶，其分子量高达 100KD，但免疫原性却极弱，原因是明胶主要由直链氨基酸组成，缺乏含苯环的氨基酸，稳定性差，进入机体后容易被酶降解为低分子物质。而胰岛素分子量只有 5.7KD，但其序列中含芳香族氨基酸，因此具有较强的免疫原性。人工合成的多聚丙氨酸-多聚赖氨酸复合物，分子量虽超过 10KD，但其免疫原性仍很弱。若将酪氨酸和谷氨酸连接在多聚丙氨酸的外端，就可使免疫原性明显增强。若将这两种氨基酸连接在多聚丙氨酸内端，则免疫原性减弱或消失（图 1-1）。这一现象表明，抗原物质不仅要有一定的化学组成，而且还应有一定的构型，这种构型需要有利于抗原表位暴露在分子表面，以便与免疫细胞接触。

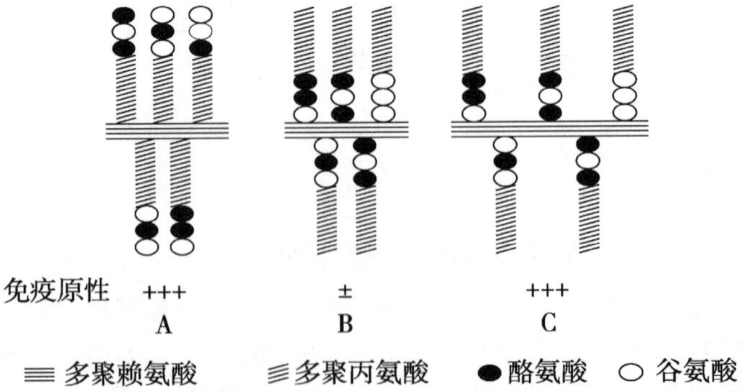

图 1-1　谷氨酸、酪氨酸连接在多聚丙氨酸的位置与免疫原性的关系

此外，抗原分子的形状和物理状态对免疫原性也有一定影响，通常球状分子蛋白质较直链分子蛋白质免疫原性强，聚合体较单体强。抗原的免疫原性还受机体遗传因素、年龄、生理状况及免疫系统功能正常与否等因素影响。抗原进入机体的数量、途径等也对抗原的免疫原性有影响。一般而言抗原剂量要适中，太低或太高则可能诱导免疫耐受。免疫途径以皮内免疫最佳，皮下免疫次之，腹腔注射和静脉注射免疫效果相对较差，口服易诱导耐受。

第三节 抗原的特异性与交叉反应

一、特异性

抗原的特异性，是指抗原刺激机体产生免疫应答及其与应答产物发生反应所显示的专一性，即某一特定抗原只能激活识别该抗原的特异性淋巴细胞克隆，产生特异性的抗体或致敏淋巴细胞，且仅能与该抗体或致敏淋巴细胞发生特异性结合。抗原分子中能与抗体分子结合或被淋巴细胞抗原受体识别的结构称为抗原表位（epitope），又称抗原决定簇（antigenic determinant）。抗原表位通常由 5～17 个氨基酸残基或 5～7 个多糖残基或核苷酸组成，它们的性质、数目和空间构型决定了抗原的特异性（表 1－1）。抗原分子上能与抗体分子结合的抗原表位的总数称为抗原结合价。一个半抗原只能与抗体分子的一个结合部位结合，相当于一个抗原表位，称为单价。天然抗原分子量大，结构复杂，含有多个相同或多种不相同的抗原表位，均为多价抗原，可以和多个抗体分子结合。

表 1－1 抗原表位的性质对抗原特异性的影响

含有下列物质的抗原所产生的抗体	试验抗原：含有下列物质的抗原			
	苯胺	对氨基苯甲酸	对氨基苯磺酸	对氨基苯砷酸
	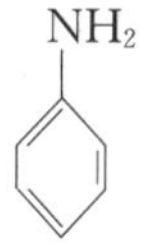	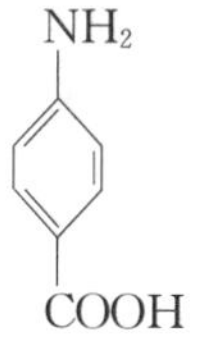	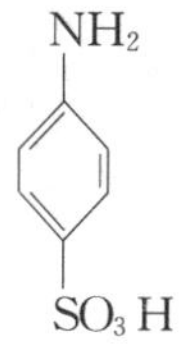	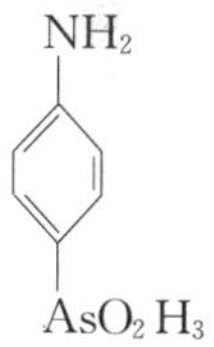
苯胺	+++	—	—	—
对氨基苯甲酸	—	+++	—	—
对氨基苯磺酸	—	—	+++	—
对氨基苯砷酸	—	—	—	+++

根据抗原表位的结构特点，可将其分为顺序表位（sequential epitope）和构象表位（conformational epitope）。前者是由连续性线性排列的短肽构成，又称线性表位；后者是指短肽或多糖残基在空间上形成特定的构象，又称为非线性表位。T 细胞仅识别线性表位，而 B 细胞则可识别构象表位或线性表位。

根据 T 细胞、B 细胞所识别的抗原表位的不同，将其分为 T 细胞表位和 B 细胞抗原表位。T 细胞表位为 TCR 识别的表位，存在于抗原分子的任何部位，为线性表位，需经抗原提呈细胞（antigen presenting cell，APC）加工处理，并与其 MHC 分子结合后，才能被

TCR 识别。B 细胞表位为 BCR 识别的表位，一般多位于抗原分子表面或转折处，呈三级结构的构象表位。可直接与 BCR 结合，无需 APC 加工处理，也无需与 MHC 分子结合。

二、共同抗原与交叉反应

不同种抗原分子之间如存在相同或相似的表位，称为共同抗原。由于共同抗原的存在，其中一种抗原刺激机体产生的免疫应答产物抗体或致敏淋巴细胞可以与其他的不同抗原发生特异性结合，此种现象称为交叉反应（cross-reaction）。

第四节　抗原的分类

抗原种类繁多，根据抗原的性能可分为完全抗原与不完全抗原。根据抗原是否在抗原提呈细胞内合成可分为内源性抗原和外源性抗原。根据刺激机体产生抗体时是否需要 T 细胞辅助，抗原可分为胸腺依赖性抗原和胸腺非依赖性抗原。根据来源可分为：①异种抗原，如病原微生物、异种动物蛋白等；②同种异型抗原，如红细胞抗原、主要组织相容性抗原 MHC 等；③自身抗原。此外根据化学组成可分为蛋白抗原、多糖抗原、核蛋白抗原。

1. 胸腺依赖性抗原（thymus dependent antigen，TD-Ag）　这类抗原需要在 T 细胞辅助及抗原提呈细胞参与下才能激活 B 细胞产生抗体。大多数天然抗原均属此类，如细菌、病毒、动物血清等。它们的共同特点是，多由蛋白质组成，分子量大，抗原表位种类多，但每一种表位的数量不多且分布不均匀。它们引起免疫应答的特点如下：(1) 不仅能够引起体液免疫，也能够引起细胞免疫；(2) 产生抗体以 IgG 为主，同时也可产生其他类别抗体；(3) 可产生免疫记忆。

2. 胸腺非依赖性抗原（thymus independent antigen，TI-Ag）　这类抗原能直接刺激 B 细胞分化增殖产生抗体。TI-Ag 主要有细菌脂多糖、肺炎球菌荚膜多糖、多聚鞭毛素等。这类抗原结构比较简单，抗原表位种类单纯，排列密集而有规律，故能直接激活 B 细胞。这类抗原引起免疫应答的特点如下：(1) 只能引起体液免疫，不能引起细胞免疫；(2) 只产生 IgM 类抗体；(3) 无免疫记忆。

第五节　医学上重要的抗原物质

一、病原微生物

病原微生物如细菌、病毒、立克次体和螺旋体等结构虽然简单，但化学组成复杂，是具有多种抗原成分的复合体。如细菌，其抗原主要有菌体抗原、鞭毛抗原、表面抗原等。由于病原微生物是良好的抗原物质，能诱导机体发生免疫应答，临床上可通过检测抗体诊断相关的疾病。亦可用来制备疫苗，用于预防疾病。

二、细菌外毒素和类毒素

1. 外毒素　是革兰阳性细菌代谢过程中分泌到菌体外的毒性物质。外毒素为蛋白质，毒性极强，有很强的免疫原性，能刺激机体产生相应的抗体。如破伤风外毒素和白喉外毒素。

2. 类毒素　外毒素经甲醛处理后，失去毒性但仍保持免疫原性，成为类毒素。在预防由外毒素所引起疾病中起重要的作用。常用的类毒素有白喉类毒素和破伤风类毒素。

三、动物免疫血清

临床上用来防治破伤风、肉毒、白喉等细菌外毒素引起的疾病以及治疗毒蛇咬伤的抗毒素一般都是用马血清制备的。这种含抗毒素的动物免疫血清对人体具有两重性。一方面它可以中和患者体内相应的外毒素，具有防治疾病的作用。另一方面，对人体而言又是具有免疫原性的异种蛋白，能刺激机体产生抗马血清蛋白的抗体。因此当再次注射该类生物制剂时，必须注意防止可能发生的过敏反应。

四、异嗜性抗原

异嗜性抗原是指存在于不同种生物之间的共同抗原。它是由 Forssman 首先发现，故又称 Forssman 抗原。现已发现多种具有重要意义的异嗜性抗原，例如：①大肠埃希菌 O86 含人类 B 血型物质；②肺炎球菌 14 型含人类 A 血型物质；③肺炎支原体与链球菌 MG 株间有共同抗原；④溶血性链球菌与人肾小球基底膜及心肌有共同抗原，故链球菌感染可能导致急性肾小球肾炎或风湿热的发生；⑤大肠埃希菌 O14 株与人结肠黏膜有共同抗原存在，与溃疡性结肠炎的发生有关。

五、同种异体抗原

同种异体抗原是指存在于同种不同个体间的抗原。人类主要的同种异体抗原有红细胞血型抗原和人类主要组织相容性抗原。

1. 红细胞血型抗原

（1）ABO 血型抗原：根据人类红细胞膜上所含抗原的不同，可将人血型分为 A、B、O、AB 型 4 种。A 型红细胞膜上有 A 抗原，B 型红细胞膜上有 B 抗原，AB 型则同时含有 A 和 B 两种抗原，O 型红细胞膜上则不含抗原；每个人的血清中不含有与本人血型相应的抗体。不同血型间相互输血，可引起严重输血反应。

（2）Rh 血型抗原：研究发现恒河猴红细胞免疫家兔后所获得的免疫血清，可凝集多数人的红细胞。这表明在人的红细胞上，有一些抗原与恒河猴红细胞的抗原相同，叫 Rh 抗原。有 Rh 抗原者称为 Rh 阳性，缺乏 Rh 抗原的称为 Rh 阴性。中国人中 99％为 Rh 阳性。人体血清中不存在抗 Rh 抗原的天然抗体，只有在免疫情况下 Rh 抗体才能产生。

2. 人类主要组织相容性抗原（HLA）（详见第四章）。

六、自身抗原

1. 隐蔽的自身抗原　体内有些组织成分或细胞如眼晶状体蛋白、葡萄膜色素蛋白、甲状腺球蛋白和精子等，在正常情况下与免疫系统相对地隔绝，或仅有极少量进入血循环（如甲状腺球蛋白）。然而一旦由于外伤、感染或手术不慎等原因使这些物质进入血流，则可引起自身免疫应答，导致自身免疫病的发生（表 1－2）。

2. 修饰的自身抗原　自身组织当受到物理因素（如电离辐射、烧伤等）、化学因素（如药物）、或生物因素（如微生物感染）的影响，分子结构发生改变，形成新的抗原表位或使自身物质分子内部的抗原表位暴露出来，从而具有免疫原性。这种自身抗原也是引起自身免疾病的重要因素之一。

此外，自身免疫的发生，除体内出现自身抗原外，机体免疫系统功能发生异常，对“禁忌细胞株”失去抑制时，同样可以引起自身免疫性疾病。

表 1-2　隐蔽的自身抗原所致的自身免疫病

隐蔽的自身抗原	自身免疫病
葡萄膜色素	交感性眼炎
眼球晶体蛋白	过敏性眼炎
甲状腺球蛋白	甲状腺炎
肾上腺细胞	肾上腺炎
中枢神经髓质	急性脱髓性脑炎
周围神经髓质	周围神经炎
精子	男性不育症
睾丸组织	睾丸炎

七、肿瘤抗原

肿瘤抗原是细胞癌变过程中出现的具有免疫原性的许多新的大分子的总称。包括肿瘤特异性抗原和肿瘤相关抗原。

1. 肿瘤特异性抗原　只存在于癌变细胞，而不存在于正常细胞的抗原称为肿瘤特异性抗原。目前已经证实在黑色素瘤、结肠癌、乳腺癌等肿瘤细胞表面有肿瘤特异性抗原存在。

2. 肿瘤相关抗原　指非肿瘤细胞特有、正常细胞上也存在的抗原，只是在细胞癌变时其含量明显增加。由于这类抗原只表现出量的变化无严格肿瘤特异性，故称肿瘤相关抗原。肿瘤相关抗原十分繁杂，本文仅介绍两类。

（1）胚胎性抗原：如甲胎蛋白（AFP）、癌胚抗原（CEA）、硫糖蛋白（FSA）等。其中的甲胎蛋白，原为胎儿血清中的正常成分，出生后直至成年在血清中含量极微，但是当患原发性肝癌或畸胎瘤时，血清中甲胎蛋白含量显著增高。因此，检查患者血清中的甲胎蛋白含量可作为原发性肝癌的辅助诊断。

（2）与肿瘤有关的病毒抗原：研究表明，人类某些肿瘤与病毒有密切关系。如 Burkitt 淋巴瘤、鼻咽癌与 EB 病毒有关，在这些肿瘤细胞中可检出 EB 病毒抗原。宫颈癌与人乳头瘤病毒感染有关，病人宫颈脱落细胞中含有该种病毒，血清中可检出针对该种病毒的抗体。

八、超抗原

超抗原（superantigen，SAg）是一类由细菌外毒素和反转录病毒蛋白构成的不同于有丝分裂原的抗原性物质。该类抗原作用不受 MHC 限制，无严格抗原特异性，只需极低浓度（1～10ng/ml）即可激活多克隆 T 细胞，产生很强的免疫应答，故称超抗原。

超抗原主要作用于 $CD4^+$ T 细胞，它们无需抗原提呈细胞（APC）加工处理，可直接与 APC 表面 MHC Ⅱ类分子的抗原结合槽外侧结合，而不是与抗原结合槽结合，故无 MHC 限制性。在与 T 细胞相互作用过程中，APC 表面与 MHC Ⅱ类分子结合的超抗原能与 T 细胞表面抗原受体（TCR）β 链 V 区（V_β 片段）的外侧结合，而使具有同一 V_β 族的多克隆细胞激活，因此超抗原作用无严格的抗原特异性。

超抗原主要有外源性超抗原和内源性超抗原两类。前者如金黄色葡萄球菌肠毒素、链球菌致热外毒素、毒素休克综合征毒素等；后者如小鼠乳腺肿瘤病毒蛋白等。

第六节 免疫佐剂

免疫佐剂（adjuvant）是指那些与抗原一起或预先注入机体后，能增强机体对该抗原的免疫应答或改变免疫应答类型的物质。

（一）免疫佐剂的种类

1. 微生物及其产物 如卡介苗、短小棒状杆菌、百日咳杆菌、革兰阴性杆菌内毒素等。

2. 无机佐剂 如氢氧化铝、明矾、磷酸铝等。

3. 人工合成剂 如聚肌胞（poly I：C）、胞壁酰二肽等。

4. 油剂 如弗氏佐剂、矿物油、植物油等。目前动物实验中最常用的佐剂主要是弗氏不完全佐剂和弗氏完全佐剂两种，前者是由液状石蜡（或植物油）加羊毛脂（或吐温 80）做成；后者是在前者的基础上加入死结核杆菌或卡介苗制成。

（二）免疫佐剂的作用机制

1. 对抗原的作用 无免疫原性的物质（如半抗原）或弱免疫原性物质经佐剂吸附后，由于理化性质的变化可以提高其免疫原性。此外，抗原物质（尤其是可溶性抗原）经佐剂吸附后，可以增加抗原的表面积，并便于巨噬细胞的吞噬、处理，从而增强免疫原性。再则，佐剂能使抗原在体内滞留，延长了抗原与免疫细胞的接触时间，因而可以提高抗原的免疫原性。

2. 对免疫细胞作用 绝大多数佐剂都能增强巨噬细胞的活力，增强其加工处理、呈递抗原的能力，并释放一些因子调节和加强 T、B 细胞的反应能力。同时，佐剂又能促使 T、B 细胞数量增多，发育成熟，从而增强细胞免疫和抗体形成。此外，一部分佐剂对 NK 细胞的活性也有明显的增强作用。

佐剂的作用是非特异性的，一种抗原可以用不同的佐剂增强其免疫原性，一种佐剂又可以增强多种不同抗原的免疫原性。由于佐剂能够刺激巨噬细胞活化，使细胞增殖成熟。因而，佐剂不仅可以用来增强疫苗的免疫原性，而且能够作为免疫增强剂在疾病的预防和治疗中起重要作用。

思考题

1. 什么是抗原？有何特性？医学上重要的抗原有哪些？

2. 影响抗原免疫原性的因素有哪些？

3. 名词解释：抗原表位、胸腺依赖性抗原、非胸腺依赖性抗原、异嗜性抗原、肿瘤相关抗原、肿瘤特异性抗原、超抗原、佐剂。

（西安交通大学医学院 王军阳 范桂香）

第二章　免疫球蛋白

内容提要

抗体是由浆细胞产生并能与抗原发生特异性结合的球蛋白。具有抗体活性或结构与抗体相似的球蛋白称为免疫球蛋白。免疫球蛋白的基本结构是由二硫键连接的 4 条多肽链构成的单体。轻链分为 VL、CL 两个功能区，重链分 VH、CH1、CH2、CH3 4 个功能区。根据重链恒定区抗原性不同可将免疫球蛋白分为 IgM、IgG、IgA、IgD、IgE 5 类。根据轻链恒定区抗原性不同可将免疫球蛋白分为 κ，λ 两型。木瓜蛋白酶水解 IgG 可得到 2Fab＋Fc；胃蛋白酶水解 IgG 得 F（ab'）$_2$＋pFc'。免疫球蛋白生物学活性主要包括与抗原特异性结合，激活补体，结合细胞，通过胎盘与黏膜等。人工制备的抗体主要包括多克隆抗体、单克隆抗体及基因工程抗体。

抗体（antibody，Ab）是 B 细胞接受抗原刺激后转化为浆细胞，由浆细胞合成分泌的能与相应抗原发生特异性结合的球蛋白，是介导体液免疫的重要效应分子。经电泳技术揭示，血清中抗体主要存在于丙种球蛋白部分。因此，常将丙种球蛋白视为抗体。事实上，具有抗体活性的球蛋白并不都是 γ 球蛋白，而 γ 球蛋白也不一定都有抗体活性。研究表明，骨髓瘤、巨球蛋白血症等病人血清中也发现结构与抗体相似但并不具有抗体活性的球蛋白。后来把具有抗体活性或化学结构与抗体相似的球蛋命名为免疫球蛋白（immunoglobulin，Ig）。免疫球蛋白可分为分泌型（secreted Ig，sIg）和膜型（membrane Ig，mIg）。前者主要存在于血液及组织液中，具有抗体的各种功能；后者构成 B 细胞膜上的抗原受体。

第一节　免疫球蛋白的结构

一、基本结构

免疫球蛋白的基本结构是由 4 条多肽链组成的对称性结构。其中两条长链每条约由 450 个氨基酸组成，分子量约 50KD，称为重链（heavy chain，H 链）。两条短链每条约含 214 个氨基酸，分子量约 25KD，称为轻链（light chain，L 链）。两条重链之间及重链与轻链之间以二硫键连接，组成一对称性的四链单体（图 2－1）。免疫球蛋白是糖蛋白，糖基联结在重链上。通过对免疫球蛋白分子氨基酸序列的分析，发现轻链近氨基端的 1/2、重链近氨基端的 1/4 或 1/5 段氨基酸的组成及排列顺序随抗体特异性的不同而有较大变化，故称这个区为可变区（variable region，V 区）。轻链剩余的 1/2 及重链剩余的 3/4 或 4/5，氨基酸的组成及排列比较恒定，称为恒定区（constant region，C 区）。抗体的特异性是由 H 链及 L 链可变区决定的。VL 与 VH 的超变区受链内二硫键作用而折叠成特定的空间构象，供抗原决定簇互补结合，故超变区又称决定簇互补区（complementarity determing region，CDR）。Ig 分子 V 区与超变区之外的部分，其氨基酸组成及排列相对保守，通常称为骨架区。

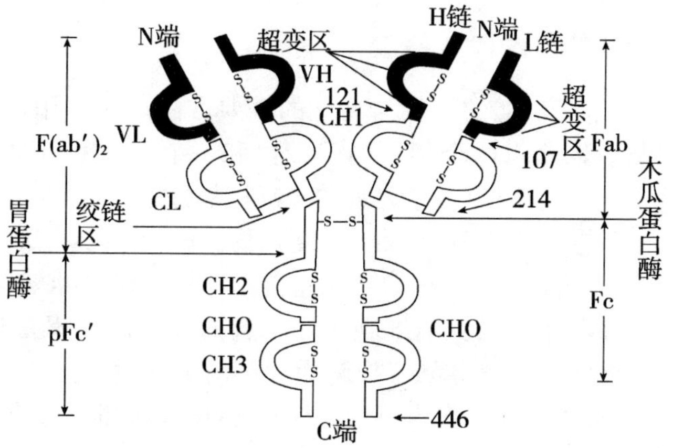

图 2－1　免疫球蛋白的结构

按免疫球蛋白重链的结构及抗原特异性不同，可将重链分为 5 类，分别以希腊字母 γ、α、μ、δ、ε 来表示，并因此将免疫球蛋白分为 IgG、IgA、IgM、IgD、IgE 5 类。同一类的 Ig 根据其铰链区的氨基酸组成及二硫键数目和位置不同，又可分为亚类。人 IgG 有 4 个亚类；IgA 有两个亚类。IgM、IgD 和 IgE 尚未发现有亚类。根据轻链恒定区的抗原性的不同，可将轻链分为 κ、λ 两型。其中 λ 型可分为 4 个亚型。一个天然免疫球蛋白分子的两条轻链总是相同的，但同一个体内可存在分别带有 κ 或 λ 链的抗体分子。

二、免疫球蛋白的其他结构

连接链（joining chain，J 链）是由浆细胞合成的富含半胱氨酸的多肽链，分子量约 15KD。主要作用是在羧基端连接单体成为双体或多聚体，如连接分泌型 IgA（SIgA）成为双体或连接 IgM 成为五聚体，起稳定多聚体结构及参与体内运转的作用。

分泌片（secretory piece，SP）是 SIgA 的结构成分，分子量约 75KD，由黏膜上皮细胞合成。分泌片（SP）具有保护 SIgA 抵抗外分泌液中蛋白酶降解的作用，并介导 SIgA 二聚体穿越质膜到达黏膜表面。

三、Ig 的功能区

免疫球蛋白分子除了链间的二硫键外，每条肽链内还有链内二硫键，借此把每条肽链折叠成几个球形结构域。每个球形结构域一般具有一定的生物学功能，因此称为功能区。每个功能区大约由 110 个氨基酸组成。球形功能域是 Ig 的特征性结构。

所有的免疫球蛋白轻链都有两个功能区即 VL 及 CL。IgG、IgA、IgD 的重链有 VH、CH1、CH2、CH3 4 个功能区，IgM、IgE 的重链有 VH、CH1、CH2、CH3、CH4 5 个功能区。VL 和 VH 是抗原结合部位；CL 和 CH1 是免疫球蛋白的遗传标记所在；IgG 的 CH2、IgM 的 CH3 是补体结合位点，参与补体活化；IgG 的 CH3、IgE 的 CH4，有结合细胞的作用。在CH1和CH2之间有一个可以自由折叠的区域称为铰链区。该区大约有50个氨基酸残基，内含大量脯氨酸，因此易伸展弯曲，能使免疫球蛋白分子发生变构，以适合与抗原的结合，同时也能使补体结合点得以暴露，为补体活化创造条件。铰链区对木瓜蛋白酶及胃蛋白酶敏感。IgM和IgE无铰链区。

四、免疫球蛋白的水解片段

用酶水解Ig分子，是研究Ig的结构与功能的重要方法之一。用木瓜蛋白酶水解IgG，从铰链区二硫键N端断裂，获得两个相同的Fab段和一个Fc段。Fab段即抗原结合片段（antigen binding fragment），它含有一条完整的轻链和部分重链，能与一个抗原表位发生特异性结合，为单价，故不能形成大的抗原抗体复合物。Fc段即为结晶片段（crystallizable fragment），因在低温下可结晶故名。Fc含两条重链C端的1/2及重链间的二硫键。它不能与抗原结合，但仍保留活化补体以及与细胞受体结合的能力。用胃蛋白酶水解IgG分子，则从铰链区二硫键的C端裂解，而将IgG裂解为大小两个片段。大片段仍保留铰链区二硫键，为具有双价抗体活性的片段，称为 $F(ab')_2$。小片段被继续水解成小分子肽，称为pFc'。pFc'无任何生物活性。对Ig酶解片段的研究，不仅对阐明Ig分子结构和功能有重要意义，对制备免疫制品和医疗实践也有实际意义。如白喉抗毒素、破伤风抗毒素经胃蛋白酶水解后精制提纯的制品，因去掉Fc段而减少超敏反应发生。

第二节 抗体多样性与血清型

一、抗体的多样性

人血清中的抗体多种多样，B淋巴细胞可产生的抗体种类在 10^8 以上，可与众多不同抗原发生特异性结合。抗体多样性的原因主要有两方面：

1. 外源性因素　环境中抗原种类甚多，每种大分子抗原又有多种抗原表位，每种抗原表位均可选择激活体内一个B细胞克隆，产生一种特异性抗体。

2. 内源性因素　抗体多样性的另一个原因是由基因的结构及功能特征所决定的。编码人Ig重链及κ、λ型轻链的基因分别位于第14、2、22号染色体上。其中编码Ig重链的基因包括编码可变区的V、D、J及编码恒定区的C基因；编码Ig轻链的基因包括编码可变区的V、J及编码恒定区的C基因。每种基因片段是以多拷贝的形式存在，其中编码重链V区的VH、DH和JH的基因片段数分别为50、23和6个；编码κ轻链V区的Vκ和Jκ基因片段数分别为60和5个，编码λ轻链V区的Vλ和Jλ基因片段数分别为30和7个。这些基因在胚系阶段以分隔的形式存在。在B细胞的分化发育过程中，这些基因片段发生重排和组合，从而产生数量巨大、能识别特异性抗原的BCR。每种具有特异性BCR的B细胞克隆可识别相应的抗原，产生一种特异性抗体。Ig基因重组是B细胞合成无数特异性抗体的主要原因。

二、抗体的血清型

免疫球蛋白可以与抗原结合，但其本身仍是蛋白质，因此也可以引起机体对它的特异性免疫应答。免疫球蛋白分子包含的抗原决定簇是其抗原性的结构和功能基础。Ig的抗原决定簇有3种：同种型、同种异型及独特型。抗体的血清型即指Ig的免疫原性。

1. 同种型　同一物种所有个体的同类 Ig 共有的抗原特异性，称为同种型。同种型的抗原决定簇存在于 C 区，它包括 Ig 的类、亚类、型与亚型。

2. 同种异型　同种异型指同一种属不同个体间的免疫球蛋白抗原性的不同。为个体型标志，存在于 Ig C 区或 V 区。

3. 独特型　在同一个体内，特异性不同的抗体，V 区的抗原特异性不同。由 V 区结构决定的抗原特异性称为独特型。独特型抗原决定簇主要由 V 区超变区氨基酸序列所决定。除 Ig 分子外，B 细胞与 T 细胞表面的抗原受体也具有独特型。独特型抗原决定簇能在自身体内诱生抗独特型抗体。体内独特型与抗独特型的存在，对免疫应答调节具有重要的作用。

第三节　免疫球蛋白的理化性质与生物学功能

一、免疫球蛋白的理化性质

人类各种免疫球蛋白的理化性质如表 2－1 所示。

二、免疫球蛋白的生物学功能

1. 与抗原特异性结合　免疫球蛋白（抗体）最主要的功能是与相应抗原特异性结合。抗体分子的 V 区，特别是重链和轻链的超变区与抗原决定簇的立体结构（构象）必须吻合才能结合。抗体的一个抗原结合点只能和一个抗原决定簇结合。完整的 IgG、IgD、IgE 和血清型 IgA 有两个抗原结合部位，表现为 2 价。双体的 SIgA 抗原结合价为 4 价。IgM 由 5 个单体组成，理论上应为 10 价，但是当与大分子抗原结合时，由于空间位置的影响，通常仅表现为 5 价。抗原抗体结合后，抗体变构，从而产生各种生物学活性。其中直接作用表现为中和病毒、中和外毒素、阻止细菌黏附细胞。

表 2－1　人各类免疫球蛋白的主要理化性质

性质	IgM	IgG	IgA	IgD	IgE
分子量（kD）	950	150	160	184	190
重链	μ	γ	α	δ	ε
亚类数	2	4	2	无	无
C 区结构域数	4	3	3	3	4
辅助成分	J	无	J，SP	无	无
糖基化修饰率	10%	3%	7%	9%	13%
主要存在形式	五聚体	单体	单体/二聚体	单体	单体
占血清 Ig 量比例	5%～10%	75%～85%	10%～15%	0.3%	0.02%
血清含量（mg/ml）	0.7～1.7	9.5～12.5	1.5～2.6	0.03	0.0003
半衰期（天）	10	23	6	3	2.5
结合抗原价	5	2	2，4	2	2

2. 激活补体 抗体（IgG1、IgG2、IgG3、IgM）与相应抗原结合后，分子变构，重链恒定区上的补体结合点暴露，C1q与之结合从而激活补体经典途径。IgG4、IgA和IgE不能结合C1q，因此不能激活补体经典途径，但是，这些Ig的凝聚物可通过替代途径激活补体。

3. 结合细胞 免疫球蛋白能通过其Fc段与多种具有相应受体的细胞结合，从而产生不同的生物学效应。

（1）调理吞噬作用：当IgG与细菌等颗粒性抗原结合后，可通过其Fc段与巨噬细胞或嗜中性粒细胞表面的IgG Fc受体结合，从而增强吞噬细胞对靶细菌等颗粒性抗原的吞噬作用。

（2）抗体依赖的细胞介导的细胞毒作用（ADCC）：如果IgG与肿瘤或病毒感染的靶细胞结合，则可通过其Fc段与NK细胞表面的Fc受体结合而触发NK细胞对靶细胞的杀伤作用。

（3）介导Ⅰ型超敏反应：IgE可通过其Fc段与肥大细胞、嗜碱性粒细胞表面相应受体结合，结合了IgE的细胞再与相应抗原结合时，可引起Ⅰ型超敏反应。

4. 通过胎盘和黏膜 母体的IgG可通过胎盘进入胎儿血流。IgG的这种功能有赖于分子的完整性。水解后的Fab片段则不能通过胎盘，说明IgG通过胎盘不是被动扩散，而是Fc段选择性与胎盘微血管壁Fc段受体可逆结合主动通过的。其他类别的免疫球蛋白不能通过。

SIgA可经初乳传递给婴儿。此外，SIgA经黏膜上皮进入消化道及呼吸道发挥局部免疫作用。是黏膜免疫的重要组成部分。

三、各类免疫球蛋白的特性与功能

IgG IgG是人类血清及胞外液中主要的抗体，出生后第3个月开始合成，约占血清免疫球蛋白总量的75%～80%，多以单体形式存在。主要由脾脏和淋巴结中浆细胞合成，半衰期约23天，故临床上使用丙种球蛋白（主要含IgG）做治疗时，以2～3周注射一次为宜。

IgG是机体主要的抗感染抗体，大多数抗菌、抗毒素、抗病毒抗体属此类。IgG是唯一能通过胎盘的抗体，这对新生儿的抗感染作用具有重要意义。IgG分4个亚类，其中IgG1、IgG2、IgG3与抗原结合后可经传统途径激活补体。IgG可通过其Fc段与吞噬细胞、NK细胞表面的受体结合而发挥调理吞噬作用或介导ADCC效应。

此外，一些自身抗体如抗核抗体、抗甲状腺球蛋白抗体以及引起Ⅱ、Ⅲ型超敏反应的抗体也属于IgG。

IgM IgM是由5个单体通过J链连接而成的五聚体（图2-2），是分子量最大的Ig，故又称巨球蛋白。占血清免疫球蛋白总量的5%～10%。产生部位主要在脾脏中。IgM不能透过血管壁，主要分布在血流中，半衰期较短（约5天），若血清中出现IgM特异性抗体，提示有近期感染。单体IgM以膜结合型（mIgM）表达于B细胞表面，构成B细胞抗原受体（BCR）。

IgM抗原结合价多，激活补体能力强于IgG。IgM是个体发育中最早出现的Ig，在胚胎发育晚期的胎儿即能产生IgM，IgM不能通过胎盘，如脐血或新生儿血液内IgM含量升高，提示可能有宫内感染。机体受抗原刺激后，首先产生的是IgM抗体，是机体抗感染的“先头部队”，临床上检测IgM特异性抗体可用作传染病的早期诊断。天然的血型抗体为IgM，血型不符的输血，可致严重溶血反应。

此外，一些自身抗体如类风湿因子及引起Ⅱ、Ⅲ型超敏反应的抗体有的也属于IgM。

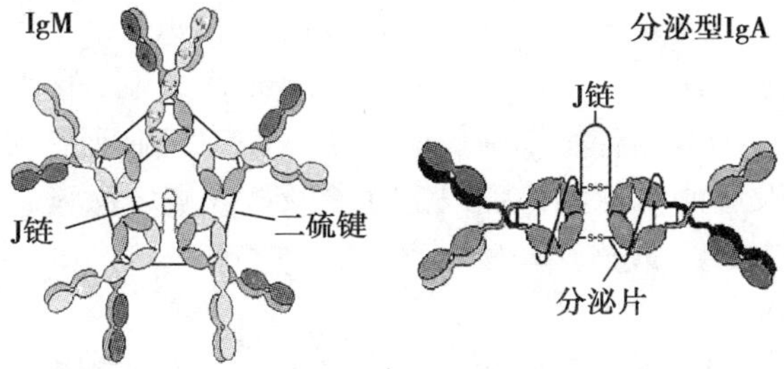

图 2-2　IgM，SIgA 结构示意图

IgA　IgA 有血清型和分泌型两种类型。血清型 IgA 主要为单体，占血清免疫球蛋白总量的 15%左右。分泌型 IgA 由两个单体，一条连接链即 J 链和一个分泌片组成（图 2-2）。IgA 分子和 J 链由呼吸道、胃肠道、生殖道等黏膜固有层中浆细胞合成。分泌片由黏膜上皮细胞合成，其本身无免疫活性，但是它能保护分泌型 IgA 免受分泌液中蛋白水解酶的裂解灭活。

SIgA 主要存在于胃肠道和支气管分泌液、初乳、唾液和泪液中，通过阻抑黏附、调理吞噬、溶菌、中和毒素和病毒等功能在黏膜局部发挥重要的作用。婴儿可从母亲初乳中获得 SIgA，为一重要的自然被动免疫。

IgD　IgD 血清中 IgD 以单体形式存在，含量很低，约占血清 Ig 总量的 1%。血清中 IgD 功能尚不清楚。膜结合型 IgD（mIgD）构成 BCR，是 B 细胞分化发育成熟的标志，未成熟 B 细胞仅表达 mIgM，成熟 B 细胞可同时表达 mIgM 和 mIgD。

IgE　IgE 在正常人血清中含量极低，约占血清总量的 0.002%。IgE 对肥大细胞和嗜碱性粒细胞具有高度亲和性，参与Ⅰ型超敏反应，故又称反应素。IgE 的受体有两种：高亲和力受体（FcεRⅠ），主要分布在肥大细胞与嗜碱性粒细胞膜上，与Ⅰ型超敏反应发生有关。低亲和力受体（FcεRⅡ）主要分布在 B 细胞、嗜酸性粒细胞，与促进吞噬、调节 IgE 产生及抗寄生虫感染等功能相关。

IgE 主要由鼻咽、扁桃体、支气管、胃肠道黏膜等处固有层的浆细胞产生。因此，这些部位常是Ⅰ型超敏反应发生的部位。

第四节　人工制备抗体

（一）克隆抗体

一般运用传统方法制备抗体，是将抗原经一定途径免疫动物，诱导免疫系统产生抗体。因抗原通常含有多种抗原表位，每种表位都可刺激一个克隆的 B 细胞产生一种特异性抗体，所以体内产生的抗体中实际上含有针对多种不同抗原表位的免疫球蛋白，即多克隆抗体（polyclonal antibody，PcAb）。

（二）单克隆抗体

单克隆抗体（monoclonal antibody，McAb）是针对一种抗原表位，由一个 B 细胞克隆产生的抗体。单克隆抗体的制备是利用杂交瘤技术，将免疫小鼠脾细胞（B 细胞）与小鼠骨髓瘤细胞融合为杂交瘤细胞。这种杂交瘤细胞具有亲代细胞双方的主要特征，既可人工培养使之无限增殖，又可针对一种抗原决定簇产生特异性抗体。将筛选出的单个杂交瘤细胞经培养增殖形成的细胞克隆能产生完全均一的抗体即 McAb。McAb 具有结构均一、纯度高、特异性强、效价高、易于大量制备、可避免血清学上的交叉反应等特点。现已广泛应用于医学及生物学各领域。例如：①检测各种细胞抗原及受体；②细胞亚群的分离；③特定蛋白的纯化；④用于传染病病原及肿瘤抗原的检测以协助诊断；⑤测定激素、神经递质、细胞因子等活性物质；⑥用特异的 McAb 或连接药物的 McAb 进行肿瘤的靶向治疗。

（三）基因工程抗体

目前所用的绝大多数 McAb 为动物源性，用于人体会产生超敏反应。而且完整的 McAb 分子较大，穿透力差，因此，McAb 的人源化和小型化是开发新的抗体的目标。基因重组技术的发展，使人们可以按意愿在基因水平对 Ig 分子进行切割、拼接，重新组装成新的抗体分子，被称为基因工程抗体。如嵌合抗体、改型抗体、单链抗体、双特异抗体等。但是，经基因改造后，往往会降低抗体的特异性和亲和力。因此，要将基因抗体用于临床还有很长的路要走。

随着转基因动物的快速发展，转基因动物也成为产生人源化抗体的有力工具。将鼠自身的抗体编码基因剔除，用人的 Ig 基因替换，再用抗原免疫该鼠，鼠产生的抗体即为人的 Ig。

思考题

1. 何谓免疫球蛋白？试述其基本结构、功能区及功能。
2. 什么是抗体？它具有哪些生物学活性？
3. 免疫球蛋白根据什么分类？试比较各类免疫球蛋白的特性及功能。
4. 解释多克隆抗体及单克隆抗体。

（西安交通大学医学院　周晓勃　范桂香）

第三章　补体系统

内容提要

补体系统由固有成分、调节蛋白及各类补体受体共30余种成分组成。补体在血清中含量恒定，除C1q外皆以非活性形式存在。补体性质不稳定，易受多种理化因素影响而灭活。在有激活物存在的情况下，补体按一定顺序激活发挥作用，补体激活途径主要有经典途径、MBL途径和旁路途径。补体的生物学作用主要有：细胞毒作用、调理作用、免疫黏附作用、中和及溶解病毒作用及炎症介质作用。正常情况下人体各补体成分含量相对稳定，病理情况下可导致升高或降低，故临床上检测补体含量有助于相应疾病的辅助诊断。

第一节　补体系统的概念和组成

19世纪末，在发现抗体后不久，即证明人和动物新鲜血清中存在一种不耐热的成分，可辅助特异性抗体使细菌溶解，当时称此血清成分为补体（complement，C）。现知，补体并非单一成分，是存在人和脊椎动物血清与组织液中一组与免疫有关，经活化后具有酶活性的蛋白质，由30余种可溶性蛋白与膜结合蛋白组成，故又称为补体系统（complement system）。补体系统被激活后，可产生多种生物活性物质，引起一系列生物学效应，参与机体的抗感染免疫，扩大体液免疫效应，调节免疫应答；在某些情况下也介导炎症反应，引起免疫病理损伤。

一、补体系统的组成与命名

补体系统的组成　根据功能，可将补体系统分为3类：

1. 补体的固有成分　存在体液中，参与补体激活级联反应。包括：①经典激活途径的C1q、C1r、C1s、C2、C4；②旁路激活途径的B因子、D因子；③甘露聚糖结合凝集素激活途径的MBL、MBL相关丝氨酸蛋白酶（MASP）；④补体活化的共同组分C3、C5、C6、C7、C8、C9。

2. 补体调节蛋白　以可溶性或膜结合形式存在，如存在于血浆中的H因子、I因子、C1抑制物（C1INH）、C4结合蛋白（C4bp）；存在于细胞膜表面的衰变加速因子（DAF）、膜辅助蛋白（MCP）、C8结合蛋白（C8bp）、CD59等。在补体系统激活中起增强或抑制作用。

3. 补体受体（CR）　存在细胞膜上，介导补体活性片段或发挥调节蛋白的生物学作用。

补体系统的命名　将参与经典激活途径的补体成分以符号“C”表示，按被发现的先后顺序分别命名为 Cl、C2……C9。其中 C1 由 C1q、C1r 和 C1s 3 个亚单位组成。补体系统其他成分以英文大写字母表示，如 B 因子、D 因子、P 因子等；补体调节蛋白多以功能命名，如 C1 抑制物、C4 结合蛋白（C4bp）、促衰变因子（DAF）等；补体受体分子，按其结合对象来命名，如 ClqR、C4bR 等，各种补体片段的受体则用 CR1、CR2……CR5 表示。补体活化后的裂解片段，以该成分后附加小写字母表示，如 C3a 和 C3b。具有酶活性的成分或复合物在其符号上加一横线表示，如 $C\overline{1}$、$C\overline{4b2b}$。灭活的补体片段则在其符号前加英文字母 i 表示，如 iC3b。

二、补体成分的理化特性

补体系统各成分的化学组成均为糖蛋白，多数是 β 球蛋白，少数为 α 或 γ 球蛋白。各成分分子量变动范围很大，分子量最大的是 Clq，最小的是 D 因子。补体在血清中的含量相对稳定，约为 4g/L，其中 C3 含量最高，D 因子含量最低。补体系统固有成分主要由肝细胞、巨噬细胞、小肠上皮细胞及脾细胞等产生。在正常生理情况下，多数补体成分以非活化形式存在。补体固有成分活性很不稳定，能使蛋白质变性的许多理化因素，如机械震荡、紫外线照射、强酸、强碱等均可破坏其活性。加热 56℃ 30 分钟可使补体中大部分组分丧失活性，称为灭活或灭能。补体在室温时也易失活，0～10℃时活性仅能保持 3～4 日，故应保存在－20℃以下。

第二节　补体系统的激活及调节

补体系统的激活是在某些激活物质的作用下，或在特定的某些固相物质表面上，各补体成分按一定顺序，以连锁的酶促反应方式依次活化，并表现出多种生物学活性的过程，故亦称为补体级联反应。补体系统的激活过程主要有 3 条途径：即经典途径（classical pathway），又称传统途径；甘露聚糖结合凝集素（mannan-binding lectin，MBL）途径；旁路途径（alternation pathway），又称替代途径。

一、经典激活途径

IgG1～3 或 IgM 类抗体与相应抗原结合形成的免疫复合物是经典激活途径的主要激活剂，此免疫复合物启动 C1，使补体系统 C2～C9 发生连锁反应。整个过程大致可分识别、活化和膜攻击 3 个阶段。

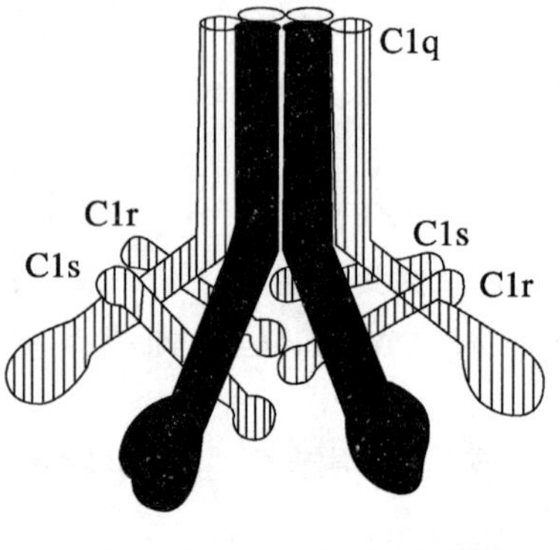

图 3-1　C1 分子结构示意图

识别阶段　即 Cl 识别免疫复合物，经活化后形成 C1 酯酶（$C\overline{1}s$）的阶段。C1 是由 C1q、C1r 和 C1s 3 个亚单位借 Ca^{2+} 连接而成的大分子复合物。C1q 起识别作用，C1r 和 C1s 发挥催化作用。C1q 由 6 个相同的花蕾状亚单位组成，其羧基端为球形结构，呈辐射状排列，构成 C1q 分子的头部，是 C1q 与 Ig 的 Fc 段结合的部位（图 3-1）。

IgG1～3 或 IgM 类抗体与抗原结合后，可致抗体分子的构型改变，使 Fc 段上的补体结合部位（IgG 的 CH2 区或 IgM 的 CH3 区）暴露出来，C1q 球形结构能识别并与之结合，发生构象改变，进而激活 C1r 和 C1s，形成

C1 酯酶（$C\overline{1}$）。$C\overline{1}$ 天然作用底物为 C4 和 C2。每个 Clq 分子的 6 个球形结构当中必须有两个以上的球形结构与 Ig 的 Fc 段结合，才能使 C1 活化。IgG 为单体，只有当两个以上的 IgG 分子相互靠拢并与抗原结合时，才能提供两个以上相邻近的补体结合位点。而 IgM 为五聚体，仅一个分子与抗原结合即能激活补体，故 IgM 对补体的激活能力大于 IgG。

活化阶段　形成 C3 转化酶（$C\overline{4b2a}$）和 C5 转化酶（$C\overline{4b2a3b}$）阶段。在 Mg^{2+} 存在条件下 $C\overline{1}$ 可裂解 C4，产生 C4a 和 C4b 两个片段。C4a 游离于液相。C4b 可通过其不稳定的膜结合位点，与抗体结合的细胞表面或抗原抗体复合物结合，形成固相 C4b。未能与膜结合的 C4b，在液相中很快被灭活。C2 对固相 C4b 有较高亲和力，能与固相 C4b 结合，继而被 $C\overline{1}$ 裂解为 C2a 和 C2b。C2b 游离于液相，具有激肽样作用，C2a 则与固相 C4b 结合，形成稳定的 $C\overline{4b2a}$ 复合物，此即经典途径的 C3 转化酶。在 C3 转化酶作用下，C3 被裂解为两个片段，C3a 游离在液相中，具有过敏毒素和趋化作用，C3b 与细胞膜上的 $C\overline{4b2a}$ 结合，形成 $C\overline{4b2a3b}$ 三分子复合物，即 C5 转化酶。

膜攻击阶段　形成攻膜复合物（membrane attack complex，MAC），使靶细胞溶解。C5 是 C5 转化酶（$C\overline{4b2a3b}$）的天然底物，受其作用 C5 被裂解成 C5a 和 C5b 两个片段。C5a 游离于液相，具有过敏毒素和趋化作用。C5b 与 C6、C7 结合形成 $C\overline{5b67}$ 三分子复合物，插入靶细胞膜中。膜上的 $C\overline{5b67}$ 复合物对 C8 具有高亲和力，$C\overline{5b678}$ 复合物能催化 C9 聚合。共同组成 $C\overline{5b6789}$ 即 MAC。MAC 贯穿整个靶细胞膜，形成跨膜孔道。使电解质从细胞内逸出，水分子大量内流，导致细胞膨胀而溶解（图 3－2）。

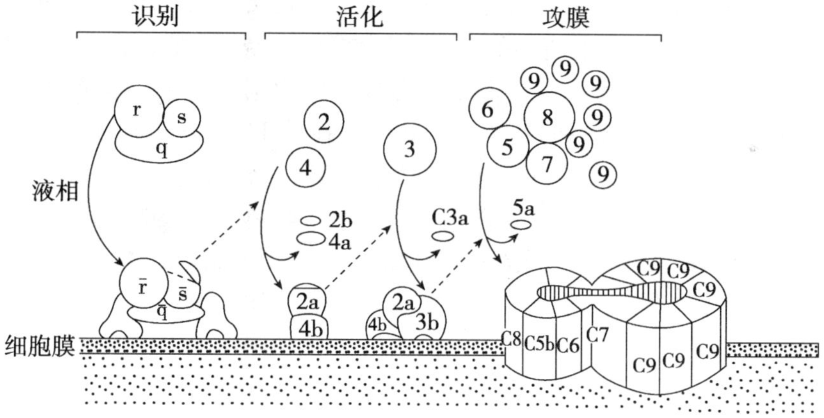

图 3－2　补体经典激活途径示意图

二、甘露聚糖结合凝集素激活途径

MBL 激活途径与经典途径的过程基本相似，但是激活始于炎症期所产生的蛋白与病原体结合之后。在病原微生物感染的急性期，由肝细胞合成与分泌急性期蛋白，其中参与补体激活的有 MBL 和 C 反应蛋白。MBL 是一种糖蛋白，属于凝集素家族，正常血清中含量极低，在感染的急性期水平升高。MBL 可与细菌的甘露糖残基结合，再与丝氨酸蛋白酶结合，形成 MBL 相关的丝氨酸蛋白酶（MBL associated serine protease，MASP－1、MASP－2）。MASP 具有与活化的 C1q 相同的生物学活性，可水解 C4 和 C2 分子，形成 C3 转化酶，其后的激活过程与经典途径相同（图 3－3）。此外，C 反应蛋白可与 C1q 结合并使之激活，然后依次激活补体的其他成分。

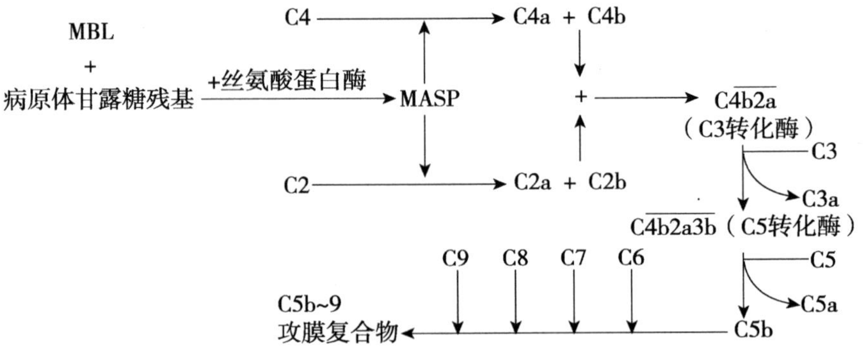

图 3-3　补体 MBL 激活途径示意图

三、旁路激活途径

旁路途径亦称替代途径，是以细菌脂多糖、肽聚糖、磷壁酸、酵母多糖和凝聚的 IgA 及 IgG4 等为主要激活物，在 B 因子、D 因子参与下，越过 C1、C4、C2，直接激活 C3，然后完成 C5～C9 的激活过程（图 3-4）。

C3b 和 C3 转化酶（C$\overline{3bBb}$）的形成　在生理条件下，血清中的 C3 可受蛋白酶等作用，缓慢而持续地产生少量的 C3b，释入液相中的 C3b 被 I 因子迅速灭活。在 Mg^{2+} 存在下，B 因子可与 C3b 结合形成 C3bB。血清中的 D 因子可使结合状态的 B 因子裂解成 Ba 和 Bb 两个片段，Ba 游离于液相，Bb 仍附着在 C3b 上，形成 C$\overline{3bBb}$，即旁路途经的液相 C3 转化酶。C$\overline{3bBb}$可不断裂解 C3 产生低水平的 C3b。体液中存在的 H 因子可置换 C$\overline{3bBb}$复合物中的 Bb，使 C3b 与 Bb 解离，游离的 C3b 立即被 I 因子灭活。因此，在生理情况下，I 因子和 H 因子调控着液相中的 C$\overline{3bBb}$，使之保持在很低的水平，避免 C3 大量裂解和后续补体成分的激活。这种 C$\overline{3bBb}$的低速度裂解和低浓度 C$\overline{3bBb}$，对补体的激活具有重要意义，即为生理情况下的准备阶段。

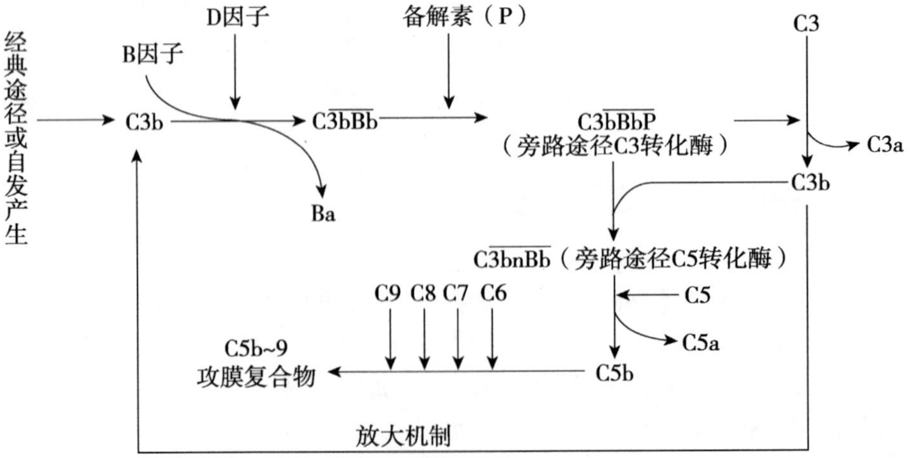

图 3-4　补体旁路激活途径示意图

C5 转化酶（$C\overline{3bnBb}$）和攻膜复合物的形成　激活物质的存在为 C3b 或 $C\overline{3bBb}$提供了不易被 I 因子、H 因子灭活的保护性微环境。使旁路途径从缓慢进行的准备阶段过渡到正式激活阶段。结合于激活物质表面的 $C\overline{3bBb}$，即固相 C3 转化酶，可使 C3 大量裂解，并与其裂解产物 C3b 结合形成多分子复合物 $C\overline{3bnBb}$，此即旁路途径的 C5 转化酶。C5 转化酶一旦形成，其后续激活过程及效应与经典途径完全相同，即进入 C5～C9 的激活阶段，形成 MAC，导致靶细胞溶解。

补体激活的放大　旁路途径的激活过程也是补体系统的一个重要放大机制。因此在有激活物质存在的情况下，$C\overline{3bBb}$能不断地裂解 C3，产生更多的 C3b 分子，C3b 又可在 B 因子、D 因子参与作用下形成更多的 $C\overline{3bBb}$，继而进一步使 C3 裂解产生 C3b。这样，C3b 既是 C3 转化酶的组成成分，又是 C3 转化酶的作用产物，由此形成了旁路途径的正反馈放大环路，称为 C3b 正反馈环或称 C3b 正反馈途径。

四、三条激活途径的比较

补体的 3 条激活途径既有共同之处，又有各自的特点（表 3－1）。旁路途径和 MBL 途径的活化不需抗原抗体复合物参与，故在病原微生物感染时补体发挥作用顺序依次是旁路途径、MBL 途径，最后是经典途径。然而当经典途径和 MBL 途径活化时，通过 C3 放大途径也可活化旁路途径，可见三者以 C3 活化为中心是紧密相连的。补体 3 条激活途径全过程见图 3－5。

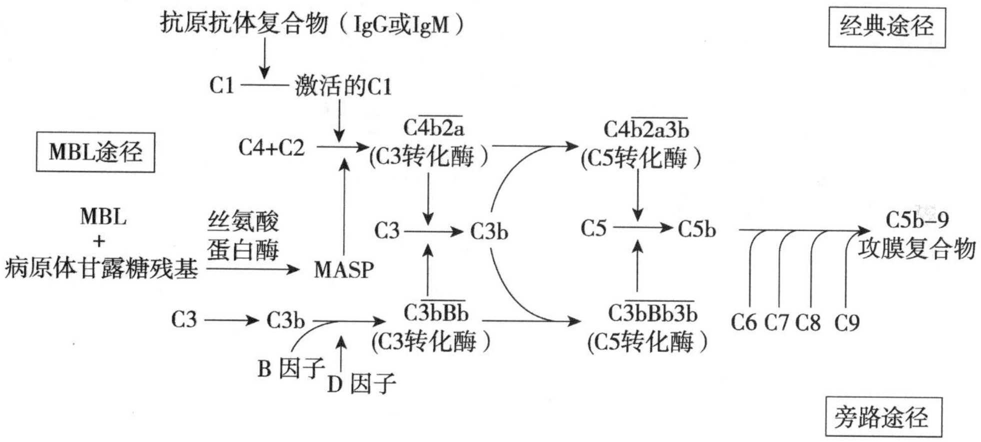

图 3－5　补体 3 条激活途径全过程示意图

表 3－1　3 条激活途径的比较

	经典途径	旁路途径	MBL 途径
激活物质	抗原抗体（IgM、IgG1、IgG2、IgG3）复合物	肽聚糖、酵母多糖、脂多糖、凝聚的 IgA、IgG4	MBL 与病原体结合
起始分子	C1q	C3	C2、C4
参与的补体成分	C1、C4、C2、C3、C5～C9	C3、C5～C9、B 因子、D 因子	C2～C9、MASP
所需离子	Ca^{2+}、Mg^{2+}	Mg^{2+}	Ca^{2+}

续表

	经典途径	旁路途径	MBL 途径
C3 转化酶	$C\overline{4b2a}$	$C\overline{3bBb}$	$C\overline{4b2a}$
C5 转化酶	$C\overline{4b2a3b}$	$C\overline{3bnBb}$	$C\overline{4b2a3b}$
生物学作用	参与特异性免疫的效应阶段，感染后期发挥作用	参与非特异性免疫的效应阶段，感染早期发挥作用	参与非特异性免疫的效应阶段，感染早期发挥作用

第三节 补体系统的生物学功能

补体系统激活过程中，可产生多种活性物质（主要是裂解产物），补体系统的生物学功能主要是由这些物质所介导（表 3－2）。

一、溶解细胞、细菌作用

补体系统被激活后，可在靶细胞表面形成攻膜复合物，从而导致靶细胞溶解，这种由补体介导的细胞溶解作用是机体抵抗微生物感染的重要防御机制。在感染早期主要由旁路途径与 MBL 途径发挥作用，在感染后期主要由经典途径发挥作用。其中，革兰阳性菌、异体红细胞和血小板等对补体的作用敏感。在病理情况下，自身抗体与自身组织细胞结合，可活化补体的经典途径，出现补体参与的组织细胞破坏等病理现象。

表 3－2 补体成分及其裂解产物的生物活性

补体成分或裂解产物	生物活性	作用机制
C1～C9	溶菌、杀菌与细胞毒作用	嵌入细胞膜的磷脂双层结构中，使细胞膜穿孔，细胞内容物渗漏
C3b、C4b	调理作用	与细菌或细胞结合，使之易被吞噬细胞吞噬
C3b、C4b	免疫黏附	与免疫复合物（IC）结合后黏附于红细胞或血小板，使 IC 易被吞噬
C1q、C4	中和、溶解病毒	与某些 RNA 肿瘤病毒直接结合
C2b	补体激肽	增强血管通透性
C3a、C5a	过敏毒素	与肥大细胞或嗜碱性粒细胞结合，细胞释放组胺等介质，使毛细血管扩张
C3a、C5a、$\overline{C5b}67$	趋化因子	借其梯度浓度吸引中性粒细胞及单核巨噬细胞

二、调理作用

补体裂解产物（C3b、C4b）与细菌或其他颗粒性抗原物质结合，可促进吞噬细胞对该抗原物质的吞噬，称为补体的调理作用。C3b、C4b 的氨基端可与靶细胞（或免疫复合物）结合，羧基端可与带有相应受体的吞噬细胞结合。这样，C3b、C4b 在靶细胞和吞噬细胞间作为桥梁使两者连接起来，从而促进吞噬作用。IgM 抗体本身不具有调理作用，但在补体参与下能间接发挥调理作用。

三、免疫黏附作用

免疫黏附是指抗原抗体复合物激活补体后，可通过 C3b 或 C4b 使免疫复合物黏附到具有 C3b 受体或 C4b 受体的红细胞、血小板或某些淋巴细胞上，形成较大的聚合物，易被吞噬细胞吞噬和清除。此效应是机体清除循环免疫复合物的重要机制，在抗感染免疫和免疫病理过程中具有重要意义。

四、中和及溶解病毒

病毒与相应抗体结合后，在补体的参与下，可显著增强抗体对病毒的中和作用。其机制可能是直接溶解有包膜的病毒，阻止病毒对易感细胞的吸附和穿入或干扰病毒在细胞中增殖。近年发现，C 型 RNA 病毒可不依赖抗体的参与，而能被灵长类动物新鲜血清所溶解，这种溶解病毒现象是由于病毒包膜上存在 C1 受体，结合 Clq 之后引起的溶病毒作用。

五、炎症介质作用

1. 激肽样作用　C2b 具有激肽样作用，能增加血管通透性，引起炎症性充血，故称其为补体激肽。遗传性血管神经性水肿症即因 $C\overline{1}$ 抑制物先天缺乏，血液中 C2b 增高所致。

2. 过敏毒素作用　C3a、C5a 均具有过敏毒素作用，可使肥大细胞、嗜碱性粒细胞脱颗粒，释放组胺等生物活性介质，引起毛细血管扩张、通透性增加、平滑肌收缩等。它们的过敏毒素作用可被抗组胺药物所阻断。

3. 趋化作用　C3a、C5a 和 $C\overline{5b67}$有趋化作用，故又称为趋化因子。能吸引中性粒细胞和单核-巨噬细胞等向炎症部位聚集，发挥吞噬作用，增强炎症反应。

第四节　补体系统异常与疾病

补体系统含量相对稳定，具有酶活性和自我调节作用。只有在遗传缺陷或患某些疾病时，血清补体总量或各成分含量才可能发生变动而出现异常。补体系统异常通常包括补体遗传性缺陷、含量增高和降低 3 种情况。

（一）补体的遗传缺陷

1. 补体组分缺损或异常　几乎所有补体组分都可能发生遗传缺陷，影响机体的防御功能，使机体易遭受感染或发生免疫性疾病。例如，C1、C2、C4 缺损者易发生系统性红斑狼疮（SLE）；C5～C9 缺损者易发生奈瑟菌属感染。

2. 补体调节分子的遗传性缺陷　①$C\overline{1}$ 抑制物缺陷：$C\overline{1}$ 抑制物缺陷可引起遗传性血管神经性水肿。该病为常染色体显性遗传，临床特征为反复发作的局限性皮肤和黏膜水肿，常波及胃肠道和咽喉等处，水肿发生主要是由于 $C\overline{1}$ 抑制物缺乏，不能有效抑制 C1 活化，致使 C1 酯酶持续过度裂解底物 C2，产生大量 C2b 所致。②I 因子缺陷：I 因子缺陷可引起严重的反复细菌感染。这主要是由于旁路途径中形成正反馈放大回路，使 C3 转化酶（$C\overline{3bBb}$）生成失控所致。血清中 C3 大量裂解，以致合成不能代偿消耗，从而导致 C3 含量极度减少。C3 是 3 条激活途径的枢纽，体内缺乏 C3，势必极大削弱补体介导的调理吞噬和杀菌、溶菌作用。因此使患者抗感染能力下降，易发生严重的反复细菌性感染。

（二）补体含量增高

一般传染病可见补体代偿性增高，但在急性感染及病情危重时补体总活性往往下降。另外，恶性肿瘤时 C3、C4 含量可增高。

（三）补体含量降低

可能原因有：①补体消耗增多，常见于血清病、肾小球肾炎、SLE 以及类风湿性关节炎。②补体大量丧失，多见于肾病综合征及大面积烧伤等情况。③补体合成不足，主要见于各种肝病患者，如肝硬化、慢性活动性肝炎等。

思考题

1. 补体系统（即补体）的概念，有哪些组分？
2. 补体经典途径、MBL 途径和旁路途径的机制如何？列表比较它们的特点。
3. 补体系统具有哪些生物学功能？

（桂林医学院　袁桂峰）

第四章 主要组织相容性复合体及其编码分子

内容提要

编码主要组织相容性抗原的基因称为主要组织相容性复合体（MHC）。人类的 MHC 为 HLA 复合体，位于第 6 对染色体短臂上，可分为Ⅰ、Ⅱ、Ⅲ类基因，分别编码Ⅰ类、Ⅱ类和Ⅲ类抗原。HLA Ⅰ类和Ⅱ类抗原在体内主要与提呈抗原、制约免疫细胞间相互作用、诱导免疫细胞分化及引起移植排斥反应有关。临床上发现 HLA 与某些疾病有一定相关性，HLA 的鉴定配型已广泛应用于器官移植、法医学、某些疾病及临床医学研究领域。

第一节 概 述

20 世纪初已发现，动物的自体组织移植可维持良好功能，而同种异体组织移植时，则会出现移植排斥反应。其后证明，发生在同种异体间的移植排斥反应本质上是一种免疫反应，组织移植成功与否，是由供体与受体细胞表面组织抗原的特异性决定的。供体与受体组织抗原的特异性若相同，移植物易被受体相容，移植即成功；否则移植物被排斥。这种代表个体特异性的同种抗原称为移植抗原或组织相容性抗原。

组织相容性抗原是一个复杂的抗原系统，其中能引起强而迅速排斥反应的称为主要组织相容性抗原，在移植排斥反应中起决定作用。编码主要组织相容性抗原的基因群称为主要组织相容性复合体（major histocompatibility complex，MHC），这些基因彼此紧密连锁在某一染色体上，具有提呈抗原、启动免疫应答和免疫调节等复杂功能。不同动物的 MHC 及其编码的抗原有不同的命名。人的主要组织相容性抗原为人类白细胞抗原（human leucocyte antigen，HLA），人的 MHC 称为 HLA 复合体。小鼠的主要组织相容性抗原称为 H－2（histocompatibility－2）抗原，小鼠的 MHC 称为 H－2 复合体。H－2 复合体位于第 17 号染色体的短臂上，由 K、I、S、D 4 个遗传区组成，其中 I 区又分为 I－A 和 I－E 两个亚区。根据功能可将 H－2 基因群分为 3 类，即 K 区和 D 区基因为Ⅰ类基因，表达Ⅰ类抗原；I 区基因为Ⅱ类基因，表达Ⅱ类抗原；S 区基因为Ⅲ类基因，表达几种补体成分。本章将主要介绍人类 HLA 复合体及其产物。

第二节 HLA 复合体的基因组成及遗传特征

一、HLA 复合体的基因组成

HLA 复合体位于人第 6 号染色体短臂上大约 4000kb 范围内，是一群紧密连锁在一起的基因群。传统上将 HLA 基因按照在染色体上的位置分为Ⅰ类、Ⅱ类和Ⅲ类基因区，从着丝点侧起依次为Ⅱ类基因区、Ⅲ类基因区和Ⅰ类基因区（图 4－1）。

Ⅰ类基因区　Ⅰ类基因区包括经典的Ⅰ类基因即 HLA-A、B、C 基因位点和非经典Ⅰ类基因 HLA－E、F、G、H、J、K、I 等基因位点。HLA-E、F、G 基因可编码非多态性Ⅰ类样抗原，其中 E 基因、G 基因在诱导母胎耐受中起重要作用；HLA-H、J、K、L 为伪基因。经典的 HLA-A、B、C 基因位点均为复等位基因，分别编码结构相似但抗原性不同的 HLA-A、B、C 肽链，即 HLA-I 类抗原（分子）的重链：α 链。

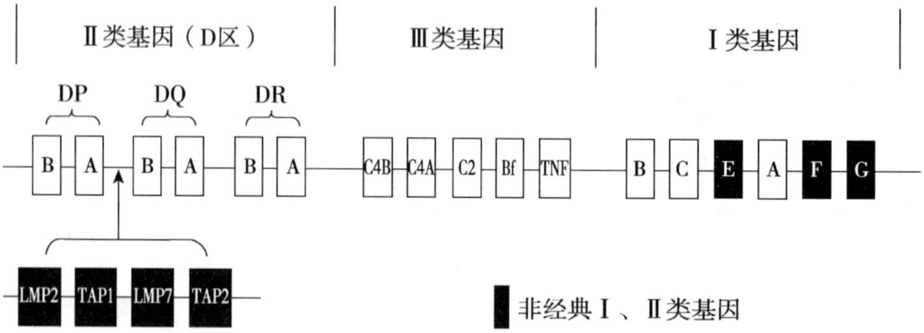

图 4－1　HLA 复合体结构简图

Ⅱ类基因区　Ⅱ类基因区主要包括经典的Ⅱ类基因 HLA-DP、DQ、DR3 个亚区，新近确定的 HLA-DN、DO、DM3 个亚区及现已证明的 LMP 和 TAM 基因。研究发现，DPA 和 DPB_1 分别编码 DP 分子的 α 和 β 肽链，二者以非共价键相连共同组成 HLA-DP 抗原；DQA_1 和 DQB_1 分别编码 DQα 和 DQβ 肽链，共同组成 HLA-DQ 抗原；DRA 和 DRB_1 分别编码 DRα 和 DRβ 肽链，共同组成 HLA-DR 抗原。LMP 基因（蛋白酶体相关基因）编码产物 LMP 与内源性抗原的处理有关。TAP 基因（多肽转运体基因）编码产物 TAP 与抗原肽的转运有关。其余有的基因功能不清，有的属于伪基因。

Ⅲ类基因区　Ⅲ类基因区内已定位的至少 36 个基因，其中主要的基因有 C4、C2、Bf、肿瘤坏死因子和热休克蛋白 70（HSP70）等基因，分别编码补体成分 C4、C2、B 因子，TNF 和 HSP 70 分子。HSP 参与炎症和应激反应，并作为分子伴侣在内源性抗原的加工提呈中发挥作用。

由于大量非经典 MHC 基因的发现，近来倾向于按照功能不同将 HLA 复合体分为两类：一类包括经典的Ⅰ类基因和经典的Ⅱ类基因，它们的产物具有抗原提呈功能，显示极为丰富的多态性，直接参与 T 细胞的激活和分化，参与调控适应性免疫应答。第二类是免疫功能相关基因，包括经典的Ⅲ类基因、非经典的Ⅰ类基因、Ⅱ类基因以及新近确定的多种基因，它们主要参与调控固有免疫应答，不显示或仅显示有限的多态性。

二、HLA 复合体的遗传特征

（一）单体型遗传

HLA 复合体是一组紧密连锁的基因群。HLA 基因在一条染色体上的组合称为单体型；HLA 基因在体细胞两条染色体上的组合称为基因型，其表达的 HLA 抗原特异性型别称为表型。在遗传过程中，单体型作为一个完整的遗传单位由亲代传给子代。因此，子女的

HLA 单体型一个来自父亲，一个来自母亲（图 4－2）。按概率计算，在兄弟姐妹之间两个单体型完全相同或完全不相同的几率可占 25%，有一个单体型相同的几率占 50%。亲代与子代之间则必然有一个单体型相同，也只能有一个单体型相同。这一遗传特点可应用于器官移植供者的选择及法医的亲子鉴定中。

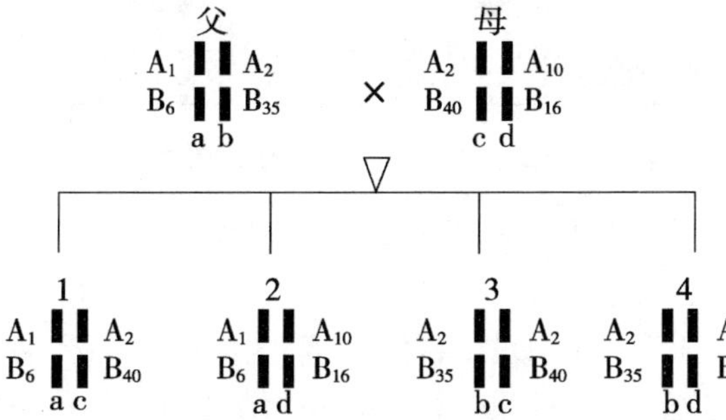

图 4－2　HLA 单元型遗传示意图

（二）高度的多态性

多态性是指在一个随机婚配的群体中，染色体同一基因座位有两种以上基因型即多个等位基因，可以编码两种以上的基因产物。HLA 复合体是迄今已知的人体最复杂的基因复合体，呈高度多态性。因为 HLA 复合体的每一基因座位均存在为数众多的复等位基因，可随机组合，故人群中基因型可达 10^8 之多。而且 HLA 复合体中每一个等位基因均为共显性，均可编码相应抗原，因此人群中 HLA 表型极为复杂，除了同卵孪生外，无关个体间 HLA 型别完全相同的可能性极小。

（三）连锁不平衡

HLA 复合体各等位基因都有各自的基因频率。基因频率是指某一特定等位基因与该基因座位中全部等位基因总和的比例。由于 HLA 复合体的各基因座位是紧密连锁的，若各座位的等位基因随机组合成单体型，那么某一单体型出现频率应等于该单体型各基因频率的乘积。但实际情况并非如此，连锁的基因并非完全随机地组成单体型，某些基因总是较多地在一起出现，而另一些又较少地在一起出现，从而出现连锁不平衡。这种基因型别能显示人种和地理族的特点，可能与某些自身免疫病的发生有关。

第三节　HLA 分子的结构、分布与功能

一、HLA 分子的结构

HLA Ⅰ类分子由两条异质多肽链以非共价键连接的糖蛋白组成。一条为 HLA Ⅰ类基因编码的 α 链，胞外部分有 3 个球形功能区，各含 90 个左右氨基酸残基，从氨基端开始分别称为 α1、α2 和 α3（图 4－3）。

另一条是第 15 号染色体相应基因编码的 β2 微球蛋白（β2m），β2m 不与细胞膜直接接触，而是以非共价键附着在 α3 功能区上，β2m 的存在与 α 链的表达、运输和Ⅰ类分子天然构型的稳定性有关。

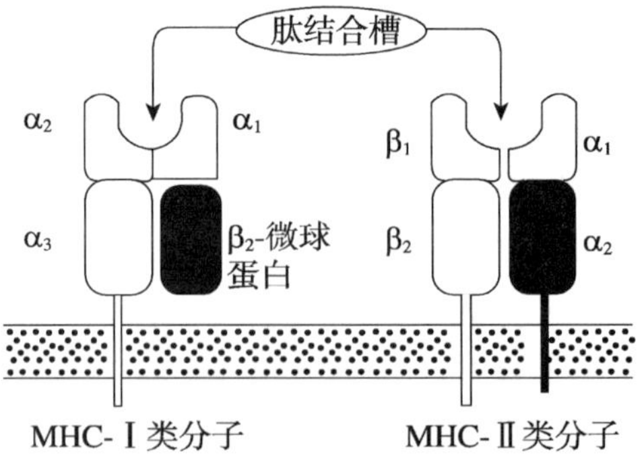

图 4-3　HLA 分子结构示意图

HLA Ⅰ类分子可分为 4 个区：①肽结合区；该区由 α1 和 α2 功能区组成，含多态性残基，决定了Ⅰ类分子的多态性。由 α1 和 α2 形成的肽结合槽是与抗原肽结合的部位。②Ig 样区：该区由 α 链 α3 和 β2m 构成。α3 与 Ig 的恒定区具有同源性。α3 功能区是 Tc 细胞 CD8 分子与Ⅰ类分子识别结合的部位。③跨膜区：该区由 25 个氨基酸组成，以螺旋状穿过细胞膜的脂质双层，将Ⅰ类抗原锚定在细胞膜上。④胞浆区：该区包括 α 链羧基端约 30 个氨基酸，位于胞浆中，可能参与跨膜信号的传递。

HLA Ⅱ类分子是由 α 和 β 两条多肽链以非共价键连接组成的糖蛋白。α 链和 β 链均是 HLA Ⅱ类基因编码的产物，它们的胞外区各有两个功能区，各约含 90 个氨基酸残基，分别称为 α1、α2 和 β1、β2（图 4-3）。

HLA-Ⅱ类分子也可分为 4 个区：①肽结合区：该区由 α1 和 β1 组成，构成肽结合槽，是与抗原结合的部位，含多态性残基。因此，该区决定了Ⅱ类分子的多态性，也决定了与肽结合以及 T 细胞识别的特异性和亲和力。②Ig 样区：该区由 α2 和 β2 组成。在抗原呈递过程，该区是 T_H细胞 CD4 分子识别结合的部位。③跨膜区：两条肽链各有 25 个氨基酸残基穿过细胞膜脂质双层，借此将 HLA Ⅱ类分子锚定在细胞膜上。④胞浆区：两条肽链羧基端各有 10～15 个氨基酸残基位于胞质中，可能参与细胞内外跨膜信号的传递。

二、HLA 分子的分布

HLA Ⅰ类分子广泛表达于体内各种有核细胞及血小板、网织红细胞表面，成熟的红细胞一般不表达 HLA Ⅰ类分子。淋巴细胞表面表达密度最高，其次为肾、肝及心脏，密度最低的是肌肉和神经组织。

HLA Ⅱ类分子主要表达于 B 细胞、单核-巨噬细胞、树突状细胞等抗原提呈细胞和活化的 T 细胞表面。内皮细胞和精子细胞表面也有少量的表达。

HLA Ⅲ类分子一般指存在于血清中的可溶性分子，包括几种补体成分、TNF、HSP 等。

三、HLA 的功能

（一）参与抗原的加工提呈

在免疫应答中，HLA Ⅰ类分子和Ⅱ类分子均参与抗原加工提呈。内源性抗原，如被病毒感染细胞所合成的病毒蛋白抗原，在细胞中被分解成免疫原性多肽后，与内质网中新合成的 MHC I 类分子结合，形成抗原肽- MHC I 类分子复合物，转运至靶细胞表面，供 $CD8^+$ T 细胞的抗原识别受体（TCR）识别，并使 T 细胞活化。外源性抗原在抗原提呈细胞（APC）内被降解成免疫原性多肽，与 MHC II 类分子结合，形成抗原肽- MHC II 类分子复合物，运送至抗原提呈细胞表面，供 $CD4^+$ T 细胞的 TCR 识别，并使之活化。

（二）约束免疫细胞间相互作用

T 细胞抗原受体（TCR）在识别抗原肽的同时，还需识别与抗原肽结合的同基因型 MHC 分子，$CD4^+$ T 细胞识别抗原肽时，需同时识别 MHC II 类分子，$CD8^+$ T 细胞识别抗原肽时，需同时识别 MHC I 类分子，这一现象称为 MHC 限制性。在 Mϕ-Th、Th-B、Tc - 靶细胞间的相互作用受到 MHC 的限制。

（三）参与免疫应答的遗传控制

机体对抗原物质的免疫应答受遗传控制。控制免疫应答的基因称为 Ir 基因。小鼠 Ir 基因位于 H - 2 区内。一般认为人的 Ir 基因也位于 HLA 复合体基因区内。通过其编码产物实现 Ir 基因对免疫应答的遗传控制。

（四）参与 T 细胞的分化过程

成熟的、有功能的 T 细胞必须在胸腺中经过阳性选择和阴性选择，MHC 参与了这两种选择过程。通过这种选择作用，自身反应性 T 细胞克隆或被清除或处于无应答状态，结果产生对自身抗原的免疫耐受。只有那些具有识别非已抗原受体的单阳性细胞分化发育成具有免疫活性的 T 细胞。

（五）参与免疫调节

MHC 除了通过抗原呈递、T 细胞分化过程参与免疫调节外，可诱导自身混合淋巴细胞反应（AMLR）。在 AMLR 中非 T 细胞表面的刺激决定簇是 HLA-DQ 分子，自身反应 T 细胞增殖后表达的 HLA-DR 分子，又可激活某些 T 细胞。AMLR 可能是体内免疫细胞间一种自我调节机制，有助于维持免疫自稳。

第四节 HLA 在医学上的意义

一、HLA 与疾病的相关性

HLA 是第一个被发现与疾病有明确关联的遗传系统，是人体对疾病易感的主要免疫遗传学成分。现已发现 60 多种疾病与 HLA 相关。最典型的例子是 90%以上强直性脊柱炎患者带有 HLA - B27 抗原，有 $DR4^+$ 者易患类风湿性关节炎。研究 HLA 与疾病的相关性可能有助于某些疾病的诊断、预测和预后判断。但应注意，发现 HLA 抗原与某种疾病相关，并不意味着携带某种 HLA 抗原就一定会患某种疾病。

二、HLA 表达异常与疾病

HLA I 类分子表达异常 已发现某些肿瘤细胞表面 I 类抗原表达降低或缺失，致使 CTL 对肿瘤细胞上的抗原不能识别，使肿瘤细胞逃避宿主的免疫攻击。在小鼠和人类肿瘤中已发现有 I 类抗原缺失的例子，若将 I 类基因转染肿瘤细胞，则成癌性及转移率减低或消失。

HLA II 类分子表达异常 在正常情况下不表达 II 类分子的细胞，由于感染等因素的影响，异常表达 MHC II 类分子，往往可导致自身免疫性疾病。如 Graves 病患者的甲状腺上皮细胞 HLA Ⅱ类分子异常表达，把自身抗原呈递给自身反应性 T 细胞，从而启动自身免疫反应。

三、HLA 与移植排斥反应

HLA 是诱导移植排斥反应的主要抗原。同种异体器官移植物存活率的高低主要取决于供体与受体 HLA 相合的程度。通常移植物存活率由高到低的顺序是同卵双胞胎＞同胞＞亲属＞无亲缘关系者。

在肾移植中，HLA 各位点基因配合的重要性依次是 HLA-DR、HLA-B、HLA-A。在骨髓移植时，只有供者与受者间两个 HLA 单体型完全相同的情况下才容易获得成功。

四、HLA 与输血反应

临床发现多次接受输血的病人会发生非溶血性输血反应，主要表现为发热、白细胞减少和荨麻疹等。这种输血反应的发生主要与病人血液中存在的抗白细胞和抗血小板 HLA 的抗体有关。

五、HLA 与法医

根据 HLA 复合体高度多态性、单体型等遗传特征，借助 HLA 基因型和表型，可用于法医上的个体识别和亲子鉴定。

思考题

1. 解释 MHC 及 HLA。
2. HLA Ⅰ类及Ⅱ类分子的结构、分布及功能。
3. HLA 在医学上的意义。

（西安交通大学医学院　雷艳君　范桂香）

第五章　免疫系统

内容提要

免疫系统由免疫器官、免疫细胞及免疫分子组成。中枢免疫器官是各类免疫细胞发生、分化和成熟的场所。外周免疫器官是淋巴细胞定居、增殖及产生免疫应答的场所。免疫细胞主要包括骨髓多能干细胞、淋巴细胞（T、B及NK细胞)、单核-巨噬细胞、各种粒细胞、肥大细胞及抗原提呈细胞。T、B淋巴细胞又称为抗原特异性淋巴细胞，分别介导细胞免疫与体液免疫。NK细胞具有非特异性杀伤靶细胞及介导ADCC作用。单核-巨噬细胞具有吞噬杀伤作用、提呈抗原作用和免疫调节作用。各类免疫细胞表达不同的细胞膜表面分子，主要有CD抗原、黏附分子及各种膜受体，它们分别与有关细胞的分化成熟及特定的功能密切相关。细胞因子主要是由活化的免疫细胞和某些基质细胞分泌的具有高活性、多功能的小分子蛋白质，其作用具有高效性、多效性和网络性等特点。

第一节　免疫器官

一、中枢免疫器官

中枢免疫器官包括骨髓、胸腺和禽类特有的法氏囊。

骨髓　骨髓（bone marrow）是各种血细胞和免疫细胞发生、分化、发育和成熟的场所。骨髓中多能造血干细胞首先分化成髓样干细胞和淋巴样干细胞，前者进一步分化成红细胞系、单核细胞系、粒细胞系和巨核细胞系；后者则发育为各种淋巴细胞的前体细胞，其一部分随血液进入胸腺发育成熟为胸腺依赖性淋巴细胞，简称T淋巴细胞。另一部分前体细胞，在人类和哺乳类，仍在骨髓内继续发育成熟为骨髓依赖性淋巴细胞，在禽类则进入腔上囊发育成熟为囊依赖淋巴细胞，简称B淋巴细胞。自然杀伤细胞（natural killer，NK）也在骨髓中发育成熟。骨髓功能缺陷时，将严重损害造血功能，也将导致免疫缺陷症的发生。此外，骨髓是发生再次体液免疫应答的主要部位。

胸腺　胸腺（thymus）位于胸骨后方、胸腔纵隔上部。分左右两叶，外包结缔组织，内为实质。膜结缔组织伸入实质，将胸腺实质分成许多小叶。小叶外层为皮质，深部为髓质。由胸腺基质细胞、细胞外基质和细胞因子组成的胸腺微环境是T细胞发育分化的必要条件。来自骨髓的前T细胞，在自皮质向髓质推移过程中，在胸腺因子的诱导及胸腺微环境作用下分化成熟为具有免疫活性的T淋巴细胞。T细胞经髓质内毛细血管后静脉管壁入血，迁移至外周免疫器官的特定区域。

胸腺的功能主要有：①T 细胞分化成熟的场所；②建立、维持自身免疫耐受；③经过阳性选择和阴性选择作用诱导 T 细胞识别自身的组织相容性抗原。

二、外周免疫器官

淋巴结 淋巴结（lymph node）广泛存在于全身非黏膜部位的淋巴通道上，通过淋巴管引流机体体表和深层各部位的淋巴液。淋巴结实质分为皮质和髓质两部分。皮质的深皮质区和淋巴小结的周围主要是 T 细胞定居的部位，称为胸腺依赖区；皮质的浅皮质区、淋巴小结生发中心以及髓质的髓索为 B 细胞定居的部位，称非胸腺依赖区。淋巴结功能有：①是 T 细胞和 B 细胞定居和增殖的场所；②产生特异性免疫应答的基地。淋巴结内富含树突状细胞、并指状细胞和巨噬细胞，这些细胞能够捕获或结合进入淋巴结内的抗原物质，并将抗原呈递给淋巴细胞，从而诱导产生免疫应答。③是完成淋巴细胞再循环的主要场所。淋巴细胞再循环是指外周淋巴器官中的淋巴细胞，经淋巴管进入血液循环后，再在外周淋巴器官穿越毛细血管后静脉返回到外周淋巴器官的循环过程。淋巴细胞再循环对免疫应答有十分重要的意义，带有各种特异性抗原受体的 T 细胞、B 细胞及记忆细胞，不断在体内巡游，增加了与抗原或抗原提呈细胞接触的机会。这些细胞一旦接触相应抗原，可立即进入淋巴组织发生增殖反应，产生初次应答或再次应答。④滤过作用。细菌、毒素、癌细胞等有害物质，通过淋巴结中的巨噬细胞和抗体等作用予以清除。

脾脏 脾脏（spleen）是人体最大的淋巴器官。脾实质分为白髓和红髓。它也是 T 细胞和 B 细胞定居和增殖的场所。T 细胞主要分布在中央动脉周围的白髓中；B 细胞则主要分布在白髓淋巴小结生发中心和红髓的脾索中。脾脏也是产生特异性免疫应答的基地，是机体产生抗体和致敏淋巴细胞主要场所之一。此外，脾脏还有滤过和储存血液、清除衰老细胞和微生物的作用。

黏膜相关淋巴组织 黏膜相关淋巴组织（mucosal-associated lymphoid tissue，MALT）主要指呼吸道、胃肠道及泌尿生殖道黏膜固有层和上皮细胞下散在的无被膜淋巴组织，以及某些带有生发中心的器官化的淋巴组织，如扁桃体、小肠的派氏集合淋巴结及阑尾等。

黏膜相关淋巴组织主要由黏膜上皮细胞或微皱褶细胞（M 细胞）、黏膜上皮内淋巴细胞、黏膜固有层抗原提呈细胞、淋巴滤泡和固有层中弥散分布的淋巴细胞组成。

MALT 在肠道、呼吸道及泌尿生殖道黏膜构成了一道免疫屏障，是参与局部特异性免疫应答的主要部位，在黏膜局部抗感染免疫防御中发挥关键作用。

第二节 免疫细胞

凡参与免疫应答或与免疫应答有关的细胞统称为免疫细胞，主要包括造血干细胞、淋巴细胞、单核吞噬细胞、抗原提呈细胞和各种粒细胞。在免疫应答中起核心作用的是淋巴细胞，其中能接受抗原刺激而活化、增殖分化，发生特异性免疫应答的淋巴细胞称为抗原特异性淋巴细胞或免疫活性细胞，即 T 细胞和 B 细胞。

一、免疫细胞的膜表面标志

免疫应答过程有赖于免疫系统中细胞间的相互作用，免疫细胞之间相互识别的分子基础是表达于细胞表面多种多样的功能分子，包括细胞表面的多种抗原、受体和黏附分子等。

免疫细胞的受体　免疫细胞有多种膜受体，如抗原受体、补体受体、细胞因子受体、有丝分裂原受体、模式识别受体、激素受体、神经介质受体等。这些受体与相应配体结合后，都能调节免疫细胞功能，引起免疫细胞活化或抑制、分化与增殖、合成与分泌，在免疫细胞的移行、循环中也起重要的作用。

白细胞分化抗原　免疫细胞均由造血干细胞分化而来。白细胞分化抗原指的就是造血干细胞在分化成熟为不同谱系、各个谱系分化不同阶段，以及成熟细胞活化过程中，出现或消失的细胞表面分子。大都是跨膜的糖蛋白，含胞膜外区、跨膜区和胞质区。当前均用 McAb 对细胞表面分化抗原进行鉴定，为使其名称标准化，国际上统一以分化群（cluster of differentiation，CD）命名，并附数字于后以便区分抗原的种类。人 CD 的编号已从 CD1 命名至 CD350。白细胞分化抗原具有重要的生物学意义，可作为表面标志用于细胞的鉴定和分离，它不仅参与识别、捕捉抗原、促进免疫细胞与抗原或免疫分子间的相互作用，还可介导在免疫细胞间、免疫细胞与基质间的黏附作用，在免疫应答的识别、活化及效应阶段均发挥重要作用。

二、T 淋巴细胞

（一）来源、分化和分布

T 细胞是胸腺依赖性淋巴细胞的简称。起源于骨髓的 T 细胞前体，在胸腺特定的微环境影响下，经历双阴性（$CD_4^-CD_8^-$）、双阳性（$CD_4^+CD_8^+$）和单阳性（$CD_4^+CD_8^-$ 或 $CD_4^-CD_8^+$）三个阶段，以及阳性选择和阴性选择后分化为成熟的 T 细胞，迁出胸腺，进入外周 T 细胞库。

在外周血中，T 细胞占淋巴细胞的 70%～80%；在淋巴结中，T 细胞占 75%，主要分布在深皮质区；在脾脏，T 细胞占 35%～50%，主要分布在白髓的动脉周围淋巴鞘。

（二）主要表面标志

1. 抗原识别受体（TCR）　TCR 是 T 细胞识别特异性抗原的受体，约 95%成熟 T 细胞的 TCR 分子是由 α 和 β 两条肽链组成的异二聚体。每条肽链均有胞外区、跨膜区及胞内区。胞外区与 Ig 结构有些相似，有可变区（V）及恒定区（C），其中 V 区是与抗原特异性结合的部位。TCR 只能识别经抗原呈递细胞加工处理后表达于其细胞膜上的与 MHC 分子结合的抗原分子。少数 T 细胞的 TCR 由 γ 和 δ 链组成。

2. CD3 分子　存在于所有成熟 T 细胞表面，是 T 细胞特征性标志，是由 5 种多肽链非共价结合组成的六聚体分子。通常 CD3 分子与 TCR 以非共价结合形成 TCR－CD3 复合体，CD3 并不参与抗原识别，它具有稳定 TCR 结构和传递活化信号的作用。

3. CD4 分子和 CD8 分子　成熟的 T 细胞只表达其中一种，借此可将成熟 T 细胞分为两类，即 $CD4^+$ T 细胞和 $CD8^+$ T 细胞。在外周淋巴细胞中 $CD4^+$ T 细胞约占 65%，$CD8^+$ T 细胞约占 35%。CD4 分子及 CD8 分子能分别与 MHCⅡ类及Ⅰ类分子的 Ig 样区结合，可增强 TCR 与抗原呈递细胞或靶细胞的亲和力，并有助于激活信号的传递。此外，CD4 分子还是人类免疫缺陷病毒（HIV）包膜糖蛋白 gp120 的受体。

4. CD2 分子　即白细胞功能相关抗原-2（LFA－2），旧称绵羊红细胞受体，其配体是 LFA－3（CD58）。该受体亦参与 T 细胞活化过程中的信号传递。当它与抗原提呈细胞（APC）表面 LFA－3 分子相互作用时，可增强 T 细胞与 APC 之间结合，有助于协同刺激信号的产生。

5. CD28 分子　是 T 细胞表面的一种重要的协同刺激分子受体，其配体是存在于 APC 表面的 B7 分子，两者结合相互作用可产生协同刺激信号，诱导 T 细胞活化。

6. 有丝分裂原受体　有丝分裂原系植物蛋白或细菌代谢产物，能够非特异性刺激多克隆淋巴细胞增殖分化。T 细胞表面有植物血凝素（PHA）、刀豆蛋白 A（ConA）及美洲商陆（PWM）受体。临床上常用 PHA 刺激人外周血 T 细胞，观察 T 细胞增殖的程度，称为淋巴细胞增殖试验，是一种细胞免疫功能的体外检测方法。

7. 细胞因子受体　T 细胞表面可表达多种细胞因子受体，包括 IL－1、2、4、6、7 等细胞因子的受体。静止的 T 细胞和活化的 T 细胞表面细胞因子受体的数目及亲和力可有很大差别。

（三）T 细胞亚群

根据表达 TCR 的类型，T 细胞可分为 TCRαβT 细胞和 TCRγδT 细胞，简称 αβT 细胞和 γδT 细胞。γδT 细胞主要分布于皮肤和黏膜组织，约占 T 细胞总数的 1%～5%，其抗原受体缺乏多样性，主要识别由 CD1 分子提呈的糖脂、某些病毒的糖蛋白、分枝杆菌的磷酸糖和核苷酸衍生物、热休克蛋白（HSP）等，识别抗原无 MHC 限制性，具有抗感染和抗肿瘤作用。αβT 细胞占 T 细胞总数的 95%左右，是主要参与免疫应答的 T 细胞。根据是否表达 CD4 或 CD8 分子，αβT 细胞可分为 $CD4^+$ T 细胞和 $CD8^+$ T 细胞。

1. $CD4^+$ Th 细胞　其识别的抗原是抗原肽- MHC Ⅱ类分子复合体，因此 $CD4^+$ T 细胞识别抗原受 MHC Ⅱ类分子限制。初始 $CD4^+$ T 细胞可分化为 Th1、Th2 和 Th17 三类效应 Th 细胞，分别分泌不同的细胞因子，发挥不同的免疫效应。其中，Th1 细胞主要分泌 IL－2、IFN－γ 和 TNF－α 等细胞因子，介导炎症反应及参与细胞免疫和迟发型超敏反应。Th2 细胞主要分泌 IL－4、IL－5、IL－6 和 IL－10 等细胞因子，促进 B 细胞增殖并产生抗体，在体液免疫应答中发挥重要作用。Th17 细胞则通过分泌 IL－17 参与固有免疫和某些炎症的发生。

此外，初始 $CD4^+$ T 细胞还可分化为 Th3 和Ⅰ型调节性 T 细胞（Tr1）。

2. $CD8^+$ Tc 细胞　又称细胞毒性 T 细胞（Tc 细胞或 CTL）。其识别的抗原是抗原肽- MHC Ⅰ类分子复合体，因此 $CD8^+$ T 细胞识别抗原受 MHC Ⅰ类分子限制。$CD8^+$ Tc 细胞主要功能是特异性杀伤靶细胞。在免疫效应阶段，CTL 细胞首先通过其表面的 TCR 特异性识别靶细胞表面的抗原肽- MHC Ⅰ类分子复合物，使 CTL 与靶细胞紧密接触，然后释放穿孔素（perforin）和颗粒酶（granzyme），穿孔素在靶细胞膜聚合，形成跨膜通道，使水分子进入靶细胞内，导致细胞裂解。颗粒酶经穿孔素形成的跨膜通道进入细胞内可导致靶细胞凋亡。CTL 细胞还可通过高表达的 FasL 与 靶细胞表面的 Fas 结合，导致靶细胞凋亡。CTL 在杀伤靶细胞的过程中自身不受伤害，可连续杀伤多个靶细胞。

此外，尚可根据所处的活化阶段，将 T 细胞分为初始 T 细胞、效应 T 细胞和记忆性 T 细胞。根据其免疫效应功能，T 细胞可分为辅助性 T 细胞、细胞毒性 T 细胞、调节性 T 细胞等。

三、B 淋巴细胞

（一）来源、分化和分布

B 细胞起源于骨髓多能干细胞，人类及哺乳类在骨髓、鸟类在腔上囊中分化成熟。故名骨髓依赖性或腔上囊依赖性淋巴细胞，均简称为 B 细胞。B 细胞在骨髓中的发育经历了祖 B

细胞、前B细胞、未成熟B细胞和成熟B细胞等几个阶段。此分化过程不受外来抗原的刺激，称为B细胞分化的非抗原依赖期。

成熟B细胞离开骨髓，定居在外周淋巴器官，在那里接受特异性抗原的刺激而活化、增殖，进一步分化成熟为浆细胞和记忆性B细胞，此过程为B细胞分化的抗原依赖期。

在外周血，B细胞占淋巴细胞的20%～30%；在淋巴结中，占25%，主要分布在浅皮质区；在脾脏，T细胞占50%～65%，主要分布在白髓的淋巴小结。

（二）主要表面标志

1. B细胞抗原识别受体复合物　此复合物由B细胞抗原识别受体（BCR）和Igα/Igβ异源二聚体组成。

BCR是镶嵌于细胞膜脂质双层中的免疫球蛋白，称为膜表面免疫球蛋白（SmIg），主要是单体IgM和IgD。BCR能直接识别天然的蛋白质抗原、多糖抗原及脂类抗原，它识别的表位是构象表位。Igα/Igβ的功能是将BCR与抗原结合产生的活化信号传递到细胞内，诱导B细胞活化。

2. B细胞共受体　是由CD19、CD21及CD81组成的复合物，能加强B细胞活化信号的转导，提高B细胞对抗原刺激的敏感性。其中CD19胞质区可传递活化信号。CD21即CR2，可结合C3d，通过C3d和抗原的结合与BCR形成桥连，发挥B细胞共受体的作用。此外，CD21也是B细胞上的EB病毒受体。

3. IgGFc受体　能与免疫复合物中的IgGFc段结合，有利于B细胞对抗原捕获和结合，尚能负反馈调节B细胞活化及抗体的分泌。

4. 补体受体（CR）　B细胞主要表达CRⅠ和CRⅡ，与相应配体C3b及C3d结合能促进B细胞的活化及对抗原的提呈。

5. CD40　CD40是B细胞协同刺激信号受体，CD40与表达于活化T细胞的CD40L的结合是B细胞活化的第二信号，对于B细胞分化成熟和抗体产生起着十分重要的作用。

6. 有丝分裂原受体　B细胞表面有细菌脂多糖（LPS）、葡萄球菌A蛋白（SPA）及美洲商陆（PWM）等有丝分裂原受体。B细胞与相应有丝分裂原作用后，可非特异性多克隆激活。

7. 细胞因子受体　活化B细胞可表达多种细胞因子受体，如IL-1、IL-2、IL-4、IL-5及IFN-γ等受体，与相应细胞因子结合可促进B细胞的增殖和分化。

（三）B细胞亚群

根据是否表达CD5抗原，可将人B细胞分为B-1细胞和B-2细胞两个亚群。

1. B-1细胞　为$CD5^+$细胞，主要定居于腹膜腔、胸膜腔和肠道固有层中，主要针对碳水化合物（如细菌多糖等）产生较强的应答。B-1细胞属固有免疫细胞，在免疫应答的早期发挥作用，尤其在腹膜腔等部位能对微生物感染迅速产生抗体，构成了机体免疫的第一道防线。B-1细胞也能产生多种针对自身抗原的抗体，与自身免疫病的发生有关。

2. B-2细胞　为$CD5^-$细胞，又称通常B细胞，受外来抗原刺激，经活化、增殖、分化为浆细胞，产生高亲和性抗体，是执行体液免疫功能的主要细胞，此外，B-2细胞还具有抗原呈递和免疫调节功能。

四、自然杀伤细胞

自然杀伤细胞（natural killer，NK）来源于骨髓的造血干细胞，占人外周血中淋巴细胞总数的5%～10%，NK细胞表面标志是TCR^-、mIg^-、$CD16^+$（IgGFc受体）、$CD56^+$。

（一）主要表面受体

1. 杀伤细胞活化受体（killer active receptor，KAR）　包括识别HLAⅠ类分子的活化性受体与识别非HLAⅠ类分子的活化性受体，KAR与相应配体结合后产生杀伤活化信号，激发NK细胞的杀伤作用。

2. 杀伤细胞抑制受体（killer inhibitor receptor，KIR）　KIR识别自身组织细胞表面HLAⅠ类分子后，可启动抑制性信号转导，抑制NK细胞的杀伤作用。

3. IgGFc受体　当IgG抗体与靶细胞表面相应表位特异性结合后，可通过其Fc段与NK细胞表面的Fc受体结合，激发NK细胞释放穿孔素和颗粒酶，导致靶细胞溶解，即抗体依赖细胞介导的细胞毒作用（ADCC）。

（二）NK细胞的功能

1. 自然杀伤作用　NK细胞无需抗原预先致敏，通过KAR介导即可直接杀伤某些肿瘤细胞和病毒感染细胞，故在机体抗肿瘤、早期抗病毒或胞内寄生菌感染的免疫应答中起重要作用，并参与移植排斥反应等免疫病理过程。其杀伤是非特异的，亦不受MHC限制。

2. 介导ADCC效应，杀伤靶细胞。

3. 调节免疫应答　活化的NK细胞可释放IFN-γ和TNF-α等多种细胞因子，调节免疫应答。

（三）NK细胞活性的调节

NK细胞活性受其表面多种调节性受体的调控。生理条件下，抑制性受体占主导地位，识别自身组织细胞表面HLAⅠ类分子后，可启动抑制性信号转导，而使活化性受体的功能受到抑制，使NK细胞处于抑制状态。因此，不杀伤自身正常组织细胞。当病毒感染细胞时或细胞转化为肿瘤细胞后，由于HLAⅠ类分子丢失或改变，解除了对NK细胞的抑制作用，导致NK细胞活化对病毒感染靶细胞或肿瘤靶细胞产生杀伤作用。

五、单核吞噬细胞

（一）来源、分化和分布

单核吞噬细胞起源于骨髓多能干细胞，在骨髓内经单核母细胞、前单核细胞而分化成单核细胞。单核细胞进入血循环停留时间较短（数小时至数日），经血流随机分布至全身多种组织器官中，分化成熟为巨噬细胞（MΦ）。MΦ寿命长，具有较强的吞噬功能。

（二）主要表面标志

1. 膜式识别受体（pattern recognition receptors，PRR）　可识别病原体相关分子模式及凋亡细胞相关分子模式，病原体相关分子模式主要包括脂多糖、磷壁酸、肽聚糖、甘露糖、细菌DNA、双链RNA和葡聚糖等。单核-巨噬细胞表达的PRR主要有甘露糖受体、清道夫受体、Toll样受体。

2. IgGFc受体　介导调理吞噬作用、ADCC。

3. 补体受体　附着于病原体等抗原性物质的C3b、C4b，可与巨噬细胞表面C3bR/C4bR结合，促进巨噬细胞的吞噬作用

此外，单核-巨噬细胞尚表达多种细胞因子受体、激素受体、MHCⅠ类和Ⅱ类抗原及多种黏附分子。

（三）单核-巨噬细胞的功能

1. 吞噬杀伤作用　单核-巨噬细胞可吞噬、杀灭多种病原微生物和清除衰老损伤的细胞，是机体非特异免疫的重要组成因素。特别是结合有抗体（IgG）和补体（C3b）的抗原物质，更易于被 MΦ 吞噬。MΦ 也是免疫效应细胞，经淋巴因子激活的 MΦ 能有效地杀伤细胞内寄生菌和杀伤肿瘤细胞。此外，MΦ 尚可在抗体存在下发挥 ADCC 作用。

2. 加工提呈抗原　巨噬细胞属专职抗原提呈细胞，通过提供第一信号和共刺激信号而激活 T 细胞。

3. 促进炎症反应　活化的巨噬细胞可分泌多种促炎症细胞因子如 IL－1、TNF－α、IL－6及其他炎性介质如前列腺素、白三烯、血小板活化因子等，参与和促进炎症反应。

4. 免疫调节　活化巨噬细胞可分泌多种细胞因子，如 IL－1、IL－3、IL－6、IL－10、IL－12、IFN－α、TNF－α 等，参与免疫调节。

六、抗原提呈细胞

抗原提呈细胞（antigen-presenting cell，APC）是指能够加工、处理抗原并将抗原信息提呈给 T 淋巴细胞的一类细胞。其中能够组成性表达 MHCⅡ类分子和 T 细胞活化所需的共刺激分子和黏附分子，具有显著的抗原摄取、加工处理与提呈功能的称专职性 APC，包括树突状细胞（dendritic cells，DC）、单核-巨噬细胞、B 淋巴细胞。此外，内皮细胞、成纤维细胞、上皮及间皮细胞等在某种因素刺激下也能表达 MHCⅡ类分子，具有一定的处理和提呈抗原功能，称为非专职性 APC。病毒感染的细胞及肿瘤细胞也可以经 MHCⅠ类分子途径提呈抗原给 $CD8^+$ T 细胞，习惯上将此类细胞称为 $CD8^+$ T 细胞的靶细胞。

树突状细胞　因其表面具有许多树枝状的突起而得名。来源于骨髓的造血干细胞，在骨髓形成后进入外周血，随血流分布于脑以外的全身各组织。分布于不同部位的 DC 名称各不相同，分布于淋巴结 B 细胞区淋巴滤泡内的称为滤泡 DC、分布于淋巴组织胸腺依赖区的称为并指状 DC、分布于胸腺的称为胸腺 DC、分布于皮肤和黏膜的称为朗格汉斯细胞、分布于实质器官间质的称为间质性 DC、血液中称为血液 DC、淋巴液中的称为隐蔽细胞等。其中，朗格汉斯细胞和间质 DC 属未成熟 DC，它们接受抗原或炎性介质刺激后，可分化、发育为成熟 DC。非成熟 DC 摄取和加工处理抗原的能力强，但 MHCⅡ类分子和协同刺激分子表达水平低。DC 在加工处理抗原过程中分化成熟，成熟 DC 摄取和加工处理抗原能力降低，但 MHCⅡ类分子和协同刺激分子表达水平显著增加，提呈抗原能力增强。在专职性 APC 中，DC 提呈抗原的能力最强，可显著刺激初始 T 细胞增殖，是 T 细胞免疫应答的始动者。此外，DC 具有多种免疫调节作用，可通过分泌不同类型的细胞因子影响适应性免疫应答的类型，并参与 T 细胞免疫耐受的形成。

第三节　免疫分子

免疫分子主要包括抗体、补体及细胞因子等分泌型分子及细胞分化抗原、黏附分子、MHC 分子、各类受体等膜型分子，它们分别参与免疫应答的各个环节，有调节免疫细胞活性、参与免疫效应的作用。本节仅对细胞因子等作一简要介绍。

一、细胞因子

细胞因子（cytokine，CK）是由机体多种细胞活化后合成分泌的具有高活性、多功能的小分子蛋白，具有调节固有免疫和适应性免疫应答，促进造血，以及刺激细胞活化、增殖和分化等功能，参与机体多种生理与病理过程。

产生细胞因子的细胞种类繁多，归纳起来主要有3类：①免疫细胞，包括淋巴细胞、单核-巨噬细胞、粒细胞及肥大细胞等。②非免疫细胞，如血管内皮细胞、成纤维细胞、上皮细胞及小胶质细胞等。③某些肿瘤细胞。

（一）细胞因子的分类

根据结构和功能，细胞因子可分为白细胞介素、干扰素、肿瘤坏死因子家族、集落刺激因子、趋化因子和生长因子等多种类型。

1. 白细胞介素（interleukin，IL）　介导白细胞间相互作用的细胞因子命名为白细胞介素。这主要是指由活化的白细胞分泌的，能在免疫细胞间发挥调节作用的小分子蛋白。已命名的有35种，即IL－1～IL－35。它们大多对免疫细胞具有激活、趋化、诱生细胞因子、加强免疫效应的作用，个别有免疫抑制作用。部分在造血及炎症过程中起作用。

2. 干扰素（interferon，IFN）（见细胞免疫应答及抗病毒免疫章节）。

3. 肿瘤坏死因子（tumor necrosis factor，TNF）　TNF分两种，TNF－α由巨噬细胞产生，TNF－β又称淋巴毒素（LT），由淋巴细胞产生。它们在调节适应性免疫、杀伤靶细胞和诱导细胞凋亡等过程中发挥重要作用。

4. 集落刺激因子（colony-stimulating factor，CSF）　可刺激造血干细胞及不同分化阶段的造血祖细胞在半固体培养基中形成细胞集落的细胞因子。根据它们作用范围分别命名为粒细胞CSF（G-CSF）；巨噬细胞CSF（M-CSF）；粒细胞、巨噬细胞CSF（GM-CSF）和多集落刺激因子（multi-CSF）。它们对不同发育阶段的造血干细胞起促进增殖分化的作用，是血细胞发育、分化必不可少的刺激因子。

5. 趋化因子（chemokine）　趋化因子的主要功能是招募血液中的单核细胞、中性粒细胞、淋巴细胞等进入感染发生的部位。目前已发现50余个成员，根据结构特征和功能分为CC、CXC、C、CX_3C 4个亚家族（C代表半胱氨酸，X代表其他任一氨基酸）。

6. 生长因子（growth factor，GF）　生长因子是具有刺激细胞生长作用的细胞因子，包括转化生长因子TGF－β、表皮生长因子、血管内皮生长因子、神经生长因子等。

（二）细胞因子的共同特点

①多为小分子（8～80kDa）分泌型糖蛋白，活性强，在极微量（pmol/L）水平即能发挥作用。②一种细胞可产生多种细胞因子，一种细胞因子也可由多种细胞产生（多源性）。③一种细胞因子可有一至数种生物活性（多效性），不同的细胞因子可有某些相同的生物活性（重叠性）。④细胞因子分泌具有短暂和自限性，分泌后多在局部迅速而短暂地（数小时）以自分泌、旁分泌或内分泌形式发挥作用（图5－1）。⑤一种细胞因子可抑制其他细胞因子的功能（拮抗性），一种细胞因子也可增强另一种细胞因子的功能（协同性）。⑥细胞因子与免疫细胞上相应的高亲和力受体结合，通过受体介导信号传导，对免疫细胞进行正负双向性调节。

（三）细胞因子的生物学作用

1. 免疫调节作用　免疫细胞间存在错综复杂的调节关系，细胞因子是传递这种调节信

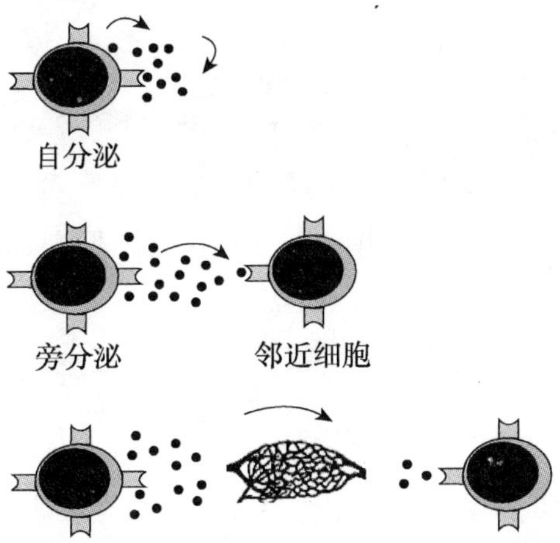

图 5-1 细胞因子的作用方式

号必不可少的信息分子。如在免疫应答过程中 T、B 淋巴细胞的活化、增殖、分化离不开 APC 及 Th 细胞产生的 IL-1、IL-2、IL-4、IL-5 及 IL-6 等细胞因子的作用。细胞因子的调节作用具双向性。细胞因子间可通过合成分泌的相互调节、受体表达的相互控制、生物学效应的相互影响组成细胞因子网络，发挥免疫调节作用。

2. 抗感染、抗肿瘤作用　具有抗感染、抗肿瘤作用的细胞因子主要有 IL-1、IL-2、TNF 及 IFN 等。它们可以直接作用于组织细胞或肿瘤细胞产生效应，亦可通过激活效应细胞间接发挥作用。

3. 刺激造血功能　从造血干细胞到成熟的血细胞的分化发育过程中，每一阶段都需要有细胞因子参与，其中起主要作用的是各类集落刺激因子。它们通过促进造血功能，参与调节机体的生理或病理过程。

4. 参与炎症反应　IL-1、IL-8、IFN-γ 及 TNF-α 等细胞因子能够促进单核吞噬细胞和中性粒细胞等炎性细胞聚集，并可激活这些炎性细胞和血管内皮细胞使之表达黏附分子和释放炎症介质，引起或加重炎症反应。此外，IL-1 和 TNF-α 还可直接作用于下丘脑体温调节中枢引起体温升高。

二、黏附分子

黏附分子（adhesion molecules，AM）是一类介导细胞与细胞、细胞与细胞外基质间黏附作用的膜表面糖蛋白。它们在胚胎的发育和分化、正常组织结构的维持、炎症与免疫应答、伤口修复、凝血以及肿瘤浸润和转移等多种生理病理过程中均具有重要作用。

黏附分子种类繁多，按其结构特点可分为：①整合素超家族；②免疫球蛋白超家族；③选择素超家族；④钙黏素家族；⑤其他未归类的黏附分子。

黏附分子的生物学作用主要有：①参与免疫细胞的发育和分化；②参与免疫应答和免疫调节；③参与炎症反应；④参与淋巴细胞再循环；⑤参与调节细胞凋亡。此外，黏附分子尚与胚胎发育过程中细胞的选择性聚集有关，参与伤口愈合和血栓形成。

思考题

1. 中枢免疫器官及外周免疫器官的组成及功能。
2. 比较 T、B 细胞的来源、成熟部位、分布及主要表面标记。
3. T 细胞的亚群及功能。
4. 细胞因子的共同特征及功能。
5. 黏附分子的主要生物学功能。

（西安交通大学医学院　王军阳　袁育康）

第六章　免疫应答

内容提要

免疫应答是指抗原特异性淋巴细胞对抗原分子的识别、活化、增殖、分化及产生效应的过程。包括B细胞介导的体液免疫及T细胞介导的细胞免疫。免疫应答可分为感应阶段、反应阶段及效应阶段。淋巴细胞的活化至少需要抗原信号及协同刺激信号两个信号，体液免疫通过抗体发挥效应，抗体产生遵循初次应答及再次应答规律。细胞免疫的效应通过致敏的Th细胞及Tc细胞释放多种细胞因子引起以单核-巨噬细胞和淋巴细胞浸润为主的炎症反应，Tc细胞释放穿孔素和颗粒酶等因子可直接发挥特异性杀伤靶细胞的作用。细胞免疫的生物学效应包括对胞内寄生病原体的抗感染作用、抗肿瘤作用、抗移植物排斥反应及参与Ⅳ型超敏反应，在特定条件下，抗原也可诱导机体免疫系统对其产生免疫耐受。免疫耐受是否形成受抗原与机体两个方面因素影响。

第一节　概　述

一、免疫应答的概念及特点

免疫应答（immune response）是机体对抗原性异物所发生的一系列生理反应。主要包括抗原呈递细胞对抗原的加工、处理和呈递，抗原特异性淋巴细胞对抗原的识别、活化、增殖、分化及产生免疫效应的全过程。免疫应答能及时清除抗原性异物，维持机体内环境相对稳定。但在某些情况下，也可对机体造成免疫病理损伤，引起免疫性疾病。

二、免疫应答的类型

根据参与的细胞类型和效应机制，可分为B细胞介导体液免疫应答和由T细胞介导的细胞免疫应答。在特定条件下抗原也可诱导免疫系统对其产生特异性不应答，形成免疫耐受，又称负免疫应答。

三、免疫应答的场所

淋巴结、脾脏以及黏膜相关淋巴组织等外周免疫器官是初次免疫应答的主要场所。骨髓是抗体再次免疫应答的场所。进入组织的抗原，可被相应区域的抗原呈递细胞（APC）捕获，经加工处理后与MHC类分子结合，以抗原肽-MHCⅡ类/Ⅰ类分子复合物的形式表达于细胞表面，供抗原特异性淋巴细胞识别结合。抗原特异性淋巴细胞受抗原刺激活化、增殖、分化成为效应细胞或产生效应分子发挥免疫作用。免疫应答发生时，常伴有局部淋巴结的肿大，这是由于抗原特异性淋巴细胞增殖、多种细胞因子作用下炎细胞聚集、浸润等多因素作用所致。随着免疫应答逐渐减弱，肿大的淋巴结将恢复正常。

四、免疫应答的过程

免疫应答是由多种免疫细胞和细胞因子相互作用共同完成的复杂生理过程。为了便于理解，可将特异性免疫应答人为地分为 3 个阶段。

（一）抗原加工提呈与识别阶段

是指 APC 捕获、加工提呈抗原和抗原特异性淋巴细胞识别抗原阶段。根据抗原来源的不同，抗原提呈途径包括两种。

1. 内源性抗原的加工提呈　内源性抗原是指细胞内合成的抗原，如被病毒感染的细胞合成的病毒蛋白分子、肿瘤细胞表达的肿瘤抗原等。它们在胞浆内受蛋白酶体的作用而被降解成具有 8～20 个氨基酸残基的抗原肽，再由抗原相关转运体（TAP）转运到内质网中，与新合成的 MHCⅠ类分子结合形成抗原肽- MHCⅠ类分子复合物，再经高尔基体将此复合物转运至细胞膜上，供 $CD8^+$ T 细胞识别。

2. 外源性抗原的加工提呈　外源性抗原是指来源于 APC 外的抗原，由专职 APC 加工提呈。APC 以吞噬、吞饮或通过受体的介导将抗原摄入胞内，形成内体。与溶酶体融合。在酸性环境中，外源性抗原受蛋白水解酶作用而被降解成具有免疫原性的抗原肽。在内体溶酶体中，与新合成的 MHCⅡ类分子结合，形成抗原肽- MHCⅡ类分子复合物，然后表达于 APC 表面，供 $CD4^+$ T 细胞识别。

（二）活化、增殖、分化阶段

是指抗原特异性淋巴细胞接受相应抗原刺激后，活化、增殖、分化的阶段。在多种细胞因子参与下，B 细胞分化为浆细胞，T 细胞分化成为致敏（效应）淋巴细胞。有部分淋巴细胞中途停止分化，成为长命的记忆细胞（Tm，Bm），可游出淋巴组织参加再循环。当它们再次遇到同一抗原时，可迅速增殖分化为效应细胞和（或）浆细胞，扩大免疫效应。

（三）效应阶段

是指浆细胞分泌抗体发挥体液免疫效应和致敏淋巴细胞发挥细胞免疫效应阶段。

免疫应答的主要特征是：①免疫应答具有特异性、记忆性。②免疫细胞间相互作用受 MHC 限制。③再次应答时免疫效应扩大。

第二节　B 细胞介导的体液免疫应答

体液免疫应答（humoral immunity）是指 B 细胞接受抗原刺激后，转化成为浆细胞，分泌抗体所发挥的特异性免疫效应。TD 抗原和 TI 抗原均可诱发体液免疫应答。TD 抗原引起的体液免疫应答必须有抗原提呈细胞和 Th 细胞参与；而 TI 抗原引起的体液免疫应答无抗原提呈细胞和 Th 细胞参与。它们引起的免疫应答有各自的特点

一、B 细胞对 TD 抗原的应答

（一）抗原呈递和识别阶段（感应阶段）

一般情况下，TD 抗原进入机体诱发初次免疫应答时，抗原提呈多由树突状细胞完成。

再次免疫应答时，则主要由记忆性B细胞及巨噬细胞承担。经APC加工、处理（图6－1）的TD抗原以抗原肽-MHCⅡ类分子复合物形式，表达于APC细胞膜表面，供$CD4^+$ T细胞识别。$CD4^+$ T细胞通过TCR识别特异性抗原肽，CD4分子识别MHCⅡ类分子Ig样区，即T细胞双识别现象。因此，$CD4^+$ T细胞识别抗原时受MHCⅡ类分子限制。

（二）活化、增殖和分化阶段（反应阶段）

是指B细胞识别抗原后，自身活化、增殖和分化成为效应细胞或浆细胞的阶段。B细胞对TD抗原的应答必须有Th细胞的辅助。

1. Th细胞的活化、增殖与分化　Th细胞的活化需要双信号（图6－1）。静止的$CD4^+$ Th细胞通过表面的TCR－CD3复合体与APC表面的抗原肽-MHCⅡ类分子复合物特异性结合，CD4分子与APC表面MHCⅡ类分子β2功能区结合，相互作用，产生使$CD4^+$ T细胞活化的第1信号。

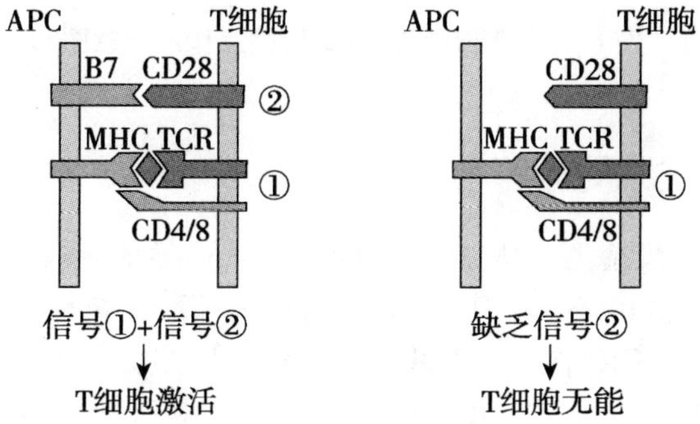

图6－1　T细胞活化的双信号

Th细胞活化的第2信号是协同刺激信号，由协同刺激分子与其相应受体配对构成。主要有B7与CD28、ICAM－1与LFA－1、LFA－3（CD58）与LFA－2（CD2），其中B7与CD28被认为是最重要分子。在双信号刺激下，$CD4^+$ T细胞被诱导活化、增殖、分化成为具有不同效应的细胞群，包括Th1、Th2、Th17、Treg等。在此过程中，部分Th细胞停止分化，保留对特异性抗原的长期记忆，即成为Tm细胞。如果只有第1信号，Th细胞虽然也能表达IL－2受体，但不能进入增殖反应，也不合成细胞因子，而进入特异性免疫不应答状态，即免疫耐受状态。

2. B细胞的活化、增殖与分化　B细胞活化也需要双信号刺激（图6－2）。B细胞通过BCR与蛋白抗原结合，由相邻的穿膜蛋白Igα/Igβ传递第1活化信号。B细胞活化的第2信号由活化的Th细胞提供。活化的Th细胞表达CD40L（gp39）与B细胞表面的CD40分子结合产生第2活化信号。B细胞在Th细胞辅助下活化后进入初级淋巴滤泡分裂增殖，形成生发中心。生发中心中绝大多数B细胞发生凋亡，部分B细胞在抗原刺激和T细胞辅助下继续分化发育，在生发中心中完成Ig亲和力成熟及类别转换，最终形成浆细胞及记忆性B细胞。

（三）效应阶段

是浆细胞分泌抗体发挥免疫效应阶段。抗体与抗原特异性结合后，可发挥中和、调理吞噬、激活补体、介导ADCC等多种生物学作用。

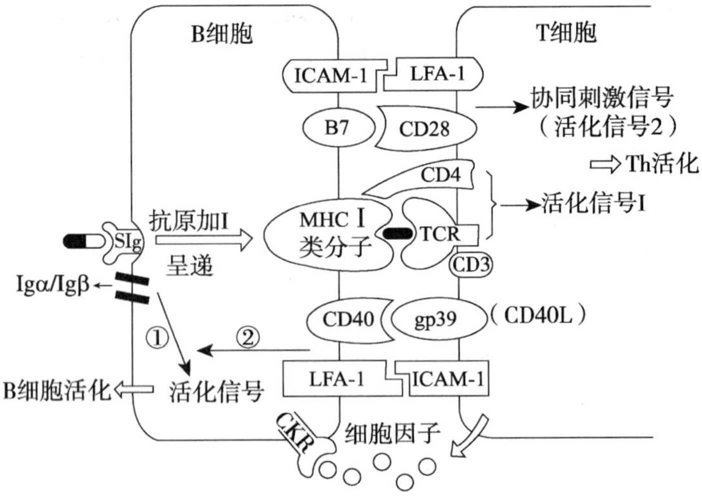

图 6-2　B 细胞与 Th 细胞相互作用示意图

二、B 细胞对 TI 抗原的应答

TI 抗原引起的体液免疫应答，无需 Th 细胞和 APC 参加，可直接刺激 B 细胞活化产生抗体。根据激活 B 细胞方式的不同，TI 抗原又可分为 TI-1 抗原和 TI-2 抗原两类，TI-1 抗原如细菌脂多糖，除与 BCR 结合，还可通过其丝裂原成分与 B 细胞的有丝分裂原受体结合，诱导 B 细胞的增殖与活化。TI-Ⅱ抗原往往具有许多线性重复排列的单一抗原决定簇，通过其高度重复的抗原表位使 B 细胞的膜表面 Ig（mIg）广泛交联而被激活。B 细胞对 TI 抗原的应答过程中不形成记忆细胞，因此无再次应答反应。

三、抗体产生的一般规律

B 细胞经抗原刺激活化后，增殖、分化为浆细胞产生特异性抗体，发挥重要的体液免疫作用。当然抗体产生有一定的规律，掌握它有重要的临床意义。

1. 初次应答　是指抗原物质第一次进入机体时引起的免疫应答。特点是：①潜伏期长，需经较长潜伏期（1～2 周）血清中才能出现抗体；②抗体效价低；③在体内维持时间短；④抗体以 IgM 为主，随后出现 IgG；⑤抗体亲和力低（图 6-3）。

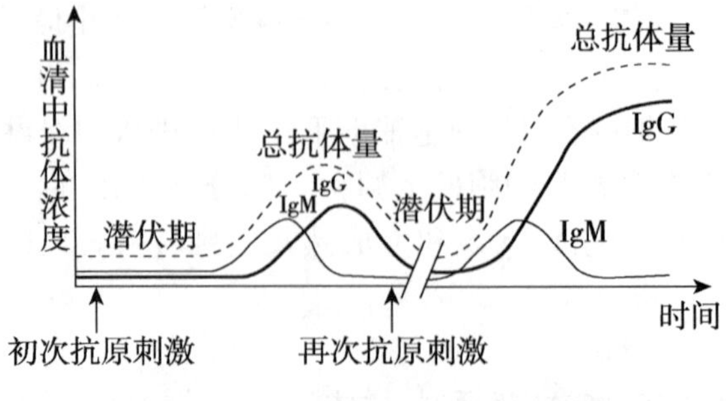

图 6-3　初次应答与再次应答示意图

2. 再次应答　是机体再次接触相同抗原时所发生的免疫应答。其特点是：①潜伏期短，一般为1～2天；②抗体效价高；③体内维持时间长；④抗体以IgG为主，而IgM含量与初次应答相似；⑤抗体亲和力高。

掌握抗体产生规律具有重要的临床意义。可根据抗体产生的规律指导预防接种，制订最佳免疫方案，使机体产生高效价、高亲和力抗体，以维持长久的免疫力。在免疫应答和个体发育过程中，IgM是最早出现的抗体，因此检测IgM作为早期诊断和宫内感染的指标之一。也可根据抗体含量变化掌握了解患者病程及评估疾病转归。

四、体液免疫的生物学效应

体液免疫主要是通过抗体发挥生物学效应，抗体与相应抗原特异性结合后可发挥：

1. 中和作用　抗毒素能与相应外毒素特异性结合，可阻止外毒素与细胞结合，使外毒素不能发生毒性作用。中和抗体与病毒结合后可阻止病毒吸附与穿入易感细胞；抗菌毛抗体可阻止细菌黏附细胞。

2. 调理作用　IgG的Fc段与吞噬细胞表面的Fc受体结合，通过抗体“搭桥”使颗粒性抗原被固定于吞噬细胞表面，从而增强了吞噬细胞的吞噬作用。

3. 抗体依赖细胞介导的细胞毒作用　当IgG与带有相应抗原的靶细胞（病毒感染的细胞或肿瘤细胞）结合后，其Fc段可与NK细胞、巨噬细胞表面的IgGFc受体结合，通过ADCC杀伤靶细胞。

4. 激活补体介导的溶菌、溶细胞作用　当抗体与细胞、细菌等抗原结合后，可通过经典途径激活补体发挥对靶细胞的杀伤或溶解作用。

5. 在某些情况下抗体还可参与超敏反应，引起免疫病理损伤。

第三节　T细胞介导的细胞免疫应答

细胞免疫应答（celluar immune response）是指T细胞接受抗原刺激后，转化成为效应T细胞，通过特异性杀伤靶细胞及释放淋巴因子发挥的免疫效应。通常由TD抗原诱发，其应答过程与B细胞介导体液免疫应答过程基本相似。参加的细胞主要有抗原呈递细胞、$CD4^+$ Th1细胞及$CD8^+$ Tc细胞。

一、$CD4^+$ Th1细胞介导的免疫应答

（一）$CD4^+$ Th1细胞的活化

$CD4^+$ Th1活化也需要双信号，即由TCR-CD3与APC表面抗原肽-MHCⅡ类分子特异性结合，CD4分子与相应配体结合构成第1活化信号，第2活化信号是协同刺激信号（B7/CD28，ICAM-1/LFA-1，LFA-3/LFA-2）。在双信号刺激下及相关的细胞因子诱导下$CD4^+$ Th1细胞活化。

（二）$CD4^+$ Th1细胞的免疫效应

$CD4^+$ Th1细胞的免疫效应主要通过其释放的细胞因子（表6-1），使局部组织产生以淋巴细胞和单核吞噬细胞浸润为主的慢性炎症反应或迟发型超敏反应。

表6-1　主要细胞因子及其作用

细胞因子	主要作用
	①刺激 $CD8^+$ Tc 细胞增殖分化为致敏 Tc 细胞
IL-2	②刺激 $CD4^+$ T 细胞增殖分化，分泌 IL-2、TNF-β 和 IFN-γ
（T 细胞生长因子）	③增强 NK 细胞，MΦ 细胞杀伤活性
	④诱导 LAK 和 TIL 的抗瘤活性
IFN-γ	①活化增强 MΦ 吞噬杀伤功能
	②活化 NK 细胞，增强杀瘤和抗病毒作用
	③增强 MHCⅡ/Ⅰ类分子表达，提高抗原呈递能力
TNF-β	①产生炎症作用和杀伤靶细胞
	②抗病毒作用
（LT）	③激活中性粒细胞、MΦ 细胞，释放 IL-1、6、8

在整个的应答过程中，由抗原诱导的 $CD4^+$ T 细胞的活化、增殖与分化及淋巴因子的产生是特异性反应，但淋巴因子的作用则表现为扩大的非特异性效应。

二、$CD8^+$ T_C细胞介导的免疫应答

（一）$CD8^+$ Tc 细胞的活化

$CD8^+$ T_C细胞的活化机制与 $CD4^+$ T 细胞相似也需要双信号刺激（图 6-4），并在 Th 细胞的协同下，$CD8^+$ T_C细胞通过其 TCR-CD3 与靶细胞上抗原肽-MHCⅠ类分子特异性结合，CD8 分子与相应配体相互作用，产生第 1 活化信号，并通过 CD3 分子传递到细胞内；第 2 活化信号是协同刺激信号（B7 与 CD28，ICAM-1 与 LFA-1，LFA-3 与 LFA-2）。在双信号作用下 T_C 细胞活化。在 $CD4^+$ Th 细胞分泌的多种细胞因子诱导下增殖分化为 $CD8^+$效应 T_C细胞。

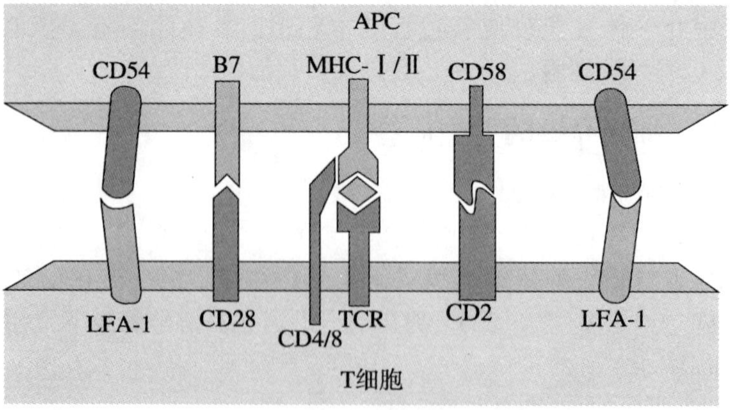

图 6-4　T 细胞与 APC/靶细胞相互作用示意图

（二）$CD8^+$ T_C细胞的免疫效应

效应 Tc 细胞可直接杀伤带有特异性抗原的靶细胞，如胞内寄生病原体（病毒和某些胞

内寄生菌等）的宿主细胞、肿瘤细胞等。

效应Tc细胞到达抗原所在部位后，通过TCR识别靶细胞膜上的抗原肽-MHCⅠ类分子复合物，CD8分子与相应配体配对结合，在CD2和LFA-3等黏附分子协同作用下，效应T_C细胞与靶细胞紧密结合。然后通过下列3种方式杀伤细胞：

1. 穿孔素/颗粒酶途径　当效应Tc细胞与靶细胞通过TCR及膜辅助分子紧密结合后，可激发效应Tc细胞脱颗粒，释放穿孔素和颗粒酶。穿孔素是储存在效应Tc细胞胞浆颗粒内的一种细胞毒素，在Ca^{2+}存在条件下，穿孔素迅速嵌入靶细胞膜，多个单体聚合成跨膜孔道，与补体膜攻击复合物构型和作用相似（图6-5），引起靶细胞不可逆损伤。颗粒酶也是储存在效应Tc细胞颗粒内的一种丝氨酸蛋白酶，脱颗粒时随穿孔素一道释出，它不能单独溶解杀伤靶细胞，只有当穿孔素在靶细胞膜上形成孔道后才能进入靶细胞，通过激活凋亡相关的酶系统而介导靶细胞凋亡。

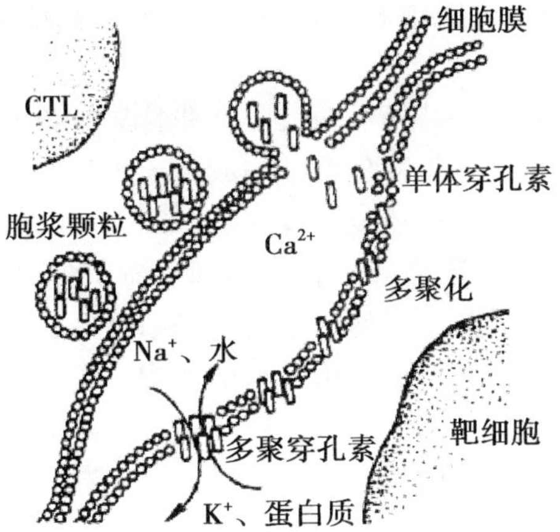

图6-5　穿孔素的溶细胞作用

2. Fas-FasL途径　效应T_C细胞表达膜型或分泌型FasL，与靶细胞表面的Fas结合，启动细胞的凋亡程序。

3. 细胞因子途径　T_C细胞分泌的TNF-α等细胞因子也可与靶细胞表面的TNF受体结合，促使靶细胞的凋亡。

效应T_C细胞的杀伤作用特点是：①特异性杀伤作用；②杀伤作用受MHCⅠ类分子限制；③效应T_C细胞可连续杀伤靶细胞。

三、细胞免疫的生物学效应

（一）抗感染作用

细胞免疫主要作用于胞内菌（如结核杆菌、麻风杆菌、伤寒杆菌等）感染、病毒感染、真菌感染及寄生虫感染。

（二）抗肿瘤免疫

细胞可直接杀伤带有特异性抗原的肿瘤细胞，其杀伤作用受MHCⅠ类分子的限制。多种细胞因子如TNF、IFN、IL-2也可直接或间接地发挥抗肿瘤作用。

（三）参与移植排斥反应

同种异基因（异体）器官移植后，由于供者与受者之间组织相容性抗原不同，它们可以刺激相互的免疫系统，引起宿主抗移植物反应或移植物抗宿主反应。细胞免疫应答在移植排斥反应中起主要作用。

（四）引起免疫损伤

细胞免疫可介导迟发型超敏反应、参与某些自身免疫病的病理过程。

第四节　免疫耐受

一、免疫无应答和免疫耐受的概念

抗原刺激机体通常可引起免疫应答，表现为特异性抗体和（或）致敏淋巴细胞形成。但是在某些情况下，机体接受抗原刺激后不能产生上述免疫应答，这种状态称为免疫无应答。

免疫无应答可分为非特异性和特异性两大类。非特异性免疫无应答是指机体对任何抗原刺激均不应答的状态，主要见于先天性免疫缺陷或后天因生物、化学或物理因素导致的免疫抑制或缺陷。特异性免疫无应答又称免疫耐受（immunological tolerance），是指机体经某种抗原诱导后形成的特异性免疫无应答，但对其他抗原仍具有正常的免疫应答能力。

由自身抗原诱导的免疫耐受称为天然耐受或自身耐受。自身免疫耐受的建立对维持机体的自身稳定和进行免疫调节具有重要的作用。目前认为，自身免疫耐受不是一个单纯的免疫无应答状态，而是一种特殊形式的免疫应答。一旦该种机制失调，必将产生对机体不利的免疫应答。

二、诱导产生免疫耐受的条件

免疫耐受能否诱导成功，主要取决于抗原和机体两方面的因素。通常将引起免疫耐受的抗原称为耐受原。

（一）抗原方面

1. 抗原种类和理化性质　颗粒性抗原不容易使机体建立免疫耐受。而小分子可溶性抗原，如血清蛋白、多糖和脂多糖等则较易诱导机体产生免疫耐受。此外，单体分子较聚合体更易诱导免疫耐受。

2. 抗原剂量和注入途径　由于抗原种类和动物对抗原的敏感性不同，因此诱导机体产生免疫耐受的抗原剂量不可能有一个固定的数值。一般而言，过高和过低的抗原剂量均可能引起免疫耐受，分别称为高带耐受和低带耐受。抗原注入途径也与免疫耐受产生的难易和快慢有关。引起免疫耐受的顺序为：静脉注射＞腹腔注射＞皮下注射。

3. 抗原持续时间　抗原的持续存在是维持免疫耐受状态的重要条件。这是因为免疫系统中不断有新的淋巴细胞产生。一旦耐受原在体内消失，机体对该特异性抗原可重新产生免疫应答。多次注射抗原可使耐受状态延长。有些耐受原，如淋巴细胞和病毒等能在体内长期存活，可诱导长时间的免疫耐受。分解缓慢的抗原诱导免疫耐受持续的时间长。

（二）机体方面

1. 机体的免疫状态　免疫耐受建立的难易与机体免疫系统的发育成熟程度有关。机体免疫系统越成熟，就越不容易形成免疫耐受。因此，免疫耐受在动物胚胎期或新生期易于诱导发生，而在成年后难以诱导形成。

2. 动物的种属和品系　研究表明，多种动物通过抗原诱导都可建立免疫耐受，但其建立的难易程度有所不同。一般来说，大鼠和小鼠较易发生，在胚胎和出生后都可诱导成功。而家兔、有蹄类和灵长类则通常在胚胎期才能诱导建立。此外，同一种属不同品系对建立免疫耐受的敏感性也有很大差异。因此，免疫耐受的建立也和遗传因素密切相关。

3. 免疫抑制措施的作用　成年动物免疫系统已成熟，不易建立免疫耐受。若用人工方法使机体免疫功能处于暂时抑制状态，然后再用耐受原诱导，则免疫耐受较易形成。

三、免疫耐受形成的机制

免疫耐受的机制包括中枢耐受和外周耐受。中枢耐受是指在胚胎期或 T，B 淋巴细胞发育过程中，遇到自身抗原形成的耐受。外周耐受是指发育成熟的 T，B 淋巴细胞，遇到抗原所显示的免疫耐受状态。

1. 中枢耐受　克隆清除是中枢耐受的主要机制。T 细胞在胸腺微环境发育过程中，会产生识别自身抗原的 TCR。这类 TCR 与微环境中基质细胞表面表达的自身肽- MHC 分子复合物结合和启动凋亡程序被清除，此即阴性选择。B 细胞在骨髓中发育时会经历类似的变化，从而使自身反应性 B 细胞克隆被清除。

2. 外周耐受　中枢机制并不能完全清除自身反应性淋巴细胞，或者某些组织特异性抗原在胚胎期或中枢淋巴组织不表达，因此，在外周组织中仍然存在自身反应性淋巴细胞。外周耐受的机制很复杂，可能与以下作用有关：①免疫隔离：机体的某些组织，如脑、眼的前房等，由于在生理状态下免疫细胞不能到达而不能激活自身反应性淋巴细胞。②克隆无能：自身反应性淋巴细胞不能被有效活化而处于无能状态。③免疫调节作用：多种细胞因子和调节性 T 细胞抑制自身反应性淋巴细胞的激活与扩增，从而维持免疫耐受。④信号转导障碍：活化信号经信号转导途径最终活化转录因子，启动相应基因，使细胞增殖分化。有些负信号分子可调控此过程而抑制淋巴细胞的功能，如 Lyn、CD5、CTLA－4 等。

四、研究免疫耐受的意义

免疫耐受的研究，在理论上和医学实践中都具有重要意义。机体何以能够识别“自身”和“非己”是免疫学理论探讨的核心问题之一。通过对这一问题的深入研究产生了免疫耐受学说，该学说不仅较好解释了机体何以能够“识别”并“清除”非己异物，而对自身组织成分不产生应答的原因。而且，为进一步阐述免疫应答的形成机制和免疫调节的作用机制提供了实验依据、奠定了理论基础。目前已知临床有些疾病的发生与机体免疫耐受性的改变密切相关，例如自身免疫病的发生就是由于机体自身耐受性终止或破坏所致；肿瘤发生从某种角度而言，也是机体对肿瘤产生“耐受”的结果。因此，若能有效控制机体对某一特定抗原的耐受性将大大有助于对上述疾病的控制。同时，在组织与器官移植和超敏反应的防治上，也具有重要意义。近年来，有实验研究表明，通过诱导机体对变应原产生耐受，降低 IgE 抗体的产生，能避免Ⅰ型超敏反应的发生。

思考题

1. 解释名词　免疫应答、MHC 限制性、免疫耐受、细胞免疫。
2. 抗体产生的规律及了解此规律的意义?
3. 试述细胞免疫的效应机制及其生物学功能。
4. 体液免疫在抗感染中的作用。

（西安交通大学医学院　周晓勃　范桂香）

第七章　超敏反应

内容提要

机体再次受相同抗原刺激后引起的组织损伤与功能紊乱称为超敏反应。其发生主要取决于变应原的刺激与机体的反应性两方面的因素。超敏反应可分为4型。Ⅰ型为速发型，参与的抗体为IgE，肥大细胞及嗜碱性粒细胞释放的生物活性介质在发病中起主要作用。Ⅱ型为细胞毒型，参与的抗体主要为IgG及IgM，补体、巨噬细胞及NK细胞分别通过3个不同的作用途径损伤破坏靶细胞。Ⅲ型为免疫复合物型，参与抗体为IgG、IgM、IgA，中等大小免疫复合物形成是引起Ⅲ型超敏反应的关键，补体及溶酶体是引起组织损伤的主要原因。Ⅳ型为迟发型，再次受相同抗原刺激后24～72小时发生，由T细胞介导，Tc细胞的特异性杀伤作用及Th1细胞释放的细胞因子造成组织病理损伤。一种变应原可引起几型超敏反应；一种超敏反应可由多种不同变应原引起。

超敏反应（hypersensitivity）又称变态反应，指已致敏机体再次接触相同抗原后，所引起的组织损伤和（或）功能紊乱。与免疫应答一样，具有特异性和记忆性。

超敏反应的发生主要与抗原的刺激和机体的反应性有关。引起超敏反应的抗原称为变应原或过敏原。变应原可以是完全抗原，如异种动物血清、微生物、植物花粉等；也可以是半抗原，如青霉素、磺胺等。变应原可以是外源性的，如异种物质、同种异体物质等；也可以是内源性的，如修饰的自身物质。接触变应原的人群只有少部分发生超敏反应。大多数超敏反应的发生具有明显的个体差异，这种个体差异与遗传有关。此外，尚与体质、年龄等因素有关。

超敏反应发生的原因不一，临床表现各异，根据其发生机制和临床特点将其分为4型。

第一节　Ⅰ型超敏反应

Ⅰ型超敏反应又称速发型超敏反应或过敏反应。按照反应发生的速度可分为“即刻相”反应和“迟发相”反应。再次接触变应原后几秒、几分钟或几十分钟发作，并能迅速消退的称为即刻相反应；再次接触变应原后2～4小时发作，并持续24小时后逐渐消退的反应称为迟发相反应。Ⅰ型超敏反应是临床上最常见的一种超敏反应，可以是局部的，也可以是全身的。其特点是：①反应发生快，消退也快；②由IgE抗体介导；③组胺等生物介质参与反应；④一般无明显组织损伤，为可逆性反应；⑤有明显的个体差异和遗传倾向。

一、发生机制

（一）参与反应的成分和细胞

1. 变应原　引起Ⅰ型超敏反应的变应原大致可分为两类：①接触或吸入性变应原：这类变应原广泛存在于大自然中，防止接触或吸入此类变应原很不容易。常见的有植物花粉、抗毒素血清、动物皮毛及皮屑、含真菌孢子和菌丝及螨类的屋尘等。②食物变应原：常见的有牛奶、鸡蛋、鱼、虾、海蟹、海贝等。保鲜食品、冷藏食品中所含的食物添加剂、防腐剂等亦可成为变应原。药物可经口服、注射或吸入等途径引起过敏反应。常见的药物有青霉素、链霉素、普鲁卡因和有机碘等。

2. IgE 抗体　IgE 抗体是由鼻咽、扁桃体、气管及胃肠道黏膜等处固有层淋巴组织中的浆细胞合成。这些部位是变应原入侵的部位也是Ⅰ型超敏反应的好发部位。与正常人相比某些过敏体质的人，血清中 IgE 抗体明显升高。

3. 细胞　参与Ⅰ型超敏反应的主要效应细胞是肥大细胞和嗜碱性粒细胞。肥大细胞主要分布在皮肤、呼吸道和消化道等黏膜组织，以及各器官结缔组织中的小血管周围。嗜碱性粒细胞存于血液中。这两类细胞表面具有高亲和力的 IgE FcⅠ型受体（FcεRⅠ），可与 IgE 结合。当相应的抗原与结合在细胞表面的 IgE 结合时，可激活细胞导致细胞脱颗粒、膜磷脂降解、释放组胺等活性介质，引起血管扩张等，导致Ⅰ型超敏反应的发生。

4. 生物活性介质　活化的肥大细胞和嗜碱性粒细胞可释放多种生物活性介质。大致可分为两类：一是预先合成并储存于颗粒内的介质，如组胺、激肽原酶和嗜酸性粒细胞趋化因子等；二是新合成的介质，如前列腺素、白三烯和血小板活化因子等。

（1）预先合成的储存介质：①组胺是肥大细胞和嗜碱性粒细胞颗粒中的小分子胺类，具有多种生物学活性，主要引起小血管和毛细血管扩张，通透性增加；刺激平滑肌收缩；促进腺体分泌增加。②激肽原酶可将血浆中的激肽原转换为缓激肽和其他激肽类物质，使平滑肌收缩和血管扩张，还可增加局部毛细血管的通透性，引起疼痛等。③嗜酸性粒细胞趋化因子有吸引嗜酸性粒细胞向局部聚集的趋化作用。活化的嗜酸性粒细胞参与迟发相反应，并对Ⅰ型超敏反应具有重要调节作用。

（2）新合成的介质：①白三烯曾称为慢反应物质，在细胞活化过程中由膜磷脂降解后产生的花生四烯酸衍生而来。白三烯引起支气管平滑肌收缩的能力要比组胺强 100～1000 倍，效应持续时间长，是哮喘时支气管持续痉挛的主要原因。②前列腺素 D_2（prostaglandin，PGD_2）也是由花生四烯酸衍生而来，使血管扩张，支气管收缩。而前列腺素 E_2（PGE_2）能使支气管平滑肌扩张。此外，前列腺素还能调节组胺等介质的释放，通常高浓度的 PGE 能抑制组胺释放，而低浓度则促进组胺释放。③血小板活化因子（platelet-activating factor，PAF）能聚集和活化血小板，使其释放活性胺类，引起毛细血管扩张和通透性增加；并可活化炎症性白细胞，在迟发相反应中起重要作用。近年研究证明，肥大细胞经 IgE 抗体桥联激活后，还可释放多种细胞因子。浸润的淋巴细胞、单核巨噬细胞及多核细胞也能释放多种细胞因子，如 TNF、IL-1、IL-6 等，可参与Ⅰ型超敏反应的迟发相反应。

（二）发生过程

Ⅰ型超敏反应的发生分为两个阶段，即致敏阶段、激发和效应阶段（图 7-2）。

当变应原通过各种途径进入机体，可刺激抗原特异性 B 细胞增殖分化为浆细胞，产生 IgE 抗体。IgE 抗体可通过其 Fc 段与肥大细胞或嗜碱性粒细胞表面的 FcεRⅠ结合，使机体处于致敏状态。当相同变应原再次进入致敏机体时，即可与吸附在这两种细胞表面的 IgE 结合，使细胞膜相邻的两个 Fc 受体桥联（图 7-1），引起一系列反应，使细胞膜的稳定性下降，膜磷脂降解，细胞内颗粒脱出，释放多种生物活性介质，引起过敏反应。

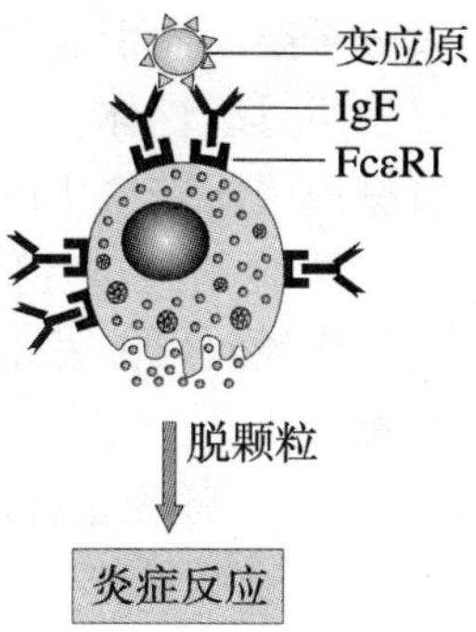

图 7-1　桥联反应

迟发相反应在变应原刺激后 2～4 小时内发生，持续 1～2 天或更长时间。其特征是以嗜酸性粒细胞为主的炎性细胞浸润。肥大细胞是迟发相反应的主要启动细胞。嗜酸性粒细胞趋化因子可吸引大量嗜酸性粒细胞到炎症区，释放大量炎症因子如白三烯、PAF 及多种酶类等，从而维持炎症反应，引起组织损伤。此外，中性粒细胞、单核-巨噬细胞也参与迟发相反应，分泌生物活性物质及酶类，发挥生物效应，引起组织损伤。

（三）嗜酸性粒细胞的负反馈调节作用

嗜酸性粒细胞在趋化因子的作用下聚集到炎症部位，可通过吞噬肥大细胞释放的颗粒和释放的多种酶类对Ⅰ型超敏反应进行负反馈调节。例如，释放组胺酶、芳香硫酸酯酶、磷脂酶 D 等，灭活相应的生物活性介质，起重要的调节作用。

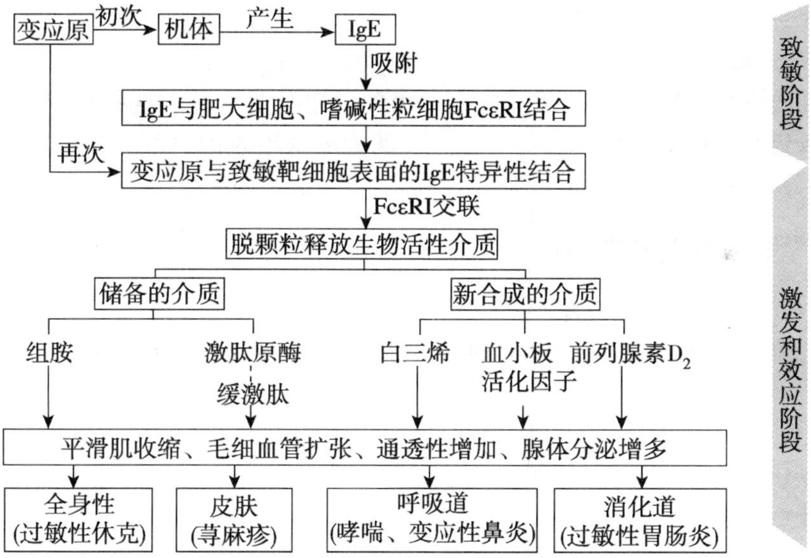

图 7-2　Ⅰ型超敏反应发生的机制

二、临床常见疾病

（一）过敏性休克

过敏性休克较多发于再次注射抗毒素血清或青霉素后数秒至数分钟内。常出现胸闷、气急及呼吸困难，甚至喉头水肿、支气管平滑肌痉挛而导致呼吸道阻塞、脉细、血压下降等一系列严重症状。常见的有两类：

1. 药物过敏性休克　以青霉素引起的过敏性休克为最常见。由青霉素降解产物青梅噻唑醛酸、青霉烯酸、青霉酮酸盐等与体内组织蛋白结合后构成的完全抗原或青霉素制剂中的大分子杂质而引起。刺激机体产生 IgE，吸附于肥大细胞和嗜碱性粒细胞表面。再次接触时可发生过敏性休克。有时初次注射青霉素也会发病，原因可能是曾使用被青霉素污染的医疗器械或吸入空气中的青霉孢子等所致。此外，先锋霉素、普鲁卡因、头孢菌素等也能引起。

2. 血清过敏性休克 临床上再次应用破伤风抗毒素、白喉抗毒素治疗或紧急预防白喉或破伤风时可能发生过敏性休克。因为上述制剂是用类毒素免疫的马血清制成，对人体是异种蛋白。

（二）呼吸道过敏反应

1. 过敏性哮喘 好发于儿童和青壮年，有明显家族史，多为吸入变应原后发生的支气管平滑肌痉挛、气道变应性炎症。常出现胸闷、哮喘、呼吸困难等症状。近年来已相继证明，哮喘急性发作 48 小时后进入迟发相反应阶段，与嗜酸性粒细胞释放的碱性蛋白、神经毒素和过氧化酶等有关。

2. 变应性鼻炎 如花粉症，主要因吸入植物花粉致敏引起，具有明显的季节性和地区性特点，患者表现为分泌物增加、流涕、喷嚏等。

（三）消化道过敏反应

少数人吃了鱼、虾、蛋、牛奶后，可引起呕吐、腹泻等一系列胃肠道症状。这是由于胃肠道分泌型 IgA 缺乏或减少，容易造成微生物对胃肠道黏膜的损害，致使未经充分消化的食物蛋白抗原进入血液，导致过敏反应。

（四）皮肤过敏反应

主要包括荨麻疹、特应性皮炎（湿疹）和血管神经性水肿。这些皮肤过敏反应可由药物、食物、肠道寄生虫或冷热刺激等引起。表现为皮肤出风团、红斑或全身荨麻疹等症状，可在 15～20 分钟或数小时后消退。

三、Ⅰ型超敏反应的防治

（一）寻找变应原，避免接触

可以通过询问病史和皮肤试验来确定变应原。有些变应原可被检出，但难以避免再接触。

（二）脱敏疗法

对异种动物血清过敏且又急需应用的患者，可采用小量、多次、短间隔连续注射使其脱敏，然后再注射大量的异种动物血清对患者进行被动免疫治疗。

（三）减敏疗法

对能够检出而难以避免接触的变应原，可采用小量的变应原让患者反复间隔接触，然后剂量逐渐增大，持续数月甚至数年，治疗后可使患者再次接触该变应原时不产生Ⅰ型超敏反应。减敏的机制与产生封闭性变应原特异性 IgG 抗体有关。

（四）药物治疗

用药物切断或干扰Ⅰ型超敏反应的某个环节，可防止或减轻反应的发生。

1. 抑制生物活性介质释放的药物 色甘酸钠可稳定细胞膜，防止肥大细胞等脱颗粒，因而减少或阻止活性介质的释放；肾上腺素、异丙肾上腺素和麻黄素等药物，能激活腺苷酸环化酶，增加 cAMP 的合成；甲基黄嘌呤、氨茶碱等药物能抑制磷酸二酯酶活性，阻止 cAMP 分解。因此上述药物均能提高细胞内 cAMP 的浓度，从而抑制组胺等活性介质的释放。

2. 活性介质拮抗药　苯海拉明、氯苯那敏和异丙嗪等可同组胺竞争效应器官细胞膜上的组胺受体，抑制组胺活性，成为抗组胺药。

3. 过敏性休克的抢救药　肾上腺素是过敏性休克的抢救药，其机制是可以解除气管平滑肌痉挛，收缩毛细血管。

第二节　Ⅱ型超敏反应

Ⅱ型超敏反应又称为细胞毒型或细胞溶解型超敏反应。当IgG或IgM类抗体与靶细胞表面的相应抗原或半抗原结合，通过结合补体、募集和激活吞噬细胞、NK细胞，引起靶细胞损伤。其特点是：①抗体主要是IgG和IgM；②补体、巨噬细胞和NK细胞参与致病；③靶细胞主要是血细胞和某些组织成分。

一、发生机制

（一）诱发Ⅱ型超敏反应的抗原

引起Ⅱ型超敏反应的变应原可以是人体本身细胞表面的成分，也可以是外来抗原或半抗原吸附在细胞膜上成为复合抗原，也可能是机体自身组织成分成了自身抗原。它们刺激机体，产生抗体。有时免疫系统功能障碍，将自身组织当做异物；或外来抗原成分与自身组织有共同抗原，所产生抗体与组织细胞发生交叉反应。由于以上种种原因，抗体与抗原在细胞表面结合发生反应，即激活补体或招引巨噬细胞的吞噬或NK细胞的杀伤，导致靶细胞的损伤或溶解（图7-3）。

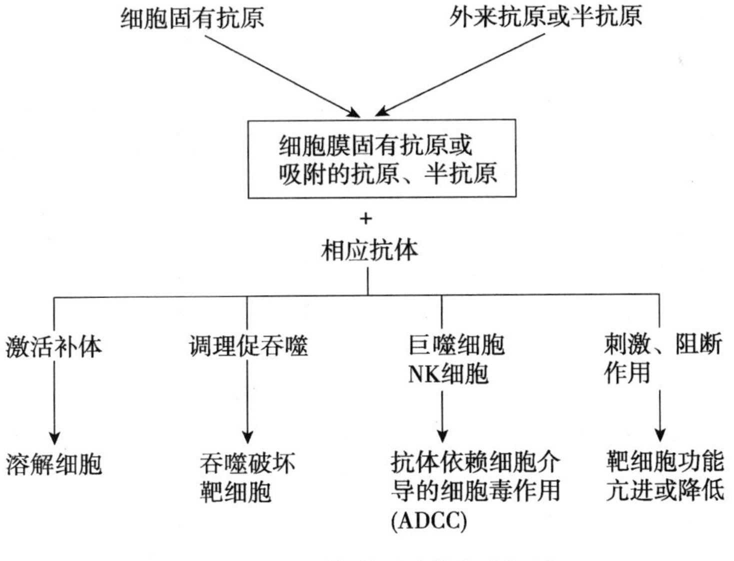

图7-3　Ⅱ型超敏反应的发生机制

（二）靶细胞损伤机制

1. 激活补体　抗体（IgG或IgM）与靶细胞表面抗原结合后，激活补体经典途径，导致靶细胞溶解。

2. 抗体及补体的调理吞噬作用　IgG以及通过补体裂解产物C3b、C4b、iC3b介导的调理作用，促进巨噬细胞、中性粒细胞对靶细胞的吞噬杀伤。

3. ADCC效应　IgG通过ADCC作用激活NK细胞、单核-巨噬细胞、中性粒细胞杀伤靶细胞。

二、临床常见疾病

（一）输血反应

一般发生于ABO血型不符的输血。供者红细胞上的血型抗原与受者血清中相应血型抗体结合，激活补体引起溶血反应。

（二）新生儿溶血症

多发生于Rh阴性孕妇所怀的Rh阳性胎儿。当第一胎分娩时，胎盘剥离出血，胎儿Rh阳性红细胞进入母体，可刺激母体产生Rh抗体（为IgG）。当母体怀第二胎，胎儿又是Rh阳性时，则Rh抗体通过胎盘进入胎儿体内，与胎儿Rh阳性红细胞结合，激活补体，导致新生儿红细胞溶解。此症亦可发生于ABO血型不符的母-胎间，多发生于孕妇为O型，胎儿为A、B或AB型。

（三）自身免疫性溶血性贫血

可因感染和药物引起。由于病毒、支原体等感染或长期服用某种药物，如甲基多巴，使自身红细胞膜上的抗原发生改变，刺激机体产生抗自身红细胞抗体，主要是IgG类。自身抗体与红细胞结合，通过激活补体、调理吞噬等机制，导致红细胞溶解。此类贫血停药后，症状多能自行消退。

（四）肺出血肾炎综合征

是由自身抗体引起的，以肺出血和严重肾小球肾炎为特征的疾病。自身抗体与肺泡基底膜和肾小球基底膜的共同抗原结合，并在局部激活补体引起肺出血和肾炎。

（五）风湿性心脏病

是由交叉抗原引发的以心瓣膜损伤、心肌炎和心内膜炎为特征的心脏病。其发病机制是A群溶血性链球菌细胞壁半抗原与心瓣膜有共同抗原，A群链球菌感染刺激机体产生的抗体可通过交叉反应损伤心瓣膜而致病。

（六）抗肾小球基底膜肾炎

A群溶血性链球菌与肾小球基底膜间有共同抗原，A群链球菌感染刺激机体产生的抗体，可与肾小球基底膜结合，发生交叉反应，激活补体，导致肾小球损伤。

（七）药物过敏性血细胞减少症

包括药物过敏性溶血性贫血、粒细胞减少症和血小板减少性紫癜。其发生机制有两种：

1. 半抗原型　青霉素、磺胺、安替比林等药物半抗原与血细胞结合而获得免疫原性，刺激机体产生药物特异性抗体（IgG）。这种抗体与结合在细胞上的药物半抗原结合后，可通过激活补体、调理吞噬或ADCC等作用，使被药物半抗原吸附的血细胞溶解。

2. 免疫复合物型　非那西丁、奎尼丁、磺胺类等药物半抗原与血清蛋白结合而获得免疫原性，刺激机体产生药物特异性抗体（IgG）。这种抗体与药物半抗原结合形成免疫复合物，吸附于红细胞、粒细胞、血小板上，可通过激活补体、调理吞噬或ADCC等作用，使血细胞溶解破坏。

（八）甲状腺功能亢进症（Graves病）

Graves病属于自身免疫性受体病，是一种特殊的II型超敏反应，即抗体刺激型超敏反应。病人产生了抗 TSH（thyroid-stimulating hormone，甲状腺刺激激素）受体自身抗体。TSH 的生理功能是刺激甲状腺上皮细胞产生甲状腺素。这种自身抗体（IgG）被称为长效甲状腺刺激素（long-acting thyroid-stimulating hormone，LATS），其半衰期比 TSH 长，刺激作用更强。能与 TSH 受体结合，刺激甲状腺上皮细胞产生大量甲状腺素，导致甲状腺功能亢进。

第三节　Ⅲ型超敏反应

Ⅲ型超敏反应又称为免疫复合物型，本型的特点是可溶性抗原与抗体（IgG，IgM，IgA）在血流中结合形成免疫复合物，在一定条件下，沉积于血管壁基底膜或组织间隙，通过激活补体，招引中性粒细胞、血小板及其他细胞，造成复合物沉积部位一系列炎症变化。

一、发生机制

在正常情况下，机体受抗原刺激产生特异性抗体，能与抗原结合形成免疫复合物，免疫复合物的形成有利于机体通过单核-巨噬细胞吞噬将抗原性异物清除。只有在特定的条件下，复合物才不能被清除，而沉积到特定部位而致病（图 7－4）。

（一）中等大小免疫复合物的形成与沉积

中等大小可溶性免疫复合物（immune complex，IC）形成并沉积于血管壁基底膜或其他组织间隙是引起Ⅲ型超敏反应的关键。抗原抗体形成免疫复合物的量和分子大小，主要与抗原的性质、抗原抗体的比例等因素有关。颗粒性抗原或抗原抗体比例适当时所形成的大分子不溶性的免疫复合物，易被吞噬细胞清除。可溶性抗原且抗原量远远多于抗体时形成小分子可溶性免疫复合物，这种免疫复合物体积小易通过肾小球滤过排出。若可溶性抗原稍多于抗体时，形成中等大小可溶性免疫复合物，这种免疫复合物极易沉积于血管壁基底膜或其他组织间隙而致病。最常见的沉积部位是肾小球、关节、心肌等毛细血管迂回弯曲处或抗原进入部位。此外，抗原的持续存在、抗体的亲和力、血管通透性及血流动力学等因素亦与形成的免疫复合物的性质及是否能沉积致病有关。

（二）免疫复合物引起的组织损伤和致病机制

免疫复合物是引起组织损伤的始动因素。免疫复合物可以活化补体，吸引白细胞聚集、浸润，在血小板参与下引起炎症反应，这是组织损伤的直接原因。

1. 补体的作用　沉积的免疫复合物可激活补体系统，产生膜攻击复合物和过敏毒素（C3a、C5a）。膜攻击复合物可造成局部组织损伤；过敏毒素可刺激肥大细胞、嗜碱性粒细胞释放组胺、PAF 等生物活性介质，使局部血管通透性增高，导致渗出性炎症反应；并趋化中性粒细胞在复合物沉积部位聚集。

2. 中性粒细胞的作用　在趋化因子（C5a）作用下聚集到免疫复合物沉积部位的中性粒细胞在吞噬免疫复合物过程中，释放溶酶体酶、蛋白水解酶、胶原酶等，造成血管基底膜和邻近组织严重的损伤。

3. 血小板的作用　在局部凝集、激活的血小板，可释放血管活性胺类，加剧局部渗出性反应，并激活凝血过程，形成微血栓，引起局部缺血、出血及坏死。

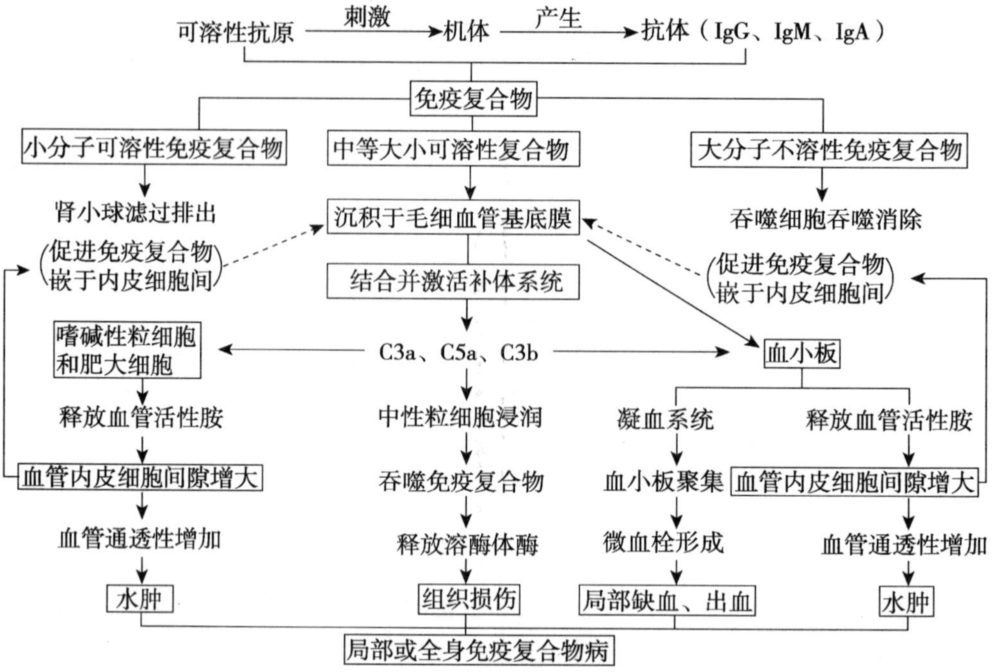

图 7－4　Ⅲ型超敏反应发生机制

二、临床常见疾病

有局部免疫复合物病和全身免疫复合物病两类，前者发生在抗原进入部位，后者因免疫复合物在血流中播散，而产生多部位沉积的全身免疫复合物病。

（一）局部免疫复合物病

Arthus 反应　给家兔皮下多次注射无毒性的马血清，局部可出现细胞浸润；若再次注射，可发生水肿、出血、坏死等剧烈炎症反应。这是抗原在入侵部位与相应抗体结合形成免疫复合物所致。临床反复注射胰岛素的糖尿病患者亦可在注射局部产生类 Arthus 反应。

（二）循环免疫复合物病

1. 血清病　一次（初次）大量注射异种动物免疫血清后，经过 7～14 天，有的人可出现局部红肿、皮疹、关节肿痛、淋巴结肿大、发热及蛋白尿等症状，称为血清病。这是由于体内产生的抗异种动物血清抗体，与残余的动物血清蛋白结合，形成免疫复合物，引起全身免疫复合物病。随时间推移，当抗体形成增多，抗原逐渐清除，疾病即自行恢复。近年来因抗血清精制浓缩，用量减少，血清病发病率降低。

临床上如长期使用青霉素、磺胺类药物时，也可通过类似机制出现血清病样反应，称为药物热。

2. 免疫复合物型肾小球肾炎　一般多发生在链球菌感染后 2～3 周，少数患者可发生急性肾小球肾炎。由链球菌细胞壁抗原与相应抗体形成免疫复合物，沉积于肾小球基底膜所致。其他微生物如葡萄球菌、肺炎链球菌、某些病毒或疟原虫等的感染也可引起类似的肾小球损伤。

3. 系统性红斑狼疮　系统性红斑狼疮（systemic lupus erythematosus，SLE）是自身免疫病，病因未明。患者血液中可测出包括抗核抗体在内的多种自身抗体，自身抗体与自身抗原结合形成循环免疫复合物，反复沉积于肾小球、关节、皮肤和其他多种器官的毛细血管基底膜，引起多种脏器、组织的血管炎及器官病变。

4. 类风湿性关节炎　类风湿性关节炎患者血清中常出现抗自身变性 IgG 的抗体（IgM），称为类风湿因子（rheumatoid factor，RF）。患者小关节滑膜处沉积有变性 IgG 与类风湿因子形成的复合物，在补体、中性粒细胞和血小板的参与下，引起进行性关节炎症。

5. 过敏性休克样反应　当用青霉素治疗梅毒或钩端螺旋体病时，可发生类似过敏性休克的症状，称为赫氏反应（Herxheimers reaction）。这可能是由于病原体在短时间内被大量破坏，释放出大量抗原，在血管内与相应抗体结合形成免疫复合物，激活补体，产生较多的 C3a 和 C5a 作用于嗜碱性粒细胞，释放活性介质所致。

第四节　Ⅳ型超敏反应

Ⅳ型超敏反应又称为迟发型超敏反应。此型是由致敏 T 细胞再次接触相同抗原后发生的，以单核细胞、淋巴细胞浸润为主的病理损伤。其特点是：①反应发生慢（24～72 小时），消退也慢；②抗体、补体不参与；③炎症性细胞因子参与致病；④病变特征是单核细胞、淋巴细胞浸润为主的炎症反应；⑤无明显个体差异。

一、发生机制

Ⅳ型超敏反应发生机制与细胞免疫基本一致。本质是以细胞免疫为基础引起的免疫病理损伤。抗原包括病毒、胞内寄生菌（如结核杆菌、麻风杆菌）、寄生虫、真菌、细胞性抗原（如肿瘤抗原、移植细胞）等。

参与Ⅳ型超敏反应的 T 细胞包括 $CD4^+$ Th1 细胞与 $CD8^+$ Tc 细胞。当致敏的 Th1 细胞再次与相应的致敏抗原接触时，可被激活产生 IFN－γ、TNF－α 和 IL－2 等多种细胞因子，促进巨噬细胞和淋巴细胞至抗原存在部位聚集，并可激活巨噬细胞直接对靶细胞及其周围组织产生细胞毒作用，引起组织损伤；被激活的巨噬细胞进一步释放促炎症细胞因子 IL－1、IL－6、IL－8 和 TNF－α 等加重炎症反应；致敏 Tc 细胞可直接杀伤带有抗原的靶细胞；以上因素最终引起了以单核细胞、淋巴细胞浸润为主的局部组织免疫病理损伤。反应一般发生在再次接触抗原 24 小时后，于 48～72 小时达到高峰（图 7－5）。

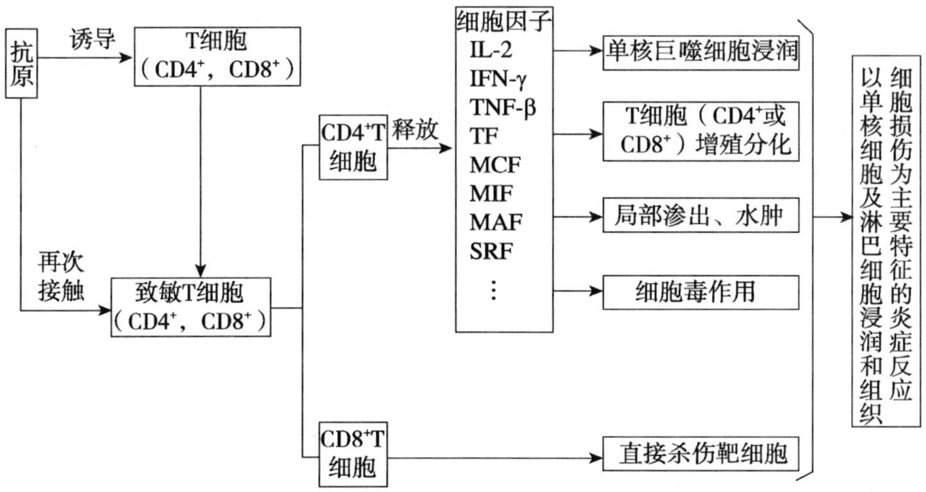

图 7－5　Ⅳ型超敏反应发生机制

二、临床常见疾病

（一）传染性迟发型超敏反应

胞内寄生菌（结核杆菌、麻风杆菌和布氏杆菌等）、病毒和某些真菌（组织胞浆菌、白色念珠菌和球孢子菌等）感染过程中，出现以细胞免疫为基础的Ⅳ型超敏反应，称为传染性迟发型超敏反应。传染性迟发型超敏反应是机体对病原微生物免疫应答的特殊表现，表明机体不但已经感染过该种病原微生物，同时也表明对该种病原微生物获得了免疫力，即对该微生物具有了细胞免疫力。临床实践发现在受到结核杆菌再次感染时，所引起的病灶比初次感染局限，这是细胞免疫的作用。而局部的组织反应很强烈，常引起坏死、甚至形成空洞，这是Ⅳ型超敏反应的结果。

（二）接触性皮炎

某些过敏体质的人，接触了油漆、染料、塑料、农药、化妆品、某些药物（如青霉素、磺胺等）和某些化学物质后，这些小分子的半抗原可以与表皮细胞的角质蛋白和胶原蛋白结合，使机体致敏。当再次接触相应变应原后，经 24 小时发生皮炎，48～96 小时可达高峰，表现为局部红肿、硬结、水泡，严重者可发生剥脱性皮炎。

（三）移植排斥反应

在同种异体间进行皮肤或器官移植时，可发生移植排斥反应。原因是供体和受体组织细胞间 MHC 抗原不同所致。一般移植后 10 天左右，移植组织逐渐变白、发硬、坏死、脱落。排斥速度取决于供体和受体的亲缘关系。亲缘关系越远，排斥反应愈快愈严重。另外，也受移植次数和量的影响。

超敏反应可分为Ⅰ型、Ⅱ型、Ⅲ型和Ⅳ型。同一变应原在不同机体可引起不同的反应，如青霉素可引起Ⅰ型、Ⅱ型、Ⅲ型和Ⅳ型超敏反应；同一疾病也可由不同超敏反应引起，如链球菌感染后肾小球肾炎可由Ⅱ型或Ⅲ型引起。因此，在临床实践中，遇到的超敏反应性疾病往往不是单一型表现，而是以某一型损伤为主的混合表现。

思考题

1. 解释名词：超敏反应、变应原、脱敏疗法、减敏疗法、传染性迟发型超敏反应。
2. 各型超敏反应的特点及常见疾病。
3. 试述Ⅰ型超敏反应的发生机制及防治原则。
4. 以药物过敏性血细胞减少症为例说明Ⅱ型超敏反应发生的机制。
5. 说明链球菌感染后肾小球肾炎的发生机制。

（昆明医学院　吴虢东　王玲）

第八章　免疫学应用

内容提要

抗原抗体反应具有高度特异性，据此设计用于检测抗原或抗体的试验称血清学反应，主要有凝集反应、沉淀反应、中和反应及在此基础上发展的免疫标记技术。细胞免疫功能检测主要包括细胞及其亚群的检测、细胞功能的检测及皮肤迟发型超敏反应试验。人工免疫常用于疾病的特异性预防和治疗，人工免疫中使用的生物制品是用微生物或其提取成分、代谢产物及人或动物的免疫血清、细胞等制成，使用时应注意其适应对象，使用剂量、注射途径、禁忌证及可能产生的副作用。

第一节　免疫学诊断

人体感染病原微生物后，体内可产生特异性体液或细胞免疫应答。这些免疫反应可以用试验方法在体内或体外证实，称为免疫学诊断法。常用它协助诊断某些传染病或进行流行病学调查。近年来免疫学诊断方法应用范围日益扩大，如免疫机制的研究、超敏反应和自身免疫性疾病发病机制的分析和诊断、激素和酶的微量测定等，因其特异性非常高、而且灵敏，故被广泛应用。

一、抗原抗体的体外检测方法

（一）抗原抗体反应的特点

1. 高度特异性　抗原抗体反应有高度特异性，因此，可利用已知的抗原（或抗体）测未知的抗体（或抗原）。它作为检测手段胜于任何其他方法。如果两种不同的抗原分子存在相同的抗原决定簇时，则可与彼此相应的抗血清发生交叉反应。

2. 可逆的表面结合　抗原与抗体的结合虽有高度特异性和相对稳定性，但只是表面的结合，而且是可逆的。抗原抗体结合除空间构型互补外，主要以氢键、静电引力、范德华力和疏水键等分子表面的非共价方式结合。在一定条件下两者可解离，解离后抗原或抗体的性质仍不变。

（二）影响抗原抗体反应的主要因素

1. 适当浓度和比例　抗原一般是多价的，而抗体（IgG）是二价的。只在一定浓度范围内，两者比例合适才出现可见反应。若两者比例不合适，即抗体过剩或抗原过剩，都不能形成大分子复合物，因而不能出现可见反应。

2. 电解质　抗原与抗体具有胶体性质，在中性或弱碱性条件下多表现为亲水性。当两者结合后，由于双方极性基团相互吸附，亲水性减弱，此时易受电解质的中和作用，失去电荷而相互凝集，呈现凝集、沉淀等肉眼可见反应，若无电解质存在则不出现可见反应。

3. 酸碱度　过高或过低都将直接影响抗原或抗体的理化性质，从而导致反应不发生或出现非特异性凝集，合适的 pH 值为 6～8。

4. 温度　适当的温度可增加抗原与抗体分子碰撞机会，加速抗原抗体结合。37℃通常是抗原抗体反应的最适温度。

（三）常见的抗原抗体反应

1. 凝集反应（agglutination reaction）　颗粒性抗原（完整的细菌、红细胞等）与相应抗体在一定条件下出现凝集物的现象称为凝集反应（图 8－1）。

（1）直接凝集反应：颗粒性抗原与相应抗体直接结合所出现的凝集现象。主要有玻片法与试管法两种。玻片法是一种定性试验，可用已知抗体检测未知抗原。常用于菌种鉴定、分型及人红细胞 ABO 血型测定等。试管法是一种半定量试验。用于测定受检者血清中有无某种抗体，如诊断伤寒、副伤寒的肥达试验，测定中以血清效价来代表被检血清中抗体的相对含量。

（2）间接凝集反应：将可溶性抗原吸附或偶联至无关载体颗粒上，再与相应抗体结合而出现的凝集现象，称间接凝集反应。常用的载体有人 O 型红细胞、绵羊红细胞、乳胶颗粒和活性炭颗粒。分别称为间接血凝、间接胶凝及间接炭凝试验。可用于测定细菌、病毒等病原微生物抗体和某些自身抗体（如抗核抗体、抗甲状腺抗体等）。

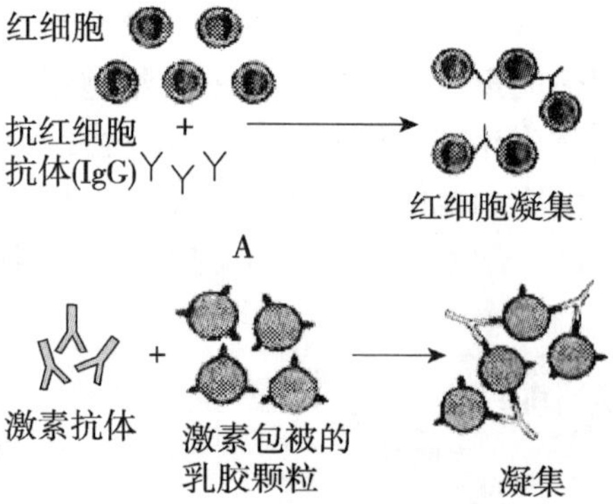

图 8－1　凝集反应示意图

（3）反向间接凝集反应：将抗体吸附在载体颗粒上以检测抗原的反应称为反向间接凝集反应。此法对检测微量抗原有较高敏感性，可用于传染病和原发性肝癌的早期诊断。

（4）协同凝集试验：金黄色葡萄球菌细胞壁成分中的 A 蛋白（SPA）能与 IgG 的 Fc 段结合。若将已知特异性 IgG 与 SPA 作用，其 Fc 段与 SPA 结合后，Fab 段暴露在葡萄球菌菌体表面，仍保持与相应抗原特异性结合的活性，当其与特异性抗原相遇时，即可导致金黄色葡萄球菌凝集。常用于流行性脑膜炎、伤寒、布氏菌病等早期诊断。

2. 沉淀反应（precipitation reactions）　可溶性抗原（细菌培养滤液、细胞或组织浸出液、血清蛋白等）与相应抗体在一定条件下出现沉淀物的现象称为沉淀反应。

（1）单向琼脂扩散：将已知抗体与融化的琼脂混匀倾注于玻片上，凝固后打孔。将待测抗原加入孔内，置湿盒内使其扩散，在比例适当处形成环状沉淀线。环的直径与抗原浓度成正比。如事先用不同浓度的已知标准抗原作同样单扩散制成标准曲线，即可根据样品沉淀环直径查出其抗原含量。此法常用于检测体液中免疫球蛋白和补体各成分的含量。

(2) 双向琼脂扩散：先制琼脂板，再按要求打孔。将抗原抗体分别加至不同孔内，置湿盒内使其扩散。经一定时间后，观察有无沉淀线、沉淀线数目及沉淀线之间相互关系。不同抗原抗体系统，由于分子量、浓度和扩散速度不同，可形成数条沉淀线。此法需时间长，灵敏度较低，但特异性高，常用于定性试验，如分析抗原和抗体相应关系及确定其纯度（图 8－2）。

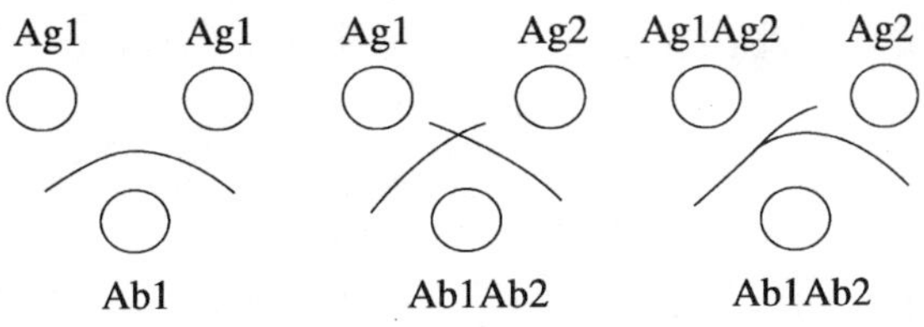

图 8－2 双向扩散试验示意图

(3) 免疫比浊法：当抗体浓度高，加入少量可溶性抗原，即可形成一些肉眼看不见的小免疫复合物，它可使通过液体的光束发生散射，随着加入抗原增多，形成的免疫复合物也增多，光散射现象也相应加强。免疫比浊法就是在一定的抗体浓度下，加入一定体积的样品，经过一段时间，用光散射浊度计测量反应液体的浊度，来推算样品中的抗原含量。本法敏感、快速简便，可取代单向扩散法定量测定免疫球蛋白的浓度。

(4) 免疫电泳：分成两个步骤，即先进行电泳，再进行琼脂扩散。先将样品加入琼脂中电泳，将抗原各成分依电泳速度不同而分散开。然后在适当的位置上沿电泳方向挖一直线形槽，于槽内加入含有针对各种抗原混合抗体液，让各抗原成分与相应抗体进行双向免疫扩散，可形成多卷沉淀线。常用此法进行血清的蛋白种类分析。对于免疫球蛋白缺损或增多的疾病的诊断或鉴别诊断有重要意义。

(四) 免疫标记技术

免疫标记技术（immunolabeling technique）是指用荧光素、酶、放射性同位素等标记抗体或抗原进行的抗原抗体反应。此技术特异、敏感、快速，能定性、定量和定位，且易于观察。由于能定位，因此为一些疾病的发病机制提供了有力的佐证，例如可在细胞和亚细胞水平上观察和鉴定抗原（或受体）、抗体或抗原抗体复合物。根据标记物种类的不同，本技术可分为 3 种基本类型。

1. 免疫荧光技术　又称为荧光抗体法。荧光素染料受到激发光照射时能发出可见的荧光。某些荧光素在一定条件下，既与抗体结合又不损害抗体活性。这种由荧光素结合标记的抗体称为荧光抗体。用这种荧光抗体将标本染色后，在荧光显微镜下观察，可见抗原抗体复合物呈现荧光，借此可对标本中相应的抗原进行鉴定和定位。目前常用的荧光素有异硫氰酸荧光素和罗丹明，可通过荧光显微镜观察结果或通过流式细胞仪分析。

2. 免疫酶技术　是指用酶标记抗体或抗原进行抗原抗体反应，本法将抗原抗体反应的高度特异性与酶促反应的高效性、特异性有效结合起来。此技术的操作程序基本与免疫荧光技术相似，不同之处是以酶代替荧光素作为标记物，并以底物被酶分解后的显色深浅反映待测样品中的抗体或抗原含量。常用的酶为辣根过氧化物酶和碱性磷酸酶，它们与抗体或抗原结合后本身活性不受影响，也不影响抗体或抗原的生物学活性。本试验敏感性高，特异性强，既可定性又可定量。酶联免疫吸附试验（enzyme linked immunosorbent assay，ELISA）是根据酶免疫测定原理发展的一种技术，目前广泛用于各种抗原和抗体的检测。基本方法有3类，即间接法、双抗体夹心法和抗原竞争法（图8-3）。

3. 放射免疫测定法　简称放免法，是采用同位素标记技术进行抗原抗体反应检测。它是将放射性同位素标记物显示的高灵敏性与抗原抗体反应具有的高特异性这两大特点相结合而发展起来的一种现代检测手段。除上述优点外，它还具有精确性好、样品用量少、易规范化和自动化等优点。但其缺点是需特殊的仪器设备，有一定的放射性危害。因其具有能测出ng和pg水平的高灵敏度，因此在理论研究和临床实践上仍被广泛应用。

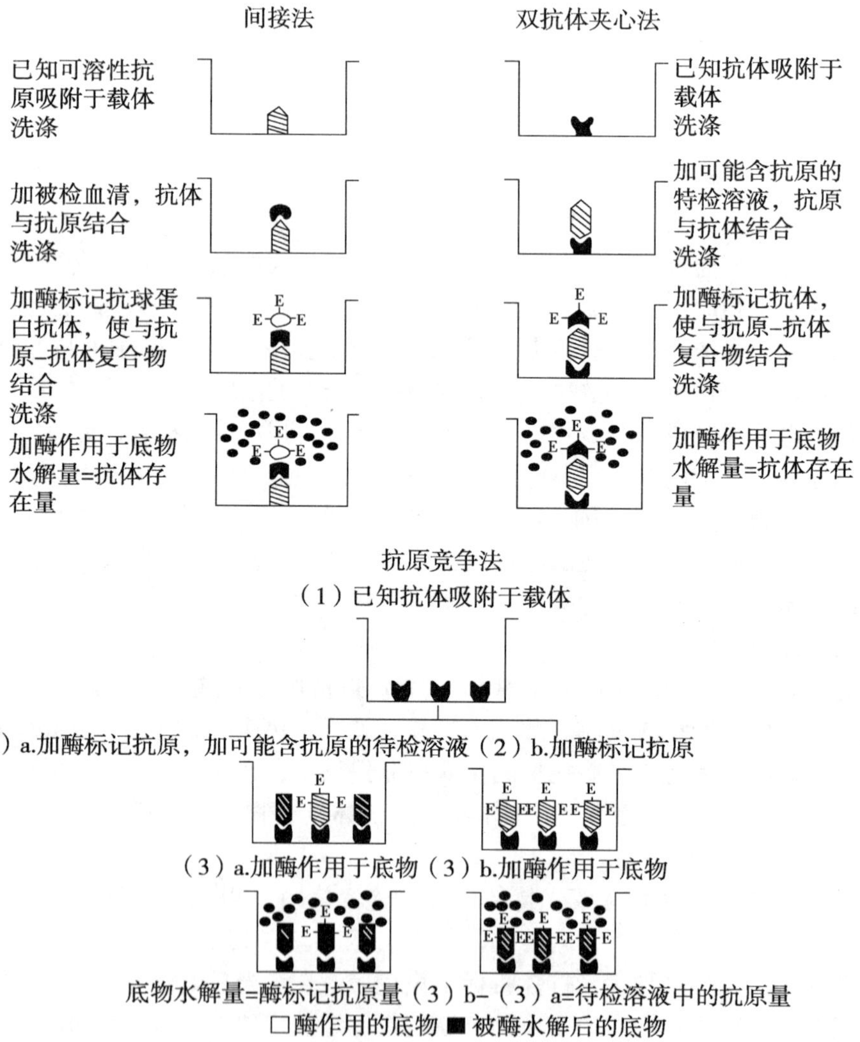

图8-3　酶联免疫吸附（ELISA）试验示意图

二、细胞免疫测定法

特异性细胞免疫是由T细胞介导的，因此有关细胞免疫功能的检测多是检查T细胞或其所产生的淋巴因子。测定机体外周血中T细胞的数量和免疫功能，对于了解体内的免疫状态，特别是对于研究免疫缺陷、自身免疫病、肿瘤免疫以及细胞内病原体感染等疾病过程中免疫功能的变化有重要意义。

（一）T 细胞总数的测定

T 细胞表面带有 T 细胞特有的抗原成分（CD3），可用其相应的单克隆抗体进行检测。一般采用免疫荧光染色法进行测定。在荧光显微镜下观察或通过流式细胞仪分析，计数阳性细胞百分率即为 T 细胞百分数。一般外周血淋巴细胞中含荧光阳性细胞 70%左右。

（二）T 细胞亚群测定

T 细胞不同亚群各有其特有的分化抗原，如 $CD4^{+}$ Th 细胞，$CD8^{+}$ Tc 细胞，因此可用其相应的单克隆抗体进行检测。也多采用免疫荧光法进行测定或通过流式细胞仪分析。$CD4^{+}$ 细胞与细胞 $CD8^{+}$ 比值约为 2∶1。HIV 感染者病情发展时，$CD4^{+}$ T 细胞数量明显下降，CD4/CD8 比值下降甚至倒置。

（三）淋巴细胞增殖试验

淋巴细胞增殖试验是检测 T 细胞功能的一种体外试验。当 T 细胞在体外培养时，受到非特异性有丝分裂原 PHA、ConA 等或特异性抗原刺激后，能转化为淋巴母细胞，根据 T 细胞的转化率，可判断机体细胞免疫功能水平。试验时取外周血或分离的淋巴细胞，刺激物以 PHA 应用最广。试验方法主要有 3 种。

1. 形态学方法　将淋巴细胞与 PHA 共同培养 72 小时后，涂片染色。转化细胞的形态特征为：细胞体积增大，胞质增多；细胞核松散，出现多个核仁。显微镜下计数 200 个淋巴细胞中转化的淋巴细胞所占百分率。正常人外周血淋转率为 70%左右。特点是简便易行，不需特殊设备，但重复性、客观性较差。

2. ^{3}H－TdR 掺入法　胸腺嘧啶为合成 DNA 的原料，按上述方法培养，在终止培养前 8～16 小时，加入 ^{3}H－TdR 于培养物中。淋巴细胞转化为母细胞过程中，DNA 合成增加，^{3}H－TdR 就会被转化的细胞摄入。培养结束后测定细胞内同位素的相对含量（以脉冲数表示）来代表淋巴细胞的转化能力。特点是结果客观，重复性好，但需一定设备条件。

3. MTT 比色法：MTT 是一种噻唑盐，化学名为 3－（4，5 二甲基－2－噻唑）－2，5 二苯基溴化四唑，为一种淡黄色可溶性物质。T 细胞增殖时，线粒体中的琥珀酸脱氢酶将 MTT 还原为紫褐色的甲臜颗粒，该颗粒被随后加入的异丙醇或二甲基亚砜所溶解。用酶标仪测定细胞培养上清液中溶解紫褐色的甲臜的 OD 值，即反映细胞的增殖水平。MTT 法灵敏度低于放射性同位素掺入法，但操作简便，无放射性污染。

（四）细胞免疫功能检测的皮肤试验

是以特异性抗原物质或非特异性有丝分裂原注入皮内，刺激致敏 T 细胞使其分化、增殖，释放淋巴因子，继而引起皮肤炎症的体内试验。细胞免疫功能正常者可出现阳性反应（红斑、硬结），细胞免疫功能低下者则反应微弱或呈阴性反应。临床上可用于诊断某些病原微生物感染（结核、麻风等）和细胞免疫缺陷病，也常用于观察肿瘤患者的细胞免疫功能在治疗过程中的变化及判断预后等。

1. 植物血凝素（PHA）皮肤试验　PHA 是一种常用的非特异性有丝分裂原，注射于前臂屈侧皮内，6～12 小时后局部出现红斑和硬结，24～48 小时达高峰。PHA 皮试法敏感性高，比较安全可靠，临床常用于检测机体的细胞免疫水平。

2. 特异性抗原皮肤试验　主要有结核菌素、白色念珠菌素、皮肤毛癣菌素、腮腺炎病毒等皮试抗原，其中结核菌素应用最普遍。皮内注射定量抗原后有的于 24～48 小时判定结果。有的（OT）于48～72小时判定结果。

特异性抗原皮试法简便易行，但受试者对所试抗原过去的致敏情况直接影响试验结果。再有，若受试者从未接触过该抗原，则不会出现阳性反应。因此阴性者也不一定表示细胞免疫功能低下。为避免判断上的错误，往往需要两种或两种以上抗原进行皮试，综合判断结果。

第二节　免疫学防治

应用免疫制剂或免疫调节药物调整机体的免疫功能，对疾病进行预防和治疗，称为免疫学防治。免疫学防治在医学上曾作出了巨大的贡献。天花被消灭、某些传染病控制和发病率下降，在很大程度上与免疫接种的推广有关。近30年来，随着免疫学理论和技术的迅速发展。免疫学防治的应用也日益扩大。当前免疫学防治不仅用于传染病，也用于一些非传染性疾病，已成为临床医学和预防医学中的一个非常重要的领域。

一、人工免疫

人工免疫包括人工自动免疫和人工被动免疫。

人工自动免疫　是用人工接种的方法给机体输入抗原性物质，刺激机体免疫系统产生免疫应答，从而获得特异性免疫力的方法。人工自动免疫的特点是产生作用缓慢，常需1～4周诱导期，但免疫力较持久（从半年至数年不等，随疫苗种类而异），主要用途是传染病的特异性预防。

人工被动免疫　是给机体输入由他人或动物产生的免疫效应物质（如人丙种球蛋白、从免疫马血清提取的抗毒素等）使受者迅速获得特异性免疫力的方法。人工被动免疫的特点是产生作用快，输入后立即发生作用。但由于这种免疫力非自身免疫系统产生，易被清除，持续时间较短（一般只有2～3周）故主要用于治疗和应急预防。这两种人工免疫方法的比较参见表8－1。

表8－1　人工自动免疫与人工被动免疫的比较

	人工自动免疫	人工被动免疫
输入的物质	抗原（疫苗、类毒素等）	抗体（丙种球蛋白）
免疫力产生时间	较慢，经1～4周诱导期	立即
免疫力维持时间	较长（数月～数年）	较短（2周～数月）
主要用途	预防	治疗或应急预防

虽然人工自动免疫所产生的免疫效果与被动免疫比较可维持较长时间，但针对各种传染病的各种免疫接种的效果是因病而异。一般来说，凡病后能获得牢固免疫的疾病，其免疫接种效果往往也较好。

二、用于人工免疫的生物制品

生物制品是指用微生物本身或其毒素、酶等提取成分，以及人或动物的免疫血清、细胞等制成的供预防、治疗和诊断用的各种制剂。

（一）人工自动免疫用生物制品

1. 菌苗和疫苗　菌苗是指细菌制成的生物制品；疫苗是指用病毒、立克次体、螺旋体等制成的生物制品。但习惯上常将此两类制剂广义地统称为疫苗（vaccine）。

（1）活疫苗：用人工定向变异的方法或从自然界筛选出来的毒力高度减弱或基本无毒的活的微生物制成的预防制剂称活疫苗，亦称减毒活疫苗。活疫苗进入体内后有一定的繁殖力。例如卡介苗、脊髓灰质炎疫苗、麻疹疫苗等。

由于如同自然状态下的轻型或隐性感染，故一般只需接种一次，剂量小，免疫效果可靠、持久，一般可长达3～5年。接种后机体不仅产生全身性的细胞免疫和体液免疫，且经自然感染途径接种者，还可以刺激局部黏膜产生SIgA，发挥局部免疫作用。活疫苗的缺点是不易保存，在4℃数周即失效。

（2）死疫苗：收获经培养增殖的标准微生物株，用物理或化学方法将其杀死或灭活后制成的预防制剂称为死疫苗。这种疫苗在体内不能增殖，但仍保留一定的免疫原性。常用的死疫苗有伤寒、副伤寒、霍乱、百日咳、流行性脑脊髓膜炎、流行性乙型脑炎、森林脑炎、钩端螺旋体、斑疹伤寒和狂犬病疫苗等。活疫苗和死疫苗各有其优缺点（表8－2）。

表8－2　死疫苗和活疫苗的比较

	死疫苗	活疫苗
接种方式	多为注射（皮下）	一般模拟自然感染途径
接种剂量	较大	较小
接种次数	2次或多次	多数只需一次
副作用	反应较大	反应较小
回复倾向	不可回复为毒株	可回复为毒株
免疫效果	较差，维持数月～1年	较好，维持3～5年，甚至更长
疫苗保存	较易保存，久而稳定	易失效，除非冻干保存，4℃BCG保存4～6周，脊髓灰质炎疫苗保存5个月左右

注射灭活疫苗的缺点除上表中所列外，还有①注射反应（发热和局部红肿）发生率高；②非疫区效果不好；③不能引起局部免疫。

活疫苗虽有许多优点，但下列问题必须给予足够的重视：①减毒株的稳定性；②防止野毒株的污染；③致癌问题。除紧急状态如某种疾病大流行，一般孕妇不能接种活疫苗，因活疫苗对胎儿有很大影响。

2. 类毒素　细菌外毒素经甲醛处理后失去毒性而仍保留其免疫原性制剂称为类毒素。常用的类毒素有白喉类毒素、破伤风类毒素等。类毒素也可与死疫苗混合制成联合疫苗。例如百日咳死菌苗与白喉类毒素、破伤风类毒素混合制成百、白、破三联疫苗。

3. 新型疫苗　近年来，随着免疫学、生物化学、生物技术和分子微生物学的发展，研制出多种高效、安全廉价的新型疫苗。主要有：①亚单位疫苗：是去除病原体中与激发保护性免疫无关的甚至有害的成分，保留有效免疫原成分制作的疫苗。如提取细菌的多糖成分制作成脑膜炎球菌、肺炎球菌多糖疫苗。②结合疫苗：亚单位疫苗中多糖疫苗属于胸腺非依赖性抗原，对婴幼儿的免疫效果很差。结合疫苗是将细菌荚膜多糖成分化学连接于白喉类毒素，为细菌荚膜多糖提供了蛋白质载体，使其成为胸腺依赖性抗原，从而提高免疫效果。目前已获准使用的结合疫苗有B型流感杆菌疫苗、脑膜炎球菌疫苗和肺炎球菌疫苗等。③合成肽疫苗：是根据有效免疫原的氨基酸序列，设计和合成的免疫原性多肽，以期用最小的免疫原性肽来激发有效的特异性免疫应答。目前研究较多的主要是抗病毒感染和抗肿瘤的合成肽疫苗。④基因工程疫苗：运用DNA重组技术制备的疫苗，又分为重组抗原疫苗、重组载体疫苗及DNA疫苗等。

（二）人工被动免疫用生物制品

1. 抗毒素　抗毒素是用类毒素多次给马等动物注射，待动物产生大量抗毒素后，采血、分离血清，再浓缩纯化制成。抗毒素主要用于某些细菌外毒素所致疾病的治疗和紧急预防，例如破伤风、白喉、气性坏疽、肉毒杆菌食物中毒等，也可用抗蛇毒的抗毒素治疗蛇咬伤。应用抗毒素血清需注意早期和足量以及防止超敏反应，使其真正发挥作用。

2. 抗菌血清和抗病毒血清　自从磺胺药物和抗生素的普遍应用以来，此类制品已极少使用。对一些病毒性疾病，例如狂犬病、乙型脑炎、婴幼儿腺病毒感染等，必要时可考虑使用相应的抗病毒血清治疗。

3. 正常人丙种球蛋白　丙种球蛋白制剂包括胎盘球蛋白（从健康产妇的胎盘血中提取，内含IgG类抗体为主）和血浆丙种球蛋白（从正常血浆中提取，内含IgG和IgM抗体）。

正常人丙种球蛋白和胎盘球蛋白可含多种抗病原体的抗体，实为多价抗血清。因成人多发生过麻疹、脊髓灰质炎和甲型肝炎等多种病毒的显性或隐性感染，血清中含有相应抗体。因此这两种制剂可用于麻疹、脊髓灰质炎、甲肝等病毒感染的应急预防或潜伏期治疗，可达到防止发病、减轻症状、缩短病程的效果。这两种球蛋白制剂还可用于治疗丙种球蛋白缺乏症。

（三）我国目前常用的免疫接种项目（表8-3）

表8-3　我国目前常用的免疫接种项目

生物制品	接种对象、方法及要求
卡介苗	新生儿初种，7岁、12岁各加强1次。皮上划痕或皮下注射。接种对象还有结核菌素试验阴性的人群
百白破三联疫苗	出生后3个月初种，第二年加强1次；4岁、7岁时分别加强百日咳、白喉和破伤风，皮下注射
麻疹活疫苗	出生后8～12个月初种，第二年复种1次，以后适当时机加强，皮下注射
脊髓灰质炎活疫苗	出生后两个月初次口服；2岁、3岁、7岁各再服1次
流行性乙脑疫苗	1岁初种，以后视情况加强免疫。皮下注射
流脑疫苗	1岁初种，以后视情况加强免疫。皮下注射
伤寒三联疫苗	重点地区儿童为接种对象。按说明书进行
狂犬疫苗	接种对象为被狂犬咬伤者，按说明书进行
乙型肝炎疫苗	新生儿及抗HBVs阴性者，按说明书进行

在以上免疫接种项目中，卡介苗、百白破三联疫苗、麻疹疫苗、脊髓灰质炎疫苗接种为计划免疫项目，所有适龄儿童必须接种。

（四）预防接种的副反应及禁忌证

免疫接种后可引起局部红肿、疼痛、甚至附近淋巴结肿大以及发热、头痛、乏力、全身不适等反应。对此只需一般的对症处理或不经处理也可消退。但有时重者可引起Ⅰ、Ⅱ、Ⅲ、Ⅳ型超敏反应，这可能与机体生理因素、免疫功能状态有关，在实际工作中应注意。

由于免疫接种可引起异常反应，所以有下列情况不宜做免疫接种：①免疫功能缺陷，特别是细胞免疫功能低下者。②高热、严重心血管疾病、肝肾病、活动性结核、活动性风湿热、急性传染病、甲亢、严重高血压、糖尿病及正在应用免疫抑制剂者。③妊娠期及月经期。④湿疹及其他严重皮肤病者不宜做皮肤划痕法接种。

三、免疫调节剂及免疫抑制剂

（一）免疫调节剂

免疫调节剂是指能增强、促进或调节机体免疫功能的生物或非生物制剂。该类制剂的调节作用通常表现为对机体正常免疫功能不产生影响或影响较小，而对异常的免疫功能具有双向调节作用，即在一定范围内，对过低的免疫应答起促进作用，对过高的免疫应答起抑制作用。此类制剂有时亦称免疫增强剂。免疫调节剂种类繁多，常用的有：

1. 微生物制剂　目前研究最多应用较广的为卡介苗、短小棒状杆菌及酵母多糖等。这些物质在体内能激活和加强多种免疫细胞的功能，增强机体的免疫应答能力。临床上试用于黑色素瘤、膀胱癌、肺癌、白血病、转移乳腺癌等多种肿瘤的治疗，可抑制肿瘤的转移和扩散，有时可使肿瘤消失。

2. 化学药物　如左旋咪唑、多聚核苷酸可增强吞噬细胞的吞噬作用；刺激T细胞产生IL-2等细胞因子；增强细胞的活性等。

3. 多糖类物质　多糖类免疫增强剂种类较多，主要从药用植物如黄芪、人参、枸杞子和某些真菌如香菇、灵芝等提取制得。可增强细胞免疫功能；促进多种细胞因子的产生；目前在肿瘤病人的辅助治疗中应用较多，并取得了较好的效果。

4. 各种细胞因子　如白介素（IL）-2、IFN。TNF、IL-3等。

（二）免疫抑制剂

是一类抑制机体免疫功能的生物或非生物制剂。主要用于治疗各种免疫性疾病、减弱排斥反应等。

1. 激素　许多激素都可通过神经-内分泌-免疫网络参与免疫应答的调节。糖皮质激素有较强的抗炎及免疫抑制作用。已广泛用于预防移植排斥反应、预防和治疗超敏反应性疾病、治疗自身免疫病等。

2. 烷化剂　常用的烷化剂包括氮芥、环磷酰胺等。其主要作用是破坏DNA结构，导致细胞死亡。T、B细胞被抗原激活后，进入增殖分化阶段时对其敏感，易被破坏。

3. 环孢霉素A（cyclosporin A，CsA）是从真菌代谢产物中分离提取的只含有11个氨基酸的环形多肽。对T细胞尤其是Th细胞有较强的抑制作用，而对其他免疫细胞抑制作用较弱，因此是一种具有很高临床使用价值的免疫抑制剂。

4. FK-506　是20世纪80年代从土壤真菌中发现的一种大环内酯类抗生素，其抑制T细胞的作用比CsA强。与CsA共用有明显协同作用。

5. 抗人T细胞及其亚群单克隆抗体　如抗TCR单抗、抗CD4单抗、抗IL及其相应受体单抗等。其中CD4分子主要存在于Th细胞表面，如用抗CD4单克隆抗体与CD4阳性细胞结合，可阻断CD4分子与MHCⅡ类分子起反应，并可通过补体或ADCC效应清除CD4

阳性细胞，可引起明显的免疫抑制。

6. 抗 IL 抗体和抗 IL 受体抗体　IL 不仅在免疫应答、免疫调节中发挥重要作用，也参加免疫病理反应，故根据致病机制选择抗 IL 抗体消耗 IL 或抗 IL 受体封闭 IL 的作用，可起到治疗作用。

7. 中草药及其有效成分　目前已发现某些中草药及其有效成分具有不同程度的免疫抑制作用，如雷公藤多甙。此方面的开发研究应用具有广阔的前景。

长期使用免疫抑制剂或使用不当，可导致严重的不良反应。如降低机体免疫力，易发生严重的感染；增强恶性肿瘤的发生率；妊娠早期有可能导致胎儿畸形等。

思考题

1. 抗原抗体反应的特点及影响因素。
2. 常用血清学反应的种类、原理及用途。
3. 什么是免疫标记技术？常用方法及特点？
4. 常用的细胞免疫功能检测法及其原理。
5. 比较人工自动免疫与人工被动免疫。
6. 生物制品使用时应注意什么？
7. 死疫苗及活疫苗各有何优缺点？

（西安交通大学医学院　史霖　袁育康）

第二篇　细菌学

微生物（microorganism）是自然界中一大群形体微小，结构简单，肉眼直接看不见的微小生物。需用光学显微镜或电子显微镜放大几百倍、几千倍甚至几万倍才能观察到。

微生物的种类繁多，至少有 10 万种以上，根据它们结构和组成的差异，可分为 3 大类。

1. 非细胞型微生物　是最小的一类微生物，不具备细胞结构，无产生能量的酶系统，只能在活细胞内生长增殖，例如病毒。

2. 原核细胞型微生物　这类微生物的细胞核分化程度较低，仅有原始的核质，无核膜和核仁，细胞器不完善，只有核蛋白体，例如细菌、支原体、衣原体、立克次体、放线菌和螺旋体。

3. 真核细胞型微生物　细胞核分化程度较高，有核膜和核仁，有完整的细胞器，例如真菌。

微生物在自然界中分布极为广泛，数量也很大。在空气中，在土壤中，在江、河、湖、海等自然水中都有数量不等、种类不一的微生物存在。在一切物体表面，包括人和动、植物的体表，以及人类和动物与外界相通的腔道，也经常寄居着不同种类和数量的微生物。

绝大多数微生物的生命活动对人类和动、植物的生存是有益的和必需的。自然界的许多物质如氮、碳、硫等多种元素的循环，要靠微生物的代谢活动来完成。例如，土壤中的一些微生物能将动、植物残骸中的蛋白质等高分子有机物分解成为小分子含碳、含氮化合物，为植物生长发育提供必要营养，而植物又是人和动物的主要营养来源。由此可见，没有微生物，植物难以生长，人和动物就无法生存。

在人类的生活和生产活动中，微生物已被广泛应用，为社会创造出极大财富。在工业方面，微生物广泛用于食品、酿造、化工、皮革、石油等部门及工业废物处理等；在农业方面，应用微生物发酵有机肥、制造菌肥、制造杀虫剂等；医药业上绝大多数的抗生素都是用某些微生物的代谢产物制成的，有些维生素、辅酶、三磷腺苷等，甚至基因工程中常用的限制性内切酶等都是从微生物提取来的；近代发展起来的生物遗传工程学中，微生物也是深入研究和广为利用的对象。即使是许多寄居于人体的微生物，在正常情况下不仅是无害，而且还能提供人类所需的一些营养物质，并有抵抗外来有害微生物侵袭，维护正常微生态平衡等重要作用。

也有很小一部分微生物能使人类和动、植物发生病害，这些具有致病能力的微生物称为病原微生物。有些微生物，在正常情况下并不致病，只是在特定条件下才能导致疾病发生，这类微生物称为条件性病原微生物。另外，还有些微生物的破坏性表现在能使工业产品、农副产品和生活用品等发生腐蚀和霉烂变质。

微生物学（microbiology）是生命科学的一个重要分支，是研究微生物在一定条件下的生命活动规律及与人类和动、植物等相互关系的科学，使对人类有益的微生物服务于社会文明活动，并使对人类有害的微生物得到有效的控制和消灭。随着微生物学研究的日益广泛和深入，又形成许多分支学科，如着重研究微生物基本生命规律的有普通微生物学、微生物分类学、微生物生态学、微生物遗传学、分子微生物学等。按研究领域和目的的不同，又分为工业微生物学、农业微生物学、兽医微生物学、医学微生物学、食品微生物学、土壤微生物学等。各分支学科之间相互配合和促进，使整个微生物学全面地，不断地向纵深发展。

第九章　细菌的形态与结构

内容提要

细菌是一种具有细胞壁的单细胞微生物，属原核生物界。其基本形态有球菌、杆菌和螺形菌。细菌的基本结构包括细胞壁、细胞膜、细胞质和核质。革兰阳性菌和革兰阴性菌细胞壁结构有很大差异，分别与细菌的致病性和对某些抗生素的敏感性有关。细胞膜上含有大量具有特殊作用的酶，与细胞壁共同完成细菌生命活动所必需的物质交换。细菌特殊结构有荚膜、菌毛、鞭毛和芽胞。荚膜和菌毛与细菌的致病性有关。鞭毛与细菌的运动有关。芽胞是细菌休眠状态，其抵抗力强，在消毒灭菌时要特别注意。

细菌（bacterium）是原核生物界的一种具有细胞壁的单细胞微生物。其形体微小，结构简单，无成形细胞核，亦无核仁、核膜，除核蛋白体外无其他细胞器。

第一节　细菌的大小与形态

细菌个体很小，以微米（μm）为测量单位，需用光学显微镜放大数百至上千倍才能看清。不同种类细菌的大小不同，多数球菌的直径为 1μm，中等大小杆菌长 2～3μm，宽 0.3～0.5μm。

细菌的基本形态有 3 种，即球菌、杆菌和螺形菌（图 9－1）。

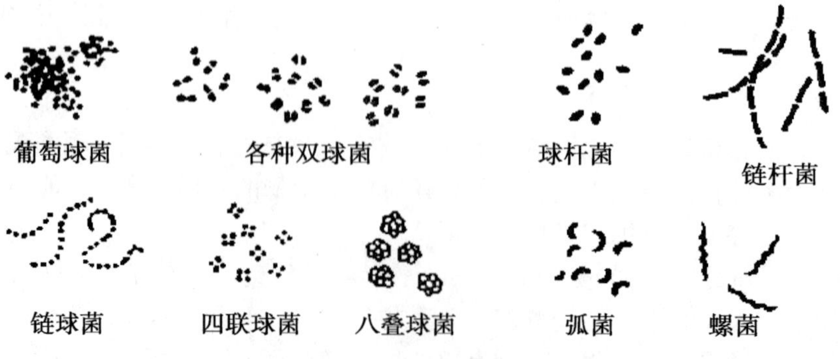

图 9－1　细菌的基本形态

球菌 菌体呈球形或近似球形，按其分裂平面和分裂后相互黏附程度，可分为：①双球菌：沿一个平面分裂，分裂后两个菌体成对排列，如脑膜炎奈瑟菌。②链球菌：沿一个平面分裂，分裂后多个菌体黏连成链状，如溶血性链球菌。③葡萄球菌：沿多个不规则平面分裂，分裂后菌体堆积成葡萄串状，如金黄色葡萄球菌。此外尚有四联球菌、八叠球菌等。各类球菌在标本或培养物中除上述典型排列方式外，均还可有分散的单个菌体存在。

杆菌 菌体呈杆状，有的稍弯，长短粗细不一。多数杆菌两端呈钝圆，有的末端膨大成棒状，称棒状杆菌；有的呈分枝状，称为分枝杆菌。多数杆菌呈分散排列。

螺形菌 菌体弯曲，可分为弧菌和螺菌两类。（1）弧菌：菌体只有一个弯曲，呈弧形或逗点状，如霍乱弧菌。（2）螺菌：菌体有数个弯曲，如鼠咬热螺菌。

细菌的形态受温度、pH、离子强度和培养时间等因素影响较大。当条件适宜时，形态比较典型；环境发生变化可失去典型形态，在分离鉴定细菌时须注意。

第二节 细菌的结构

细菌的结构包括基本结构与特殊结构。各种细菌共有的细胞结构为基本结构，包括细胞壁、细胞膜、细胞质及内含物、核质等。细菌的特殊结构，是指某些细菌在一定条件下特有的结构，如荚膜、鞭毛、菌毛和芽胞等。

一、细菌的基本结构

细胞壁 是位于细菌细胞膜外的一层坚韧而有弹性的膜状结构。

1. 主要功能 ①维持细菌固有外形并保护细菌抵抗低渗环境；②与细胞膜共同完成胞内外的物质交换；③决定细菌的抗原性；④与细菌致病性有关，革兰阴性菌细胞壁上的脂多糖具有内毒素作用。

2. 化学组成 较复杂，应用革兰染色可将细菌分为革兰阳性菌和革兰阴性菌两大类，两类细菌细胞壁的化学组分存在很大差别，其主要组分是：

（1）肽聚糖：又称黏肽，革兰阳性菌的肽聚糖由聚糖骨架、四肽侧链和五肽交联桥三部分组成，革兰阴性菌仅由聚糖骨架和四肽侧链两部分组成（图 9-2）。聚糖骨架由 N-乙酰葡萄糖胺和 N-乙酰胞壁酸交替间隔排列，以 β-1，4 糖苷键连接而成；四肽侧链连接在胞壁酸上；四肽侧链和五肽交联桥的组成及连接方式随菌种而异。革兰阳性菌通过五肽交联桥连接两条相邻聚糖骨架的四肽侧链，从而构成强度十分坚韧的三维立体框架结构。革兰阴性菌的四肽侧链与相邻四肽侧链直接连接，没有五肽交联桥，形成较疏松的二维单层平面网状结构。

（2）磷壁酸：革兰阳性菌的细胞壁除肽聚糖外，还有大量磷壁酸。磷壁酸按其结合部位分为壁磷壁酸和膜磷壁酸。前者与肽聚糖上的胞壁酸共价连接，后者则与细胞膜连接。磷壁酸是革兰阳性菌重要表面抗原，在部分细菌尚与致病性有关。

（3）外膜层：位于革兰阴性菌细胞壁肽聚糖层外侧。外膜由脂质双层、脂蛋白和脂多糖（LPS）组成。LPS 包括脂质 A、核心多糖和特异多糖三部分，是细菌内毒素的主要成分。

革兰阳性菌和阴性菌的细胞壁结构不同（图 9-3），两类细菌在染色性、致病性及对药物的敏感性等方面亦存在很大差异。如革兰阳性菌一般对溶菌酶和青霉素敏感，其原因是溶菌酶可破坏肽聚糖中 N-乙酰葡萄糖胺与 N-乙酰胞壁酸之间的 β-1，4 糖苷键的连接；引

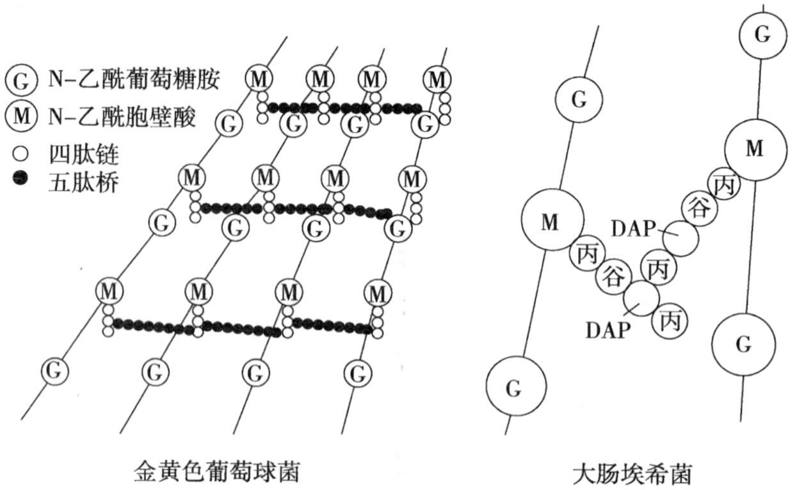

图 9-2　金黄色葡萄球菌与大肠埃希菌的细胞壁肽聚糖结构

起细菌裂解。青霉素抑制五肽交联桥与四肽侧链之间的连接，使细菌不能合成完整的细胞壁而导致细菌的死亡。革兰阴性菌细胞壁中肽聚糖含量少，又有外膜的保护作用，故对溶菌酶和青霉素不敏感。

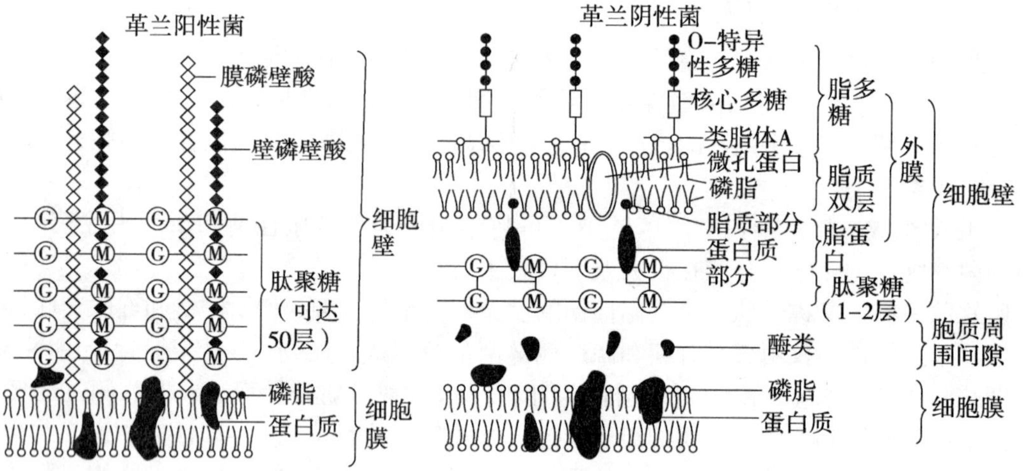

图 9-3　细菌细胞壁结构模式图

革兰阳性菌和阴性菌的细胞壁结构不同（表 9-1），导致这两类细菌在染色性、抗原性、毒性以及对药物的敏感性等方面有很大差异。

表 9-1　革兰阳性菌与革兰阴性菌细胞壁结构比较

细胞壁结构	革兰阳性菌	革兰阴性菌
强度	较坚韧	较疏松
厚度	厚，20～80nm	薄，10～15nm
肽聚糖层数	多，可达 50 层	少，1～3 层

续表

细胞壁结构	革兰阳性菌	革兰阴性菌
磷壁酸	+	−
外膜	−	+
脂蛋白	−	+
脂多糖	−	+

3. L型细菌　即细菌细胞壁缺陷型细菌。当细菌细胞壁中的肽聚糖结构受到理化或生物因素的直接破坏或合成被抑制，在一定条件下尚能存活而成为细胞壁缺陷型细菌，呈高度多形性，称L型细菌。其生长繁殖时的营养要求基本与原菌相似，但繁殖速度较慢。L型细菌在体内外、人工诱导或自然情况下均能产生。在临床上常引起尿路感染、骨髓炎、心内膜炎等疾病。临床上有明显症状而标本常规细菌培养阴性者，应考虑L型细菌感染的可能性。

细胞膜　是位于细胞壁内侧，包绕在细胞质外面的一层柔韧致密、富有弹性的生物膜。其结构是脂质双层并镶嵌有多种蛋白质。细菌细胞膜的主要功能有：①选择性渗透作用，与细胞壁共同完成细胞内外的物质交换；②膜上有多种酶，参与生物合成；③膜上有多种呼吸酶参与细胞的呼吸过程。

中介体是细菌部分细胞膜向内陷入到胞质中折叠而形成的囊状物，多见于革兰阴性菌。由于中介体扩大了细胞膜的表面积，相应增加了呼吸酶的含量，可为细菌提供大量能量，其功能类似于真核细胞的线粒体，故有“拟线粒体”之称。

细胞质　是包裹在细胞膜内的胶状物质，基本成分是水、蛋白质、核酸和脂类，有少量的糖类和无机盐。胞质中含有多种酶系统，是细菌进行新陈代谢的主要场所。细胞质中还含有许多重要结构。

1. 核蛋白体　是游离于胞质中的微小颗粒，每个菌体内可有数万个，化学组成70%是RNA，30%为蛋白质。核蛋白体是细菌合成蛋白质的场所。细菌的核蛋白体由50S和30S两个亚基组成。有些抗菌药物如链霉素能与30S亚基结合、红霉素能与50S亚基结合，干扰蛋白质合成，从而杀死细菌，但对人的细胞则无影响。

2. 质粒　是细菌染色体外的遗传物质，为双股环状闭合的DNA。它带有遗传信息，控制细菌某些特定的遗传性状；能在胞质中自我复制，传给子代；也可通过接合或其他方式将质粒传递给无质粒的细菌。医学上重要的质粒有决定细菌耐药性的R因子、决定细菌性菌毛的F因子、决定大肠埃希菌产生大肠菌素的Col因子等。

3. 胞浆颗粒　细菌细胞质中含有多种颗粒，多为细菌暂时储存的营养物质，包括多糖、脂类、多磷酸盐等。一般在营养供应充足时胞浆颗粒较多，养料和能源短缺时，动用储备，颗粒减少甚至消失。胞浆颗粒中有一种储有高能量磷酸盐的颗粒其嗜碱性强，用特殊染色时与菌体着色不同，故称异染颗粒。如白喉棒状杆菌具有此种颗粒，对细菌的鉴定有一定意义。

核质　细菌是原核细胞，无核膜和核仁，故将细菌的遗传物质称为核质，也称拟核或核区。电镜下可见紧密盘绕纤维状的双股环状DNA为核质。核质具有细胞核的功能，控制细菌的各种遗传性状，与细菌的生长、繁殖、遗传和变异密切相关。

二、细菌的特殊结构

荚膜　某些细菌细胞壁外包绕的一层黏液性物质，如肺炎链球菌的荚膜。厚度$<0.2\mu m$者称微荚膜，如A群链球菌的M蛋白、伤寒沙门菌的Vi抗原。

1. 荚膜的化学组成　大多数细菌的荚膜是多糖，炭疽芽胞杆菌等少数细菌的荚膜为多肽。荚膜具有抗原性，可用于鉴别细菌和进行细菌的分型。

2. 荚膜形成的条件　荚膜的形成与环境条件有密切关系，一般在机体内或营养丰富的培养基（含血清或糖）上形成。在普通培养基上则易消失。

3. 荚膜的功能　①抵抗吞噬细胞的吞噬和消化作用；②抵抗体液因子的杀菌作用，保护菌体避免或减少受溶菌酶、补体、抗菌抗体、抗菌药物等的损伤作用；③荚膜多糖含有较多水分，当细菌处于干燥环境中，能从荚膜中取得一定量的水分以维持菌体必需的新陈代谢。

荚膜用一般的碱性染料不易着色，普通染色只能见到菌体周围有未着色的透明圈。用特殊染色法可将荚膜染成与菌体不同的颜色。

鞭毛　许多细菌，包括所有的弧菌和螺形菌、约半数杆菌和个别球菌，在菌体上附有细长呈波状弯曲的丝状物，少则1～2根，多者达数百，这些丝状物称为鞭毛，鞭毛与细菌的运动有关。

1. 鞭毛的类型　根据鞭毛的数量和部位，可分为单毛菌、双毛菌、丛毛菌和周毛菌（图9-4）。

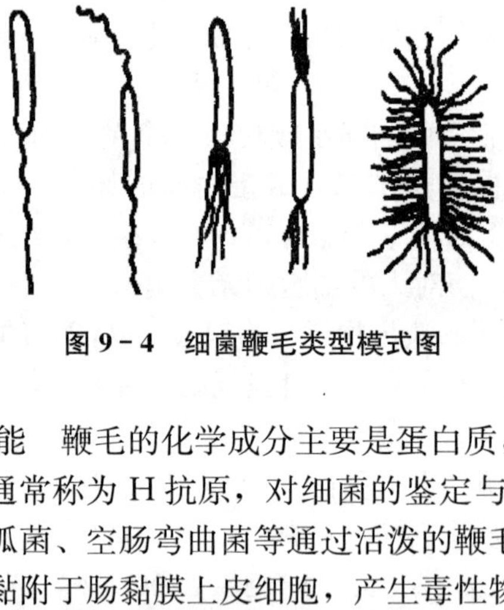

图9-4　细菌鞭毛类型模式图

2. 鞭毛的化学组成及功能　鞭毛的化学成分主要是蛋白质，也含有少量的糖类和脂类。鞭毛蛋白质具有免疫原性，通常称为H抗原，对细菌的鉴定与分型有重要意义。有些菌的鞭毛与致病性有关。如霍乱弧菌、空肠弯曲菌等通过活泼的鞭毛运动，可以穿透覆盖在小肠黏膜表面的黏液层，使菌体黏附于肠黏膜上皮细胞，产生毒性物质导致病变的发生。

菌毛　为大多数革兰阴性菌和少数革兰阳性菌菌体表面存在着的一种比鞭毛更细、短而直的丝状物。其化学成分是蛋白质，必须用电子显微镜观察才能看到。细菌的菌毛分两种：

1. 普通菌毛　遍布菌体表面，每个细菌可有数百根。普通菌毛具有黏附细胞的能力，借此细菌可定居于局部。因此菌毛与致病力有关。

2. 性菌毛　仅见于少数革兰阴性菌，一个菌只有1～4根。比普通菌毛长而粗。带有性菌毛的细菌称为F^+菌或雄性菌，无性菌毛的为F^-菌或雌性菌。当F^+和F^-菌相遇时，二者发生性结合，通过性菌毛传递遗传物质，将质粒或染色体DNA输入F^-菌，这个过程称为接合。细菌的毒力、耐药性等性状可通过此方式传递。

芽胞 是某些革兰阳性菌在一定的环境条件下，胞浆脱水浓缩在菌体内形成的圆形或卵圆形折光性强、通透性很低的小体。

1. 芽胞的形成与发芽 细菌形成芽胞的能力是由菌体内的芽胞基因决定的。芽胞一般只在动物体外才能形成。营养缺乏尤其是C、N、P元素不足时，细菌生长繁殖减速，启动芽胞形成基因。不同细菌形成芽胞还需不同的条件，如炭疽芽胞杆菌在有氧条件下形成，而破伤风梭菌则在无氧条件下形成芽胞。芽胞保存着完整的核质、酶系统和合成菌体成分的结构，保持着细菌的全部生命活性。但其代谢处于相对静息状态，是细菌的休眠状态。

芽胞若处于适宜的环境条件下，水分进入，膨大，可形成新的菌体，即繁殖体。一个细菌只形成一个芽胞，一个芽胞发芽也只生成一个菌体。

2. 芽胞的特性及其医学意义 成熟的芽胞，具有多层厚膜结构，且含水分少，合成吡羧酸钙，耐热、耐干燥，故芽胞抵抗力强，在自然界能存活多年，成为某些传染病的重要传染源。例如土壤中常有破伤风梭菌和气性坏疽病原菌的芽胞，一旦外伤伤口被泥土污染，芽胞进入伤口，在适宜条件下即可发芽成为繁殖体而致病。

由于芽胞抵抗力强，进行消毒灭菌时，以杀死芽胞作为灭菌是否彻底的指标。芽胞的大小、形态及在菌体中的位置可辅助鉴别细菌。

第三节 细菌形态的检查法

一、普通光学显微镜检查法

普通光学显微镜以可见光为光源，平均波长0.5μm，分辨距离为0.25μm。一般细菌都大于0.25μm，使用油镜可将细菌放大1000倍成为0.25mm，故可在光学显微镜下清楚地观察细菌。

不染色标本 为了观察生活状态下的细菌形态及运动情况，常用压滴法（将细菌悬液滴在载玻片上，用盖玻片压于其上）和悬滴法（将菌液滴于盖玻片上，盖玻片反转置于凹玻片凹孔上），在光学显微镜直接观察，可以看到细菌大致的外表轮廓和有无动力。

染色标本 细菌蛋白质等电点较低，在pH2～5，在碱性环境中细菌多带负电荷，易与带正电荷的碱性染料结合。

1. 单染色法 用单一染料染色，常用美兰或复红染色，可观察细菌大小、形态、排列，但不能鉴别细菌染色性。

2. 复染色法 用两种或以上的不同染料将细菌染成不同的颜色，可以观察细菌形态并鉴别细菌。最常用的方法是革兰染色法和抗酸染色法。

（1）革兰染色法：此法是丹麦细菌学家革兰（Christain Gram）于1884年创立，染色步骤是先用结晶紫或甲紫染液加于已固定好的标本上使之着色，其后加碘液作媒染剂，再用酒精脱色，最后用复红或沙黄复染。革兰染色可将细菌区分为革兰阳性、革兰阴性两大类。染色后细菌能保留结晶紫而呈紫色者，为革兰阳性菌（G^+）；细菌被酒精脱去紫色染料而被复红或沙黄着色者，为革兰阴性菌（G^-）。

（2）抗酸染色法：抗酸菌，如结核分枝杆菌、麻风分枝杆菌等含有大量脂质，很不容易着色，但用苯酚复红加温染色后，用3%盐酸酒精亦不能脱色，再用美蓝染液复染，标本中的细胞及其他非抗酸菌则被盐酸酒精脱色后被美蓝复染呈蓝色，而抗酸性菌体为红色。

二、电子显微镜检查法

电子显微镜利用电子流代替可见光波，用磁性线圈代替透镜，分辨率高，放大倍数可高达数十万倍。不仅能看清细菌的外形，还能清晰地观察细菌内部超微结构。电镜显示的图像，可投射到荧光屏上，也可照相拍摄。此外，还可用磷钨酸或钼酸铵做负染色，用冰冻蚀刻法等技术观察细菌的形态及内部结构。扫描电镜可以清晰地显露物体三维空间的立体形象。电子显微镜标本在干燥真空的状态下检查，故不能观察活的微生物。

思考题

1. 试述细菌的大小与形态。
2. 试述细菌的基本结构。
3. 细菌有哪些特殊结构？各有何医学意义？
4. 革兰阳性菌与革兰阴性菌细胞壁结构有何不同？
5. 解释下列名词：质粒、中介体、L 型细菌、异染颗粒、核蛋白体、革兰染色法、抗酸染色法。

（西安交通大学医学院　史霖　袁育康）

第十章 细菌的生长繁殖与代谢

内容提要

细菌的新陈代谢速度快，生理活动多样化，细菌生长繁殖需要充足的营养、适宜的温度和酸碱度及一定的气体环境。细菌繁殖方式为二分裂法，大多数细菌为每20分钟分裂一次，在培养基中可分为迟缓期、对数生长期、稳定期及衰退期。细菌在液体培养基中多数为混浊生长，有的呈沉淀或表面生长；在半固体培养基中，鞭毛菌呈扩散生长，非鞭毛菌仅沿穿刺线生长；在固体培养基中可形成菌落。各种细菌对糖和蛋白质分解代谢不同，其代谢产物也各异，可借此鉴别细菌。细菌尚可合成毒素、侵袭性酶等对人有害的物质；有些细菌还可合成抗生素、细菌素、维生素等可供人类利用的物质。学习细菌的生长繁殖与代谢是研究细菌致病机制、病原学诊断、药物治疗、疫苗生产的基础。

细菌和其他生物一样，必须进行新陈代谢，以维持其生长和繁殖。研究细菌生长繁殖的规律，合理地给予适宜的环境条件以分离培养细菌，对研究细菌的致病机制、细菌性疾病的诊断和防治都具有重要意义。

第一节 细菌的化学组成和物理性状

一、细菌的化学组成

细菌的化学组成与其他生物相似，水约占细菌体重量的80%，固体成分占15%～20%。固体成分中，蛋白质占50%～80%，糖类占10%～20%，脂类一般占1%～7%，无机盐占3%～10%左右，核酸约占13%。细菌尚含一些原核细胞型微生物特有的成分，如肽聚糖、磷壁酸、D型氨基酸、二氨基庚二酸、吡啶二羧酸等。

二、细菌的物理性状

带电现象 细菌的等电点在pH2～5。革兰阳性菌的等电点较低，为pH2～3；革兰阴性菌的等电点稍高，为pH4～5。在一般培养、染色及血清学试验等过程中，细菌所处的环境在pH7.0左右，是在细菌等电点的碱侧，所以细菌表面带负电荷。

表面积 因细菌菌体微小，单位体积的表面积比其他较大生物的表面积为大，有利于细菌与外界进行物质交换。

透光性 菌体呈半透明状态，故细菌悬液呈混浊状态，用比浊法或光电比色计可以估计细菌数量。

渗透性　细菌细胞膜为半透膜，水可以通过，而对其他物质的渗透则有选择性。若将细菌置于低渗盐水或蒸馏水中，由于水分渗入，细菌细胞膨胀、破裂。若置于高渗溶液中，菌体内水分可渗出，使细胞质浓缩而阻碍细菌的生命活动。

第二节　细菌的生长繁殖与培养

一、细菌的生长繁殖

（一）细菌生长繁殖的条件

1. 营养物质　细菌生长繁殖需要的营养物质有：①水分：水是细菌重要成分之一。细菌所需的营养物质需溶于水中才能被吸收。细菌新陈代谢中各种生化反应，必须要有水方能进行。②碳源：用于合成菌体的糖类、脂类、蛋白质、核酸等成分，并为细菌代谢提供能源。病原菌的碳源主要是葡萄糖、麦芽糖、甘油等。③氮源：用于合成菌体的蛋白质、酶、核酸等。供给病原菌的氮源主要是蛋白质及其水解产物如蛋白胨、氨基酸等。④无机盐类：细菌需要钾、钠、钙、镁、铁、硫、磷等无机盐，其主要功能是构成菌体成分、调节细胞渗透压和酸碱平衡，以及激活与构成细菌的酶类。⑤生长因子：某些细菌生长所必需而自身又不能合成的有机化合物，主要是B族维生素，多作为辅酶或辅基的成分。有些细菌还需特殊的生长因子，如X因子和V因子等，这类因子均存在于血液中。X因子是细胞色素和过氧化氢酶的辅基，V因子是辅酶Ⅰ或辅酶Ⅱ，是脱氢酶的辅酶，两者在细菌的呼吸上都有重要的作用。

2. 酸碱度　大多数病原菌的最适酸碱度为pH7.2～7.6。个别细菌如霍乱弧菌在pH8.4～9.2的碱性条件下生长最好；结核杆菌在pH6.5～6.8为最适宜。

3. 温度　大多数病原菌生长的最适温度为37℃。但鼠疫杆菌生长最适温度为28～30℃。

4. 气体　与细菌生长有关的气体，主要是氧与二氧化碳。根据细菌对氧的需求不同而分为：专性需氧菌、微需氧菌、专性厌氧菌和兼性厌氧菌。

（二）繁殖方式与速度

细菌以二分裂法进行无性繁殖。在适宜条件下，大多数细菌繁殖速度极快，分裂一次仅需20分钟，但结核杆菌繁殖较慢，约18～20小时才分裂一次。

将一定量的细菌接种于适宜培养基中进行培养，在不同时间采样计算细菌数量，以生长时间为横坐标，培养物中菌数的对数为纵坐标，可得出一条曲线，称为生长曲线。从曲线上看，细菌群体的生长繁殖可分为4期：①迟缓期：接种后数小时，细菌体积增大，代谢活跃，但不分裂，菌数不增加，是细菌适应新环境，为繁殖作准备的阶段。②对数期：细菌迅速分裂呈对数增加，其对数与培养时间呈直线关系。此期中细菌的形态、大小、染色性典型，对抗生素敏感。③稳定期：由于培养基中营养物质的消耗和有害代谢产物的蓄积使细菌死亡数逐渐上升，生长与死亡数趋于平衡，总活菌数保持稳定。④衰亡期：当死菌数超过活菌数，则明显下降。此时细菌形态出现退变型，因此在陈旧培养物中很难鉴别细菌(图10-1)。

二、细菌的人工培养法

一般细菌都可用人工方法培养，这对明确传染病的病因、制备疫苗、流行病学调查及抗

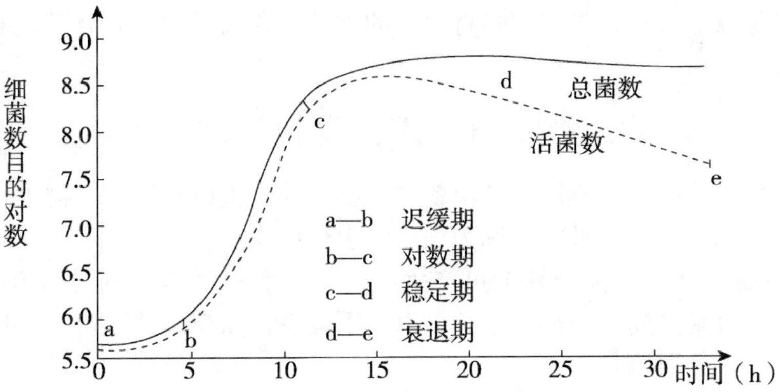

图 10-1　细菌的生长曲线

生素的选择和生产都有重要的实际意义。

培养基　用人工方法配制细菌生长所需要的营养基质，称为培养基（culture medium）。经灭菌后使用，按培养基物理性状可分为液体、半固体及固体培养基；按其用途可分为：

1. 基础培养基　含有细菌基本要求的营养成分。常用的有肉汤培养基，即在牛肉浸液中加入适量的蛋白胨、磷酸盐，调节 pH 为 7.2～7.6 即得。可供大多数细菌培养用。

2. 营养培养基　在基础培养基中加入葡萄糖、血液、血清或酵母浸膏等有机物质，以供营养要求较高的或有特殊需求的细菌生长，如肺炎球菌、链球菌等在血液琼脂培养基培养才能生长，结核分枝杆菌则需添加鸡蛋、马铃薯、甘油等物质。

3. 鉴别培养基　根据不同的细菌对于各种营养物质的分解作用和产物的不同，可在培养基内加入某种作用底物和指示剂，可供细菌鉴别之用。常用的各种糖发酵管即属此类。

4. 选择培养基　在培养基中加入某种化学物质，使之抑制某一类细菌生长，而有利于筛选出目的菌。如分离肠道病原菌时所用的 SS 培养基。

生长现象　将细菌用画线分离法接种在琼脂平板培养基上，经培养后可见由单个细菌繁殖形成肉眼可见的细菌集团，称为菌落（colony）。一个菌落一般是由一个细菌繁殖而来。根据细菌的菌落在大小、颜色、表面光滑、湿润或干燥、边缘是否整齐以及透明度等方面不同，可鉴别细菌。据细菌菌落表面特征不同，可将菌落分为：①光滑（S）型菌落：菌落表面光滑、湿润、边缘整齐，新分离的细菌大多呈光滑型菌落。②粗糙（R）型菌落：菌落表面粗糙、干燥、呈皱纹或颗粒状，边缘大多不整齐。R 型菌落多为 S 型细菌变异失去菌体表面多糖或蛋白质形成。R 型细菌抗原不完整，毒力和抗吞噬能力都比 S 型细菌弱。但也有少数细菌新分离的毒力株就是 R 型，如炭疽芽胞杆菌、结核分枝菌等。③黏液（M）型菌落：菌落黏稠、有光泽、似水珠样。多见于厚荚膜或丰富黏液层的细菌、结核杆菌等。

大多数细菌在液体培养基中生长呈均匀混浊状态；少数成链状的细菌可沉淀生长；专性需氧菌多生长在液体表面，形成菌膜。

将细菌穿刺接种于半固体培养基中，无鞭毛的细菌沿穿刺线生长，有鞭毛的细菌则沿穿刺线向周围扩散生长，借此来鉴别细菌有无动力。

第三节　细菌的新陈代谢产物

细菌的新陈代谢包括分解代谢和合成代谢，分解代谢是将营养物质或胞内物降解为简单的化合物，同时释放能量；合成代谢是将简单的小分子合成复杂的大分子，组成菌体成分和酶，同时消耗能量。

一、细菌的分解代谢产物及其在医学实践中的意义

各种细菌的新陈代谢可有不同，利用各种细菌对糖和蛋白质等营养物质分解利用能力及代谢产物不同来鉴别细菌，这种方法称为细菌的生化反应。

1. 细菌对糖的分解　细菌分解糖可产生有机酸、醇和气体，不同细菌所含的酶不同，分解糖类的能力和分解产物均不同，借此可以鉴别细菌。如糖发酵试验、V-P 试验、甲基红试验等。

2. 细菌对蛋白质的分解　蛋白质经细菌分泌的蛋白水解酶分解为二肽或氨基酸后，被细菌吸收入胞内，进行氨基酸分解代谢。不同细菌所含的酶不同，分解蛋白质的能力和分解产物也不同，根据此原理用于鉴别细菌的试验有靛基质试验、硫化氢试验。

二、细菌的合成代谢产物

细菌在合成代谢过程中，除合成菌体成分外，还能合成一些与医学有关的特殊产物。它们分泌至菌体外，或存在于菌体内。这些产物有的与致病有关，有的可用于鉴别细菌或防治疾病。

1. 毒素与侵袭性酶　毒素有外毒素和内毒素两种。外毒素是细菌在生活过程中产生并释放到菌体外的一种蛋白质，产生外毒素的细菌多数是革兰阳性菌，少数是革兰阴性菌；内毒素是革兰阴性菌细胞壁中的脂多糖，在细菌死亡或崩解后释放出。某些细菌还能产生侵袭性酶，能损伤机体的组织，如化脓性球菌产生的透明质酸酶、产气荚膜梭菌产生的卵磷脂酶等。毒素与侵袭性酶在细菌致病作用中甚为重要。

2. 热原质　许多革兰阴性菌及少数革兰阳性菌在代谢过程中能合成一种多糖物质，用极微量注入人或动物体内能引起发热反应，故名热原质。革兰阴性菌的热原质就是细菌细胞壁中的脂多糖。热原质耐高温，不被高压蒸气灭菌法（121℃ 20 分钟）所破坏。玻璃器皿和用具要经 250℃ 30 分钟或 180℃ 4 小时高温处理，才能破坏热原质。在制备与使用注射药剂时必须严格执行无菌操作防止细菌污染。

3. 抗生素　某些放线菌、真菌、细菌在代谢过程中可产生一种能选择抑制或杀死其他微生物与肿瘤细胞的物质，称为生抗生素。抗生素已广泛用于细菌感染性疾病的治疗。

4. 细菌素　细菌素是某些细菌菌株产生的一类具有抗菌作用的蛋白质，但抗菌范围狭窄，仅对与产生菌有近缘关系的细菌才有作用。由于细菌素具有菌种和菌型特异性，已用于细菌学分型。

5. 维生素　细菌能合成某些维生素，除供菌体自已需要外，还可分泌到菌体外。如人肠道中的大肠埃希菌可合成维生素 B_6、B_{12}、K 等，供人体吸收利用。

6. 色素　某些细菌在一定条件下（氧气充足、温度适宜等）能产生各种颜色的色素。如铜绿假单胞菌可产生水溶性的绿色色素，扩散到培养基中使之呈绿色；金黄色葡萄球菌能产生脂溶性色素，因此菌落呈金黄色。这在细菌鉴别上有一定意义。

第四节　细菌的分类与命名原则

细菌种类繁多，其分类原则是根据细菌某些生物学性状，如形态结构、生化反应、遗传物质、免疫特异性等各方面的差异进行综合分类。近十多年来，又采用了细菌超微结构、气相色谱分析、免疫化学、对抗生素或细菌素的敏感性测定、噬菌体分型、DNA碱基组成、杂交重组以及基因图谱分析等新技术，从代谢终末产物或遗传进化等各方面了解细菌的系统发生、近缘关系进行精确分类。细菌分类层次是界、门、纲、目、科、属、种。种是细菌的基本分类单位，生物学性状基本相同的细菌群构成菌种。性状相同若干菌种构成属。同一种的细菌，性状基本相同，但某些方面有差异时，差异明显的称为亚种或变种；差异微小的称为型，例如根据抗原结构的差异分为各血清型，对噬菌体和细菌素敏感性不同的可分为噬菌体型和细菌素型等。将不同来源的同种细菌称为菌株（strain），例如从10例患者体内分离得到伤寒杆菌，即为10株伤寒沙门菌。

细菌的命名采用拉丁文双名法，每个菌名由两个拉丁字组成，例如结核分枝杆菌拉丁名为Mycobacterium tuberculosis，前字第一字母大写为属名；后字均小写是种名。因此，细菌“种”的正式名称是一个属名和一个种名所组成。细菌除学名外，有时也可用通俗名称，例如结核杆菌用英文tubercle bacilli表示。

思考题

1. 细菌生长繁殖需要哪些条件？繁殖方式和速度怎样？
2. 与医学有关的细菌代谢产物主要有哪些？了解这些代谢产物有何实际意义？
3. 细菌的合成代谢产物中哪些与致病有关？
4. 何谓热原质？如何防止制剂中出现热原质？
5. 人工培养细菌在医学上有何意义？

（西安交通大学医学院　史霖　袁育康）

第十一章　消毒与灭菌

内容提要

细菌广泛存在于自然界与正常人体。正常菌群存在于人体体表及其与外界相通的腔道。当正常菌群的数量与比例发生较大变化时，生态系统失去平衡，所产生的临床症状，称为菌群失调症。条件致病菌及机会性感染应引起临床注意。细菌的生命活动易受外界环境中各种因素的影响，医学实践中利用理化因素对细菌不利的作用可以达到消毒灭菌的目的。常用方法有物理消毒灭菌法和化学消毒法。

细菌广泛存在于自然界及正常人体，它们与外界环境及宿主构成统一的生态体系。了解细菌分布的场所和种类，认识人体正常菌群的作用和菌群失调，对建立无菌观念、严格无菌操作、预防医院内感染及正确使用消毒灭菌的方法等，均有重要意义。

第一节　细菌的分布

一、细菌在自然界的分布

土壤中具有细菌生长繁殖必需的营养物质、水分和适宜的环境。所以，土壤是细菌生存的良好场所，也是水及空气中细菌的主要来源。土壤中的细菌大多对人类无害，它们在自然界的物质循环中起着重要作用，是动、植物与人类生存的必要条件之一。土壤中只有少数病原菌，它们来自人和动物的粪、尿、痰等排泄物，以及患传染病死亡的人、畜尸体。能形成芽胞的致病菌如破伤风梭菌、炭疽杆菌、气性坏疽病原菌等可长期存活于土壤中，甚至可达十年以上。它们可以通过创伤或战伤感染。所以，当人体创伤处污染泥土时，要严防破伤风梭菌和气性坏疽病原菌等的感染。

水中的细菌主要来自土壤，水中细菌的种类可以反映出周围土壤中细菌的种类。病原菌主要通过患者、带菌者或带菌动物的排泄物直接或间接污染水源而来。水中的病原微生物如伤寒沙门菌、志贺菌、肝炎病毒、钩端螺旋体等可引起消化道传染病的暴发流行。保护水源和注意饮水卫生是预防肠道传染病的重要环节。

空气中的细菌主要来自尘埃及人和动物呼吸道排出的飞沫。由于空气缺乏细菌生活所必需的营养物质，而且日光和干燥对细菌的生存也不利，因此，细菌在空气中的分布、数量和种类常因不同的场所而有所不同。在人口密集的公共场所或医院及空气不流通的场所，细菌的种类和数量显著增多。空气中常见的病原微生物主要有结核分枝杆菌、溶血性链球菌、流感病毒、麻疹病毒、真菌孢子等，这些微生物均可直接进入人体呼吸道引起各种疾病。此外，空气中的非病原菌，常可造成生物制品、培养基、药物制剂的污染。重视病房、手术室、实验室的空气消毒，对于防止呼吸道传染病流行、施行无菌手术等均有重要意义。

二、细菌在正常人体的分布

正常菌群 正常人体的体表及其与外界相通的腔道黏膜上，存在着不同种类和一定数量的细菌，这些细菌通常对人体是无害的，称为正常菌群（表 11－1）。在正常情况下，人体和正常菌群之间、菌群中各种细菌之间互相制约和依赖，保持着一定的生态平衡，这些菌群不仅对人体无害，还有以下有利作用：①生物屏障作用：正常菌群的存在，对致病菌的入侵有拮抗作用，如大肠埃希菌可产生大肠菌素，抑制痢疾志贺菌的生长。②免疫作用：正常菌群可以刺激机体的免疫系统发育成熟，可刺激机体产生免疫应答，从而使免疫系统保持活跃状态。③营养作用：人体肠道中的正常菌群能合成 B 族维生素及维生素 K 等，供机体吸收利用。肠道正常菌群还参与糖、蛋白质、脂肪等的代谢，可把不溶性的蛋白质、糖类转化为可溶状态，促进人体的消化及吸收。此外，正常菌群尚有一定的抗衰老及抗肿瘤作用。

表 11－1 人体各部位正常菌群

部位	主要微生物种类
皮肤	葡萄球菌、类白喉杆菌、铜绿假单胞菌、大肠埃希菌、非致病性抗酸杆菌、痤疮丙酸杆菌
口腔	葡萄球菌、链球菌（甲型或丙型）、卡他球菌、肺炎链球菌、乳酸杆菌、类白喉杆菌、类杆菌、梭形杆菌、螺旋体、白假丝酵母菌
鼻咽腔	葡萄球菌、链球菌（甲型或乙型）、卡他球菌、肺炎链球菌、类白喉杆菌、大肠埃希菌、变形杆菌、流感嗜血杆菌、乳酸杆菌、腺病毒、真菌、支原体
肠道	大肠埃希菌、变形杆菌、铜绿假单胞菌、葡萄球菌、肠链球菌、产气杆菌、产气荚膜杆菌、破伤风杆菌、乳酸杆菌、类杆菌、双歧杆菌、白假丝酵母菌、腺病毒、ECHO 病毒
尿道外部	葡萄球菌、类白喉杆菌、非致病性抗酸杆菌、大肠埃希菌、白假丝酵母菌
阴道	乳酸杆菌、大肠埃希菌、葡萄球菌、类杆菌、白假丝酵母菌
眼结膜	葡萄球菌、结膜干燥杆菌、类白喉杆菌
外耳道	葡萄球菌、类白喉杆菌、铜绿假单胞菌

条件致病菌 在某些情况下，寄居在人体一定部位的正常菌群与宿主间的生态平衡可被打破而导致疾病，这些菌群称为条件致病菌或机会致病菌，这种特定的条件大致有以下几种：①菌群失调，是宿主某部位的正常菌群间各种细菌的比例发生大幅度的改变，由此产生的临床表现，称为菌群失调症。长期或大量应用广谱抗生素后，一些对药物敏感的正常菌群被抑制，少数耐药菌如金黄色葡萄球菌、白色念珠菌等乘机繁殖成优势菌，致使体内各部位正常菌群的种类和分布发生改变而导致伪膜性肠炎、白色念珠菌感染等疾病。这种在用抗菌药物治疗原有感染性疾患的过程中，因菌群失调而诱发的新的感染，临床上称为双重感染。②寄居部位的改变，例如大肠埃希菌进入泌尿生殖道或腹腔，可引起泌尿道炎症和腹膜炎等。③机体免疫力低下，例如使用大剂量皮质激素、抗肿瘤药物、放射治疗等，可造成机体免疫功能低下，导致机会性感染的发生。在机会性感染中，革兰阴性杆菌占优势地位，它们大多能产生内毒素，引起严重的后果。此外，条件致病菌大多为多重耐药菌，常给治疗带来

困难，一旦发生感染不易控制。因此，合理应用抗生素，提高机体的防御机能，对防治机会性感染具有重要意义。

第二节　消毒与灭菌

一、消毒、灭菌的概念

消毒　是指杀灭病原微生物的方法。用以消毒的药物称为消毒剂。

灭菌　是指杀灭物体上所有微生物，包括细菌的繁殖体和芽胞。

无菌和无菌技术　无菌是指不含有活菌的意思，是灭菌的结果。防止微生物进入机体或物体的操作方法，称为无菌操作或无菌技术。进行微生物实验、外科手术及医疗技术操作等过程，均需进行严格的无菌操作。

防腐　是指防止或抑制微生物生长繁殖的方法。医学中常用防腐剂来保存疫苗等物质。

二、消毒、灭菌的方法

物理方法　主要有热力灭菌法、光线与射线灭菌法和滤过除菌法。

1. 热力灭菌法　包括湿热灭菌法和干热灭菌法两大类。在灭菌温度和时间相同的情况下，以湿热灭菌法效果为佳。

（1）常用的湿热灭菌法

1）高压蒸气灭菌法：利用密闭的蒸气锅灭菌是医疗工作中最常用、最有效的灭菌方法。在加热时，锅内蒸气压力愈大，温度也随之升高，通常在 1.05kg/cm^2 的蒸气压力下，温度达 121.3℃，维持 15～30 分钟后，可杀死一切微生物，包括细菌的芽胞。凡是耐高温又不怕潮湿的物品，如敷料、一般培养基等，均可用此法灭菌。

2）煮沸法：煮沸 100℃5 分钟，可杀死细菌的繁殖体，主要用于饮水、食具、一般外科器械、注射器等的消毒。杀灭芽胞则需煮沸 1～2 小时，若水中加入碳酸氢钠，可提高其沸点达 102℃，既可增强杀菌能力，又可防止金属器械生锈。

3）流通蒸气法：常用于不耐高温的营养物品，如含糖或含血清的培养基灭菌，用蒸笼或阿诺蒸锅进行消毒。流通蒸气温度不超过 100℃，经 15～30 分钟可杀死细菌繁殖体，第一天消毒后，将物品置 37℃温箱中过夜使芽胞发育成繁殖体，次日再经流通蒸气加热，如此重复 3 次，可达灭菌的目的，称为间歇灭菌法。

4）巴氏消毒法：此法为巴斯德首创，是用较低温度杀死物品中的病原菌，同时又不影响消毒物品的营养成分及香味。加温 61.1～62.8℃半小时，或 71.7℃ 15～30 秒即可，常用于牛奶和酒类等的消毒。

（2）常用的干热灭菌法

1）焚烧和烧灼：用于废弃的物品或死于传染病的人或动物尸体的烧毁。在急用情况下，金属器械的灭菌，可放在搪瓷或金属盘中，倒入少许的酒精，点火烧后可达到灭菌的目的。但此法可使锐利器械变钝并失去光泽，一般不宜应用。微生物实验时，接种环和试管口可通过火焰烧灼灭菌。

2）干烤法：是利用密闭的电热干烤箱加热空气进行灭菌。干烤箱通电后加热至160～170℃，维持 2～3 小时，可杀灭一切微生物包括芽胞。本法仅用于玻璃器皿、瓷器、油类制剂、粉剂药品等的灭菌。

2. 光线与射线

（1）日光与紫外线：日光的杀菌作用包括热力、干燥，尤其是紫外线的作用。日晒是有效的杀菌方法，许多病原微生物在日光直接照射下容易死亡。因此病人的衣服、被褥、书报等应经常放在日光下曝晒。紫外线的波长在200～300nm时，具有杀菌作用，其中以265～266nm杀菌力最强。紫外线的灭菌机制主要是损坏DNA的构型，从而干扰了DNA的复制，导致细菌死亡或变异。紫外线穿透力弱，玻璃、纸张等均能阻挡紫外线，仅适用于手术室、病房和无菌室等的空气消毒。

（2）电离射线：电离射线是穿透力很强的高能射线，对生物可产生极强的致死效应。用于杀菌的有X射线和γ射线。被消毒的物品由传递带送入，使物品各部受到定量照射，以达消毒目的。主要用于不耐热的塑料注射器、试管、吸管等的灭菌。

3. 滤过除菌　是用滤菌器机械过滤的方法将液体中或空气中的细菌除去。滤菌器的效能取决于滤孔的大小、滤器的电荷等因素。主要用于不耐高温的血清、抗生素、药液等。现代医院的手术室、烧伤病房以及制剂室，已逐步采用高效滤菌器，以除去空气中直径小至0.3μm的微粒，保持室内的无菌环境。实验室使用的超净台也是通过滤器来保持操作局部的环境无菌。

表11－2　常用消毒剂的种类与用途

类别	名称	浓度（%）	用途	备注
重金属盐	升汞	0.05～0.1	非金属器皿浸泡消毒	
	红汞	2	皮肤，黏膜，小创面消毒	
	硫柳汞	0.01	生物制品防腐	
氧化剂	高锰酸钾	0.1	皮肤，尿道，水果蔬菜	
	过氧化氢	3	皮肤，黏膜，创面	
	过氧乙酸	0.2～0.5	塑料，玻璃，人造纤维	
卤素及其化合物	氯	0.2～0.5ppm	饮水，游泳池消毒	
		10%～20%乳状液	地面，厕所，排泄物消毒	
	漂白粉	置24小时取上清液	0.5%～1%澄清液可喷雾做空气和物体表面消毒	
	氯胺	0.2～0.3	喷雾做空气和物体表面消毒	
	碘酒	2.5	皮肤消毒	不可与红汞同用
醇	乙醇	75	皮肤，体温计	
醛	甲醛	10	浸泡，物品表面消毒 蒸气消毒（10%甲醛加等量水，蒸发）密闭房间6～24小时	

续表

类别	名称	浓度（%）	用途	备注
	戊二醛	以 0.3% $NaHCO_3$ 调 pH7.5～8.5，配成 2% 水溶液	消毒不能用于热力灭菌的物品如精密仪器	
酚	苯酚	3～5	地面，家具，器皿表面及排泄物消毒	
	甲酚皂溶液	3～5	同上，也常用于手和皮肤消毒	
季铵盐类（表面活性剂）	苯扎氯铵	0.1	手术器械及术前洗手	
		0.01～0.05	黏膜及深部伤口消毒	
	度米芬	0.5～0.1	皮肤创伤冲洗，金属器械，棉织品，塑料，橡胶制品	
烷	环氧乙烷	50mg/1000ml	医疗器械，生物制品，衣服，羊毛，皮革，人造丝，尼龙，橡皮制品	易燃易爆
酸	醋酸	3～5ml/m^3	加热蒸发消毒流感病毒污染的房间	
	乳酸	10～30ml	加热蒸发消毒 100m^3 房间	
碱	生石灰	加水 1∶4～1∶8 配成糊状	消毒排泄物，地面	
涂料	甲紫	2～4	表浅创伤消毒	

化学方法　许多化学药物具有抑制或杀灭细菌的作用。具有杀灭细菌作用的称消毒剂；具有抑制细菌生长作用的称防腐剂。二者间并无严格界限，同一种化学药物在低浓度时有抑菌作用，而在高浓度时则能杀菌。由于化学药物对细菌及人体都有毒性，所以只能用于人体体表、医疗器械及周围环境等的消毒。常用消毒剂的种类、作用机制及用途见表 11－2。

影响消毒剂作用的因素：① 消毒剂的浓度与作用时间：一般情况下浓度愈大，作用时间愈长，杀菌作用愈强。但 95%的乙醇消毒效果反不如 75%的为好，因高浓度乙醇使细菌表面的蛋白质迅速脱水而凝固，影响乙醇进入菌体内，影响其杀菌作用。②细菌种类与生活状态：不同种类的细菌，对消毒剂的敏感也不尽相同。如结核杆菌对酸、碱的抵抗力比其他的菌强，幼龄菌比老龄菌对消毒剂敏感，细菌的芽胞对消毒剂的抵抗力最强。③环境中有机物的影响：被消毒的环境中如有有机物存在，如血清、脓汁、痰、粪便等，可与消毒剂结合而影响杀菌效果。故消毒皮肤或器械时，需先洗净再消毒，对排泄物消毒时，应选择那些受有机物影响较小的消毒剂。此外，温度、pH 值也对消毒效果有影响。

思考题

1. 正常菌群与菌群失调的概念。
2. 消毒、灭菌、无菌、无菌技术与防腐的概念。
3. 什么是条件致病菌？如何防止机会性感染？
4. 常用的物理灭菌法有哪些？哪种效果最好？为什么？

（西安交通大学医学院　周晓勃　范桂香）

第十二章 细菌的遗传与变异

内容提要

细菌可发生形态、结构、耐药性、毒力等变异，其变异的遗传物质是染色体和质粒。细菌的突变、转化、转导和接合是细菌遗传性变异的方式。人类常用物理、化学和生物学的方法人工诱导细菌变异，以使细菌为人类服务。

第一节 细菌的变异现象

一、形态与结构的变异

细菌在适宜的环境中呈典型形态。当环境改变时如不适宜的温度、酸碱度、盐浓度或环境中含化学药品、抗生素和免疫血清等，常可发生形态结构的改变。例如，鼠疫耶尔森菌在含3%～6%NaCl的琼脂培养基上生长，可呈现大小不等的球形、杆状、长丝状、哑铃状等多种形态。某些细菌在青霉素、溶菌酶等的作用下，细胞壁破坏或细菌合成肽聚糖障碍，形成细胞壁缺陷的L型细菌称为L型变异。L型细菌在高渗环境中仍可缓慢生长，并且有致病性。

细菌的特殊结构也可发生变异，有荚膜的肺炎球菌在普通培养基上经多次传代培养荚膜可变薄甚至消失。能形成芽胞的炭疽杆菌在42℃经10～20天培养后，可失去形成芽胞的能力，而同时其毒力也相应降低。有鞭毛的变形杆菌在含0.1%苯酚琼脂培养基上，可失去鞭毛，通常把有鞭毛的细菌失去鞭毛的变异，称为H-O变异。

二、菌落变异

细菌的菌落主要有光滑（smooth，S）型和粗糙（rough，R）型两种。当细菌菌落由S型变为R型时，细菌的毒力和抗原性等常会发生较全面的改变，此种变异多见于肠道杆菌中。大多数细菌的毒力菌株其典型菌落为S型，而结核杆菌、炭疽杆菌、鼠疫杆菌的毒力菌株菌落是R型。

三、毒力变异

细菌毒力的变异表现为毒力的减弱或增强。有毒菌株长期在人工培养基上传代，或在培养中加入少量化学物质、抗生素或免疫血清等都可能降低细菌的毒力。例如卡介（Calmette-Gueria）两个人将有毒的牛型结核杆菌放在含有胆汁、马铃薯和甘油的培养基中，经13年、传230代后，获得一株毒力减弱但仍保持免疫原性的变异株，即用于预防结核病的卡介苗（BCG）。反之，若将细菌通过适宜条件培养或接种易感动物后，其毒力可以出现或增强。如失去荚膜的弱毒的肺炎链球菌注入小白鼠腹腔传代后，又可重新产生荚膜，毒力也随之提高。

四、耐药性变异

细菌对某种抗菌药物由敏感变为耐药，称为耐药性变异。自抗菌药物在临床应用以来，耐药菌株逐年增长，有些还表现为多种耐药。甚至有些细菌对抗菌药物产生了依赖性，如痢疾志贺菌原对链霉素敏感，但如长期在含链霉素的培养基中培养，可以形成对链霉素的耐药，进而变为必须有链霉素才能生长的依赖链霉素菌株。临床上常见的易产生耐药性的细菌还有金黄色葡萄球菌、铜绿假单胞菌、结核分枝杆菌、大肠埃希菌及淋病奈瑟菌等。

第二节　细菌遗传和变异的物质基础

细菌遗传变异的物质基础是DNA。除细菌染色体及质粒外，还包括寄生在某些细菌细胞内的噬菌体。噬菌体因在细菌遗传物质转移过程中起载体作用，所以也与细菌的变异密切相关。

一、细菌的染色体

细菌的染色体为一条环状双螺旋DNA长链，与其他生物细胞染色体不同的是其缺乏组蛋白，高度盘绕折叠，裸露在胞质中，外无核膜包围。染色体是细菌生命活动所必需的遗传物质，控制细菌的代谢、繁殖、遗传和变异。如大肠埃希菌染色体DNA约有5 000多个基因，编码2 000多种酶和其他结构蛋白。

二、质粒

质粒是存在于细菌胞质中的染色体外的遗传物质。其化学本质是环状双股DNA。质粒比染色体小，约为其0.5%～10%，所含基因数少，控制着细菌某些特定性状。且具有自行复制、转移等特点。医学上重要的质粒有F质粒、R质粒、Col质粒，分别决定细菌的性菌毛、耐药性和大肠菌素的产生。

质粒的特性主要有①可自行复制并可随细菌分裂传入子代细菌；②质粒基因编码产物控制细菌的某些特殊性状，如致病性、耐药性、致育性等；③质粒不是细菌生命活动所必需的，可以自行丢失或经人工处理（紫外线、吖啶橙等理化因素）而消除，质粒丢失后其控制的性状也随之消失；④质粒可通过接合、转导等方式在细菌间转移，根据质粒的转移是否通过性菌毛的接合可将质粒分为接合性质粒与非接合性质粒。

三、噬菌体

噬菌体（bacteriophage）是感染细菌、真菌等微生物的病毒。它们具有严格的寄生性，必须在活的易感的宿主细胞内增殖，并能将宿主细胞裂解。

（一）生物学性状

1. 形态结构与化学组成　噬菌体形体微小，以纳米作测量单位，基本形态有蝌蚪形、微球形和细杆形3种，以蝌蚪形多见。典型的蝌蚪形噬菌体有头部和尾部。头部为双辐射的六棱柱状，内含核酸，核酸多为双股DNA，外包被一层蛋白质外壳。尾部呈管状，由尾髓、尾鞘、尾板组成。尾板附有尾刺和尾丝，能识别宿主菌表面的受体。尾部的化学成分是蛋白质。

2. 抵抗力　噬菌体对理化因素的抵抗力比细菌强。一般在 70℃30 分钟仍不失去活性。在低温条件下能长期存活。

（二）噬菌体与细菌的相互关系

噬菌体具有严格的宿主特异性，噬菌体感染敏感细菌时仅其 DNA 进入菌体内，蛋白外壳留在菌体外。噬菌体感染敏感细菌后可出现两种后果。

1. 菌体裂解　噬菌体的 DNA 进入菌细胞后，开始自身的生物合成，复制子代核酸，合成子代噬菌体的蛋白质外壳，进而装配成完整的子代噬菌体。当子代噬菌体达到一定数量时导致宿主菌裂解，释放子代噬菌体，子代噬菌体又可感染新的敏感菌。这种能在敏感细菌中增殖并引起细菌裂解的噬菌体称为毒性噬菌体。

2. 溶原状态　有些噬菌体感染细菌后，并不增殖，而将其基因组整合于细菌的 DNA 上。当细菌分裂时，噬菌体基因随同分裂分布至两个子代细菌中，这种状态称为溶原状态，这种噬菌体称为溶原性噬菌体或温和噬菌体。整合在细菌 DNA 上的噬菌体基因称为前噬菌体。带有前噬菌体的细菌称为溶原性细菌，其具有前噬菌体赋予的某种新性状。如不产生白喉外毒素的白喉杆菌无毒株，感染了 β 棒状杆菌噬菌体呈溶原状态时，便能产生白喉外毒素，成为有毒力的白喉杆菌。

第三节　细菌变异的机制

一、基因突变

基因突变（mutation）是指细菌遗传物质结构发生突然稳定的改变。引起的遗传型变异可以传给子代。细菌在生长繁殖过程中，基因突变是经常发生的。根据突变片段的大小分为小突变和大突变。小突变是基因中一个或少数几个碱基的改变（包括置换、增加或缺失），影响的基因少，一般只引起少数细菌发生性状改变。大突变又称染色体畸变，涉及大段的 DNA 发生易位、缺失、重复或倒位等变化，经常导致细菌的死亡。

细菌基因突变常自发产生，自然突变率为 10^{-10}～10^{-6}。用人工的方法，如高温、X 射线、γ 射线、紫外线等物理因素，或金属离子、化学试剂、药物等化学因素均可诱发突变。诱发突变的发生概率比自发突变高 10～1000 倍。

二、基因的转移与重组

两个不同性状的细菌之间通过遗传物质的转移和重组，可以发生遗传性变异。基因转移中提供 DNA 的细菌为供体菌，而接受 DNA 的细菌为受体菌。基因转移和重组的方式有接合、转化、转导和溶原性转换 4 种方式。

接合　接合（conjugation）是供体菌与受体菌通过性菌毛相互沟通，将供体菌的遗传物质（质粒）转移给受体菌，从而使受体菌获新遗传性状。接合可转移的质粒有 F 质粒、R 质粒、Col 质粒、毒力质粒等。

转化　转化（transformation）是受体菌直接摄取供体菌的游离 DNA 片段，并将其整合到自己菌体的基因中去，从而获得供体菌部分遗传特性的过程。转化时 DNA 可以是细菌溶解后释放的，也可以是用人工方法提取而获得的。

转导　转导（transduction）是以温和噬菌体为媒介，将供体菌DNA转移到受体菌中，使受体菌获得供体菌部分遗传性状的过程。细菌的转导又分为普遍性转导和局限性转导。

溶原性转换　溶原性转换（lysogenic conversion）是指溶原性噬菌体感染敏感菌后，基因组与细菌染色体重组，使宿主菌遗传结构发生改变而导致的遗传型变异。

第四节　细菌变异的实际意义

在疾病诊断方面的应用　发生变异的细菌会失去典型的形态、结构及染色性，其生化反应、免疫原性及毒力均可能发生改变。给细菌鉴定带来一定困难。因此，在鉴定细菌时，不仅要熟悉细菌的典型特征，还要掌握各种病原菌的变异规律，注意非典型菌株的出现，才能作出正确的诊断。

在疾病治疗中的应用　由于临床上抗菌药物广泛使用及不合理用药等因素，临床上耐药性菌株日益增多。为了防止细菌耐药性的产生及扩散，提高抗生素疗效，治疗时应注意：①用药前做药敏试验，选用敏感药物；②抗菌治疗应遵循足剂量、全疗程的原则，以彻底杀死体内的致病菌；③需长期用药时，应合理配伍、联合用药，减少细菌耐药突变的几率。

在疾病预防中的应用　通过自然筛选或人工诱导方法促进细菌变异制备的减毒活疫苗，其毒力减低而仍保持免疫原性，用于人工自动免疫，是提高机体特异性免疫和预防传染性疾病的有效措施。

在基因工程中的应用　基因工程是根据遗传变异中的细菌可因基因转移和重组而获得新性状的原理来设计的。其基本步骤是：①从供体细胞（细菌或其他生物细胞）的DNA上获取目的基因；②将目的基因插入质粒或噬菌体等合适的载体；③通过载体将目的基因转移到受体菌或其他宿主细胞，当目的基因与受体细胞基因重组后受体细胞便能表达出目的基因的产物。目前，应用基因工程技术已能使细菌大量产生胰岛素、生长激素、干扰素和凝血因子等。

思考题

1. 细菌有哪些变异现象？有何临床意义？
2. 试述细菌变异的实际意义。
3. 解释名词：转化、转导、接合、溶原性转换噬菌体、溶原性细菌。

（西安交通大学医学院　史霖　袁育康）

第十三章　细菌的感染与免疫

内容提要

细菌感染取决于细菌的致病性与机体的免疫性两方面。细菌的致病性包括细菌的毒力、侵入数量与侵入途径，构成细菌毒力的物质基础是侵袭力和毒素。细菌的侵袭力有利于细菌在体内生长繁殖，同时通过产生毒素致病，其中外毒素毒性强，对组织器官有选择性毒害作用，引起不同的病理变化，而内毒素为革兰阴性菌的细胞壁成分，不同细菌的内毒素毒性作用基本相似。人体抗菌免疫包括屏障结构、吞噬细胞与补体等非特异性防御机制，以及针对抗原的特异性免疫反应。抗体在对抗以外毒素致病的细菌中占主要作用，而T细胞介导的细胞免疫在抗胞内菌感染中起主要作用。

细菌的感染是指细菌侵入宿主机体后与宿主防御功能相互作用，所引起机体不同程度的病理变化的过程。感染和抗感染免疫是同时发生的，感染可引起免疫，免疫可以预防感染。细菌能否引起感染过程，与细菌的致病性以及机体的免疫力和环境因素有密切的关系。

第一节　细菌的致病性

细菌能引起疾病的能力，称为致病性。能使宿主致病的细菌称为病原菌。病原菌的致病作用与其毒力、侵入机体数量以及侵入机体的途径等因素有关。

一、细菌的毒力

病原菌致病力的强弱程度称为毒力，构成细菌毒力的物质基础是侵袭力和毒素。

（一）侵袭力　病原菌突破宿主机体的防御功能，在机体内定居、生长繁殖和蔓延扩散的能力称为侵袭力。侵袭力与菌体表面结构和侵袭性物质作用有关。

1. 黏附因子　具有黏附作用的细菌结构，称为黏附因子或黏附素。革兰阴性菌的黏附因子通常为菌毛，革兰阳性菌的黏附素是菌体表面的毛发样突出物，如膜磷壁酸。菌毛等黏附因子对组织细胞具有选择性黏附作用，原因是宿主易感细胞的表面有其相应受体。具有黏附因子的细菌能抵抗黏液的冲刷，也能抵抗呼吸道上皮纤毛的运动以及肠蠕动等消除作用，有利于病原菌在体内定居。

2. 荚膜　细菌荚膜具有抵抗吞噬细胞吞噬的作用，如有荚膜的肺炎球菌、炭疽杆菌等不易被吞噬细胞吞噬杀灭。有些细菌表面有类似荚膜的物质，如A群链球菌的M蛋白、伤寒杆菌的Vi抗原、某些大肠埃希菌的K抗原等都有抗吞噬和保护菌体的作用。

3. 侵袭性酶　是某些细菌在代谢过程中产生的与致病性有关的胞外酶，分泌到菌体周围，其本身一般不具有毒性，但可协助细菌抗吞噬或有利于细菌在体内扩散。具有抗吞噬作用的酶有致病性葡萄球菌产生的血浆凝固酶，协助细菌扩散的酶有A群链球菌产生的透明质酸酶、链激酶等。

（二）毒素　按其来源、性质和作用等不同，分为外毒素（exotoxin）和内毒素（endotoxin）两种（表13-1）。

1. 外毒素　外毒素主要由革兰阳性菌，如破伤风梭菌、肉毒梭菌、白喉杆菌等和少数革兰阴性菌，如痢疾志贺菌、产毒性大肠埃希菌等产生。大多数外毒素是在细菌内合成并分泌至菌体外，也有存在于菌体内的，当细菌溶解后才释放出来，如痢疾志贺菌的外毒素等。外毒素的化学成分是蛋白质，性质不稳定，不耐热，毒性强，对组织器官有选择性毒害作用，其免疫原性强，经甲醛作用后，成为失去毒性而保留抗原性的类毒素，类毒素和外毒素均能刺激机体产生抗毒素。

外毒素多数由两种亚单位组成。一种是结合亚单位，对易感组织的细胞膜受体有选择亲和作用；另一亚单位是毒素活性部分，决定毒素的毒性效应。各亚单位单独对宿主无致病作用，必须同时存在两种亚单位才能发挥毒性作用。结合亚单位的免疫原性强，提纯后可作为亚单位疫苗，用于预防外毒素引起的疾病。

2. 内毒素　内毒素的化学成分是革兰阴性菌细胞壁中的脂多糖（LPS），在菌体裂解后释放出来。LPS由特异性多糖、核心多糖和脂质A三部分组成。脂质A是内毒素的主要毒性组分。内毒素对理化因素稳定，耐热，加热160℃2～4小时才被破坏，其免疫原性较差，刺激机体产生的中和抗体作用弱，用甲醛处理不能成为类毒素。内毒素毒性作用相对较弱，并且无选择性，不同革兰阴性菌内毒素的毒性作用大致相似，主要引起：

（1）发热反应：内毒素作用于巨噬细胞、中性粒细胞等使之释放内源性热原质，再刺激下丘脑体温调节中枢使体温升高。

（2）白细胞反应：LPS能诱生中性粒细胞释放因子，刺激骨髓释放中性粒细胞进入血流，使血流中性粒细胞数量增多。但伤寒杆菌的内毒素例外，使血循环中白细胞减少，其机制尚不清楚。

（3）内毒素血症与内毒素休克：当血液中细菌或病灶内细菌释放大量内毒素入血时，可导致内毒素血症。内毒素作用于血小板、巨噬细胞、中性粒细胞、补体系统、凝血系统等，并诱生组胺、5-羟色胺、前列腺素、激肽等血管活性介质，使小血管收缩和舒张功能紊乱而造成微循环障碍，表现为血液淤滞于微循环，有效循环血量减少，血压下降，组织器官毛细血管灌注不足、缺氧、酸中毒等，严重时则形成以微循环衰竭和低血压为特征的内毒素休克。

（4）弥散性血管内凝血（DIC）：是指微血栓广泛沉着于小血管中，可发生于多种疾病的过程中，不是一种独立的疾病，而是一种病理过程或综合征。

表13-1　外毒素与内毒素的特性比较

区别要点	外毒素	内毒素
来源	革兰阳性菌与部分革兰阴性菌	革兰阴性菌
存在部位	从活菌分泌出，少数菌崩解后释出	细胞壁组分，菌体裂解后释出
化学成分	蛋白质	脂多糖

续表

区别要点	外毒素	内毒素
稳定性	不稳定，60～80℃，30分钟被破坏	稳定，160℃，2～4小时才被破坏
毒性作用	强，对组织器官有选择性毒害效应，引起特殊临床表现	较弱，各种细菌内毒素的毒性效应大致相同，引起发热、白细胞增多、休克、DIC等
抗原性	强，刺激机体产生高滴度抗毒素，经甲醛处理脱毒形成类毒素	弱，刺激机体产生的中和抗体作用弱，经甲醛处理不能形成类毒素

二、细菌的侵入数量

具有毒力的病原菌侵入机体后，还需有足够的数量才能引起感染。一般情况下，毒力愈强，引起感染所需的细菌数愈少，反之则需要量大。如吞入少量毒力强的鼠疫杆菌即可引起感染，而毒力弱的肠炎沙门菌常需摄入数亿个菌才能引起感染。一般而言，细菌致病所需的数量与其毒力成反比。

三、细菌的侵入途径

病原菌引起机体特定的感染，必须通过适当的侵入途径才能实现。这与病原菌生长繁殖需要一定的微环境有关。如破伤风梭菌的芽胞侵入深部创伤组织才能引起破伤风，经口食入则不能致病。痢疾杆菌、伤寒杆菌须经消化道才能致病。但有的病原菌可通过多种途径侵入引起感染，如结核分枝杆菌经呼吸道、消化道、皮肤创伤等途径均能引起感染。

第二节　感染的发生与发展

在感染性疾病中，根据病原体的来源可分为外源性感染和内源性感染；根据发生感染的场所可分为社会感染和医院感染。无论何种感染均可表现为若干感染类型。

一、感染的来源

外源性感染　引起感染的细菌来源于体外，如来自病人、带菌者或带菌动物等。

内源性感染　引起感染的细菌来源于病人自身的体表或体内。这类细菌在发生感染之前已经存在于体表或体内，常见的是条件致病菌或由多种原因引起的菌群失调症等。

社会感染　是指在医院外发生的一切感染，相对于医院内引起的感染而言。

医院感染　是指在医院内所发生的感染，包括在医院中活动的人群，如住院患者、门诊患者、医务工作者、陪伴者和探视者等的感染。

二、传播方式与途径

1. 呼吸道感染　病人或带菌者通过咳嗽、喷嚏将带有病原菌的分泌物或飞沫排出，散布到空气中并被他人吸入而感染，如肺结核、白喉、百日咳等。

2. 消化道感染　患者或带菌者的粪便等排泄物污染食品或水，经口进入引起消化道感染。如伤寒、痢疾、霍乱及食物中毒等。

3. 创伤感染　细菌经皮肤黏膜的细小裂缝或破损进入人体而引起的感染，如皮肤化脓性感染、破伤风、气性坏疽等。

4. 接触感染　病原菌通过人与人或人与动物密切接触而感染，如淋病、梅毒等。

5. 节肢动物叮咬感染　病原体以节肢动物为传播媒介而引起的感染，如乙脑、鼠疫、斑疹伤寒等。

有些病原菌的传播可通过呼吸道、消化道、创伤等多种途径，如结核分枝杆菌、炭疽杆菌等。

三、感染的类型

感染的发生与发展是病原菌的致病作用和机体抗菌免疫相互作用的错综复杂过程。细菌侵入机体后，可出现不感染、隐性感染、潜伏感染、显性感染和带菌状态等5种表现。

（一）不感染　当机体具有高度免疫力，或侵入的病原菌毒力很弱或数量不足，或侵入部位不适宜，则病原菌迅速被机体的免疫系统消灭，不发生感染。

（二）隐性感染　又称亚临床感染，当机体抗感染免疫力强，或侵入的病原菌毒力弱、数量少，感染后对机体损害较轻，不出现或仅出现轻微的症状，称为隐性感染。隐性感染后，机体可获得足够的特异性免疫力，可抵御同种细菌的再次感染。

（三）潜伏感染　当机体与病原菌在相互作用过程中处于暂时平衡状态时，病原菌长期潜伏在病灶内或某些特殊组织中，一般不出现在血液、分泌物或排泄物中。一旦机体免疫力下降则潜伏病原体大量繁殖而引起疾病，如结核分枝杆菌、梅毒螺旋体等均可引起潜伏感染。

（四）显性感染　当机体抗感染的免疫力较弱，或入侵的病原菌毒力强，数量多时，则机体组织受到不同程度的损害，生理功能紊乱，出现一系列临床症状，称为显性感染。

1. 根据病情缓急，显性感染可分为急性感染和慢性感染。

（1）急性感染：发病急，病程短，只有数日至数周，如霍乱、伤寒等疾病。

（2）慢性感染：发病慢，病程长，有数月至数年，如结核、麻风、布氏菌病等。

2. 根据感染部位及性质不同，显性感染可分为局部感染和全身感染。

（1）局部感染：病原菌局限在一定部位生长繁殖，引起病变，如疖、痈等。

（2）全身感染：病原菌或毒素向全身扩散，引起全身症状。临床常见下列几种情况：①毒血症（toxemia）：病原菌在侵入的局部生长繁殖，只有其产生的毒素进入血流，细菌并不侵入血流，引起特殊的毒性症状，如白喉、破伤风等。②菌血症（bacteremia）：病原菌在局部组织中繁殖，一过性或间断地侵入血流，但未在血流中繁殖，如伤寒病早期的菌血症。③败血症（septicemia）：病原菌侵入血流，并在其中大量生长繁殖，产生毒性代谢产物，引起严重的全身中毒症状，如鼠疫杆菌、炭疽杆菌等引起的败血症。④脓毒血症（pyemia）：指化脓性细菌侵入血流后大量繁殖，并通过血流扩散至机体其他组织或器官，产生新的化脓性病灶，如金黄色葡萄球菌引起的脓毒血症，常导致多发性肝脓肿、皮下脓肿和肾脓肿等。

（五）带菌状态　机体在显性感染或隐性感染后，有时病原菌未及时消灭，而在体内继续存在一定时期，与机体免疫力形成相对平衡状态，称为带菌状态。处于带菌状态的人，称为带菌者，如伤寒、白喉等病后常出现带菌状态。带菌者经常或间歇排出病原菌，是重要的传染源之一。因此，及时检出带菌者并对其进行隔离和治疗，在控制和消灭传染病的流行上具有重要意义。

第三节 机体的抗菌免疫

机体的抗菌免疫是指机体抵御细菌感染的能力。病原菌侵入人体后，首先遇到的是机体非特异性免疫的抵御，一般经 7～10 天后机体建立特异性免疫，然后在非特异性免疫与特异性免疫的共同作用下，发挥抗菌免疫而杀灭病原菌。

一、固有免疫（非特异性免疫）

机体抗细菌的固有免疫（非特异性免疫）主要通过机体的屏障结构、吞噬细胞的吞噬作用和体液中的抗菌物质等实现。

（一）屏障结构

1. 皮肤与黏膜屏障　健康完整的皮肤黏膜能机械阻挡病原菌入侵，黏膜分泌的黏液，汗腺分泌的乳酸，皮脂腺分泌的脂肪酸，都有杀菌或抑菌作用。唾液、泪液及气管分泌物中存在的溶菌酶，胃液中的胃酸，肠道分泌物中的多种蛋白质，均有杀灭病原菌的作用。此外，寄居于体表及腔道中的正常菌群对病原菌亦产生拮抗作用。

2. 血脑屏障　由软脑膜、脉络丛毛细血管及包在血管壁外的星状胶质细胞等构成。具有阻挡病原微生物及其毒性产物从血流进入脑组织或脑脊液的作用，从而保护中枢神经系统。婴幼儿的血脑屏障发育不成熟，故易发生脑炎及脑膜炎。

3. 胎盘屏障　由母体子宫内膜的基蜕膜和胎儿绒毛膜组成。可以阻挡病原菌及其有害产物从母体侵入到胎儿，对胎儿起保护作用。在妊娠 3 个月内，胎盘屏障发育尚不完善，感染母体的细菌或病毒，可进入胎儿体内，影响胎儿发育，导致胎儿畸形或死亡。某些药物也有类似作用。因此，在妊娠早期，应尽量避免感染，并注意对某些药物尽量少用或不用。

（二）吞噬细胞

1. 吞噬细胞的种类　①小吞噬细胞：主要是血液中的中性粒细胞，其杀菌机制有氧依赖性和非氧依赖性两大系统，前者又分髓过氧化物酶介导系统和非髓过氧化物酶介导系统。②大吞噬细胞：即血液中的单核细胞和组织器官中的巨噬细胞，如肝内的巨噬细胞、肺中的尘细胞、结缔组织内的组织细胞等，统称为单核吞噬细胞系统。

当病原菌侵入机体后，首先被中性粒细胞吞噬杀灭。若不能被杀灭则经淋巴管至附近淋巴结，在其内由巨噬细胞进一步吞噬杀灭。如细菌毒力强、数量多有可能不被完全阻挡而侵入血流或其他器官，再由血液、肝、脾、骨髓等处的吞噬细胞继续吞噬杀灭。

2. 吞噬杀菌过程　一般分为 3 个主要步骤。①接触：吞噬细胞和病原菌的接触，可以是随机相遇，但大多是通过趋化作用来实现的。②吞入：吞噬细胞与细菌接触后，细胞膜内陷并伸出伪足，形成口袋将细菌包绕，然后合拢封闭摄入细胞质内形成吞噬体。③杀死和消化：当吞噬体形成后，吞噬细胞胞浆中的溶酶体与之靠近、接触并互相融合成吞噬溶酶体。溶酶体内的杀菌物质有溶菌酶、髓过氧化物酶、乳铁蛋白、吞噬细胞杀菌素、碱性磷酸酶等可杀死病原菌，而蛋白酶、多糖酶、核酸酶、脂酶等能将它们分解。残渣最后排出细胞外。

3. 吞噬作用的后果　①完全吞噬：细菌被吞噬后，5～10 分钟内死亡，30～60 分钟内被消化。大多数化脓性细菌属此类。②不完全吞噬：常发生在某些胞内寄生菌感染过程中。如结核分枝杆菌、布氏菌、伤寒杆菌、军团菌等，在免疫力缺乏或低下的机体中，虽被吞噬却不被杀灭，是为不完全吞噬。不完全吞噬可导致病原菌在吞噬细胞内存活繁殖，并免受体液中特异性抗体、非特异性抗菌物质及抗菌药物的作用。最终导致吞噬细胞死亡，或随吞噬细胞游走，经血液、淋巴液散布至其他部位，引起全身扩散。

（三）体液中的抗菌物质

正常体液中含有多种杀菌或抑菌物质，其中较为重要的有下列几种：

1. 补体　活化的补体成分可导致趋化作用、调理作用和免疫黏附作用，加强和扩大吞噬细胞的吞噬功能。在有特异性抗体参与下，还能表现溶菌、杀菌作用。

2. 溶菌酶　主要来源于吞噬细胞，广泛分布于血清、唾液和泪液中，作用于革兰阳性菌胞壁的肽聚糖，使之裂解而溶菌。溶菌酶单独对革兰阴性菌作用较差，但如有抗体和补体协同作用，亦可引起溶菌。

3. 防御素　为一类富含精氨酸的小分子多肽，主要存在于中性粒细胞的嗜天青颗粒中，人的肠细胞中也有。防御素主要作用于胞外菌，其杀菌机制主要是破坏细菌细胞膜的完整性，使细菌溶解死亡。

二、适应性免疫（特异性免疫）

适应性免疫主要通过抗体和效应 T 淋巴细胞来发挥体液免疫和细胞免疫作用。对不同类型的细菌感染，体液免疫和细胞免疫所起的作用分别有所侧重。对主要由外毒素致病的细菌感染，机体产生的抗毒素起主要免疫作用。对胞外菌感染，病原菌首先遇到的是非特异性吞噬细胞的吞噬作用和炎症反应，随后机体产生特异性抗体，两者配合，共同消灭病原菌。而对胞内寄生菌感染，则以 T 细胞介导的细胞免疫作用为主。

（一）体液免疫的作用

体液免疫主要由特异性抗体所介导，机体针对细菌致病物质所产生的抗体，有保护作用，如白喉杆菌、破伤风梭菌等主要通过产生外毒素致病，机体针对外毒素产生的抗毒素有良好的保护作用。对于某些菌体表面结构抗原刺激机体产生的抗体，可通过下列机制起保护作用：①阻止细菌黏附于黏膜上皮细胞，从而阻断感染过程，如分泌性 IgA 抗体；②通过 IgG、补体 C3b 等介导调理吞噬作用；③在补体协同作用下裂解细菌。

（二）细胞免疫的作用

细胞免疫主要由效应 T 细胞及其产生众多的细胞因子所介导，其中参与胞外菌免疫应答的 T 细胞主要是 $CD4^{+}$ Th2 细胞，它可辅助 B 细胞产生抗体，还能产生多种细胞因子，引起局部炎症，促进巨噬细胞的吞噬和杀伤、吸引和活化中性粒细胞等；而 $CD4^{+}$ Th1 细胞是抗胞内寄生菌感染的重要免疫因素，通过产生的细胞因子活化、趋化巨噬细胞及中性粒细胞等间接发挥免疫效应。CTL 在抗胞内菌感染中也有重要作用。

思考题

1. 细菌的侵袭力与菌体哪些结构及产物有关？举例说明。
2. 试述细菌内、外毒素的特性比较。
3. 简述机体的非特异性抗菌免疫作用。
4. 解释下列名词：毒血症、菌血症、败血症、脓毒血症。

（桂林医学院　袁桂峰）

第十四章　球　菌

内容提要

病原性球菌主要包括葡萄球菌、链球菌属的化脓性链球菌和肺炎链球菌以及奈瑟菌属中的淋病奈瑟菌和脑膜炎奈瑟菌。葡萄球菌革兰染色阳性，呈球形，葡萄串状排列。可分为金黄色葡萄球菌、表皮葡萄球菌和腐生葡萄球菌3种。致病性葡萄球菌产生金黄色色素，并能产生血浆凝固酶、溶血毒素、肠毒素等，可致皮肤及各组织、脏器的化脓性炎症，还可引起食物中毒和假膜性肠炎。链球菌呈链状排列，革兰染色阳性，可产生多种有侵袭力的酶和毒素，引起人类多种疾病如化脓性炎症、猩红热，并能引起变态反应病。肺炎链球菌是引起大叶性肺炎的主要病原菌，菌体呈矛头状，成双排列，革兰染色阳性。淋病奈瑟菌和脑膜炎奈瑟菌为革兰阴性、成双排列的球菌，分离培养均需在含5%～10% CO_2的环境中，抵抗力低。脑膜炎奈瑟菌是流行性脑脊髓膜炎的病原体；淋病奈瑟菌是淋病的病原体，主要通过性交传播。

球菌（coccus）是细菌中的一大类，对人类有致病性的球菌主要包括葡萄球菌属、链球菌属、肠球菌属和奈瑟菌属的一些细菌。根据革兰染色性不同又可将其分为革兰阳性球菌和革兰阴性球菌两类。对人类有致病作用的病原性球菌主要引起化脓性炎症，故又称化脓性球菌（pyogenic coccus），主要包括革兰染色阳性的葡萄球菌、链球菌、肺炎链球菌，以及革兰染色阴性的淋球菌和脑膜炎球菌等。

第一节　葡萄球菌属

葡萄球菌属（*Staphylococcus*）的细菌常堆聚成葡萄串状，故名葡萄球菌。本菌广泛分布于自然界和人、动物的皮肤以及与外界相通的腔道中，但大部分是不致病的腐物寄生菌。在人群中约有20%～50%鼻咽部带有致病菌株，医院工作人员中带菌率可达70%，是医院内交叉感染的主要传染源。葡萄球菌能引起皮肤黏膜、多种组织器官的化脓性炎症及其他疾病，是最常见的化脓性球菌。

一、生物学性状

形态与染色　呈球形，直径0.5～1μm，典型的葡萄球菌排列成葡萄串状，在脓汁或液体培养基中，常散在成双或短链状排列。无鞭毛及芽胞，幼龄菌可见荚膜。革兰染色阳性；当衰老、死亡或被中性粒细胞吞噬后常转为革兰阴性。

培养特性　营养要求不高，在普通培养基上生长良好。兼性厌氧或需氧。最适生长温度为 37℃，最适 pH 为 7.4。耐盐性强，能在含 10%～15%的 NaCl 培养基上生长。在肉汤培养基中经 37℃孵育 24 小时后，呈均匀混浊生长，管底稍有沉淀。在普通琼脂平板上孵育 24～48 小时后，形成圆形、隆起、表面光滑、湿润、边缘整齐、不透明的菌落，直径1～2mm。菌落初呈现白色，随后因菌种不同发展成金黄色、白色或柠檬色等。色素为脂溶性，故培养基不着色。在血液琼脂平板上，多数致病性葡萄球菌可产生溶血毒素，使菌落周围产生透明的溶血环。

抗原构造 已发现有 30 多种，主要有磷壁酸、葡萄球菌 A 蛋白、荚膜多糖等抗原。其中葡萄球菌 A 蛋白医学意义较为重要。葡萄球菌 A 蛋白（Staphylococcal protein A，SPA）是存在于细胞壁的一种表面蛋白。90%以上的金黄色葡萄球菌菌株有此抗原。SPA 是一种单链多肽，与胞壁肽聚糖呈共价结合。SPA 可与人和多种哺乳动物血清中 IgG 的 F_C段非特异性结合。SPA 与 IgG 分子的 F_C段结合后，IgG 分子的 Fab 段仍能同相应抗原分子特异性结合。据此而设计的协同凝集试验已广泛应用于多种细菌抗原的检测。SPA 与 IgG 的结合尚具有抗吞噬、激活补体、促细胞分裂等多种生物学活性。

分类 根据色素、生化反应等不同，葡萄球菌可分为金黄色葡萄球菌（*S. aureus*）、表皮葡萄球菌（*S. epidermidis*）和腐生葡萄球菌（*S. saprophyticus*）3 种。三种葡萄球菌的主要性状见表 14－1。多数金黄色葡萄球菌可进一步用噬菌体分型。根据噬菌体对菌株的裂解反应，可将金黄色葡萄球菌分为 4 群 2 型。

表 14－1 三种葡萄球菌的主要性状比较

性状	金黄色葡萄球菌	表皮葡萄球菌	腐生葡萄球菌
菌落色素	金黄色	白色	柠檬色
血浆凝固酶	+	—	—
分解葡萄糖	+	+	—
分解甘露醇	+	—	—
α 溶血素	+	—	—
耐热核酸酶	+	—	—
SPA	+	—	—
噬菌体分裂	多数能	不能	不能
致病性	强	弱或无	无
新生霉素	敏感	敏感	耐药

抵抗力 葡萄球菌对外界因素的抵抗力强于其他无芽胞菌。干燥脓汁、痰液中存活 2～3 个月，加热 60℃1 小时或 80℃30 分钟才能被杀死；在 5%苯酚、0.1%升汞中 10～15 分钟死亡；对甲紫很敏感，1∶100 000～200 000 倍稀释液能抑制其生长。对青霉素、金霉素、红霉素和庆大霉素高度敏感。近年来，由于广泛应用抗生素，耐药菌株逐年增多，目前金黄色葡萄球菌对青霉素 G 的耐药菌株高达 90%以上。

二、致病性与免疫性

（一）致病物质

金黄色葡萄球菌可产生多种侵袭性酶和外毒素，其中起主要作用的有：

1. 血浆凝固酶　大多数致病菌能产生此酶，非致病菌一般不产生。血浆凝固酶可使人和家兔血浆发生凝固。产生凝固酶的菌株进入机体后，使血浆中的纤维蛋白原变成纤维蛋白沉积于菌体表面或周围，阻碍吞噬细胞的吞噬，也限制了细菌的扩散。因此，葡萄球菌引起的感染易于局限化和形成血栓。

2. 葡萄球菌溶血毒素　致病性葡萄球菌可产生多种溶血毒素，对人有致病作用的主要是α溶血素。该毒素具有多种毒性作用，不仅可引起家兔和人的红细胞溶解，而且对粒细胞、血小板和多种组织细胞均有破坏作用，能引起局部血管收缩，导致局部缺血坏死。α溶血素是一种外毒素，具有良好的抗原性，经甲醛脱毒后可制成类毒素。

3. 杀白细胞素　多数致病性葡萄球菌还能产生另一种破坏细胞的毒素，称为杀白细胞素。杀白细胞素能破坏中性粒细胞和巨噬细胞，在抵抗宿主吞噬细胞吞噬、增强病菌侵袭力方面发挥作用。

4. 肠毒素　约30%～50%的金黄色葡萄球菌可产生肠毒素。按抗原性不同可分为A、B、C1、C2、C3、D、E、G和H 9个血清型，其中以A、D型的食物中毒最多，B和C型次之。该毒素是一种可溶性蛋白质，耐热，经100℃30分钟煮沸不被破坏，也不受胰蛋白酶的影响，食入能引起人、猴或幼猫发生以呕吐为主要症状的食物中毒。

5. 表皮剥脱毒素　也称表皮溶解毒素。系单纯蛋白质，具有抗原性，可被甲醛脱毒成类毒素。表皮剥脱毒素能使表皮组织的棘状颗粒层裂解，使表皮与真皮脱离，引起剥脱性皮炎，又称烫伤样皮肤综合征，多见于新生儿、幼儿和免疫功能低下者。

6. 毒性休克综合征毒素-1　曾被称为致热外毒素C和肠毒素F。是某些金黄色葡萄球菌生长过程分泌的一种外毒素，可致休克综合征。

（二）所致疾病

1. 侵袭性疾病　主要引起化脓性炎症。葡萄球菌可通过多种途径侵入机体，导致皮肤或器官的多种感染，甚至败血症。

（1）皮肤及软组织感染：如毛囊炎、疖、痈、脓疱疮、甲沟炎、睑腺炎、蜂窝组织炎、伤口化脓等。其特点是脓汁黄而黏稠，化脓灶多数为局限性且与周围组织界限明显。

（2）内脏器官感染：有气管炎、肺炎、脓胸、中耳炎、脑膜炎、心包炎、心内膜炎等。

（3）全身感染：有败血症、脓毒败血症等。

2. 毒素性疾病　由葡萄球菌产生的有关外毒素引起。

（1）食物中毒：进食含葡萄球菌肠毒素食物后1～6小时出现症状，先有恶心、呕吐、上腹痛，继以腹泻。多数病人1～2日内恢复，严重者可虚脱或休克。

（2）假膜性肠炎：某些病人在长期大量使用广谱抗生素后，引起正常菌群失调，耐药性葡萄球菌乘机大量繁殖产生毒素所致。临床症状以腹泻、呕吐为主，病理特点是肠黏膜被一层炎性假膜覆盖，该假膜系由炎性渗出物、肠黏膜坏死块和细菌组成。有时可随大便排出体外。

（3）烫伤样皮肤综合征：由表皮剥脱毒素引起。多见于新生儿。患者皮肤呈弥漫性红斑，起皱，继而形成水泡，导致皮肤脱落。

（4）毒性休克综合征：由毒性休克综合征毒素-1引起。主要表现为高热、低血压、呕吐、腹泻、猩红热样皮疹，严重者出现休克。

（三）免疫性

人类对致病性葡萄球菌有一定的天然抵抗力。只有当皮肤黏膜受伤后，或患有慢性消耗性疾病以及其他病原体感染导致宿主免疫力下降时，才易引起葡萄球菌感染。患病恢复后，获得一定的免疫力，但不强，难以防止再次感染。

三、微生物学检查法

根据疾病采取相应的标本，如脓汁、血液、可疑食物、呕吐物及粪便等。

（一）直接涂片镜检

取标本涂片，革兰染色镜检。一般根据细菌形态、排列和染色性可作出初步诊断。

（二）分离培养与鉴定

将标本接种血琼脂平板、甘露醇等培养基中进行分离培养。根据菌落特征、色素形成、有无溶血、能否分解甘露醇、菌落涂片染色镜检和血浆凝固酶试验等进行鉴定。食物中毒的呕吐物和剩余食物等标本可直接涂片镜检，同时接种肉汤培养基，使之产生肠毒素，注射于幼猫腹腔，可出现急性胃肠炎，以帮助诊断。

四、防治原则

加强卫生宣传教育，注意个人卫生，保护治疗创伤，避免感染。药物治疗时，应根据药敏试验结果选用敏感抗生素。

第二节　链球菌属

链球菌属（*Streptococcus*）是一类链状排列的革兰阳性球菌，广泛分布于自然界和人体呼吸道、消化道和泌尿生殖道中，可引起各种化脓性炎症。

一、链球菌的分类

链球菌的分类方法多样，目前尚未统一，常用的有：

1. 根据溶血现象的分类　根据链球菌在血平板上的溶血现象分为3类：

（1）甲型（α）溶血性链球菌：菌落周围有狭窄的草绿色溶血环，又称草绿色链球菌。草绿色溶血环并非由红细胞溶解形成，而是细菌产生过氧化氢使血红蛋白氧化成正铁血红蛋白所致。甲型链球菌为条件致病菌。

（2）乙型（β型）溶血性链球菌：能产生溶血毒素，菌落周围有宽大的透明溶血环，故又称为溶血性链球菌。这类链球菌致病性强，常引起人类多种疾病。

（3）丙型（γ）链球菌：菌落周围无溶血环，故又称为不溶血性链球菌，无致病性，常存在于乳类和粪便中，偶尔引起感染。

2. 按抗原构造分类　按C抗原（多糖抗原）不同，可分成A、B、C、D等20个群。对人有致病作用的链球菌菌株90%属A群。同群链球菌因表面蛋白质抗原不同又分若干型，如A群链球菌根据M抗原不同，可分成100多个型，对人有致病作用的链球菌多为乙型溶血。

3. 按生化反应分类　肺炎链球菌、某些α溶血性链球菌和非溶血链球菌不具备群特异性抗原，需根据其生化反应和对药物的敏感性进行鉴定。

二、化脓性链球菌

化脓性链球菌（*S. pyogenes*）又称 A 群链球菌，是链球菌中致病性最强的细菌。

（一）生物学性状

形态与染色　呈球形或卵圆形，直径 0.6～1.0μm。链状排列，长短不一，链的长短与细菌种类及生长环境有关。临床标本中，以成对、短链多见；在液体培养基中形成的链状排列常比取材于固体培养基上者长。无芽胞，无鞭毛，多数菌株在培养早期（2～4 小时）形成透明质酸荚膜，随培养时间的延长，因荚膜被菌自身产生的透明质酸酶逐渐分解而消失。有菌毛结构，含特异性的 M 蛋白。革兰染色阳性，培养较久或被吞噬细胞吞噬后，可转为阴性。

培养特性与生化反应　需氧或兼性厌氧。营养要求较高，普通培养基上生长不良，需补充血液、血清、葡萄糖等。最适生长温度为 37℃，最适 pH 为 7.4～7.6。在血清肉汤中易形成长链而沉淀于管底。在血琼脂平板上形成灰白色、表面光滑、边缘整齐、直径约 0.5～0.75mm 的细小菌落。不同的菌株有不同的溶血现象。链球菌一般不分解菊糖，不被胆汁溶解，这两种特性可用来鉴别甲型链球菌和肺炎链球菌。

抗原构造　链球菌抗原构造较复杂，主要有 3 种：

（1）核蛋白抗原：或称为 P 抗原。无特异性，各种链球菌的 P 抗原均相同。

（2）多糖抗原：或称为 C 抗原。是细胞壁的多糖组分，有群特异性。

（3）蛋白质抗原：或称为表面抗原。具有型特异性，位于 C 抗原外层。A 群链球菌有 M、T、R 不同性质的蛋白质抗原，与致病性有关的是 M 抗原。

抵抗力　链球菌抵抗力不强，60℃30 分钟可被杀死；对一般消毒剂敏感。溶血性链球菌对青霉素、红霉素、四环素和磺胺药都很敏感，青霉素是链球菌感染的首选药物，极少有耐药株发现。

（二）致病性与免疫性

致病物质　A 群链球菌有较强的侵袭力，可产生多种外毒素和胞外酶。

1. 链球菌溶血毒素　由乙型溶血性链球菌产生，根据对氧的稳定性，分为链球菌溶血素 O 和链球菌溶血素 S 两种。链球菌溶血素 O（streptolysin O，SLO）主要由 A 群及部分 C、G 群链球菌产生，因含有-SH 基的蛋白质，对氧敏感。遇氧时，-SH 基被氧化为-SS-基而失去溶血活性。若加入亚硫酸钠或半胱氨酸等还原剂，溶血作用可逆转。SLO 对中性粒细胞、血小板、巨噬细胞、神经细胞及心肌细胞有毒性作用。SLO 抗原性强，85%～90%链球菌感染患者，于感染后 2～3 周到痊愈后数月或 1 年内可查到此抗体。该抗体能阻止 SLO 的溶血作用。风湿热患者的这种抗体滴度较高，测定其含量可辅助诊断。链球菌溶血素 S（streptolysin S，SLS）SLS 是小分子糖肽，无抗原性，对氧稳定，对热和酸敏感，不易保存。在血琼脂平板上所致的透明溶血环就是 SLS 所致。此毒素能抑制趋化作用和吞噬作用，并对多种细胞有毒性作用，能引起血管内溶血及肾小管坏死。

2. 致热外毒素（红疹毒素、猩红热毒素）　是引起人类猩红热的主要毒性物质。是一种外毒素，可分为 3 个血清型。该毒素能引起易感者全身红疹，并有发热、头痛、恶心、全身不适等。

3. 侵袭性酶　均为扩散性因子，以不同的作用方式促进链球菌向周围组织或经淋巴、血液扩散。其中透明质酸酶，又名扩散因子，能分解细胞间质的透明质酸，使病菌易在组织中扩散；链激酶又称链球菌纤维蛋白溶酶，可使血液中纤维蛋白酶原转变成纤维蛋白酶，故可溶解血块或阻止血浆凝固，有利于病菌在组织中扩散；链道酶又称链球菌 DNA 酶，能降解脓汁中具有高黏稠性的 DNA，使脓液稀薄，促进病菌扩散。

目前，链激酶与链道酶已制成酶制剂，临床上用于液化脓性渗出液，如应用于肺炎链球菌所致的脓胸等疾患，使脓液变稀，便于引流及抗菌药物治疗。

所致疾病 传染源为病人或带菌者，传播方式有空气飞沫传播、经皮肤伤口感染、食品传播等途径。主要引起以下疾病：

1. 化脓性感染 如淋巴管炎、淋巴结炎、蜂窝组织炎、痈、脓疱疮等局部皮肤和皮下组织感染；可沿淋巴和血液扩散引起败血症；还可引起其他系统感染，如扁桃体炎、咽炎、鼻窦炎、中耳炎、脑膜炎、产褥热等。

2. 猩红热 由产生致热外毒素的溶血性链球菌所致。多发于小儿，通过呼吸道飞沫传播。临床表现为全身红疹和全身中毒症状。

3. 链球菌性超敏反应性疾病 主要有风湿热和急性肾小球肾炎。常发生于某些 A 群溶血性链球菌感染之后，病变部位未能发现链球菌，但可检出链球菌抗原与相应抗体形成的免疫复合物，患者血清补体含量明显降低。风湿热可由多种型别的 A 群链球菌引起。潜伏期约 2～3 周，临床表现以关节炎和全心炎为主。其发病可能是 A 群链球菌与心脏及关节某些成分有共同抗原或 M 蛋白与相应的抗体形成的免疫复合物沉积于心瓣膜及关节滑膜上，通过Ⅱ型或Ⅲ型超敏反应造成心脏和关节的损伤。急性肾小球肾炎是由于某些 A 群链球菌菌株与肾小球基底膜间存在共同抗原，或链球菌 M 蛋白与相应抗体形成免疫复合物沉积于肾小球基底膜，引起Ⅱ型或Ⅲ型变态反应，造成肾基底膜损害而发病。

免疫性 人体感染链球菌后，可获得一定的免疫力，主要是抗 M 蛋白抗体，可增强吞噬细胞的吞噬作用。但由于链球菌型别多，各型之间无交叉免疫作用，故可反复感染。患过猩红热后可产生同型的致热外毒素抗体，能建立牢固的同型抗毒素免疫。因致热外毒素有 3 个血清型，故猩红热的再发可能是感染产生另一型毒素的细菌所致。

（三）微生物学检查法

根据所致疾病不同，可采取脓汁、咽拭子、血液等标本送检。

1. 直接涂片镜检 脓汁可直接涂片行革兰染色后镜检，发现有典型的链状排列的革兰阳性球菌，可作出初步诊断。

2. 分离培养与鉴定 将标本接种于血平板上，培养后根据菌落特征及溶血现象等特征进行判断。若疑有败血症时，应取血液置于葡萄糖肉汤培养基中增菌后再做分离培养。

3. 血清学试验 抗链球菌溶血素 O 试验：简称抗 O 试验，常用于风湿热的辅助诊断。风湿热患者血清中抗 O 抗体比正常人显著增高，大多在 250U 左右，活动性者一般超过 400U。红疹消退试验：又称转白试验，方法是皮内注射猩红热患者恢复期血清或致热外毒素抗毒素于病人红斑处，若是猩红热的红斑，在 6～12 小时后，注射部位红斑消退转白。

（四）防治原则

应对病人和带菌者及时治疗，以减少传染源。对急性咽喉炎和扁桃体炎患者，尤其是儿童，须治疗彻底，以防急性肾小球肾炎、风湿热等的发生。对链球菌感染的治疗，青霉素 G 为首选药物，也可选用磺胺药、红霉素等。

三、肺炎链球菌

肺炎链球菌（*S. pneumoniae*）通常称肺炎球菌。本菌广泛分布于自然界，经常寄居于正常人鼻咽腔中。多数不致病或致病力弱，仅少数有致病性，主要引起大叶性肺炎。

（一）生物学性状

菌体呈矛头状，成双排列，宽端相对，尖端向外。无鞭毛，无芽胞。在体内能形成荚膜，经人工培养后荚膜消失。革兰染色阳性，陈旧培养的菌体常呈现革兰阴性。兼性厌氧。营养要求较高，需在含有血液或血清的培养基上才能生长。在血平板上，肺炎球菌的菌落为圆形，表面光滑、灰白色、半透明，菌落周围有草绿色溶血环，与甲型溶血性链球菌相似。若培养时间超过48小时，细菌产生自溶酶，菌体逐渐溶解，菌落中央下降呈脐窝状。在血清肉汤中培养，初期呈混浊生长，稍久因菌自溶而使培养液变清。此溶解过程可被表面活性剂加速，如加入胆汁或10%的去氧胆酸，可在室温或37℃10分钟内出现溶菌现象。因此，常用胆汁溶解试验与甲型溶血性链球菌相区别。多数新分离的肺炎球菌能分解菊糖产酸。该菌有荚膜多糖抗原和菌体抗原，根据荚膜多糖抗原抗原性不同，肺炎球菌可分为84个血清型，分别以1，2，3……表示，其中以3型毒力最强。本菌抵抗力弱，56℃20分钟即可死亡。对多数消毒剂敏感，有荚膜菌株对干燥抵抗力较强，在干痰中可存活1～2个月，对青霉素、红霉素敏感。

（二）致病性与免疫性

荚膜有抗吞噬作用，是肺炎球菌的主要致病因素。该菌常寄居于上呼吸道，当机体抵抗力降低时，引起大叶性肺炎，并可继发胸膜炎、脓胸，也可引起中耳炎、脑膜炎、败血症等。病后免疫作用短暂，与产生特异性抗体及增强吞噬能力有关。

（三）微生物学检查法

根据病种可采取痰液、脓汁、血液、脑脊液等。涂片做革兰染色或荚膜染色后镜检，根据形态排列，染色性及荚膜等，结合临床可作出初步诊断。也可将标本接种于血平板培养，若发现有草绿色溶血环的可疑菌落，可进行菊糖发酵试验和胆汁溶解试验，以区别于甲型溶血性链球菌。肺炎球菌上述试验均为阳性，而甲型溶血性链球菌则为阴性。

（四）防治原则

近年国外研究的多价肺炎球菌荚膜多糖菌苗进行特异性预防，有较好的效果，磺胺药、青霉素临床疗效较好。

四、草绿色链球菌

草绿色链球菌又称甲型链球菌，属条件致病菌。拔牙或摘除扁桃体时，口咽部甲型链球菌乘机侵入血液，若心脏有先天缺陷或风湿性损伤，细菌可在该处停留繁殖，引起亚急性细菌性心内膜炎。

第三节　奈瑟菌属

奈瑟菌属（*Neisseria*）是一群革兰阴性双球菌，种类很多，能引起人体发病的只有脑膜炎奈氏菌和淋病奈氏菌。该类细菌形态相似，无芽胞、无鞭毛。

一、淋病奈瑟菌

淋病奈瑟菌（*Neisseria gonorrhoeae*）简称淋球菌（gonococcus），是人类淋病的病原体，淋病也是我国目前发病人数最多的性传播疾病。

（一）生物学性状

呈肾形或豆形，成双排列，两菌接触面平坦或略向内陷，似一对咖啡豆状，直径0.6～0.8μm。人工培养后可成卵圆形或球形。革兰染色阴性在脓汁标本中常位于中性粒细胞内。无鞭毛，无芽胞，有菌毛和荚膜。专性需氧，营养要求高，人工培养较困难。初次分离培养时需用巧克力（色）血液琼脂培养基，并供给5%～10%的CO_2。最适生长温度37℃，最适pH为7.5。孵育48小时后，形成圆形、凸起、表面光滑、灰白色、半透明的菌落，直径约0.5～1mm。本菌只分解葡萄糖，不分解其他糖类。

淋球菌的表层抗原主要有菌毛蛋白抗原、脂多糖抗原、外膜蛋白抗原。根据外膜蛋白抗原性不同可将淋球菌分为A、B、C等16个不同的血清群。淋球菌对热、冷、干燥极度敏感，在干燥环境下仅能存活1～2小时，湿热55℃5分钟、100℃立即死亡，对常用消毒剂也很敏感，如1%石炭酸、75%酒精、0.1%新洁尔灭等均可迅速致死。对磺胺药、青霉素等很敏感，但易产生耐药性。

（二）致病性与免疫性

人类是淋球菌的唯一宿主，主要通过性接触传播。淋球菌侵入尿道或生殖道而致病。母体患有淋病性阴道炎或子宫颈炎者，胎儿经产道娩出时可被感染而患淋病性眼结膜炎。间接传染是经患者用过的衣服、毛巾、用具等传染，但很少见。成人感染初期，一般引起男性前尿道炎、女性尿道炎与子宫颈炎，如未治疗，可扩散到两性生殖系统，引起慢性感染。人类对淋球菌的感染无天然抵抗力，患病后血清中可出现特异性IgM、IgG和SIgA类抗体，但仍可再感染。

（三）微生物学检查法

常取泌尿生殖道脓性分泌物，直接涂片，革兰染色镜检，若在中性粒细胞内发现有革兰阴性双球菌，即有诊断价值。

（四）防治原则

淋病是一种常见的性病，预防淋病主要是防止不正当两性关系，取缔卖淫嫖娼。对患者应早期用药，彻底治疗。

二、脑膜炎奈瑟菌

脑膜炎奈瑟菌（*Neisseria meningitidis*）也称脑膜炎球菌（meningococcus），是引起流行性脑脊髓膜炎（简称流脑）的病原菌。

（一）生物学性状

形态染色类似于淋球菌。在患者脑脊液中，多位于中性粒细胞内，形态典型。无鞭毛、无芽胞，新分离菌株有荚膜。培养营养要求较高，需要在含有血清或血液的培养基中培养。常用的培养基是血琼脂平板和巧克力平板。专性需氧，初次分离培养需供给5%～10%的CO_2。37℃孵育24小时后形成1.0～1.5mm的无色、圆形、凸起、光滑、透明，似露滴状的菌落，无溶血现象。多数菌能分解葡萄糖、麦芽糖，产酸不产气。氧化酶试验阳性。抵抗力较弱。对干燥、热、冷、紫外线等均十分敏感。在75%酒精、0.1%苯扎氯铵和1%苯酚中迅速杀灭。对磺胺药、青霉素、链霉素等敏感。

脑膜炎球菌抗原构造与分类

(1) 荚膜多糖抗原：有群特异性，根据荚膜多糖抗原可将脑膜炎球菌分为12个血清群，对人类有致病作用的主要是A、B、C群，在我国以A群为主。

(2) 外膜蛋白抗原：有型特异性，根据此抗原各群又可分为若干型。

(二) 致病性与免疫性

1. 致病物质 主要有荚膜、菌毛和内毒素。荚膜可抗吞噬细胞的吞噬作用，菌毛有助于细菌附着于细胞表面，利于进一步侵入。内毒素是主要致病物质，由细菌自溶或裂解释放，可使小血管、毛细血管形成血栓引起出血，严重时造成DIC、中毒性休克。

2. 所致疾病 本菌可寄居于正常人鼻咽部，多为带菌者，个别发展为流脑。主要通过呼吸道飞沫传播。也可通过病人呼吸道分泌物污染的物品而感染。潜伏期2～3天，长者可达10天。病菌在鼻咽部繁殖后侵入血流，引起菌血症或败血症。病人表现为恶寒、高烧、恶心、呕吐，皮肤或黏膜出现出血点或出血斑。细菌通过血脑屏障到达脑脊膜，产生化脓性炎症。病人表现为剧烈头痛、喷射状呕吐、颈项强直等脑膜刺激症状。暴发型流脑起病急剧凶险，若不及时抢救，常于24小时内危及生命。

3. 免疫性 机体对脑膜炎球菌的免疫以体液免疫为主。群特异性多糖抗体和型特异性蛋白抗体（IgM、IgG和SIgA）在补体存在下能杀伤脑膜炎球菌。

(三) 微生物学检查法

标本采取病人的脑脊液、血液或刺破出血淤斑取其渗出物。由于脑膜炎球菌对低温和干燥极敏感，故标本采取后应注意保温速送，最好是床边接种。

1. 直接涂片镜检

(1) 脑脊液：经离心沉淀后，取沉淀物涂片，革兰染色后镜检，如在中性粒细胞内、外有革兰阴性球菌，可作出初步诊断。

(2) 出血淤斑：碘酊、酒精消毒皮肤后，用无菌针头挑破出血淤斑，挤出少量液体印片，干燥后革兰染色镜检。阳性率可达80%。

2. 分离培养与鉴定 血液或脑脊液应先接种于血清肉汤培养基中增菌，再分离画线接种于巧克力平板。平板置于5%～10%二氧化碳环境中37℃培养24小时，挑选可疑菌落涂片染色检查，并做生化反应和凝集试验鉴定。

3. 快速诊断 脑膜炎球菌易自溶，病人脑脊液和血清中可有其可溶性抗原存在，故可采用已知抗体快速检测相应抗原。

(1) 对流免疫电泳：本法敏感性较好，特异性也较强，1小时即可出结果。

(2) SPA协同凝集试验：先用已知脑膜炎球菌的IgG类抗体结合在葡萄球菌A蛋白（SPA）上，然后加入待测血清或脑脊液，若标本中含有相应抗原，则可见葡萄球菌凝集现象。

(四) 防治原则

及时隔离治疗病人及带菌者，消灭传染源，切断传播途径。对易感儿童可使用群特异性多糖抗原疫苗，保护率可达90%以上。对流脑的治疗首选药是磺胺嘧啶，它能有效地通过血脑屏障，也可用青霉素等药物。

思考题

1. 根据生化特性与产生的色素，葡萄球菌可分为哪几类？
2. 何谓血浆凝固酶试验？有何意义？
3. 葡萄球菌与链球菌引起的化脓感染有何区别？简述其原因。
4. 肺炎链球菌有何生物学特点？主要致病因素是什么？
5. 试述金黄色葡萄球菌的致病物质及所致疾病。
6. 试述链球菌的致病物质及所致疾病。

（西安交通大学医学院　刘如意）

第十五章　肠道杆菌

内容提要

肠杆菌科形态染色相似，生化反应活泼，能分解多种糖和蛋白质形成不同产物，抗原构造复杂。大肠埃希菌是肠道中的正常菌群，多数为条件致病菌，某些为致病菌。志贺菌属是引起细菌性痢疾的病原体，致病物质有菌毛、内毒素、外毒素。沙门菌属引起肠热症、食物中毒、败血症等。

肠杆菌科（*Enterobacteriaceae*）细菌是一大群生物学性状相似的革兰阴性杆菌，常寄居在人和动物的肠道内，亦存在于土壤、水和腐物中。其中大多数是肠道的正常菌群，当宿主免疫力降低或细菌移位至肠外部位时可成为条件致病菌而引起疾病；少数为致病菌，例如伤寒沙门菌、志贺菌、致病性大肠埃希菌等，引起肠道疾病。

肠杆菌科细菌种类繁多。根据生化反应、抗原结构、核酸杂交和序列分析，至少分为30个菌属，148个菌种、亚种和血清型。其中与医学关系密切的列于表15-1。

表15-1　肠杆菌科中与医学关系密切的菌属、代表菌及主要区别

属	代表菌	动力	乳糖	葡萄糖	VP试验	靛基质	尿素分解	H_2S
埃希菌属	大肠埃希菌	+/−	⊕	⊕	−	+	−	−
志贺菌属	痢疾杆菌	−	−/L	+	−	+/−	−	−
沙门菌属	伤寒沙门杆菌	+	−	+	−	−	−	−/+
	其他沙门菌	+	−	⊕	−	−	−	+/−
克雷伯菌属	肺炎杆菌	−	⊕	⊕	+	−	+/−	−
肠杆菌属	产气杆菌	+	⊕	⊕	+	−	−	−
变形杆菌属	普通变形杆菌	+	−	⊕	−/+	+	+	+
耶尔森菌属	小肠结肠炎杆菌	+/−	−	+	+	+/−	+/−	−

注：+：阳性/产酸　⊕：产酸产气　−：阴性　L：迟缓发酵

肠道杆菌的共同特性：

1. 形态与结构　(0.3～1.0) μm×(1.0～6.0) μm中等大小的革兰阴性杆菌。无芽胞、多数为周鞭毛、少数有荚膜或包膜、大多有菌毛。

2. 培养特性　兼性厌氧或需氧。在普通琼脂平板上生长良好，形成湿润、光滑、灰白色的直径2～3mm中等大小菌落。在液体培养基中呈均匀混浊生长。

3. 生化反应　活泼，分解多种糖类和蛋白质，形成不同代谢产物，常用生化反应区别不同菌属和菌种。乳糖发酵试验在初步选择、鉴别肠杆菌科中致病菌和非致病菌上有重要价值，一般非致病菌能分解乳糖，而致病菌多数不能。

4. 抗原结构　肠道杆菌抗原构造复杂，主要有菌体（O）抗原、鞭毛（H）抗原和荚膜（K）或包膜抗原。其他尚有菌毛抗原。

（1）O抗原：存在于细胞壁脂多糖（LPS）层，耐热，100℃不被破坏。具有属、种特异性，其特异性取决于LPS分子末端重复结构多糖链的糖残基种类的排列。从病人新分离菌株的菌落大多呈光滑（S）型，在人工培养基上多次传代、保存日久后，LPS可失去外层O特异性侧链，菌落变成粗糙（R）型，是为S-R型变异。R型菌株的毒力显著低于S型菌株。

（2）H抗原：存在于鞭毛蛋白。不耐热，60℃ 30分钟即被破坏。H抗原的特异性决定于多肽链上氨基酸的排列序列和空间结构。细菌失去鞭毛后，H抗原消失，O抗原外露，同时运动随之消失，称为H-O变异。

（3）K抗原：位于O抗原外围的多糖，60℃ 30分钟可去除。能阻止O凝集现象。重要的有伤寒沙门菌的Vi抗原、大肠埃希菌的K抗原等。

5. 抵抗力　不强，60℃ 30分钟即死亡。易被一般化学消毒剂杀灭，常用氯进行饮水消毒。胆盐、煌绿等染料对非致病性肠杆菌科细菌有抑制作用，用以制备选择培养基来分离有关病原菌。

第一节　埃希菌属

埃希菌属（*Escherichia*）有5个种，其中大肠埃希菌（*E. coli*）是最常见的临床分离菌。大肠埃希菌是肠道中重要的正常菌群，当宿主免疫力下降或细菌侵入肠道外组织或器官，即可成为条件致病菌，引起肠外感染，以化脓性感染和泌尿道感染最为常见。有些血清型大肠埃希菌具有致病性，能导致人类腹泻。

一、生物学性状

大肠埃希菌为中等大小的革兰阴性杆菌，宽0.4～1μm，长0.7～3μm。无芽胞，多数菌株有周身鞭毛，能运动；有菌毛。在选择培养基上形成有颜色、不透明、较大的菌落。

典型大肠埃希菌IMViC试验为“＋＋－－”。主要有O、H和K3种抗原，据O抗原分群，已有171种。H抗原为蛋白质，有60种；K抗原有103种，为荚膜多糖抗原。表示大肠埃希菌血清型的方式是按O：K：H排列，例如O6：K15：H16。

二、致病性

多数大肠埃希菌是条件致病菌，如侵入肠道外组织或器官引起肠外感染，以化脓性炎症最常见，例如尿道炎、膀胱炎、肾盂肾炎、腹膜炎、胆囊炎、阑尾炎、手术创口感染等。婴儿、老人或免疫力低下者可引起败血症、新生儿大肠埃希菌性脑膜炎。

大肠埃希菌某些血清型能引起人类腹泻。根据其致病机制不同，可将致病性大肠埃希菌分为5种类型：

1. 肠产毒性大肠埃希菌（enterotoxigenic *E. coli*，ETEC）是5岁以下婴幼儿和旅游者腹泻的重要病原菌。临床症状可从轻度腹泻至严重的霍乱样腹泻。致病物质主要是定植因子和肠毒素，前者使细菌黏附到小肠上皮细胞上，细菌繁殖并产生肠毒素，肠毒素分不耐热

（heat labile enterotoxin，LT）和耐热肠毒素（heat stable enterotoxin，ST）两型，肠毒素导致腹泻。鉴定 ETEC 主要是测定大肠埃希菌肠毒素，血清型可供参考。

2. 肠致病性大肠埃希菌（enteropathogenic *E. coli*，EPEC）是婴幼儿腹泻的主要病原菌，严重者可致死，成人少见。病菌在十二指肠、空肠和回肠上段黏膜表面大量繁殖，致使黏附上皮细胞结构和功能受损，造成严重腹泻。EPEC 不产生肠毒素。鉴定 EPEC 可根据临床表现与血清型。

3. 肠侵袭型大肠埃希菌（enteroinvasive *E. coli*，EIEC）较少见。主要侵犯较大儿童和成人。所致疾病与菌痢类似，故又称志贺样大肠埃希菌。EIEC 不产生肠毒素，但有侵袭力。能侵袭结肠黏膜上皮细胞并在其中生长繁殖产生内毒素使细胞破坏，形成炎症和溃疡，引起腹泻，大便为黏液血性。许多菌株无动力，其生化反应和抗原结构近似志贺菌，易被误诊为志贺菌。它可引起豚鼠角膜结膜炎，临床上可借此协助鉴定 EIEC。

4. 肠出血型大肠埃希菌（enterohemorrhagic *E. coli*，EHEC）亦称为 Vero 毒素大肠埃希菌（verotoxigenic *E. coli*，VTEC），产生志贺毒素，为出血性结肠炎和溶血性尿毒综合征（haemolytic uremic syndrome，HUS）的病原体。主要血清型为 O157：H7。

5. 肠集聚型大肠埃希菌（enteroaggregative *E. coli*，EAEC）引起婴儿持续性腹泻，脱水，偶有血便。不侵袭细胞。可产生毒素和黏附素。毒素为肠集聚耐热毒素（enteroaggregative heat-stable toxin，EAST）。

三、卫生细菌学检查

寄居于肠道的大肠埃希菌随粪便排出，可污染周围环境、水源、饮料及食品。样品中检出此菌愈多，表示被粪便污染愈严重，也间接表明可能有肠道致病菌污染。因此，卫生细菌学以“大肠菌群数”作为饮水、食品等粪便污染的指标之一。

1. 细菌总数　检测每毫升或每克样品中所含细菌数，采用倾注培养法计算。我国规定卫生标准是每毫升饮水、汽水、果汁细菌总数不得超过 100 个。

2. 大肠菌群指数　指每立升大肠菌群数，采用乳糖发酵法检测。凡在 37 ℃ 培养 24 小时能发酵乳糖产酸产气者为阳性。我国的卫生标准是每升饮水中大肠菌群数不得超过 3 个；每 100ml 瓶装汽水、果汁中大肠菌群数不得超过 5 个。

第二节　志贺菌属

志贺菌属（*Shigella*）是人类细菌性痢疾的病原菌，通称痢疾杆菌（dysentery bacterium）。

一、生物学性状

痢疾杆菌为革兰阴性的短小杆菌（0.5～2）μm×（0.7～3）μm，无芽胞，无鞭毛，无荚膜，有菌毛。

在选择鉴别培养基上，呈无色半透明菌落。分解葡萄糖，产酸不产气。不分解尿素，硫化氢试验阴性，动力阴性。除宋内志贺菌个别菌株迟缓发酵乳糖（一般需 3～4 天）外，均不分解乳糖。

本属菌有 O 和 K 抗原，无 H 抗原。O 抗原是分类的依据，根据 O 抗原的不同，可分为分 4 群、40 余血清型（含亚型见表 15－2)。我国以福氏志贺菌多见；其次是宋内志贺菌。

表 15－2　志贺菌属的分类

菌种	群	型	亚型	甘露醇	鸟氨酸脱羧酸
痢疾志贺菌	A	1～12	8a、8b、8c	—	—
福氏志贺菌	B	1～6	1a、1b、2a、2b、3a、	+	—
		x、y 变型	3b、3c、4a、4b		
鲍氏志贺菌	C	1～18		+	—
宋内志贺菌	D	1		+	+

二、致病性与免疫性

（一）致病物质

包括侵袭力和内毒素，有的菌株可产生外毒素。

1. 侵袭力　菌毛黏附于回肠末端和结肠黏膜的上皮细胞表面，在黏膜固有层繁殖形成感染。此外，具有 K 抗原的痢疾杆菌，致病力较强。

2. 内毒素　志贺菌所有菌株都有强烈的内毒素。内毒素作用于肠黏膜，使其通透性增高，进一步促进对内毒素的吸收，引起发热、神志障碍，甚至中毒性休克等一系列症状。内毒素破坏肠黏膜，可形成炎症、溃疡，呈现典型的脓血黏液便。内毒素尚能作用于肠壁自主神经系统，使肠功能发生紊乱，肠蠕动失调和痉挛。尤其是直肠括约肌痉挛最明显，因而出现腹痛、里急后重等症状。

3. 外毒素　A 群Ⅰ型和Ⅱ型能产生一种外毒素，称为志贺毒素（shiga toxin，ST)。为蛋白质，不耐热，75～80℃ 1 小时被破坏。具有典型外毒素的神经毒性、细胞毒性和肠道毒性。

（二）所致疾病

志贺菌引起细菌性痢疾。传染源是病人和带菌者，无动物宿主。传播途径主要通过粪-口途径。

1. 急性菌痢　其特点是起病急，有发热、腹痛、腹泻、里急后重及脓血黏液便等。

2. 中毒性菌痢　多见于小儿，各型志贺菌都有可能引起。发病急，腹痛、腹泻未出现之前就呈现严重的毒血症致使血管收缩或舒张功能紊乱，造成微循环衰竭，导致休克。

3. 慢性菌痢　急性菌痢治疗不彻底，或机体抵抗力低、营养不良或伴有其他肠道疾患时易转为慢性。病程多在 2 个月以上，迁延不愈或时愈时发。部分患者可成为带菌者，带菌者不能从事餐饮及保育行业工作。

（三）免疫性

病后免疫力不牢固，不能防止再感染。可能与本菌菌型多，各型细菌之间无交叉免疫力有关。机体对菌痢的免疫主要是依靠肠道局部 SIgA 的作用。

三、微生物学检查

（一）标本

取材应挑取粪便的脓血或黏液部分，避免与尿液混合。应在使用抗生素之前采样，标本应新鲜，若不能及时送检，宜将标本保存于30%甘油缓冲盐水或专门运送培养基内。中毒性菌痢可用肛拭子。

（二）分离培养与鉴定

标本接种于肠道鉴别或选择培养基上，37℃孵育18～24小时。挑取无色透明可疑菌落做生化反应和血清学试验，以确定其菌群（种）和菌型。

（三）快速诊断法

1. 免疫染色法　将粪便标本与志贺菌抗血清混匀，在光镜下观察有无凝集现象。

2. 免疫荧光菌球法　将标本接种于含有荧光素标记的志贺菌免疫血清的液体培养基中，37℃孵育4～8小时。若标本中含有相应型别的志贺菌，则生长繁殖后与荧光抗体凝集成小球，在荧光显微镜下易被检出。

3. 协同凝集试验　以志贺菌的IgG抗体与Cowan I葡萄球菌结合成为试剂，用来检测病人粪便中有无志贺菌可溶性抗原。

4. 胶乳凝集试验　用志贺菌抗血清致敏胶乳，使之与粪便中的志贺菌抗原起凝集反应。也可用志贺菌抗原致敏胶乳，来检测粪便中有无志贺菌抗体。

5. 分子生物学方法　用PCR技术、基因探针检测140MD的大质粒等。

四、防治原则

对病人及带菌者及早发现、治疗，加强食品及环境卫生管理。治疗志贺菌感染的药物颇多，但此菌很易出现多重耐药菌株。同一菌株可对5～6种甚至更多药物耐药，给防治工作带来很大困难。目前已能生产多价志贺菌Sd活疫苗。多种杂交株活疫苗也在研究之中。

第三节　沙门菌属

沙门菌属（*Salmonella*）是一大群生化反应和抗原结构相似的革兰阴性杆菌。沙门菌属细菌血清型现已达到2 500多种，引起肠热症的伤寒沙门菌、甲型副伤寒沙门菌、肖氏沙门菌和希氏沙门菌主要是人的病原菌，对人和动物均能致病的主要有猪霍乱沙门菌、鼠伤寒沙门菌和肠炎沙门菌。其他沙门菌一般仅对动物致病。

一、生物学性状

形态与染色　革兰阴性杆菌，大小为（0.5～1.0）μm～3.0μm。有菌毛，除鸡沙门菌和雏沙门菌等个别外，都有周身鞭毛。一般无荚膜，均无芽胞。

培养特性与生化反应　兼性厌氧，在普通琼脂平板上可生长，在SS选择鉴别培养基上形成中等大小、无色半透明的S型菌落。

不发酵乳糖、蔗糖。对葡萄糖、麦芽糖和甘露糖发酵，除伤寒沙门菌不产气外，其他沙门菌均产酸产气。生化反应对沙门菌属各菌的鉴定有重要意义（表15-3）。

表 15－3 主要沙门菌的生化特性

菌名	葡萄糖	乳糖	麦芽糖	甘露醇	蔗糖	H_2S	鼠李糖	吲哚	甲基红	VP	枸橼酸盐利用	赖氨酸脱羧酶	阿拉伯胶糖
伤寒沙门菌	+	－	+	+	－	－/+	－	－	+	－	－	+	+/－
甲型副伤寒沙门菌	⊕	－	⊕	⊕	－	－/+	⊕	－	+	－	－	－	⊕
肖氏沙门菌	⊕	－	⊕	⊕	－	+++	⊕	－	+	－	+/－	+	⊕
希氏沙门菌	⊕	－	⊕	⊕	－	+	⊕	－	+	－	+	+	⊕
鼠伤寒沙门菌	⊕	－	⊕	⊕	－	+++	⊕/－	－	+	－	+	+	⊕
猪霍乱沙门菌	⊕	－	⊕	⊕	－	+/－	⊕	－	+	－	+	+	－
肠炎沙门菌	⊕	－	⊕	⊕	－	+++	⊕	－	+	－	－	+	⊕

注：+：产酸；⊕：产酸、产气；－：阴性

抗原构造 抗原主要有 O 和 H 两种抗原（表 15－4），少数菌具有 Vi 抗原，一般认为与毒力（virulence）有关。

1. O 抗原 为脂多糖，耐热，100℃不被破坏。刺激机体主要产生 IgM 类抗体。O 抗原至少有 58 种，以阿拉伯数字顺序排列，现已排至 67（其中有 9 种被删除）。凡含有相同抗原组分的归为一个组，则可将沙门菌属分成 A～Z、O51～O63、O65～O67 共 42 个组。引起人类疾病的沙门菌大多数在 A～E 组。

2. H 抗原 存在于鞭毛蛋白，不耐热，60℃ 30 分钟即被破坏。H 抗原分第Ⅰ相和第Ⅱ相两种，第Ⅰ相特异性高，又称特异相，以 a、b、c……表示；第Ⅱ相特异性低，可为多种沙门菌共有，故亦称非特异相，以 1、2、3……表示。一个菌株同时有第Ⅰ相和第Ⅱ相 H 抗原的称双相菌，仅有一种相者为单相菌。每一组沙门菌根据 H 抗原不同，可进一步将组内沙门菌分成不同菌型。H 抗原刺激机体主要产生 IgG 类抗体。

3. Vi 抗原 又称毒力抗原，不稳定，经 60℃加热、石炭酸处理或传代培养后易消失。新分离的伤寒沙门菌和希氏伤寒杆菌有 Vi 抗原。

常见沙门菌的抗原组成见表 15－4。

表 15－4 常见沙门菌的抗原组分

组	菌名	O 抗原	H 抗原	
			第Ⅰ相	第Ⅱ相
A 组	甲型副伤寒沙门菌（*S. paratyphi A*）	1，2，12	a	—
B 组	肖氏沙门菌（*S. schottmuelleri*）	1，4，5，12	b	1，2
	鼠伤寒沙门菌（*S. typhimurium*）	1，4，5，12	i	1，2
C1 组	希氏沙门菌（*S. hirschfeldii*）	6，7，Vi	c	1，5
	猪霍乱沙门菌（*S. cholerae-suis*）	6，7	c	1，5

续表

组	菌名	O抗原	H抗原	
			第Ⅰ相	第Ⅱ相
	汤卜逊沙门菌（*S. thompson*）	6，7	k	1，5
C2组	纽波特沙门菌（*S. newport*）	6，8	e，h	1，5
D组	伤寒沙门菌（*S. typhi*）	9，12，Vi	d	—
	肠炎沙门菌（*S. enteritidis*）	1，9，12	g，m	—
	鸡沙门菌（*S. gallinarum*）	1，9，12	—	—
E1组	鸭沙门菌（*S. anatum*）	3，10	e，	1，6
E2组	纽因顿沙门菌（*S. newington*）	3，15	e，h	1，6
E3组	山夫顿堡沙门菌（*S. senftonberg*）	1，3，19	g，s，t	—
F组	阿伯丁沙门菌（*S. aberdeen*）	11	i	1，2

抵抗力　沙门菌对理化因素的抵抗力较弱，湿热65℃ 15～30分钟即被杀死。对一般消毒剂敏感，但对某些化学物质如胆盐、煌绿等的耐受性较其他肠道菌强，故用作沙门菌选择培养基的成分。本菌在水中能存活2～3周，粪便中可存活1～2个月，在冰中能存活更长时间。

二、致病性

（一）致病物质

1. 侵袭力　沙门菌有毒株以菌毛吸附于小肠黏膜上皮细胞表面，并穿过上皮组织。Vi抗原具有抗吞噬作用。

2. 内毒素　沙门菌死亡后释放出的内毒素，可引起宿主体温升高、白细胞数下降，大剂量时导致中毒症状和休克。这些与内毒素激活补体替代途径产生的C3a、C5a等，以及诱发免疫细胞分泌TNF-α、IL-1、IFN-γ等细胞因子有关。

3. 肠毒素　个别沙门菌如鼠伤寒沙门菌可产生肠毒素，其性质类似ETEC产生的肠毒素，可引起水样泻。

（二）所致疾病

沙门菌引起的人类疾病有4种类型：

1. 肠热症　包括伤寒沙门菌引起的伤寒，以及甲型副伤寒沙门菌、肖氏沙门菌（原称乙型副伤寒沙门菌）、希氏沙门菌（原称丙型副伤寒沙门菌）引起的副伤寒。伤寒和副伤寒的致病机制和临床症状基本相似，只是副伤寒的病情较轻，病程较短。沙门菌是胞内寄生菌。当细菌被摄入并通过胃后，细菌经M细胞被巨噬细胞吞噬，部分菌通过淋巴液到达肠系膜淋巴结大量繁殖，经胸导管进入血流引起第一次菌血症，细菌随血流进入肝、脾、肾、胆囊等器官。病人出现发热、不适、全身疼痛等前驱症状。从病菌经口进入到疾病发作的时间与感染剂量有关。短则3天，长者则可达50天，通常潜伏期为1～2周。病菌在上述器官繁殖后，再次入血造成第二次菌血症。在未经治疗病例，此时症状明显，体温先呈阶梯式上升，持续1周，然后高热（39～40℃）保持7～10天，同时出现相对缓脉，肝脾肿大，全身中毒症状显著，皮肤出现玫瑰疹，外周血白细胞明显下降。胆囊内细菌通过胆汁进入肠道，一部分随粪便排出体外，另一部分再次侵入肠壁淋巴组织，使已致敏的组织发生超敏反应，导致局部坏死和溃疡，严重的有出血或肠穿孔并发症。肾脏中的病菌可随尿排出。以上病变在疾病的第2～3周出现。若无并发症，自第3～4周后病情开始好转。

2. 食物中毒（胃肠炎）　是最常见的沙门菌感染，约占70%。由摄入大量（$>10^8$）被鼠伤寒沙门菌、猪霍乱沙门菌、肠炎沙门菌等污染的食物引起。常见的食物主要为畜、禽肉类食品，其次为蛋类、奶和奶制品，系动物生前感染或加工处理过程污染所致。细菌对肠黏膜的侵袭以及细菌释放的内毒素可能是主要致病机制。该病潜伏期为6～24小时。起病急，主要临床症状为发热、恶寒、呕吐、腹痛、水样腹泻，偶有黏液或脓性腹泻。严重者可伴有迅速脱水，导致休克、肾衰竭而死亡。一般沙门菌胃肠炎多在2～3天后自愈。

3. 败血症　患者多见于儿童和免疫力低下的成人。病菌以猪霍乱沙门菌、希氏沙门菌、鼠伤寒沙门菌、肠炎沙门菌等常见。经口感染后，病菌早期即侵入血循环。败血症症状严重，有高热、寒战、厌食和贫血等，但肠道症状常常缺少。10%的病人，因细菌的血流播散，可出现局部化脓性感染，如脑膜炎、骨髓炎、胆囊炎、心内膜炎、关节炎等。

4. 无症状带菌者　指在症状消失后1年或更长的时间内仍可在其粪便中检出有相应沙门菌。约有1%～5%肠热症患者可转变为无症状带菌者。这些菌留在胆囊中，有时也可在尿道内，成为人类肠热症病原菌的储存场所和重要传染源。

三、免疫性

肠热症病后可获得牢固的免疫力，很少再感染。以细胞免疫为主，体液免疫以局部SIgA较重要。

食物中毒因病程短，病菌一般不侵入血流，故免疫力不显著。细胞免疫和体液免疫在败血症中均有重要的作用。

四、微生物学检查

（一）病原学检查

标本　肠热症因病程不同采取不同标本，第1周取外周血，第2周～3周取粪便或尿液，全程可取骨髓。胃肠炎取粪便、呕吐物和可疑食物。败血症取血液。

分离培养和鉴定　血液和骨髓液需要增菌，然后再划种于肠道选择鉴别培养基；粪便和经离心的尿沉淀物等直接接种于肠道鉴别培养基或SS选择培养基。37℃孵育18～24小时后，挑取无色半透明的乳糖不发酵菌落接种至双糖或三糖铁培养基。若疑为沙门菌，再继续做系列生化反应，并用沙门菌多价抗血清做玻片凝集试验鉴定。

快速诊断法　可用SPA协同凝集试验、对流免疫电泳、胶乳凝集试验和ELISA法等，来快速早期诊断粪便、血清或尿液中的沙门菌等可溶性抗原。

（二）血清学检查

常用肥达试验（Widal test）。用已知伤寒沙门菌菌体（O）抗原和鞭毛（H）抗原，以及引起副伤寒的甲型副伤寒沙门菌、肖氏沙门菌和希氏沙门菌H抗原的诊断菌液与受检血清做试管或微孔板凝集试验，测定受检血清中有无相应抗体及其效价的试验，以协助诊断肠热症。判断结果时，需考虑下列情况。

1. 正常值　正常人因隐性感染或预防接种，血清中可含有一定量的相关抗体，且其效价随地区而有差异。一般是伤寒沙门菌O凝集效价≥1∶80，H凝集效价≥1∶160，副伤寒

H 凝集效价≥1∶80 时才有诊断价值。

2. 动态观察　有时单次效价增高不能定论，可在病程中逐周复查。若效价逐次递增或恢复期效价比初次≥4 倍者始有意义。

3. O 与 H 抗体在诊断上的意义　患肠热症后，IgM 类 O 抗体出现较早，持续约半年，IgG 类 H 抗体则出现较晚，持续时间长达数年。因此，①O、H 凝集效价均超过正常值，则肠热症的可能性大；②O、H 效价均低，患病可能性小；③若 O 不高 H 高，有可能是预防接种或非特异性回忆反应；④如 O 效价高 H 不高，可能是感染早期或与伤寒沙门菌 O 抗原有交叉反应的其他沙门菌（如肠炎沙门菌）感染。

4. 其他　少数病例在整个病程中，肥达试验始终在正常范围内。其原因可能由于早期使用抗生素治疗，或患者免疫功能低下等所致。故应结合临床表现、病程、病史，以及地区流行病学情况做诊断。

（三）伤寒带菌者的检出

一般先用血清学方法检测可疑者 Vi 抗体进行筛选，若效价在 1∶10 以上时，再反复取粪便或尿液分离培养，以确定是否为伤寒带菌者。

五、防治原则

加强饮水、食品的卫生监督和管理；及时发现病人，隔离治疗。特异性预防，采用伤寒、副伤寒死疫苗皮下接种，虽有一定的保护作用，但常引起局部和全身反应。目前使用口服伤寒沙门菌 Ty21a 活菌苗，注射一针即可具有一定的保护力，免疫持久，有效期至少 3 年。

治疗肠热症仍以氯霉素为首选，能抑制胞外生长，见效快。但对胞内菌无作用，且对骨髓有毒性作用，对氯霉素耐药者可用氨苄西林、阿莫西林或环丙诺氟沙星治疗。

第四节　克雷伯菌属

克雷伯菌属（*Klebsiella*）是一类革兰阴性杆菌，无芽胞、无鞭毛但有较厚的荚膜，多数菌株有菌毛。与人类关系密切的主要是肺炎克雷伯菌、臭鼻克雷伯菌、鼻硬结克雷伯菌。肺炎克雷伯菌又称肺炎杆菌，通常存在于水、土壤、人体呼吸道和肠道，在肠道选择培养基上能发酵乳糖生成有色菌落。在普通培养基上生长菌落大，呈黏液状，相互融合，以接种环挑之易拉成丝，此特征有助于鉴别。本菌 55℃ 30 分钟被杀死。

肺炎杆菌是除大肠埃希菌外的医源性感染中最重要的条件致病菌。主要存在于人类肠道、呼吸道以及水和谷物，当机体免疫力下降、应用免疫抑制剂或长期大量使用抗生素导致菌群失调时引起感染。常见有肺炎、支气管炎、泌尿道和创伤感染。有时可引起严重腹泻和小儿肺炎以及败血症、腹膜炎和脑膜炎等严重疾病。

本菌对先锋霉素、氨基糖苷类（链霉素、庆大霉素、卡那霉素）、氯霉素、多黏菌素敏感，但易产生耐药性。

第五节　变形杆菌

变形杆菌属（*Proteus*）为多形性的革兰阴性杆菌，无芽胞、无荚膜，有周鞭毛，运动活泼。广泛分布于自然界及人和动物肠道中，但一般不致病。包括普通变形杆菌、奇异变形杆菌、产黏液变形杆菌和潘纳变形杆菌 4 个种。

本菌需氧或兼性厌氧。营养要求不高，在固体培养基上呈扩散性生长，形成以接种部位为中心的厚薄交替、心圆形的层层波状菌苔，称为迁徙生长现象（swarming growth phenomenon）。若在培养基中加入 0.1%苯酚等则鞭毛生长受抑制，迁徙现象消失。具有尿素酶，能迅速分解尿素，是本菌属的一个重要特征。不发酵乳糖。

本菌属有 O 和 H 两种抗原。根据 O 抗原分群，再以 H 抗原分型，可分为 100 多个血清型。普通变形杆菌 OX_{19}、OX_{2}、OX_{k} 与某些立克次体间有共同抗原，故临床上采用这些变形杆菌代替立克次体抗原，与斑疹伤寒和恙虫病患者血清进行交叉凝集反应，即为外斐反应（Weil Felix test），以辅助诊断立克次体病。

本菌属为为条件致病菌，常引起继发感染，如泌尿道感染、创伤感染、慢性中耳炎、肺炎、脑膜炎、败血症。有的菌引起食物中毒、婴幼儿腹泻。变形杆菌易形成耐药性，治疗前做药物敏感试验。一般采用氨苄西林、头孢霉素、庆大霉素、卡那霉素等治疗。

思 考 题

1. 肠道杆菌具有哪些共同的生物学特性？怎样初步区别肠道致病菌与非致病菌？

2. 大肠埃希菌（大肠埃希菌）的致病物质有哪些？引起哪些肠道内感染？其相应的大肠埃希菌是什么？我国卫生细菌学标准是什么？

3. 引起人类疾病的沙门菌主要有哪些？其引起哪些疾病？肠热症病后免疫的特点是什么？

4. 疑是伤寒的患者，据不同病程如何进行取材，以提高阳性率？伤寒带菌者检测哪种抗体？

5. 试述肥达试验的原理、用途及结果判断注意事项。

6. 预防肠热症的疫苗主要有哪些？

（昆明医学院　王玲）

第十六章　弧菌属

内容提要

霍乱弧菌是引起人类霍乱的病原菌，包括两个生物型：古典生物型和EL Tor生物型。菌体弯曲如弧形或逗点状。霍乱弧菌进入消化道到达小肠，产生的霍乱肠毒素作用于小肠黏膜，引起小肠液过度分泌，导致严重吐泻，甚至休克和死亡。病后可获得牢固的免疫力。

副溶血性弧菌是一种嗜盐性弧菌，主要引起食物中毒。

弧菌属（*Vibrio*）细菌是一大群菌体短小，弯曲成弧形的革兰阴性菌，本菌属有以下主要特点：①适于在碱性培养基上生长，具有一端单鞭毛，运动活泼；②氧化酶试验阳性；③本菌属目前有36个种，其中至少有12个种与人类感染有关，尤以霍乱弧菌和副溶血性弧菌最为重要。

第一节　霍乱弧菌

霍乱弧菌（*V. cholerae*）是引起烈性传染病霍乱的病原体。自1817年以来，已发生过7次世界性霍乱大流行，前6次均由霍乱弧菌古典生物型引起，1961年开始的第7次大流行由霍乱弧菌El Tor生物型引起。1992年一个新的流行株O139（Bengal）在沿孟加拉湾的印度和孟加拉一些城市出现，并很快传遍亚洲，这是首次由非O1群霍乱弧菌引起的流行。

一、生物学性状

形态与染色　菌体大小为（0.5～0.8）μm ×（1.5～3）μm。从病人新分离出的细菌形态典型，呈弧形或逗点状。但经人工培养后，细菌常呈杆状而不易与肠道杆菌区别。革兰染色阴性。有菌毛，无芽胞，有些菌株（包括O139）有荚膜，在菌体一端有一根单鞭毛，运动活泼。若取病人米泔水样粪便或培养物做悬滴观察，细菌呈穿梭样或流星状运动。

培养特性与生化反应　兼性厌氧，营养要求不高。生长繁殖的温度范围广（18～37℃），故可在外环境中生存。耐碱不耐酸，在pH8.8～9.0的碱性蛋白胨水或碱性琼脂平板上生长良好，因其他细菌在此pH中不易生长，故初次分离霍乱弧菌常用碱性蛋白胨水增菌。霍乱弧菌可在无盐环境中生长，而其他致病性弧菌则不能。霍乱弧菌为过氧化氢酶阳性，氧化酶阳性，能发酵很多常见的单糖、双糖和醇糖，如葡萄糖、蔗糖和甘露醇，产酸不产气；不分解阿拉伯胶糖；能还原硝酸盐，吲哚反应阳性。

抗原构造与分型　霍乱弧菌有耐热的菌体（O）抗原和不耐热的鞭毛（H）抗原。根据O抗原不同，现已有200多个血清群，其中O1群、O139群引起霍乱，其余的血清群分布于地面水中，可引起人类胃肠炎等疾病，但从未引起霍乱的流行。H 抗原无特异性，免疫扩散试验表明所有霍乱弧菌具有相同的 H 抗原。

O1 群霍乱弧菌根据其菌体抗原由 3 种抗原因子 A、B、C 组成，据此可将其分为 3 个血清型：小川型（Ogawa）、稻叶型（ Inaba）和彦岛型（Hikojima）。

根据表型差异，O1 群霍乱弧菌的每一个血清型还可分为 2 个生物型，即古典生物型和 El Tor 生物型（因在埃及西奈半岛 El Tor 检疫站首次分离出而命名）。

抵抗力 本菌对湿热、干燥、日光、化学消毒剂及酸敏感，在正常胃酸中仅能存活 4 分钟，55℃湿热 15 分钟，100℃煮沸 1～2 分钟，0.5ppm 氯 15 分钟能杀死霍乱弧菌。以 1∶4 比例加漂白粉处理病人排泄物或呕吐物，经 1 小时可达到消毒目的。对链霉素、氯霉素、四环素敏感。El Tor 生物型和其他非 O1 群霍乱弧菌在外环境中的生存力较古典型为强，在河水、井水及海水中可存活 1～3 周，有时还可越冬。

二、致病性与免疫性

（一）致病物质

1. 霍乱肠毒素　是目前已知的致泻毒素中最为强烈的毒素，是肠毒素的典型代表。由一个 A 亚单位（分子量为 27.2kDa）和 5 个相同的 B 亚单位（每个亚单位分子量为 11.7kDa）构成的一个热不稳定性多聚体蛋白。B 亚单位可与小肠黏膜上皮细胞 GM1 神经节苷脂受体结合，介导 A 亚单位进入细胞，A 亚单位在发挥毒性作用前需经蛋白酶作用裂解为 A1 和 A2 两条多肽。A1 作为腺苷二磷酸核糖基转移酶可使 NAD（辅酶Ⅰ）上的腺苷二磷酸核糖转移到 G 蛋白上，称 G_S，G_S的活化可使细胞内 cAMP 水平升高，主动分泌 Na^+、K^+、HCO_3^- 和水，导致严重的腹泻与呕吐。

2. 鞭毛、菌毛及其他毒力因子　霍乱弧菌活泼的鞭毛运动有助于细菌穿过肠黏膜表面黏液层而接近肠壁上皮细胞。细菌的普通菌毛是细菌定居于小肠所必需的因子。只有黏附定居后方可致病。

O139 群除具有上述 O1 群的致病物质和相关基因外，还存在多糖荚膜和特殊 LPS 毒性决定簇，其功能是抵抗血清中杀菌物质和能黏附到小肠黏膜上。

（二）所致疾病

引起烈性肠道传染病霍乱，为我国的甲类法定传染病。在自然情况下，人类是霍乱弧菌的唯一易感者。在地方性流行区，除病人外，无症状感染者也是重要传染源。传播途径主要是通过污染的水源或食物经口摄入，人与人之间的直接传播不常见。在正常胃酸条件下，需要进入大量的细菌（10^8）方能引起感染，但当胃酸低时，感染剂量可减少到 10^3～10^5 个细菌。病菌到达小肠后，黏附于肠黏膜表面并迅速繁殖，不侵入肠上皮细胞和肠腺，细菌在繁殖过程中产生肠毒素而致病。O1 群霍乱弧菌感染可从无症状或轻型腹泻到严重的致死性腹泻，霍乱弧菌古典生物型所致疾病较 El Tor 生物型严重。典型病例一般在吞食细菌后 2～3 天突然出现剧烈腹泻和呕吐，在疾病最严重时，每小时失水量可高达 1L，排出如米泔水样腹泻物。由于大量水分和电解质丧失而导致失水、代谢性酸中毒、低碱血症和低容量性休克及心律不齐和肾衰竭，如未经治疗处理，病人死亡率高达 60%，但若及时给病人补充液体及电解质，死亡率可小于 1%。O139 群霍乱弧菌感染比 O1 群严重，表现为严重脱水和高死亡率，成人病例所占比例较高（70%），而 O1 群霍乱弧菌流行高峰期，儿童病例约占 60%。病愈后一些患者可短期带菌（2 周以内），个别 El Tor 型病例病后胆囊中可长期带菌。

（三）免疫性

感染霍乱弧菌后，机体可获得牢固免疫力，再感染少见。以体液免疫为主，病人发病数日后，血液中即可出现特异性抗体，包括抗肠毒素抗体及抗菌抗体，抗肠毒素抗体主要针对霍乱毒素B亚单位，抗菌抗体主要针对O抗原。肠腔中的SIgA可凝集黏膜表面的病菌，使其失去动力；可与菌毛等黏附因子结合，阻止霍乱弧菌黏附至肠黏膜上皮细胞；可与霍乱肠毒素B亚单位结合，阻断肠毒素与小肠上皮细胞受体作用。霍乱弧菌引起的肠道局部黏膜免疫是霍乱保护性免疫的基础。感染O1群获得的免疫对O139群感染无交叉保护作用。

三、微生物学检查法

霍乱是烈性传染病，对首例病人的病原学诊断应快速、准确，并及时作出疫情报告。

标本采集　病人粪便、肛拭；流行病学调查还包括水样。标本应严格包装，专人及时送检。

直接镜检　悬滴标本观察有无“鱼群”样排列、呈穿梭样运动的弧菌，可作初步诊断。

分离培养　检材首先接种于碱性蛋白胨水增菌，37℃孵育6～8小时后直接镜检并做分离培养。目前常用的选择培养基为TCBS，该培养基含有硫代硫酸盐、枸橼酸盐、胆盐及蔗糖。霍乱弧菌因分解蔗糖呈黄色菌落。挑选可疑菌落进行生化反应及与O1群多价和单价血清做玻片凝集反应。

快速诊断法　可用荧光菌球试验、协同凝集试验等。

四、防治原则

改善社区环境，加强水源管理；培养良好个人卫生习惯，不生食贝壳类海产品等是预防霍乱弧菌感染和流行的重要措施。

特异性预防可接种O1群霍乱弧菌死疫苗，但保护力仅为50%左右，且免疫力维持时间较短，仅为3～6个月。目前霍乱疫苗预防的重点已转至研制口服菌苗的方向上，包括B亚单位-全菌灭活口服疫苗、基因工程减毒活菌苗等。

及时补充液体和电解质，预防大量失水导致的低血容量性休克和酸中毒是治疗霍乱的关键；抗生素的使用可减少外毒素的产生，加速细菌的清除，用于霍乱的抗菌药物有四环素、多西环素、呋喃唑酮、氯霉素和复方SMZ-TMP等。但带有多重耐药质粒的菌株在增加；且O139群的耐药性强于O1群，给治疗带来一定困难。

第二节　副溶血性弧菌

副溶血性弧菌（*V. parahaemolyticus*）于1950年从日本一次暴发性食物中毒中分离发现。该菌存在于近海的海水、海底沉积物和鱼类、贝壳等海产品中。根据菌体O抗原不同，现已有13个血清群。主要引起食物中毒，尤以日本、东南亚、美国及我国台北地区多见，也是我国沿海地区食物中毒最常见的一种病原菌。

副溶血性弧菌是一种嗜盐性细菌，在培养基中以含3.5%NaCl最为适宜，无盐与NaCl浓度高于8%时均不能生长。在盐浓度不适宜的培养基中，细菌呈长杆状或球杆状等多形态。不耐热，90℃ 1分钟即被杀死；在海水中可存活50天，不耐酸，1%醋酸或50%食醋中1分钟死亡。

引起食物中毒的确切致病机制尚待阐明。已分离出两种致病因子，其一为耐热直接溶血素，可增加上皮细胞的 Ca^{2+} 而致 Cl^- 分泌增加，动物实验表明具有细胞毒和心脏毒两种作用。另一致病因子为耐热相关溶血素，可能是与动物红细胞表面的神经节苷脂受体结合而导致溶血。其他致病物质可能还包括黏附素和黏液素酶。

该菌引起的食物中毒经烹饪不当的海产品或盐腌制品所传播。该病常年均可发生，潜伏期 5～72 小时，平均 24 小时，可从自限性腹泻至中度霍乱样病症，有腹痛、腹泻、呕吐和低热，粪便多为水样，少数为血水样，恢复较快，病后免疫力不强，可重复感染。该菌还可引起浅表创伤感染、败血症等。

标本采取患者粪便、肛拭或剩余食物。

治疗可用庆大霉素或复方 SMZ-TMP，严重病例需输液和补充电解质。

思考题

1. 简述霍乱弧菌的生物学特性。
2. 试述霍乱肠毒素的致病机制。
3. 如发现疑似霍乱的病人应如何处理？

（昆明医学院　李莉　王玲）

第十七章　厌氧性细菌

内容提要

许多厌氧性细菌是人体正常的组成部分，菌群保持相对平衡，如长期应用广谱抗生素、激素、免疫抑制剂等，发生菌群失调，或机体抵抗力减退，也容易引起相关部位的内源性感染。有芽胞的厌氧菌是梭菌属，主要有破伤风梭菌、产气荚膜梭菌、肉毒梭菌等，均能产生强烈外毒素，引起特定的临床症状。

厌氧性细菌（anaerobic bacteria）是一大群必须在无氧环境中才能生长的细菌。厌氧性细菌广泛分布于自然界和人及动物的体内，种类繁多，分 31 个属 245 个种或亚种。根据能否形成芽胞，可将厌氧性细菌分为两大类：厌氧芽胞梭菌和无芽胞厌氧菌。

第一节　厌氧芽胞梭菌

本属菌革兰染色阳性，能形成芽胞。芽胞直径多大于菌体宽度，位于菌体中顶端或近端，使菌体膨大呈梭状故名，此属菌广泛分布于自然界，尤以土壤及粪便中最多，病原菌有破伤风梭菌、产气荚膜梭菌、肉毒梭菌等。它们主要通过外毒素致病，引起特定的临床症状，为外源性感染。

一、破伤风梭菌

破伤风梭菌（C. *tetani*）是引起破伤风的病原菌。广泛分布于土壤以及人和动物肠道中。当外伤创口被污染或分娩时使用不洁净器械剪断脐带等，该菌可侵入创口而引起感染。

生物学性状　菌体细长，革兰染色阳性，有周鞭毛、无荚膜，芽胞为正圆形，比菌体粗，位于菌体顶端，使细菌呈鼓槌状。为专性厌氧菌，生化反应不活泼，一般不分解糖类。在血琼脂平板上形成薄膜状不规则菌落，伴 β 溶血。芽胞抵抗力强，耐煮沸 1 小时，在干燥的土壤中可存活数 10 年。对青霉素敏感。

致病性　破伤风梭菌产生的外毒素有破伤风痉挛毒素和破伤风溶血毒素。其致病主要因素是破伤风痉挛毒素。此毒素毒性强，不耐热，可被蛋白酶破坏，故此毒素在胃肠道内无致病作用。

破伤风主要是芽胞经创伤感染而引起的。本菌侵入组织生长繁殖必须有适宜的厌氧环境，如伤口深而窄、局部坏死组织较多或同时伴有需氧菌感染等。该菌只在局部生长繁殖，不向周围及血流扩散，产生的破伤风痉挛毒素经血流或淋巴进入中枢神经系统，亦可经末梢神经轴索从神经纤维的间隙逆行而上。破伤风痉挛毒素对中枢神经系统有特殊的亲和力，可阻止抑制性突触末端释放抑制性传递介质，破坏了正常抑制性调节功能，从而引起肌肉痉挛性收缩，病人出现苦笑面容、牙关紧闭、颈项强直、角弓反张等临床症状，严重者可因呼吸肌痉挛引起窒息而死亡。破伤风潜伏期可从几天至几周，与原发感染部位距离中枢神经系统的远近有关，感染部位距离中枢神经系统越近，潜伏期越短，病死率越高。

机体抗破伤风梭菌的免疫属于体液免疫，主要是抗毒素的中和作用。由于破伤风痉挛毒素的毒性很强，极少量毒素即可致病，不足以刺激机体产生免疫，因此疾病恢复后不易获得牢固的免疫力。

微生物学检查法　一般根据破伤风的典型临床表现即可做出诊断，故不需要做微生物学检查。必要时可做创伤渗出物或坏死组织涂片镜检，或接种于庖肉培养基中进行培养，然后取培养物滤液做毒性试验。

防治原则　破伤风一旦发病，疗效不佳，故预防极为重要。具体包括：正确处理伤口防止厌氧微环境的形成，以及针对破伤风外毒素的特异性防治。

1. 特异性预防　用含有白喉类毒素、百日咳菌苗和破伤风类毒素的白百破三联疫苗（DPT 三联疫苗）对 3～6 个月的儿童进行计划免疫，对军人和易受外伤的高危人群，可注射破伤风类毒素进行预防。

2. 紧急预防与治疗　对伤口污染严重的以及未经过基础免疫者，应立即肌内注射破伤风抗毒素（TAT）1 500U～3 000U 做紧急预防。对已发病的患者，应早期、足量输注 10 万～20 万 U 的 TAT，进行治疗。注意注射血清前须先做皮肤敏感测试，预防过敏反应的发生。此外，可局部或全身应用抗生素防止伤口局部细菌的生长繁殖；并对混合感染的其他细菌也有作用。

二、产气荚膜梭菌

产气荚膜梭菌（C. *perfringens*）是气性坏疽的主要病原菌。广泛存在于自然界及人与动物消化道中，根据其主要毒素的不同抗原性，把菌株分为 A、B、C、D、E 5 型，其中 A 型是引起气性坏疽和食物中毒的主要病原菌。

生物学性状　该菌为革兰阳性粗大杆菌，菌体两端平直，芽胞呈卵圆形位于菌体中央或次极端。在体内可产生明显的荚膜，无鞭毛。不严格厌氧生长，繁殖快，最适生长温度为 45℃。在血琼脂平板，多数菌株可形成双层溶血环，内环为完全溶血，外环是不完全溶血。在庖肉培养基中生长时，肉渣不被消化，呈肉红色，本菌可分解多种糖类并产生大量气体。在牛乳培养基内能分解乳糖产酸，使其中酪蛋白凝固并产生大量的气体，将凝固的酪蛋白冲成蜂窝状，气势汹涌，称为“汹涌发酵”现象，是鉴别本菌的主要特征。

致病性　产气荚膜梭菌产生多种外毒素和侵袭性酶，有荚膜，侵袭力强。

1. 致病物质　产气荚膜梭菌产生的致病物质主要有卵磷脂酶、胶原酶、透明质酸酶、DNA 酶等。其中最重要的是卵磷脂酶，能分解细胞膜的磷脂成分，破坏细胞膜，引起溶血、组织坏死与血管内皮的损伤，使血管通透性增加，导致组织水肿。此外，有些菌株产生肠毒素。

2. 所致疾病

（1）气性坏疽：该病多见于战伤。致病条件与破伤风相同，要求伤口形成厌氧环境，病菌产生多种毒素和侵袭酶具有分解破坏作用，使病菌易穿过肌肉结缔组织间隙，侵入四周正常组织，发酵肌肉和组织中的糖类，产生大量的气体，造成气肿；同时血管通透性增加，局部水肿，进而挤压软组织和血管，影响血液的供应，造成组织坏死。病变部位肿胀剧烈，水气夹杂，有恶臭，触摸有捻发感。严重者可因毒血症、败血症、休克而死亡，死亡率高。

（2）食物中毒：主要由A型产气荚膜梭菌产生的肠毒素污染食物而引起。食入后潜伏期约10小时，临床表现为腹痛、腹胀、水样腹泻；无发热、呕吐等症状，1～2天可自愈。

（3）坏死性肠炎：由C型产气荚膜梭菌产生的β毒素污染的食品引起的。发病急，有剧烈腹痛、腹泻、血便等症状。

微生物学检查法

1. 直接涂片镜检　取伤口深部分泌物及组织涂片染色，镜检有荚膜的革兰阳性粗大杆菌，白细胞少且形态不典型，并伴有其他杂菌生长等3个特点即可报告初步结果。

2. 分离培养与动物试验　取坏死组织制成悬液，接种血平板或疱肉培养基，厌氧培养，观察生长情况，取培养物涂片镜检并用生化反应进一步鉴定。必要时可取细菌培养液0.5～1ml腹腔注射小鼠，10分钟后处死，置37℃经5～8小时，如动物躯体膨胀，出现“泡沫肝”，取肝或腹腔渗出液涂片镜检即可见典型产气荚膜梭菌。

防治原则　对伤口进行及时清创、扩创处理。对局部感染者应尽早切除感染和坏死组织，防止病变扩散。大剂量使用青霉素等抗生素以杀灭混合病原菌和其他细菌。对感染初期的患者，应用多价抗毒素血清防治有一定意义。

三、肉毒梭菌

肉毒梭菌（*C. botulinum*）是一种厌氧性腐物寄生菌，存在于土壤、海洋沉积物以及动物粪便中，在无氧条件下可产生肉毒毒素。其污染的食品可引起食入者肉毒毒素中毒，出现独特的神经中毒症状，死亡率极高。

生物学性状　为革兰阳性粗大杆菌，两端钝圆，无荚膜，有周身鞭毛。芽胞呈椭圆形，宽于菌体，位于次极端，使菌体呈网球拍状。本菌严格厌氧，在血琼脂培养基上有β溶血；在庖肉培养基中生长，可消化肉渣，使之变黑，有腐败恶臭。芽胞抵抗力强，湿热100℃至少需要3～5小时、高压蒸气121℃30分钟才能将其芽胞杀死。

致病性　该菌本身为腐生菌，并不引起感染，一般是食物被肉毒梭菌污染后，在厌氧环境下繁殖并产生肉毒毒素，人因食用未经加热含有该毒素的食品如罐头、腊肠、火腿、发酵豆制品而中毒。肉毒毒素是毒性极强的神经性毒素，是已知毒物中最强的，毒性比氰化钾强1万倍，对人的最小致死量约为0.1μg。肉毒中毒的临床表现与其他食物中毒不同，无胃肠道症状，主要临床表现为复视、眼睑下垂、瞳孔放大、吞咽困难、口齿不清、呼吸困难，严重者发展为呼吸肌麻痹，呼吸停止而死亡。

此外，婴儿食入肉毒梭菌芽胞污染的食品后，可发生感染性中毒，称婴儿肉毒病。临床表现为便秘、吃乳无力、吞咽困难、眼睑下垂、面部肌肉松弛、全身肌肉张力降低、进行性呼吸困难、甚至窒息死亡。

微生物学检查法　主要是检查食物，将可疑食物煮沸1小时以杀灭无芽胞杂菌后，再进行厌氧培养分离。毒素检查则取培养物滤液或未加热处理的可疑食物悬液上清注射到小鼠腹腔，观察小鼠发病情况。在怀疑为婴儿肉毒中毒的粪便中检出本菌，并证实可产生毒素，则诊断意义较大。

防治原则　加强食品卫生管理和监督。对病人应尽快诊断，迅速注射多价抗毒素，同时加强护理和对症治疗，防止呼吸麻痹和窒息，以降低死亡率。

四、艰难梭菌

艰难梭菌（*C. difficile*）对氧甚为敏感，很难分离培养，故得名。它是人和动物肠道寄生菌。近10多年来，发现本菌与假膜性肠炎有关。最近，由于该菌已成为医院内感染的病原菌之一，故日益被人们所重视。

本菌为革兰阳性粗长杆菌，有或无鞭毛，芽胞为卵圆形或长方形，位于菌体次极端，无荚膜。该菌为严格的专性厌氧菌，用常规的厌氧培养法不易生长。

本菌在幼儿的粪便中最常见，为肠道的正常菌群之一。已经证明具有产毒力的艰难梭菌为假膜性肠炎的主要病原菌之一。本菌引起假膜性肠炎与抗生素使用有关。长期口服克林霉素和其他药物以后，此菌受抗菌药物作用而出现耐药性菌株，并在大肠中增殖，产生毒素。它除了主要引起假膜性肠炎外，尚可引起气性坏疽、脑膜炎、肾盂肾炎、腹腔和阴道感染及菌血症等。

第二节　无芽胞厌氧菌

一、无芽胞厌氧菌的种类及分布

无芽胞厌氧菌种类繁多，包括23个属，其中10个属与人类疾病相关。临床常见厌氧菌感染标本中，有芽胞厌氧菌仅占3.5%，而无芽胞厌氧菌占95%。无芽胞厌氧菌中，尤其以革兰阴性杆菌感染多见。

1. 革兰阴性厌氧杆菌　包括8个属，其中主要菌属为类杆菌属和梭杆菌属。类杆菌属中主要是脆弱类杆菌和产黑色素类杆菌。脆弱类杆菌，占临床厌氧菌分离菌株的25%，菌体大小不一，呈多形态性，有荚膜。主要寄生在消化道，引起腹腔脓肿、败血症等。产黑色素类杆菌，有荚膜与菌毛，主要寄生在口腔、下消化道及泌尿生殖道。梭杆菌属常寄生于正常人的口腔和上呼吸道，可引起牙周炎等口腔感染。在各种感染临床标本均可分离到。

2. 革兰阳性厌氧杆菌　包括7个属，主要有丙酸杆菌属、乳杆菌属及双歧杆菌属等，在临床厌氧菌分离株中占22%，其中57%为丙酸杆菌，23%为真杆菌。

3. 革兰阴性厌氧球菌　有3个属，其中韦荣菌属最为重要。常成对、成簇或链状排列。该菌是咽喉部主要厌氧菌。

4. 革兰阳性厌氧球菌　有5个属，其中较重要的是消化链球菌属，主要寄居于阴道。此外尚有消化球菌属。革兰阳性厌氧球菌在肠道菌群中占很高比例，在大肠中起重要的调节作用。

二、无芽胞厌氧菌的致病性

1. 致病条件　无芽胞厌氧菌是寄生于皮肤和黏膜的正常菌群，以下几个条件可引起感染：①正常菌群的寄居部位改变，如手术、穿孔、各种医源性插管等。②宿主免疫力下降，使用免疫抑制剂、抗代谢药物、放射治疗及化学治疗的患者以及慢性消耗性疾病的患者等。③菌群失调，不合理或长期使用氨基糖苷类、头孢菌素等抗菌药物，可诱发感染。④局部形成厌氧微环境，可提供厌氧菌生长繁殖，易引起内源性感染。

2. 感染特征　无芽胞厌氧菌为内源性感染，无特定病型，大多是化脓感染，感染部位可遍及全身。在具有下列感染特征之一时，应考虑无芽胞厌氧菌感染，进行氧培养以求确诊。①发生在口腔、鼻窦、胸腔、腹腔和肛门会阴附近的炎症、脓肿及其他深部脓肿；②分泌物为血性或黑色，有恶臭；③分泌物直接涂片镜检有菌，而在有氧环境中培养无细菌生长；④在有氧环境培养阴性的败血症、感染性心内膜炎、脓毒性血栓静脉炎；⑤用氨基糖苷类抗生素长期治疗无效者。

3. 所致疾病

（1）腹腔感染：多因手术、创伤、穿孔导致，感染主要由类杆菌引起。

（2）女性生殖道和盆腔感染：手术或其他并发症引起的女性生殖道一系列严重感染中，无芽胞厌氧菌是主要病原体。常见的为消化链球菌属、普雷沃菌属和紫单胞菌等。

（3）口腔感染：主要由厌氧革兰阴性杆菌和消化链球菌引起，大多起源于牙齿感染。

（4）呼吸道感染：厌氧菌可感染上、下呼吸道的任何部位，扁桃体周围蜂窝织炎、吸入性肺炎、肺脓肿和脓胸等。主要致病菌为普雷沃菌属、坏死梭杆菌、核梭杆菌、消化链球菌和脆弱类杆菌等。

（5）中枢神经系统感染：最常见的为脑脓肿，主要继发于中耳炎、乳突炎、鼻窦炎等邻近感染，以革兰阴性厌氧杆菌常见。

三、微生物学检查法

1. 标本采取　最可靠的标本是切取或活检得到的组织标本；取感染深部吸取的渗出物或脓汁。采取的标本应立即存放无氧环境，并迅速送检。

2. 直接涂片镜检　直接涂片、染色后镜检，观察细菌的形态特征，初步判断结果。

3. 分离培养与鉴定　在厌氧环境中进行接种，置于37℃厌氧培养2～3天，如无菌生长，继续培养至1周。取生长菌落接种两个血平板，分别置于有氧和无氧环境中培养，在两种环境中都能生长的是兼性厌氧菌，只能在厌氧环境中生长的才是专性厌氧菌。获得纯培养后，再经生化反应进行鉴定。

四、防治原则

目前尚无特异性预防方法。注意清洗创面，去除坏死组织和异物，维持局部良好的血液循环，预防局部出现厌氧微环境。要正确选用抗生素。95%以上临床厌氧菌包括脆弱类杆菌对甲硝唑、氯霉素、林可霉素、氧哌嗪青霉素、羧塞吩青霉素等敏感。革兰阳性厌氧菌对万古霉素敏感。要注意临床耐药菌株的大量出现，如最常见的脆弱类杆菌产生β-内酰胺酶，可破坏青霉素和头孢菌素，因此，在临床治疗前，还应对临床分离株进行抗生素敏感性测定，以指导正确地选用药物和治疗。

思考题

1. 试比较破伤风梭菌和产气荚膜梭菌的致病条件及其致病机制。
2. 简述破伤风和气性坏疽的防治原则。
3. 无芽胞厌氧菌的感染特征有哪些？

（宁夏医科大学　马锐）

第十八章　棒状杆菌属

内容提要

棒状杆菌属是一群革兰阳性，菌体一端或两端膨大呈棒状的杆菌。主要致病菌为白喉杆菌，是引起白喉的病原菌，该菌主要存在于患者及带菌者的鼻咽腔中，随飞沫经呼吸道传播。机体感染后细菌在鼻咽喉部黏膜上繁殖并分泌外毒素，引起局部炎症及全身中毒症状。注射白喉类毒素是预防白喉的主要措施，目前，我国应用白喉类毒素、百日咳疫苗和破伤风类毒素混合制剂（简称白百破三联疫苗）进行人工主动免疫。对白喉患者的治疗除用抗生素外还应尽早注射足量的白喉抗毒素。

棒状杆菌属（*Corynebacterium*）是一群革兰染色阳性，菌体一端或两端膨大呈棒状的杆菌。菌体内可出现异染颗粒。种类较多，广泛分布于动、植物中。可在人体皮肤、上呼吸道和泌尿生殖道黏膜等处定居。大多为非致病菌或条件致病菌，引起人类疾病的病原菌主要是白喉棒状杆菌。

一、生物学性状

形态与染色　菌体细长微弯，一端或两端膨大成棒状，排列不规则，常呈 V、L 等形状。革兰染色阳性，用美蓝、Neisser 或 Albert 染色，菌体内可见着色较深或与菌体颜色不同的异染颗粒，颗粒的主要成分是核糖核酸和多偏磷酸盐，在鉴定时有重要意义。

培养特性　需氧或兼性厌氧，营养要求较高，在含有凝固血清的培养基上生长迅速形成灰白色、光滑湿润的圆形的菌落，涂片染色异染颗粒明显，形态典型。在含有 0.03%～0.04%亚碲酸钾的血琼脂平板上，白喉杆菌可吸收亚碲酸盐，将其还原为金属碲，使菌落呈黑色。亚碲酸钾能抑制标本中其他细菌的生长，故亚碲酸钾血琼脂平板可作为白喉杆菌的选择和鉴别培养基。

抵抗力　白喉杆菌对湿热抵抗力不强，煮沸 1 分钟即死亡。但对干燥、寒冷和日光的抵抗力较其他无芽胞菌强。在衣服、床单、玩具上能存活数天至数周。对常用消毒剂抵抗力较弱，对青霉素、氯霉素、红霉素等抗生素敏感，但对磺胺药物不敏感。

二、致病性与免疫性

（一）致病性

1. 致病物质　白喉杆菌的主要致病物质是白喉毒素，由携带 β-棒状杆菌噬菌体 DNA 的溶原性菌株产生。白喉毒素是一种外毒素，由 A 和 B 两个亚单位经二硫键连接组成。A

亚单位具有抑制易感细胞蛋白质合成的活性，是白喉毒素的毒性功能区；B 亚单位有两个功能区，位于 C 端的是细胞受体结合区，位于 N 端的是嵌入细胞膜、促使 A 亚单位进入细胞质的转位区。许多真核细胞，特别是心肌和神经细胞上都有这种毒素的受体，因此严重的白喉患者可伴有中毒性心肌炎和神经系统症状。外毒素的作用机制是阻断宿主细胞蛋白质合成。白喉毒素通过 B 亚单位与宿主细胞结合，并经 B 亚单位转位区的介导，将 A 亚单位释放到宿主胞质内。使细胞内延伸因子-2（EF-2）灭活，影响宿主细胞蛋白质的合成，从而导致组织细胞病变和坏死。

另外，白喉杆菌尚能产生类似结核杆菌的索状因子，能破坏细胞中的线粒体，影响细胞能量的代谢。

2. 所致疾病　白喉的传染源主要是白喉患者及带菌者。该菌侵入易感者上呼吸道，通常在鼻咽喉部黏膜上生长繁殖并分泌外毒素，引起局部渗出性炎症和全身中毒症状。在细菌和外毒素的作用下，局部黏膜上皮细胞产生炎性渗出与坏死。渗出物中含有纤维蛋白，能将炎性细胞、黏膜坏死组织和白喉杆菌凝聚在一起，形成灰白色点状或片状假膜。此假膜在咽部与黏膜下组织紧密黏连不易拭去。若假膜扩展至气管、支气管黏膜，由于其上具有纤毛，假膜容易脱落而引起呼吸道阻塞，甚至窒息死亡。白喉杆菌一般不侵入血流，但被吸收的外毒素可通过血液与易感组织如心肌、外周神经及肾上腺组织细胞结合，在临床上引起各种表现，如心肌炎、软腭麻痹、声嘶、肾上腺功能障碍等症状。约 2/3 患者的心肌受损，多发生在病后 2～3 周，成为白喉晚期致死的主要原因。此外，该菌偶可侵害眼结膜、外耳道、阴道和皮肤创口等处，亦能形成假膜。

（二）免疫性

白喉的免疫主要靠抗毒素，抗毒素可阻止毒素 B 亚单位与易感细胞结合，使 A 亚单位不能进入细胞。预防接种、隐性感染或病后均可获得特异性免疫力。

调查人群对白喉的免疫力可用白喉毒素作皮内试验，称为锡克试验（Schick test），该试验是根据毒素和抗毒素中和原理，以少量毒素测定机体内有无抗毒素免疫的一种方法。在一侧前臂皮内注射 0.1ml 含 1/50MLD 的白喉外毒素（MLD 是最小致死量）。另一侧前臂皮内注射对照毒素（经 80℃加热处理 5 分钟，破坏其毒性）0.1ml。结果与判断如下：

阴性反应　两侧前臂注射处均无任何反应，表示机体有足量抗毒素，对白喉有免疫力。

阳性反应　试验侧注射局部于 24～48 小时开始出现红肿，直径 1～2cm，4～7 天达高峰，对照侧无反应。表明机体对白喉易感，无免疫力。

假阳性反应　试验侧与对照侧均于 6～18 小时出现红肿，1～2 天消退。表明机体对毒素蛋白质有超敏反应，同时血液内有足够抗毒素，对白喉有免疫力。

混合反应　两侧前臂注射处均于 6～18 小时出现红肿，对照侧 3～4 天反应消退，试验侧 4～7 天才达高峰，表明机体对毒素蛋白的超敏反应，对白喉没有免疫力。

由于锡克试验观察时间较长，现已很少使用。目前有人采用间接血凝试验来检测血清中和抗毒素，该方法比较简单。

三、微生物学检查法

标本　用无菌棉拭子从患者咽喉病变部位的假膜边缘刮拭取材，迅速送检。

直接涂片镜检　将棉拭子标本直接涂片，用美兰或 Albert 法染色后镜检，若找到典型形态的白喉棒状杆菌，结合临床即可作初步诊断。若将棉拭子取材标本接种于吕氏血清斜面培养基，经37℃6～12小时增菌培养后做涂片镜检，检出率要比直接涂片高。白喉的治疗是否及时与死亡率密切相关，故早期快速诊断至关重要。

分离培养　将标本接种于吕氏血清斜面培养基或亚碲酸钾血平板培养基上作常规培养18～24小时，挑取可疑菌落涂片染色并进一步做生化反应和毒力试验进行鉴定。

毒力鉴定　毒力鉴定是鉴别产毒白喉杆菌的重要试验，可分体内与体外两种测试法。体外法可用对流免疫电泳和SPA协同凝集试验；体内法可用豚鼠做体内中和试验，主要是检测毒素。

四、防治原则

白喉的特异性预防有人工主动免疫和人工被动免疫两种。注射白喉类毒素是预防白喉的主要措施。目前我国使用的是白喉类毒素、百日咳疫苗及破伤风类毒素混合制剂（简称白百破三联疫苗），进行人工主动免疫，效果良好。一般在出生3个月初次接种，3～4岁和6～7岁时各加强注射一次。对密切接触过白喉病人的易感儿童，可肌内注射1 000U～2 000U白喉抗毒素作紧急预防。注射前应做皮肤过敏试验，以避免用马血清制备的白喉抗毒素引起速发型超敏反应的发生。

对白喉患者的治疗，除选用青霉素、红霉素等抗生素外，还应尽早注射足量的白喉抗毒素，注射前应做皮肤过敏试验，阳性者进行脱敏治疗。

思考题

1. 白喉杆菌的形态染色有何特点？
2. 简述白喉杆菌的致病物质、所致疾病及传播途径。
3. 在幼儿园内如果发现一例白喉患儿，你应对其周围人群如何进行应急处理？

（宁夏医科大学　高文卫）

第十九章　分枝杆菌属

内容提要

主要致病性分枝杆菌包括结核杆菌和麻风杆菌。结核杆菌生长缓慢，胞壁中含有大量脂类，这与其抗酸性、抵抗力以及致病性与免疫性均有关。结核杆菌可通过多种途径进入人体，引起肺结核为主的多种结核病。预防用卡介苗，接种前须做结核菌素试验。治疗常联合用药，以避免耐药性的形成。麻风杆菌形态与结核杆菌相似，至今尚未培养成功，它可引起多种类型的麻风病。

分枝杆菌属（*Mycobacterium*）是一类细长略微弯曲的杆菌，因有分枝生长的趋势而得名。因菌体含大量分枝菌酸，故一般不易着色，染色时需要加温或延长染色时间。着色后用强酸、酒精等不易使其脱色，故又名抗酸杆菌。分枝菌属目前已报道有100多种，主要有结核分枝杆菌、非结核分枝杆菌和麻风杆菌。对人致病的主要是人型和牛型结核分枝杆菌以及麻风分枝杆菌。本属细菌的主要特点是：（1）菌体含大量脂质，这与其染色、培养、抵抗力以及致病性等密切相关；（2）致病性分枝杆菌营养要求高、需氧、多数生长缓慢；（3）无鞭毛、无荚膜、无芽胞，不产生内、外毒素；（4）致病多为慢性，病变常有肉芽肿形成。

第一节　结核分枝杆菌

结核分枝杆菌（*M. tuberculosis*），简称结核杆菌（tubercle bacillus），1882年由德国细菌学家郭霍（Koch）首先发现，是引起结核病的病原菌。新中国成立后，由于人民群众生活水平的提高，群防群治工作的开展，以及卡介苗预防接种，结核病的发病率与死亡率已大大降低。但20世纪80年代末以后，由于耐药菌株不断出现，人群流动增多以及艾滋病流行而并发和感染病例增多等原因，结核病的发病率又有增高的趋势。因此，结核病已成为一种重要的再现传染病。全世界每年约有800万例新病例发生，约有300万人死于结核病。

一、生物学性状

形态与染色　菌体细长略带弯曲，约（1～4）μm×0.4μm，呈单个或分枝状排列，常聚集成团。牛型比人型略粗短。细菌细胞壁脂质含量较高，约占干重的60%，其中大量的分枝菌酸可影响染料穿入。用抗酸染色法，结核杆菌呈红色，而其他细菌和背景中的物质则被染成蓝色。

培养特性　专性需氧，营养要求高，生长缓慢，常用的培养基是罗氏（Lowenstein-Jensen）培养基，内含蛋黄、甘油、马铃薯、无机盐和孔雀绿等。最适生长温度为37℃，最适 pH6.4～7.0。结核杆菌生长缓慢，繁殖一代约需 18 小时，接种后约 3～4 周可见菌落生长。菌落为灰黄色、粗糙、皱缩、坚硬、表面呈颗粒状堆积，似菜花样。在液体培养基中结核杆菌生长形成有皱褶的厚菌膜，此与结核菌含脂质量多、具疏水性、并有需氧要求有关，若加入 Tween-80，则细菌呈均匀生长，有利于药敏试验和动物接种。

生化反应　结核杆菌不发酵糖类。人型与牛型的区别在于人型可合成烟酸和还原硝酸盐，而牛型则不能。

抵抗力　结核杆菌含有较高脂质，对干燥的抵抗力强，在干燥痰内可存活 6～8 个月。对湿热敏感，液体中加热 62～63℃15 分钟或煮沸即被杀死。对紫外线敏感，对酸、碱及一般消毒剂均有抵抗，在 5%苯酚中可存活 12～24 小时，70%～75%酒精数分钟可杀死。在 4%NaOH、3%HCl 和 6%H_2SO_4中可存活半小时，因而常以此处理有杂菌污染的检材和消化标本中的黏稠物质。结核杆菌对 1∶75 000 结晶紫或 1∶13 000 孔雀绿有抵抗力，加在培养基中可抑制杂菌生长。变异性 结核杆菌易发生菌落、毒力、耐药性等变异。毒力强的结核杆菌菌落为粗糙型，当变异为光滑型时，则毒力变弱。1908 年，Calmette 与 Gerin 两人将有毒的牛型结核杆菌培养在含甘油、胆汁、马铃薯的培养基中经 13 年 230 次传代，获得减毒菌株，用于制备预防结核病的卡介苗（BCG）。结核杆菌易产生耐药性，有报道约 30%菌株对异烟肼耐药，但耐药菌株的毒力也随之降低。

二、致病性

结核杆菌不产生内毒素与外毒素、亦无侵袭性酶，其致病性可能与其菌体成分、细菌在组织细胞内大量增殖引起的炎症反应，以及机体对细菌产生的免疫应答造成的病理损伤等有关。

（一）致病物质

1. 脂质　脂质的含量与毒力有密切关系，其毒性成分有：①磷脂：是细胞壁脂质中的主要成分，能促进单核细胞增生，引起结核结节形成；②分枝菌酸：与分枝杆菌的抗酸性有关；③索状因子：是有毒菌株产生的 6，6′-双分枝菌酸海藻糖，它能使结核杆菌相互黏连，按纵轴平行排列成长索状，故称索状因子。可引起慢性肉芽肿；④蜡质 D：是一种肽糖脂与分枝菌酸的复合物，具有佐剂作用，可激发机体产生迟发型超敏反应。

2. 蛋白质　结核杆菌具有多种蛋白成分，主要成分是结核菌素。结核菌素本身无毒，但与蜡质 D 结合注入人体能诱发对结核杆菌的变态反应。结核杆菌的蛋白质则可引起机体产生抗体，但这种抗体对机体无保护作用。

3. 多糖　结核杆菌提取液中有多糖抗原，其中多糖抗原Ⅱ是阿拉伯甘露聚糖，是分枝杆菌发生凝集反应的特异性表面抗原。

（二）致病机制

结核杆菌主要通过呼吸道、消化道和损伤的皮肤侵入易感机体，能引起多种组织器官的结核病，其中以肺结核最为多见。由于感染结核杆菌的毒力、数量、次数和感染者免疫状态不同，肺结核可有以下两种表现。

1. 原发感染　原发感染多见于学龄儿童或结核菌素试验阴性者以及以前未受到感染的成年人。当结核杆菌随尘埃、飞沫吸入肺部，首先被吞噬细胞吞噬。由于结核杆菌类脂质等成分的毒性作用，抑制巨噬细胞的溶酶体与吞噬体融合，溶酶体不能发挥作用。细菌在吞噬细胞内缓慢繁殖，最后使巨噬细胞死亡崩解，释放出的大量细菌在肺泡引起炎症，此即原发灶。初次感染的机体，因缺乏特异性免疫，结核杆菌常经淋巴管扩散至邻近的淋巴结引起肺门淋巴结肿大，称原发综合征。原发综合征主要发生于儿童，常能自愈，仅留钙化点。在原发感染中，约90%以上感染可形成钙化，但病灶内仍有结核杆菌长期潜伏。只有少数患者因免疫力低下，结核杆菌可经血流扩散，引起全身粟粒性结核，常侵犯淋巴结、骨、关节、肾及脑膜引起相应的结核病。

2. 原发后感染　多由原发感染灶中残存的（内源性感染）和由外界新进入的结核杆菌（外源性感染）引起，多发生于成年人。由于机体已形成对结核杆菌的特异性细胞免疫，对再次侵入的结核杆菌有较强的局限能力，故病灶多局限，常不累及邻近的淋巴结，形成结核结节、干酪化和纤维化，其特征为慢性肉芽肿炎症。

三、免疫性与变态反应

免疫性　人类对结核杆菌的感染率很高，但发病率却不高，说明人体对结核杆菌有较强的免疫力。机体感染结核杆菌后，虽能产生多种抗体，但这类抗体无保护作用。对结核杆菌的免疫是细胞免疫。结核杆菌刺激T淋巴细胞成为致敏淋巴细胞，致敏淋巴细胞可直接杀死带有结核杆菌的靶细胞，同时释放淋巴因子，吸引单核细胞和中性粒细胞趋向感染病灶。病灶中被激活的单核细胞经分裂增殖，部分转化为上皮样细胞。这些激活的细胞内溶酶体数目增多，生成各种水解酶及能溶解结核杆菌的脂酶，增强了吞噬和消化结核菌的能力。

变态反应　机体获得对结核杆菌免疫力的同时，由于结核杆菌的蛋白质与蜡质一同刺激T淋巴细胞，即形成迟发性变态反应。机体建立迟发性变态反应时，体内被致敏的T淋巴细胞遇到结核杆菌，即能释放出淋巴因子，引起强烈的变态反应，形成以单核细胞浸润为主的炎症反应，容易发生干酪样坏死，甚至液化形成空洞。儿童患结核大多为初次感染，机体尚未建立变态反应，可发生急性全身粟粒性结核和结核性脑膜炎。成年人结核大多为复发或再次感染，此时机体已有变态反应性，病症常为慢性局限性结核，不引起粟粒性结核及脑膜炎。

免疫性与变态反应的关系　关于免疫性与变态反应关系可用郭霍现象（Koch Phenomenon）加以说明。将结核杆菌注入未曾受染的豚鼠皮下，10～14天后，注射局部发生溃烂，病灶深而不易愈合，附近淋巴结肿大，结核杆菌扩散至全身，引起全身性粟粒性结核，表现为原发感染的特点。若用同量结核杆菌经皮下注入曾感染过结核杆菌的豚鼠，1～2天后，注射局部出现溃烂，浅而易愈合，附近淋巴结不肿大，结核杆菌也很少扩散，表现为原发后感染的特点。由此说明，机体在原发感染时未形成特异免疫也无变态反应；而机体在原发后感染中已形成了特异免疫，同时伴有变态反应的参与。

结核菌素试验　结核菌素试验是应用结核菌素进行皮肤试验，来检测受试者对结核杆菌是否有细胞免疫功能及迟发型变态反应的一种试验。结核菌素即结核杆菌菌体蛋白，有两种，一种称旧结核菌素（OT），一种称纯蛋白衍化物（PPD）。

（1）原理：将结核菌素注入皮内，如受试者曾感染过结核菌或接种过卡介苗，则注射局部出现红肿、硬结等变态反应性炎症即为阳性，如无反应表示受试者未感染过结核杆菌即为阴性。

（2）方法和结果：用生理盐水将OT配成1∶2 000稀释液，取0.1ml注射于前臂掌侧皮内，48～72小时检查局部红肿硬结直径，大于5mm者为阳性，≥15mm以上者为强阳性。

（3）意义：阳性表示有过感染，不一定在发病，但有变态反应，也有免疫力；阴性表示未曾感染过，无变态反应，无免疫力。但应注意，如受试者处于原发感染早期，或正患其他传染病（如麻疹等），或使用了免疫抑制剂，均可暂时出现阴性反应；强阳性者可能有活动性结核病灶，尤其是婴儿。结核菌素试验近年来还被用于测定肿瘤病人的细胞免疫功能。

（4）应用：结核菌素试验用于：①为接种卡介苗及测定免疫效果提供依据；②对婴儿可做诊断结核病之用；③测定肿瘤病人的细胞免疫功能；④可在未接种卡介苗的人群做结核菌感染的流行病学调查。

四、微生物学检查法

结核病的诊断以检出结核杆菌为主要依据。标本可依据感染部位分别采取痰液、大小便、脓、胸水、腹水和脑脊液。

涂片染色镜检　咳痰可直接涂片，用抗酸染色法染色，若在疑似结核的病人检材中镜检到抗酸性杆菌，可能是结核杆菌，但需进一步分离培养鉴定，才能确定。标本每毫升含菌量需 10 万个以上才能通过直接涂片检出。如菌量太少，标本量大，污染杂菌多，先做浓缩集菌处理再涂片，可以提高检出阳性率。

浓缩集菌　咳痰和粪便标本因含杂菌多，需用 4%NaOH、3%HCl 或 6%H_2SO_4处理标本半小时，可杀死标本中的杂菌，且可溶解标本中黏稠物质，经离心沉淀后，用沉渣涂片染色、分离培养或接种动物。此外，也可用氨水、二甲苯做漂浮法集菌。

分离培养　标本经浓缩集菌、取沉淀物用酸或碱中和后，接种于罗氏培养基上，加盖胶塞后，置 37℃孵育 4～6 周，每周观察一次，结核杆菌生长缓慢，一般需 2～4 周形成肉眼可见的菌落。根据细菌生长繁殖的速度、菌落特点、抗酸染色镜检结果作出判定。为了缩短培养时间，可采用液体快速玻片培养法。将浓缩集菌的标本涂于玻片上，待干燥后将玻片置于含血清的结核杆菌专用液体培养基，37℃孵育 1 周，取出玻片标本，做抗酸染色镜检，必要时可取培养物做生化反应和动物实验进行鉴定。

动物试验　用浓缩标本 0.1ml 接种至豚鼠或地鼠腹股沟皮下，经 3～4 周后，如发现局部淋巴结肿大、溃疡或结核菌素试验阳性，可及时进行解剖，观察局部淋巴结、肺、肝等器官有无结核病变，经涂片或分离培养，检查有无结核杆菌。

快速诊断　一般涂片检查敏感性低，而分离培养又需时较长。为此，目前应用 PCR 技术对结核菌进行鉴定，不仅敏感性较高，而且只需 1～2 天即有结果，可达到快速诊断目的。

五、防治原则

结核病的特异性预防是接种卡介苗（BCG）。目前，多数国家采用皮内注射法接种，因此法剂量准确，接种后结核菌素试验阳转率达 95%以上，且稳定。我国规定新生儿出生后即接种卡介苗，7 岁时复种，在农村 12 岁时再复种一次。结核菌素试验阴性的青少年，也是卡介苗的主要接种对象。对结核病人的治疗应注意以下原则：①早期发现和早期治疗；②联合用药，彻底治疗；③首选药为异烟肼、利福平。

第二节　麻风分枝杆菌

麻风分枝杆菌（mycobacteria leprae）简称麻风杆菌，是麻风病的病原菌。麻风是一种慢性传染病，在世界各地均有流行。我国沿海各省病例也不少见，经大力开展防治，近年来，麻风的发病率已大大降低。

一、生物学性状

麻风杆菌的形态、大小、染色性与结核杆菌相似，常在细胞内呈束状排列，含菌的细胞为麻风细胞。麻风杆菌不能人工培养。注射小鼠足跖内可引起局部肉芽肿病变，接种到犰狳体内可引起瘤型麻风。麻风杆菌在 0℃可活 3～4 周，烈日照射 2～3 小时即失去活力，煮沸 8 分钟可以杀灭。

二、致病性与免疫性

麻风分枝杆菌只侵害人，偶尔可自然感染犰狳。瘤型麻风病人是麻风的主要传染源。本菌可由病人鼻分泌物排出，也可由痰、汗、泪、乳汁、精液、阴道分泌物排出，经长期直接接触而被传染。本病特点是潜伏期长，一般为 0.5～5 年，发病缓慢，病程长。临床表现分为两型两类，即瘤型和结核样型及界线类和未定类。此两类可向两型转化。

瘤型　病变较严重，主要侵犯皮肤、黏膜、神经和全身脏器，形成肉芽肿病变；若未治疗，病情将逐渐恶化，病灶中细菌多，传染性强。病人呈狮子面容，患者细胞免疫缺损，麻风菌素试验阴性。

结核样型　病情缓慢、稳定，病变主要发生在皮肤和周围神经，不侵犯内脏。病灶中细菌较少，传染性小。患者细胞免疫功能正常或接近正常，麻风菌素试验阳性。

界线类　兼有上述两型特点，病灶中有细菌，可向瘤型和结核样型转化。麻风菌素试验阳性。

未定类　为麻风的早期阶段，有色素增多或色素减退及红斑损害，周围神经受累较轻，可有不同程度感觉障碍，多转化成结核样型。

麻风的免疫主要是依靠细胞免疫，其特点与结核免疫相似。

三、微生物学检查法

涂片染色镜检　刮取病人鼻黏膜和皮肤病变标本，经抗酸法染色，镜检见细胞内有成束的抗酸性杆菌是目前唯一检查麻风杆菌的方法，可结合临床及病理作出诊断。

麻风菌素试验　（lepromin test）对诊断没有重要意义，因为与结核病有交叉反应，但可用于麻风的分型和预后判断。方法是用麻风结节经生理盐水提取制成的麻风菌素做皮肤试验，取 0.1ml 注射于前臂曲侧皮内，出现两种反应：①早期反应，于注射 3～4 天出现、红肿直径 5mm 以上者为阳性，表明患者对麻风菌素过敏；②晚期反应：于注射后 3～4 周，如局部出现直径大于 3mm 的浸润结节为阳性反应，表明患者对麻风有免疫。

四、防治原则

麻风至今尚无特异预防方法。由于麻风杆菌与结核杆菌有共同抗原，曾试用卡介苗来预防麻风。麻风的防治主要靠普查，早期发现、早期隔离和早期治疗。治疗药物主要有砜类、利福平、氯法齐明及丙硫异烟胺。为防止耐药性产生，多采用两三种药联合治疗。

思 考 题

1. 分枝杆菌属的主要特点有哪些?
2. 什么是抗酸染色?
3. 试述结核杆菌的致病物质及感染特点。
4. 试述结核杆菌的免疫性与变态反应的相关性。
5. 何谓结核菌素试验，解释其原理与应用。

（西安交通大学医学院　刘如意）

第二十章　动物源性细菌

内容提要

能引起人类发病的动物源性细菌主要有：布氏杆菌、鼠疫杆菌和炭疽杆菌。布氏杆菌为革兰阴性短小杆菌，可引起牛、羊、猪等动物感染，引起母畜流产。人类感染的主要表现是波浪热，易转为慢性，并反复发作，因该菌寄生于巨噬细胞内，感染后免疫以细胞免疫为主。鼠疫杆菌是自然疫源性烈性传染病——鼠疫的病原体，通过带菌鼠蚤叮咬传播给人。该菌为革兰阴性短杆菌。炭疽杆菌菌体粗大，链状排列似竹节状。菌落粗糙，边缘呈卷发状。在含有微量青霉素的培养基中，呈串珠状。致病作用与荚膜和毒素有关，主要引起食草动物感染，人类可经皮肤、呼吸道、消化道侵入引起炭疽病。

动物源性细菌是人畜（兽）共患病的病原体。动物源性细菌的宿主一般很广，由于人类与病畜直接接触或通过媒介动物、污染物传播给人而引起人类发病。由共同病原体引起的动物和人类的某些传染病，称为人畜共患病。

第一节　布氏菌属

布氏菌属（*Brucella*）是一类引起人类、家畜及其他动物布氏菌病的细菌。最早由美国医生 David Bruce 首先分离而命名，主要引起羊、牛、猪等动物患病，常引起母畜流产。人类与病畜接触或食用病畜及其制品，也可引起感染。

一、生物学性状

形态染色　菌体多呈球杆状，革兰染色阴性。无鞭毛，不形成芽胞，光滑型菌株有荚膜。

培养特性　营养要求高，专性需氧，初次分离培养时，需 5%～10%CO_2。最适生长温度 37℃，最适 pH 为 6.6～6.8。生长缓慢，37℃48 小时始能长出微小、无色、透明的光滑菌落。在血琼脂平板上不溶血。

生化反应与抗原构造　大多能分解尿素，产生 H_2S。光滑型布氏杆菌有 A 抗原和 M 抗原两种菌体抗原成分。两种布氏菌所含的 A 抗原和 M 抗原只有量的差异，没有质的区别。

抵抗力　布氏菌在外环境中生活能力较强，在水中可存活 4 日，在土壤、皮毛和乳制品中可生存数周至数月。对日光、热及常用消毒剂敏感。日光直射 10～20 分钟、湿热 60℃ 10～20 分钟及普通浓度的甲酚皂溶液和苯酚液中数分钟即被杀死，对链霉素、氯霉素和四环素均敏感。

二、致病性与免疫性

布氏杆菌的主要致病物质有内毒素、荚膜与透明质酸酶等。因其荚膜具有抗吞噬作用和透明质酸酶的扩散作用，故本菌侵袭力强，可通过完整皮肤黏膜进入宿主体内，并有很强的繁殖扩散能力。

动物患病时，主要表现为睾丸炎、附睾炎、乳腺炎、子宫炎等。孕期动物对布氏杆菌最为敏感，感染后常致流产。

人类感染主要是通过接触病畜及其分泌物或接触被污染的畜产品，经皮肤、眼结膜、消化道、呼吸道等途径感染。病菌侵入机体被中性粒细胞或巨噬细胞吞噬，成为胞内菌，并沿淋巴管到达淋巴结后生长繁殖形成感染灶。病菌可由此进入血液，引起菌血症，由于内毒素作用，病人可出现发热、无力等中毒症状。细菌经血流进入肝、脾、骨髓等处，体温也逐渐消退。细菌在细胞内繁殖至一定程度时，再次进入血流，又出现菌血症，体温再次升高，此热型即为临床上的波浪热。感染易转为慢性，并反复发作。

病后可产生免疫力，且各菌种和生物型之间有交叉免疫作用，开始为带菌免疫，即当机体内有布氏杆菌存在时，对再次感染有免疫力。随后机体免疫力增加，病菌不断被消灭。最终转为无菌免疫，机体产生的抗体可发挥调理作用，但由于本菌为细胞内寄居菌，故其免疫以细胞免疫为主，T 细胞产生和释放的细胞因子，能增强巨噬细胞的杀菌能力。

三、微生物学检查法

病原学检查　急性期取血液，血培养阳性率可高达 70%，在慢性期可采取骨髓。将所取标本接种于双相肝浸液培养基（一半为固体斜面，一半为液体），置 37℃、5%～10% CO_2环境中孵育，布氏杆菌菌落多在 4～7 天形成，若 30 天仍无菌生长，即为阴性。若有菌生长，根据菌落特点、形态、生化反应及抗原结构等进行鉴定及分型。

血清学试验检查　病后 1～7 天患者血清中开始出现 IgM 型凝集素抗体，含量逐渐增高。可用试管凝集试验进行测定，一般以 1∶160～1∶320 为阳性诊断标准。对慢性患者可进行补体结合试验。补体结合抗体主要是 IgG 型，出现较晚，一般以 1∶10 为阳性。

皮肤试验　用布氏菌素 0.1ml 注入受试者前臂掌侧皮内，24～48 小时观察结果，局部出现红肿、硬结，其直径 1～2cm 者为弱阳性，2～3cm 者为阳性，4～6cm 者为强阳性。若红肿 6～8 小时内消退者为假阳性。布氏菌素皮肤试验为迟发超敏反应。

四、防治原则

预防本病的根本措施在于家畜管理、切断传播途径和预防接种。

人群接种对象是牧场和屠宰场工作人员、兽医、布氏菌素皮试阴性者。用冻干减毒 104M 株活菌苗做皮上划痕法接种，有效免疫期约一年。急性期患者的治疗以抗生素为主。对慢性患者除继续用药外，应采用综合疗法，以增强机体的免疫力。

第二节　耶尔森菌属

耶尔森菌属（*Yersinia*）属于肠杆菌科，包括鼠疫耶氏菌、小肠结肠炎耶氏菌和假结核耶氏菌等，是一类革兰阴性小杆菌。本属细菌通常先引起齿类动物、家畜和鸟类动物感染，人通过接触已感染的动物、食入污染食物或节肢动物叮咬等途径而被感染。

鼠疫耶氏杆菌（*Y. pestis*）简称鼠疫杆菌，是鼠疫的病原菌。鼠疫是一种自然疫源性烈性传染病，人类鼠疫是由鼠蚤叮咬而感染。临床上表现为发热、显著的毒血症状和出血倾向等。

生物学性状　呈卵圆形、两端钝圆并浓染的短杆状。一般单个散在，偶尔成双或呈短链。有荚膜，无芽胞，无鞭毛。革兰染色阴性。在陈旧培养物或含3%NaCl的培养基中培养后呈明显的多形性，球形、杆形、丝状、酵母样、哑铃状等同时存在，亦可见到着色极为浅淡的菌影。

兼性厌氧。营养要求不高。在普通培养基上能生长。初次分离培养时，需在培养基中加入动物血液、亚硫酸钠等，以促进其生长。最适生长温度为28～30℃，最适pH为6.9～7.1。在血琼脂培养基上孵育24～48小时后，长成无色透明、中央隆起、不溶血、边缘扁平呈花边样的圆形细小菌落。在肉汤培养基中形成菌膜和絮状沉淀，液体不混浊。稍加摇动，菌膜呈钟乳石状下沉，此特征有一定鉴别意义。

鼠疫杆菌具有多种抗原，与其毒力有关的主要有：

1. 荚膜抗原（F1）　由3部分组成：F1A是可溶性多糖-蛋白复合物，具有免疫原性；F1B是可溶性多糖，具有种特异性；F1C是不溶性多糖成分，无免疫原性。F1抗原具有抗吞噬作用。抗F1抗体具有保护作用。

2. 毒力抗原　有V及W两种，为蛋白质及脂蛋白。V与W抗原总是一起产生，由同一质粒编码，V抗原与毒力有关，并能抑制吞噬作用。

3. 鼠毒素（MT）　为毒性蛋白，属外毒素，主要作用于血管系统，引起不可逆的休克和死亡，不耐热，可脱毒成类毒素。

4. 内毒素，其性质与肠道杆菌内毒素相似，可致机体发热、休克等。

该菌对理化因素抵抗力较弱。55℃ 15分钟或100℃ 1分钟死亡。5%甲酚皂溶液或苯酚20分钟可将痰中鼠疫杆菌杀死。但对寒冷潮湿的抵抗力较强，在－30℃仍能生存。鼠疫杆菌易发生变异，有自发或诱发突变和基因转移两类，其生化特性、毒力、耐药性和抗原构造均可发生变异。鼠疫杆菌不同于多数细菌，粗糙型菌落有毒力，而光滑型变异株菌落毒力反而减弱。

致病性与免疫性　鼠疫是自然疫源性传染病，一般先有鼠类的发病和流行，可通过鼠蚤从鼠传播到人，引起人类鼠疫。人患鼠疫后，尚可通过人蚤或呼吸道在人群间流行。

鼠疫杆菌具有内毒素、F1抗原、V-W抗原及具有外毒素性质的鼠毒素，致病性极强。病菌通过疫蚤叮咬进入人体后，被吞噬细胞吞噬，但仍能在细胞内繁殖，并沿淋巴管到达局部淋巴结，引起剧烈的出血坏死性淋巴结炎。若病变仅限于淋巴结，称为腺鼠疫。此型最为常见。重症者病菌自此侵入血流，导致败血症型鼠疫（继发型）。感染更严重者，病菌可直接侵入血循环成为原发性败血症型鼠疫。吸入染菌尘埃可引起肺鼠疫。肺鼠疫致死后，死者皮肤常呈黑紫色，故有黑死病之称。

病后可获得持久免疫力，很少发生再次感染。体液可出现多种抗体，有中和鼠毒素加强吞噬细胞功能的作用。

微生物学检查法　按不同病型采用淋巴结穿刺液、痰、血液等。检材直接涂片或印片，干燥后用甲醇或乙醇乙醚混合液固定5～10分钟，然后分别进行革兰染色（或美蓝染色），镜检观察形态和染色特点。将检材接种于血液琼脂平板（血液标本应先增菌再接种）。置

28～30℃孵育后，如有可疑菌落生长，可做涂片染色镜检等进一步鉴定。

防治原则　灭鼠灭蚤是切断鼠疫传播环节、消灭鼠疫疫源的根本措施。在流行地区可做鼠疫活菌苗预防接种，以增强人体免疫力。治疗必须早期足量并注射给药，常用氨基糖甙类抗生素以及四环素、链霉素、磺胺药等。

第三节　芽胞杆菌属

芽胞杆菌属（*Bacillus*）是一群需氧、能形成芽胞的革兰阳性大杆菌。该属中的炭疽芽胞杆菌是引起动物和人类炭疽病的病原菌，蜡样芽胞杆菌可引起人类食物中毒。其他多为腐生菌，如枯草芽胞杆菌、多黏芽胞杆菌等，主要分布于土壤、水和尘埃中，是实验室常见的污染菌。

炭疽芽胞杆菌（*B. anthracis*），简称炭疽杆菌，是人类历史上第一个被发现的病原体，主要是绵羊、牛等草食动物炭疽病的病原菌，也可传染给人和肉食动物。

生物学性状　炭疽杆菌是致病菌中最大的细菌，大小为（1～1.2）μm×（3～5）μm。杆状，两端平切，常呈长链状排列，状如竹节。革兰染色阳性，在体内或含有血清的培养基中形成荚膜。无鞭毛。在氧气充足、温度适宜（25～30℃）的环境中或人工培养基中易形成芽胞。芽胞呈椭圆形，位于菌体中央，其宽度小于菌体的宽度。

专性需氧，培养营养要求不高，在普通培养基上生长良好。最适生长温度37℃，最适pH为7.2～7.4。在琼脂平板上置37℃培养24小时，长成灰白色、干燥无光泽、不透明、边缘不整齐、大而扁平的菌落。在血平板上，早期无溶血环，培养24小时后有轻微溶血。在肉汤中生长后，呈絮状卷绕成团的沉淀生长，表面稍混浊，无菌膜，中层透明。有毒株在碳酸氢钠琼脂平板上，置5% CO_2环境中孵育48小时，由于产生荚膜而形成黏液型菌落。无毒株仍保持粗糙型。

炭疽杆菌繁殖体的抵抗力与一般无芽胞细菌相似，但其芽胞对外界因素抵抗力很强。在室温干燥环境中的能存活20余年，在皮革中能生存数年。牧场一旦被污染，传染性可维持20～30年，煮沸10分钟，干热140℃ 3小时才能破坏芽胞。芽胞对化学消毒剂的抵抗力也很强。如5%苯酚5天才可杀死芽胞；对碘较敏感，1∶2 500碘液10分钟可破坏芽胞。

致病性与免疫性　荚膜和炭疽毒素是炭疽杆菌的主要致病因素。荚膜抵抗吞噬细胞的吞噬作用，有利于细菌在机体组织内繁殖与扩散。炭疽毒素是由保护性抗原、致死因子和水肿因子三种蛋白质形成的复合物。水肿因子或致死因子单独不能发挥生物学活性作用，都必须与保护性抗原组合后才能引起实验动物的水肿或致死。若用3种因子混合注射，则可致炭疽病的典型中毒症状。炭疽毒素的毒性作用主要是直接损伤微血管的内皮细胞，使血管通透性增加，有效循环血量不足，微循环灌注量明显减少，血液呈高凝状态，易形成感染性休克和DIC而致死亡。炭疽主要是在草食动物中流行的传染病。人类主要通过接触病畜及其皮毛等患皮肤炭疽；食入未煮熟的病畜肉类、奶或被污染食物而引起肠炭疽；吸入含有芽胞的尘埃可发生肺炭疽。各型均可并发败血症，常引起急性出血性脑膜炎而致死亡。组织、器官的出血性坏死及水肿为炭疽病的特征性病理变化，皮肤炭疽呈痈样病灶、中央有黑痂，故名炭疽。

感染炭疽后，可获得持久的免疫力。机体产生的针对炭疽毒素中保护性抗原的抗体具有保护作用。

微生物学检查法　根据炭疽的不同临床类型分别采取渗出液、脓液、痰、粪便或血液标本。炭疽动物尸体严禁剖检，必要时可割取耳朵或舌尖一片送检。

直接涂片镜检　涂片、干燥、固定后，用1∶1 000升汞固定约5分钟以杀死芽胞。革兰染色、镜检，若见有荚膜的典型竹节状革兰阳性大杆菌，结合临床症状可做初步诊断。涂片亦可用特异性荧光抗体染色法或荚膜肿胀试验进行检查。

分离培养与鉴定　将标本接种于血琼脂平板和碳酸氢钠琼脂平板上，37℃ 24小时培养后，根据菌落特点，并进行青霉素串珠试验及动物试验等进行鉴定。炭疽杆菌在含有青霉素（0.05～0.5U/ml）的培养基中，37℃ 2～3小时后，炭疽杆菌菌体肿大呈圆形、状如串珠。其他需氧芽胞杆菌无此现象。血液标本应先增菌培养。

防治原则　病畜应严格隔离或处死深埋。死病畜严禁剥皮或煮食，必须焚毁或深埋于2米以下，并加大量石灰。对牧民、屠宰牲畜人员、兽医、制革工人等可进行炭疽杆菌减毒活菌苗接种。治疗首选青霉素，对青霉素过敏者可选用四环素、氯霉素等抗生素治疗。

思考题

1. 简述布氏杆菌和鼠疫杆菌所致的人类疾病有哪些？
2. 简述炭疽杆菌的形态及菌落特征。
3. 试述炭疽杆菌的致病物质及致病机制。

（西安交通大学医学院　刘如意）

第二十一章　其他细菌

内容提要

幽门螺杆菌、弯曲菌属、军团菌属、嗜血杆菌属、鲍特菌属和假单胞菌属均为革兰阴性杆菌。幽门螺杆菌在胃黏液层中常鱼群样排列或聚集成团，与慢性胃炎、胃和十二指肠溃疡的关系密切。弯曲菌属中对人类致病的有空肠弯曲菌、结肠弯曲菌和胎儿弯曲菌。空肠弯曲菌主要引起婴幼儿急性肠炎。嗜肺军团菌有菌毛，能产生多种酶类及内、外毒素，引起军团病，多在夏秋季流行。嗜血杆菌属因酶系统不完备，培养时需加入新鲜血液，即需 X 和 V 因子。流感嗜血杆菌常引起继发感染。百日咳鲍氏杆菌是儿童百日咳的病原菌。铜绿假单胞菌为条件致病菌，当机体免疫功能低下时，可引起局部化脓性炎症或全身感染。

第一节　弯曲菌属和幽门螺杆菌

一、空肠弯曲菌

弯曲菌属（*Campylobacter*）为一群微需氧，呈逗点状或 S 形的革兰阴性菌。广泛存在于家禽、家畜的肠道内，为禽类正常菌群，与牛羊流产、不孕及动物腹泻有关。其中对人类致病的有空肠弯曲菌（*C. jejuni*）、结肠弯曲菌（*C. coli*）和胎儿弯曲菌（*C. fetus*）等。空肠弯曲菌是人类腹泻的常见病原菌，主要引起婴幼儿急性肠炎。

生物学性状　革兰阴性，形态细长呈弧状、S 形、螺旋形或海鸥形。无荚膜、元芽胞，菌体一端或两端有单鞭毛，运动活泼。在陈旧培养物中易变成球形，失去动力。

微需氧，最适生长环境是 10%CO_2、5%O_2 和 85%N_2，生长温度为 42℃。营养要求高，需在含有血液溶解液或血清的培养基上生长，经 48 小时培养后，形成两种菌落：①扁平、灰蓝色或灰色，边缘不整，有扩散倾向的菌落。②圆形、突起、半透明、光滑、湿润、有黏液外观，针尖状、有光泽的小菌落。

抵抗力不强，易被干燥及直射阳光杀死，58℃5 分钟死亡，对氨基糖甙类抗生素、红霉素、四环素、氯霉素、磺胺药敏感，对青霉素耐药。

致病性与免疫性　空肠弯曲菌是禽类肠道正常寄生菌。由于家畜及带菌者粪便污染食物和水源可感染人。该菌对胃酸敏感，故在摄入大于 10^4 个细菌时才可造成感染。该菌主要引起婴幼儿急性肠炎，潜伏期一般为 3～5 天。细菌在小肠中繁殖，侵入肠上皮引起炎症，主要症状有：腹痛、腹泻、发热，偶有呕吐和脱水，并偶可通过肠黏膜侵入血流引起败血症或其他器官感染。该菌可通过母体胎盘感染胎儿。

空肠弯曲菌能产生一种不耐热肠毒素，与大肠埃希菌 LT 和霍乱肠毒素有部分抗原交叉。受感染后，机体能产生特异性抗体，增强吞噬细胞的吞噬和杀灭细菌的作用。

微生物学检查　标本可采取粪便、剩余食物等涂片，革兰染色镜检，悬滴标本做暗视野镜检，可见活泼运动的细菌。培养常用含多种抗生素及羊血的选择培养基，在微氧条件下，置 42℃培养，根据其生物学特性、马尿酸水解试验等生化反应鉴定。

防治原则　预防主要是加强人畜粪便管理，注意食品及饮水卫生。治疗可用红霉素、氨基糖苷类抗生素、氯霉素等。

二、幽门螺杆菌

幽门螺杆菌（*H. pylori*）是 1982 年由澳大利亚学者首次从胃黏膜组织中分离培养出的一种引起 B 型胃炎的病原菌，当时称为幽门弯曲菌。现国际微生物学会正式命名为幽门螺杆菌，并单独成为一个属。幽门螺杆菌和慢性胃炎、胃及十二指肠溃疡关系密切。

（一）生物学性状　幽门螺杆菌菌体呈弧形、S 形或海鸥形。大小约（0.5～1.0）μm×3.5μm，在胃黏液层中常呈鱼群样排列或聚集成团。新鲜培养物中菌体呈多形态。传代培养后，菌体变为杆状或球形，染色不均匀。革兰染色阴性，单端或双端 2～6 根鞭毛，运动活泼。

微需氧，营养要求高。需动物血液或血清，pH6～8，37℃培养 3～4 天后，才见针尖状、圆形、光滑、透明无色菌落。

生化反应不活跃，不分解糖类。过氧化氢酶和氧化酶阳性。尿素酶丰富，测定尿素酶活性已作为本菌感染的快速诊断方法之一。此外，幽门螺杆菌还含有碱性磷酸酶、DNA 酶、r-谷氨酰胺肽酶和亮氨酰胺肽酶，而弯曲菌没有。

（二）致病性　幽门螺杆菌与慢性胃炎、胃和十二肠溃疡的关系密切。其致病物质与致病机制尚不清楚。幽门螺杆菌对胃酸敏感，但能在胃中生长，这是由于：①该菌感染与宿主胃酸过低有关；②尿素酶丰富，可迅速分解食物中尿素产氨，有缓冲胃酸 pH 的作用；③运动活泼，在黏稠的黏液层中可运动至最适 pH 部位，定居于有一定厚度的胃黏液层中。

（三）微生物学检查法　微生物检查时通过纤维胃镜采取胃、十二指肠黏膜组织直接涂片、干燥、固定、革兰染色镜检。如找到典型形态的螺杆菌即可诊断。将活检组织接种于选择培养基，按要求的环境进行培养，根据菌落特点进行鉴定。尿素酶试验用于快速诊断。

幽门螺杆菌感染时，胃黏膜上皮层和固有层有中性粒细胞、嗜酸性粒细胞和淋巴细胞浸润，亦可作为诊断的参考。

第二节　鲍特菌属

鲍特菌属（*Bordetella*）是一类革兰阴性小球杆菌，共有 3 个菌种。百日咳鲍特菌、副百日咳鲍特菌和支气管败血鲍特菌，可引起哺乳类动物呼吸道感染。其中，百日咳鲍特菌是引起儿童高度传染性疾病百日咳的病原菌。

百日咳鲍特菌　百日咳鲍特菌（*B. pertussis*），简称百日咳杆菌，是儿童百日咳的病原菌。

生物学性状　菌体短小、卵圆形、无芽胞、无鞭毛、光滑型菌株有荚膜和菌毛。革兰染色阴性。甲苯胺蓝染色，两端出现浓染颗粒。常用培养基为甘油、马铃薯血液琼脂，即鲍-

金培养基。在此培养基上形成细小、光滑、湿润、凸起如珍珠状似水银光泽的菌落，周围有狭窄的溶血环。在液体培养基中呈均匀混浊生长，管底有少量黏性沉淀。生化反应不活跃，不分解任何糖类。新分离的菌株有荚膜，毒力强，菌落光滑称为Ⅰ相菌。经多次传代培养后，发生S～R变异，即由光滑型变为粗糙型，荚膜消失，毒力减弱或丧失，称为Ⅳ相菌。Ⅱ、Ⅲ相为过渡相。从Ⅰ相～Ⅳ相的变异是形态、菌落、溶血性、抗原结构、致病力等全面变异。百日咳杆菌抵抗力弱，56℃30分钟，日光照射1小时死亡。对化学消毒剂敏感。在0～10℃尚能生存。

致病性与免疫性

1. 致病物质　有荚膜、内毒素、外毒素和多种生物活性物质。

（1）百日咳毒素是一种外毒素，是该菌的主要毒力因子，与呼吸道纤毛上皮细胞结合进入机体并与阵发性咳嗽有关，注射给家兔可出现局部炎症。

（2）内毒素：由脂质X和脂质A组成，脂质X与内毒素活性有关，脂质A与抗病毒作用有关。注射到动物体内可出现痉挛性咳嗽。

（3）黏附因子α：其中最重要的就是血凝素，可凝集红细胞，并与黏附纤毛上皮有关。

（4）腺苷环化酶毒素：催化真核细胞内ATP转化为cAMP，从而干扰免疫效应细胞的功能。

（5）气管细胞毒素：对气管纤毛上皮细胞有特殊亲和力，可使其坏死脱落。

（6）皮肤坏死毒素：与局部组织坏死有关。

2. 所致疾病　人是百日咳杆菌的唯一宿主。患者及症状轻微的非典型病人为传染源，通过飞沫传播，潜伏期1～2周。Ⅰ相菌通过百日咳毒素和血凝素黏附于气管和支气管黏膜的纤毛上皮层，生长繁殖产生毒素，引起局部炎症，坏死。由于上皮纤毛的运动受抑制，黏稠分泌物不易排出，从而导致剧烈咳嗽。病程分3期：①卡他期：类似感冒症状，此期传染性强；②痉咳期：发生阵发性痉挛性咳嗽，有吸气吼声及呼吸困难等；③恢复期：阵咳减轻，逐渐好转痊愈。部分病人易发生化脓性球菌的继发感染。因病程较长，故名百日咳。该菌一般不侵入血流。

病后可获得牢固持久的免疫力。目前认为百日咳杆菌感染后，体内可产生多种抗体，黏膜局部SIgA具有抑制病菌附着作用，以细胞免疫为主。由于新生儿易感，提示母体血清IgG抗体不能提供保护。

微生物学检查法　以分离培养为主，如在卡他期取材检出率可达90%以上。可采取鼻咽拭子或直接接种于鲍-金培养基，37℃培养2～3天，根据菌落形态，涂片染色镜检，并与Ⅰ相菌免疫血清做凝集试验进行鉴定。此外，也可直接采取鼻咽拭子做涂片，用荧光抗体染色做早期快速诊断。

防治原则　早诊断，早治疗。自发病起至7周需隔离患者。目前，我国常用的疫苗是白百破（白喉类毒素、百日咳菌苗、破伤风类毒素）三联疫苗。治疗可选用红霉素、氨苄西林、氯霉素等。

第三节　军团菌属

1976年7月在美国费城退伍军人协会会议上，暴发了一种原因不明的急性呼吸道传染病。在与会149人中，34人死于肺炎或其他并发症。后从4例死者肺组织中分离到一种需氧的革兰阴性杆菌，1978 年 11 月被国际会议正式命名为嗜肺军团菌（*L. pneumophila*）。1984 年被正式命名为军团菌属（*Legionella*），其属下共有 46 个菌种。军团菌广泛存在于自然界，特别是各种天然水源及人工冷、热水管道系统。

生物学性状　嗜肺军团菌为两端钝圆小杆菌，有显著多形性，大小约（0.5～0.7）μm×20μm，无芽胞，无荚膜，有菌毛和单端鞭毛。革兰染色阴性，但一般染色法难于着色，常用镀银染色或 Giemsa 染色，分别染成黑褐色和红色。需氧，初分离需加 2.5%CO_2，生长温度 35℃，pH6.9～7.0，普通培养基或血平板上均不生长。目前使用费-高培养基（F-G 培养基），BCYE 培养基培养。本菌生长缓慢，3～5 天长出菌落，菌落呈灰白色、黏稠、光滑、易挑取，并有特殊臭味。在含有苯丙氨酸和酪氨酸的培养基上，菌落产生棕色素。不分解糖类，氧化酶与过氧化氢酶阳性。

抵抗力强，在自然界可长期存活，自来水中可存活 1 年。耐酸，但对化学消毒剂敏感。

致病性与免疫性　该菌致病机制目前尚不十分清楚。近年研究发现，军团菌的致病性与其毒力因子和铁代谢等有关。

菌毛具有黏附作用，军团菌能产生多种酶类及内、外毒素，可能是致病因子。该菌被吞噬细胞吞噬后，有抗细胞内杀菌物质作用，能在细胞内繁殖，导致细胞死亡，释放出子代细菌，使更多细胞受染。嗜肺军团菌引起军团病，多在夏秋季流行，其他季节可散发。通过呼吸道吸入带菌飞沫而感染，常见的感染来源为污染的空调和供水系统，经气化而形成气溶胶微粒。未发现人与人之间的直接接触传播。军团病有两个临床类型。①肺炎型：起病急，可散发或流行暴发，具有多系统损害，全身症状明显，胸透肺部可有点状和结节状浸润病灶，是一种急性致死性肺部感染。死亡率在 15%以上。②流感样型：又称庞提阿克热（Pontic fever）：有发热、头痛、肌痛等症状，病程短，症状轻，预后良好。

微生物学检查法　标本主要是痰、咽部分泌物、血液或肺活检组织。可直接涂片，用镀银染色或特异荧光抗体染色后镜检。培养常用 BCYE 培养基，接种后置 2.5%CO_2环境培养，根据菌落特征，生化反应等作出鉴定。

治疗可用红霉素、利福平等。

第四节　嗜血杆菌属

嗜血杆菌属（*Haemophilus*）为无鞭毛、无芽胞可产生荚膜的革兰阴性杆菌，因酶系统不完备，人工培养时需加入新鲜血液，故名。该菌属生长需要 X 或 V 因子。X 因子为一种血红素，可提供细菌合成含铁的呼吸酶类。V 因子为辅酶Ⅰ或Ⅱ。本属细菌中最重要的是流感嗜血杆菌，其次是埃及嗜血杆菌和杜克嗜血杆菌。埃及嗜血杆菌引起急性眼结膜炎，杜克嗜血杆菌引起软性下疳，为一种性传播疾病。本节主要简介流感嗜血杆菌。

流感嗜血杆菌

流感嗜血杆菌（*H. influenzae*）简称流感杆菌。1892 年波兰细菌学家 Pfeiffer 首先从流感患者鼻咽部分离出，当时被误认为是流感的病原菌，直至 1933 年流感病毒分离成功，才明确流感杆菌只是流感时继发感染的病原菌。

（一）生物学性状　革兰阴性短小杆菌，无鞭毛，在急性感染标本如脑脊液中多为球形、杆状或丝状，从病灶新分离的细菌常有荚膜，多数菌株有菌毛，单染色时两端浓染。该菌常用巧克力血琼脂培养基，菌落小圆，无色透明，呈露水滴状。若与葡萄球菌共同培养时，因葡萄球菌合成Ⅴ因子渗入培养基，故在葡萄球菌菌落周围生长的流感杆菌菌落较大，此现象称为“卫星现象”，有助于流感杆菌的鉴定。该菌能分解葡萄糖产酸，能还原硝酸盐，产生自溶酶，可被胆汁溶解。该菌抵抗力弱，50～55℃加热30分钟被杀死，对一般消毒剂极敏感，在干燥痰中生存时间不超过48小时。

（二）致病性与免疫性　致病物质为荚膜、菌毛与内毒素。该菌还能产生IgA蛋白酶，能水解SIgA。30%～50%的正常人咽喉部可携带此菌。当抵抗力降低时，如患流感、麻疹、百日咳、肺结核等，可引起继发支气管炎、中耳炎、鼻窦炎等。在婴幼儿常引起原发性感染，常见的有脑膜炎、鼻咽炎、咽喉会厌炎、化脓性关节炎和心包炎。机体受该菌感染后可产生多种抗体，抗荚膜多糖抗体能增强吞噬细胞吞噬作用，在补体参与下有溶菌作用。抗外膜蛋白的抗体有促进补体介导的吞噬作用。

微生物学检查　直接涂片镜检可采集痰液、脑脊液、鼻咽分泌物、血液及脓液等，如发现可疑细菌时，可用流感杆菌B型诊断血清做荚膜肿胀试验，阳性者即可确诊。

分离培养，如为血液标本应先增菌，然后转种于巧克力色平板。培养36～48小时，根据菌落形态，生化反应等特征以及卫星现象、荚膜肿胀试验予以鉴定。

第五节　假单胞菌属

假单胞菌属（*Pseudomonas*）是一组无芽胞，有荚膜和鞭毛，运动活泼的革兰阴性杆菌。广泛分布于土壤、空气、污水中，种类很多，也是医源性感染中常见的条件致病菌。与人类关系较大的有铜绿假单胞菌、荧光假单胞菌、类鼻疽假单胞菌等。本节主要介绍铜绿假单胞菌。

铜绿假单胞菌

铜绿假单胞菌（*P. aeruginosa*）俗称铜绿假单胞菌，广泛分布于自然界和人皮肤及肠道中，是一种常见的条件致病菌。由于生长过程中产生绿色水溶性色素，感染后的浓汁或敷料上出现绿色而得名。

生物学性状　该菌为革兰阴性杆菌，大小约（1.5～30）μm×（0.5～1.0）μm，单个、成对或短链排列，无芽胞，有荚膜，单端1～3根鞭毛，运动活泼。临床新分离菌株常有菌毛。需氧菌，营养要求不高，最适生长温度为35℃，温度范围为20～42℃。在液体培养基中呈均匀混浊生长，形成菌膜，产生水溶性色素，可使液体呈现灰绿、蓝绿或黄绿色。在普通平板上菌落大而扁平、湿润，边缘不甚整齐，有金属光泽，具有生姜味。菌落与培养基因产生的色素呈现灰绿、蓝绿或黄绿色。能液化明胶，分解尿素，利用枸橼酸盐，不产生靛基质，氧化酶阳性，能氧化分解葡萄糖产酸，不分解乳糖、麦芽糖、蔗糖和甘露醇，能还原硝酸盐。该菌有O抗原、H抗原。根据抗原结构，我国已分出20个血清型。此外，该菌还可根据噬菌体、细菌素和绿脓素进行分型。

抵抗力强，对多种抗生素耐药。该菌易发生变异，耐药性变异在逐年增多，如对青霉素、链霉素、新霉素、红霉素等耐药。

致病性与免疫性　铜绿假单胞菌的主要致病物质有菌毛、荚膜和内毒素。此外，还有毒素A、胞外酶S，能抑制蛋白质合成；弹性蛋白酶、碱性蛋白酶、磷酸酯酶C，能损伤组织、血管，抑制中性粒细胞功能。碱性蛋白酶还有抗补体、灭活IgG作用，杀白细胞素能抑制淋巴细胞功能。该菌为条件致病菌，当宿主抵抗力低下或长期使用免疫抑制剂、代谢性疾病、恶性肿瘤、烧伤等，以及某些医源性因素如放疗、心导管术、气管切开、导尿、输液等均可引起感染，临床表现为局部化脓性炎症或全身感染。常见的有化脓性中耳炎、肺炎、肺脓肿、脓胸、心内膜炎、脑膜炎、尿道炎、角膜炎，侵入血流时常引起败血症。感染后机体可产生特异性体液免疫，有一定的抗感染作用。中性粒细胞的吞噬作用在抗感染中起重要作用。

微生物学检查法　标本可取血液、脑脊液、创面渗出液、脓、痰、尿等。接种于血平板，根据菌落特征、色素、生化反应、动力试验等予以鉴定。

防治原则　该菌传播途径较多，但主要以接触和空气传染，应重视医源性感染。对医疗器械、敷料等应彻底灭菌，对烧伤病房应彻底消毒。治疗可用庆大霉素、多黏菌素等。

思考题

1. 幽门螺杆菌与哪些疾病关系密切？
2. 空肠弯曲菌的培养特性如何？
3. 嗜肺军团菌所致的军团病有哪两个临床类型？如何预防？
4. 何谓流感杆菌的“卫星现象”？
5. 铜绿假单胞菌菌落有何特点？

（西安交通大学医学院　刘如意）

第三篇　病毒学

病毒（virus）是一类体积微小、能通过滤菌器、含有一种类型核酸（DNA 或者 RNA），只能在活细胞内增殖的非细胞型微生物。病毒区别于其他生物的基本特征是无细胞结构。

病毒在自然界的分布非常广泛，可寄居于人体、动物、植物、昆虫、真菌以及细菌体内并引起感染。据资料报道，人类的传染病约 75％是由病毒引起的。常见的病毒性疾病有麻疹、肝炎、流行性乙型脑炎、流行性感冒、脊髓灰质炎等。严重危害人类健康的艾滋病是由人类免疫缺陷病毒所致。此外，许多动物肿瘤已证实由病毒所引起，而人类肿瘤与病毒的关系也被越来越多的证据所证实。

第二十二章　病毒的基本性状

内容提要

病毒的大小以纳米计算，形态有 5 种。病毒由核酸（DNA 或 RNA）、蛋白质、脂类及糖类所组成。病毒只含有一种核酸，是病毒的遗传物质。蛋白质的主要作用是保护核酸，并具有抗原性。脂类则是构成病毒包膜成分之一，对脂溶剂敏感。病毒具有严格的细胞内寄生性，必须在易感的宿主细胞内才能增殖。复制周期包括吸附、穿入、脱壳、生物合成及装配和释放。两种病毒感染同一种细胞，常发生一种病毒抑制另一种病毒复制的现象，称为干扰现象。病毒耐冷怕热，对理化因素的抵抗力较细菌强。

第一节　病毒的大小与形态

一、病毒的大小

病毒颗粒很小，以纳米（nanometer，nm）为测量单位。按其大小，可分为：①大型病毒200～300 nm，如痘病毒；②中型病毒：约为 100 nm；如流行性感冒病毒；③小型病毒：＜50 nm，如小 RNA 病毒等。绝大多数病毒均小于 150 nm，必须借助于电子显微镜将其放大数千至数万倍才能看见。

二、病毒的形态

病毒体形态可分为 5 种：①球状体：大多数人类和动物病毒为球形，如人类的脊髓灰质炎病毒等；②杆状体：多见于植物病毒，如烟草花叶病毒；③砖形：见于痘类病毒，如天花病毒、牛痘苗病毒等；④弹状：形似弹头，如狂犬病病毒；⑤蝌蚪形：形似蝌蚪形，由一球形的头和一细长的尾所组成，如噬菌体（图 22－1）。

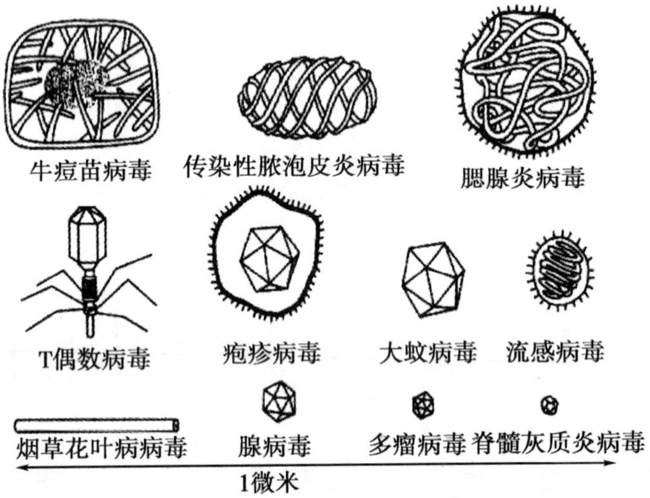

图 22－1　病毒的大小与形态

第二节　病毒的结构与化学组成

具有传染性的结构完整的病毒颗粒称病毒体（virion）。病毒的基本结构是由核心（core）和衣壳（capsid）组成。核心和衣壳构成核衣壳（nucleocapsid）。有些病毒其核衣壳就是病毒体，称裸露病毒（naked virus），有些病毒其核衣壳外面还包着一层包膜，称为包膜病毒（enveloped virus）（图 22－2）。病毒的化学组成有核酸（DNA or DNA）、蛋白质、脂类和糖类。

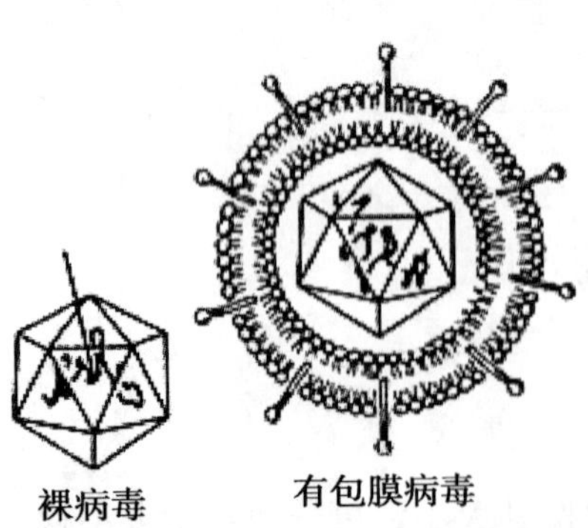

图 22－2　病毒结构模式图

核心　病毒的核心结构成分是核酸。病毒只含有一种核酸，DNA 或 RNA，依据核酸类型，可将病毒分为 DNA 病毒或 RNA 病毒。核酸储存有关病毒的遗传信息，控制着病毒的生命特征，与病毒的遗传和变异有关。

衣壳　衣壳结构的成分是蛋白质。壳粒是组成蛋白质衣壳结构的亚单位，由一个或多个肽分子组成。不同的病毒体，其衣壳上所含壳粒的数目不等。

根据壳粒数目和排列不同，病毒衣壳的构型有 3 种：①螺旋对称型：壳粒围绕着病毒核酸链排列，形成细长的盘绕成螺旋状对称的结构，如正粘病毒和副粘病毒以及大多数杆状病毒和弹状病毒。②20 面体对称型：壳粒按 20 面体结构型排列，形成 20 面体立体对称结构，如脊髓灰质炎病毒、流行性乙型脑炎病毒。③复合对称型：壳粒排列既有螺旋对称结构又有立体对称结构。如噬菌体的头部是 20 面体对称结构，尾部是螺旋对称结构。

病毒蛋白质有以下功能：①保护病毒核酸，使其免受核酸酶或其他理化因素（如紫外线、射线等）的破坏；②参与病毒感染细胞的过程，常常决定一种已知病毒的宿主特异性。很多病毒（除植物病毒外）感染作用的第一步是病毒颗粒吸附在细胞表面。在这个吸附作用中包括一种特异的病毒蛋白质，如噬菌体蛋白质尾丝作为特异的吸附器官；③病毒蛋白质决定病毒的免疫原性。病毒体表面的蛋白质能诱发机体的免疫应答，产生特异性抗体和致敏淋巴细胞。

包膜　有此病毒在核衣壳外还有包膜包裹着。包膜是病毒在成熟过程中穿过宿主细胞以出芽方式从细胞核膜或胞膜上释放时获得的，包膜表面有钉状突起物称刺突（spike）。包膜的作用：①维持病毒的完整性；②具有膜亲和性和融合性，利于病毒穿入；③具有病毒的种或型特异性抗原。

第三节　病毒的增殖

病毒具有严格的细胞内寄生性。因此，它必须在易感的宿主细胞内以复制方式增殖。正常的复制周期包括吸附、穿入、脱壳、生物合成及装配和释放 5 步。

一、吸附

病毒体表面的蛋白质和易感细胞表面受体的特异性结合过程称为吸附（adsorption）。吸附分为两个阶段。第一个阶段的吸附是非特异的，是细胞与病毒的偶然碰撞和静电作用，是可逆的。第二个阶段是病毒颗粒表面的蛋白质分子与细胞表面相对应的受体分子互相配位，特异性吸附开始。细胞表面的受体是有特异性的，如流感病毒的受体是一种黏蛋白，如用神经氨酸酶将黏蛋白受体破坏，则流感病毒对细胞的吸附和感染就不能发生。脊髓灰质炎病毒的受体是一种脂蛋白，存在于易感的人或猴的肠道黏膜上皮和神经组织的细胞表面，非易感组织细胞则缺乏该病毒受体，不能吸附病毒而受到感染。

二、穿入

病毒必须使它的核酸进入到细胞才能进行增殖，不同的病毒以不同的方式进入细胞内，这个过程称为穿入（penetration）。无包膜病毒一般是经细胞膜吞入，称为病毒胞饮，如腺病毒、小 RNA 病毒等。有包膜病毒的包膜与宿主细胞融合，病毒的核衣壳直接进入细胞质内，如疱疹病毒、正黏病毒、副黏病毒等。有的病毒体与细胞受体结后，由细胞表面的酶类协助病毒脱壳，使病毒核酸直接进入宿主细胞内，如噬菌体。

三、脱壳

病毒侵入细胞后，必须除去围绕在病毒基因组外面的蛋白质衣壳，才能开始病毒的核酸复制和编码病毒蛋白质。不同病毒体脱壳方式不同，多数病毒在穿入时已在宿主细胞的溶酶体酶作用下脱壳，释放出病毒核酸。比较复杂的病毒，如痘类病毒则分两步脱壳：一是病毒胞饮后进入含有溶酶体的空泡内，脱去外衣壳蛋白质；然后通过自身制造的脱壳酶脱去内衣壳。

四、生物合成

此阶段包括病毒蛋白质的合成及病毒核酸的复制。大多数 DNA 病毒，在宿主细胞核内合成 DNA，在细胞质中合成蛋白质。绝大部分 RNA 病毒其全部组成成分均在细胞浆中合成。在生物合成阶段，用血清学方法和电镜检查，在细胞内不能找到病毒颗粒，故称隐蔽期（eclipse period）。各种病毒的隐蔽期长短不一。

（一）病毒蛋白质的合成

一切生物，包括高等生物和微生物，合成蛋白质的机制大同小异。细胞合成蛋白质是在核糖体上进行的，包括转录和翻译两个步骤。转录是以核酸为模板形成 mRNA 的过程。翻译是以特异 mRNA 为模板合成蛋白质的过程。然而，病毒蛋白质的合成又有其自身的特点。

1. 病毒没有核糖体和产生能量的结构，故合成蛋白质的原料及能量是由宿主细胞提供的。蛋白质的翻译合成在宿主细胞的核糖体上进行。

2. 病毒的增殖不仅包括核酸和衣壳蛋白质的合成，而且还包括催化病毒组成成分所需要的酶等。在病毒核酸复制之前合成的病毒蛋白质称为早期蛋白质（early protein）。这种功能性蛋白质能抑制宿主细胞自身的代谢过程，并提供病毒核酸复制所需要的酶类，如 DNA 聚合酶、RNA 聚合酶和反转录酶等。病毒基因编码的酶往往和宿主的酶不同，因此成为抗病毒研究的靶点。在病毒核酸复制后，以子代病毒核酸为模板转录、释放出来的蛋白质称为晚期蛋白（late protein），主要是构成病毒衣壳的结构蛋白。

3. 一切细胞和 DNA 病毒的遗传信息都编码在 DNA 分子上，其信息传递和蛋白质合成都按照 Crick 提出的“中心法则”进行，即由 DNA→RNA→蛋白质。RNA 病毒的遗传信息编码在 RNA 分子上，不能按上述法则合成蛋白质，而是按 RNA^+→蛋白质或 RNA^-→RNA^+→蛋白质方式进行，反转录病毒按 RAN→DNA→RNA→蛋白质方式进行。

（二）病毒核酸的转录与复制

病毒核酸的转录与复制因病毒的核酸类型不同而异。

1. DNA 病毒　DNA 病毒的核酸大多数为双股，按半保留复制的方式复制。病毒的 DNA 既可作为合成子代 DNA 的模板，又可作为转录 mRNA 的模板。在依赖 DNA 的 RNA 多聚酶的催化下，将 DNA 的遗传信息转录到 mRNA 上，再由 mRNA 通过宿主胞浆中的核糖体转译成酶和早期蛋白质。以病毒 DNA 为模板，依靠早期蛋白（依赖 DNA 的 DNA 聚合酶）复制出子代的双股 DNA。

单链 DNA 病毒少见。它们以亲代 DNA 为模板，在 DNA 聚合酶的作用下，产生互补链与亲代单链 DNA 形成双链 DNA，再按半保留方式进行复制。不含亲代 DNA 的双链 DNA 作为模板转录 mRNA，以翻译病毒的结构蛋白；含亲代 DNA 复制完整的子代 DNA。

2. RNA 病毒　RNA 病毒的核酸大多数为单股，单股正链 RNA 病毒的核酸本身具有 mRNA 的功能，可以转译出早期蛋白（主要是依赖 RNA 的 RNA 聚合酶），然后以病毒 RNA 为模板，依靠早期蛋白复制出子代病毒核酸。单股负链 RNA 病毒不具有 mRNA 功能，但本身含有依赖 RNA 的 RNA 多聚酶。因此，病毒 RNA 首先依赖多聚酶复制出互补的正链 RNA，然后以其正链 RNA 为模板作为 mRNA，既转录出与之互补的子代负链 RNA，又转译出早期蛋白质和病毒的结构蛋白。

3. 反转录病毒　这类病毒的基因组非常独特，是由两个相同的正股 RNA 组成的单倍体。同时，这类病毒含有依赖 RNA 的 DNA 聚合酶（反转录酶）。先以病毒亲代 RNA 作为模板在反转录酶的作用下，合成负链DNA，形成RNA：DNA杂交体；接着RNA正链被降解，再以负链DNA为模板形成双链DNA，即为前病毒（provirus）。前病毒转入细胞核内，整合于宿主DNA中。前病毒可在核内经RNA聚合酶转录出病毒的mRNA与子代病毒的RNA；子代病毒RNA可在细胞质核糖体上翻译出病毒蛋白质。子代病毒RNA与蛋白质在胞浆内装配，以出芽方式释放。被感染的细胞仍持续分裂，将前病毒传递至子代细胞。

五、组装与释放

新合成的子代病毒核酸和病毒蛋白质在宿主细胞内组合病毒体的过程称为组装（assembly），也称为成熟（maturation）。大多数DNA病毒在细胞核内组装，RNA病毒则在细胞质内组装。无包膜病毒组装成核衣壳即为成熟的病毒体。有包膜病毒组装成核壳后，以出芽方式释放时包上核膜或浆膜而成为成熟的病毒体。成熟病毒体从宿主细胞游离出来的过程称为释放（release）。病毒释放的方式，有以下几种：

裸露的病毒（如脊髓灰质炎病毒）在宿主细胞内复制增殖，引起细胞破坏。细胞溶解后一次大量释放病毒。

有包膜的病毒（如流感病毒）在宿主细胞内复制增殖，不引起细胞破坏，以出芽的方式释放到细胞外。

有些病毒，如巨细胞病毒则是通过细胞间桥或细胞融合在细胞间传播。

病毒在宿主细胞内复制时并非所有的病毒成分都能组装成完整的病毒体，而常有异常增殖类型：①缺陷病毒（defective virus）：因病毒基因不完整或发生改变，核酸复制时失去正常的互补作用，致使不能复制出完整的有感染性的病毒体，这种病毒称为缺陷病毒。有缺陷病毒颗粒不具有传染性，但当它与另一种病毒共同培养时，却能复制出完整的具有感染性的病毒体，如丁型肝炎病毒（HDV）是缺陷病毒，只有与乙型肝炎病毒（HBV）共存时，HDV才能复制。此时的HBV是HDV辅助病毒。②顿挫感染（abortive infection）：病毒进入宿主细胞后，有的宿主细胞缺乏病毒复制所需的酶或能量等必要条件，致使病毒不能合成本身的成分，或虽能合成却不能装配成完整的病毒体。是为顿挫感染。

第四节　病毒的干扰现象

两种病毒感染同一种细胞，常发生一种病毒抑制另一种病毒复制的现象，称为干扰现象（interference）。这种干扰现象可发生在不同种病毒之间，也可发生在同种、同型以及同株病毒之间。干扰现象不仅在活病毒间发生，灭活病毒也能干扰活病毒。

病毒干扰现象的机制尚不完全清楚，可能与以下因素有关：①病毒作用于宿主细胞，诱导其产生抑制病毒复制的蛋白质，称为干扰素（interferon，IFN）；②易感细胞表面受体被第一种病毒破坏，阻止另一种病毒的吸附与穿入；③由于易感细胞提供的原料、酶系统等被第一种病毒利用，阻止了第二种病毒的mRNA转译。④缺陷干扰颗粒：病毒复制过程产生的缺损病毒，核酸部分缺损或被宿主核酸片断替代，能够干扰亲代病毒的复制。

病毒之间的干扰现象能够中止感染，导致宿主康复。如机体使用病毒减毒活疫苗后，就能阻止毒力较强的病毒感染。毒力较弱的呼吸道病毒感染后，机体在一定时间内对病毒不易感。所以，干扰现象是机体非特异性免疫的一个重要组成部分。另一方面，由于病毒间存在干扰现象，故在同时使用两种以上病毒疫苗时，应注意到疫苗病毒之间的干扰可影响疫苗的效果。有时疫苗病毒也可被体内原有的病毒所干扰。

第五节　理化因素对病毒的影响

大多数病毒对各种理化因素抵抗不强，对抗生素不敏感。病毒受理化因素作用后，失去感染性，称为灭活（inactivation）。灭活病毒仍可保留某些活性，如红细胞吸附、红细胞凝集及细胞融合性能。

一、物理因素

温度　大多数病毒耐冷不耐热，56℃30分钟或100℃几秒即被灭活。热对病毒的灭活作用，主要是使病毒衣壳蛋白质和包膜的糖蛋白质发生变性，阻止病毒吸附于宿主细胞。热也能破坏病毒复制所需的酶类。大多数病毒在低温下稳定。将病毒保存在－70℃或液氮中（－196℃）则能长期存活并保持其感染性。然而，反复冻融可使病毒灭活。

射线　病毒核酸对γ射线、X射线、高能量粒子等均敏感。但是有些病毒（如脊髓灰质炎病毒）被紫外线灭活后再经可见光照射时，修复酶复活，使病毒重新获得感染性。因此不应用紫外线灭活病毒。

pH值　病毒在pH5.2～9.0比较稳定。低于5.2和高于9.0时迅速灭活。不同的病毒对pH的耐受性不同，可以作为鉴定病毒体的指标之一。

二、化学因素

脂溶剂　有包膜病毒的包膜含脂类成分，易被乙醚、氯仿、胆盐等脂溶剂破坏，借此可鉴别有包膜病毒与无包膜病毒。

化学消毒剂　病毒对化学消毒剂一般都比较敏感。H_2O_2、漂白粉、高锰酸钾、甲醛、过氧乙酸、碘酒、酒精、甲醇等均可灭活病毒。

甘油　大多数病毒在50％甘油盐水中存活较久。因此，甘油常用于保存感染组织中的病毒。

抗生素和中草药　抗生素和磺胺对病毒无抑制作用。在病毒分离时，标本常用抗生素处理，或在培养液中加入抗生素以抑制标本中的杂菌。研究表明，板蓝根、大青叶、柴胡、贯众、大黄等中草药对某些病毒有抑制作用。

思考题

1. 什么是病毒？与细菌有何不同？
2. 简述病毒的结构、化学组成及功能。
3. 病毒的抵抗力有何特点？用什么试剂可保存送检病毒标本？
4. 病毒以什么方式侵入易感细胞？进入细胞后病毒是如何复制的？以DNA病毒为例说明之。

（西安交通大学医学院　谢明）

第二十三章　病毒的感染与免疫

内容提要

病毒在人类中的传播方式可分为水平传播和垂直传播两种。水平传播是病毒在个体间通过皮肤、呼吸道、消化道等途径传播；垂直传播是病毒通过胎盘或产道由亲代传给子代的传播方式。病毒感染类型根据症状的有无分为显性感染和隐性感染；显性感染根据病毒在机体内滞留的时间分为急性感染和持续性感染，后者又分为慢性感染、潜伏感染、慢发病毒感染和急性病毒感染的迟发并发症。病毒致病的基础是病毒在机体细胞内大量增殖，导致细胞破坏，也可通过免疫病理反应损伤细胞。病毒感染机体后，机体抗病毒免疫的机制主要有：巨噬细胞作用的增强、干扰素的产生、中和抗体的出现等，以细胞免疫为主。

病毒感染（viral infection）是指病毒通过一定的方式侵入机体并在易感细胞内复制增殖，与机体发生相互作用的过程。其过程取决于病毒和宿主两者的力量对比。病毒感染机体后诱发的免疫应答，可以保护机体，但也可能造成机体损伤。

第一节　病毒的传播方式

病毒传播方式有水平传播和垂直传播两类。自然条件下，皮肤、呼吸道和消化道的黏膜是病毒侵入机体的重要部位。

一、水平传播

水平传播（horizontal transmission）是指病毒在人群中不同个体间的横向传播，即从一个个体到另一个个体之间的传播。常见途径有：

1. 经皮肤传播　因昆虫叮咬、动物咬伤、机械性损伤、注射或手术等使皮肤屏障损伤，病毒可由损伤处侵入机体引起感染，如乙型脑炎病毒、狂犬病毒、乙型肝炎病毒等。

2. 经黏膜传播　很多病毒是经呼吸道、消化道的黏膜侵入机体的，黏膜表面的上皮细胞是某些病毒最先增殖的部位。有些病毒只在入侵局部的呼吸道或消化道黏膜引起感染，导致呼吸道或消化道疾病，如流感病毒、轮状病毒等；也有些病毒在入侵的黏膜局部增殖后再扩散至靶器官，引起典型的病变及临床症状，如麻疹病毒、脊髓灰质炎病毒等。

二、垂直传播

病毒通过胎盘或产道，由亲代传播给子代的方式称为垂直传播（vertical infection），导致的感染称为垂直感染（vertical infection）。这种方式在其他微生物很少见。现已知风疹病毒、巨细胞病毒、乙型肝炎病毒、HIV 等 10 余种病毒可通过胎盘感染胎儿，引起死胎、流产、早产或先天畸形。存在于妇女产道的病毒，在分娩时可能引起新生儿感染。

第二节　病毒感染的类型

病毒侵入机体后，因病毒种类、毒力和机体免疫力等不同，可表现为不同的感染类型。根据症状有无，分为显性感染和隐性感染；显性感染根据病毒在机体内滞留的时间，分为急性感染和持续性感染，后者又分为慢性感染、潜伏感染、慢发病毒感染和急性病毒感染的迟发并发症。

一、隐性感染

病毒进入机体后不引起临床症状称为隐性感染或亚临床感染。可能是因为病毒毒力弱或机体防御能力较强，病毒不能大量增殖，不造成细胞、组织的严重损伤。也可能因病毒不能最后侵犯到达靶细胞，故不呈现或极少呈现临床症状。隐性感染者仍有向外界散播病毒而成为传染源的可能。

二、显性感染

病毒在宿主细胞内大量增殖引起明显的临床症状者称为显性感染。显性感染可表现为局部感染，如腮腺炎、单纯疱疹等，也可以是全身感染。显性感染根据潜伏期长短，发病缓急，病程的长短可分为急性感染和持续性感染。

急性感染　一般潜伏期短，发病急，病程短（数日至数周）。恢复后机体不再存在病毒。如普通感冒、流行性感冒、甲型肝炎等。

持续性感染　此类感染病毒在宿主体内持续存在较长时间，甚至持续终生，可出现症状，也可不出现症状而长期带毒，成为重要的传染源。持续感染可分为 4 种类型：

1. 慢性感染　隐性或急性感染后，病毒并未完全清除，可经常或间歇增殖并排出病毒，病程长达数月至数年，多为慢性进行性感染，如 HBV 引起的慢性肝炎和巨细胞病毒感染等。

2. 潜伏感染　原发感染后，病毒潜伏于一定组织或细胞内，但并不产生感染性病毒，不出现临床症状，病毒与机体处于平衡状态。在某些条件下病毒被激活增殖感染，急性发作出现临床症状。如单纯疱疹病毒感染后，病毒在三叉神经节中潜伏，此时机体既无临床症状，也无病毒排出。以后由于机体受物理、化学、生物或环境因素等影响，使潜伏的病毒增殖，沿感觉神经到达皮肤引起单纯疱疹。

3. 慢发病毒感染　或称迟发感染，病毒感染后有很长时间的潜伏期，可达数月、数年甚至数 10 年之久，一旦出现临床症状，呈亚急性进行性加重，直至死亡，如人类免疫缺陷病毒引起的艾滋病。

4. 急性病毒感染的迟发并发症　是某些病毒急性感染后数年而发生的致死性病毒病，如儿童期急性感染麻疹病毒恢复后，极少数人可在 10 年左右出现亚急性硬化性全脑炎（SSPE）。

第三节　病毒的致病机制

病毒致病的基础是病毒在机体细胞内大量增殖，导致细胞破坏，也可通过免疫病理反应损伤细胞。

一、病毒对宿主细胞的直接作用

溶细胞感染（cytocidal infection）　病毒在细胞内增殖引起细胞溶解死亡的作用，称为杀细胞效应。此类病毒多见于无包膜病毒，如脊髓灰质炎病毒、腺病毒等。其致病机制主要有：

1. 阻断细胞大分子合成　大多数杀细胞性病毒在感染细胞内产生由病毒核酸编码的早期蛋白，能阻断宿主细胞 RNA 和蛋白质的合成，继而影响其 DNA 合成。

2. 病毒蛋白的毒性作用　某些病毒的衣壳蛋白具有直接杀伤宿主细胞效应。

3. 影响细胞溶酶体　病毒感染后可导致细胞溶酶体破坏，释放出溶酶体酶引起细胞自溶。

4. 靶细胞器的改变　病毒感染早期即可致细胞核、细胞膜、内质网、线粒体和核蛋白体的损伤。大多数杀细胞性病毒在体外培养中，在普通显微镜下可见靶细胞变圆、肿胀、坏死、脱落等细胞病变现象。

稳定感染　多见于有包膜病毒，如正粘病毒、副粘病毒等。这些病毒感染细胞后，不使细胞溶解死亡，成熟后以出芽方式从感染细胞中逐个释放出来，再感染邻近的细胞。但病毒感染后可引起宿主细胞膜的改变，少数溶细胞病毒也可引起宿主细胞膜的改变。主要表现为：

1. 细胞融合　有些病毒在感染细胞内增殖，由于病毒的酶或宿主细胞内溶酶体酶的作用，使细胞相互融合，形成多核巨细胞。感染与未感染细胞互相融合，可以使病毒从感染细胞进入到相邻的正常细胞，有利于病毒的扩散。

2. 细胞膜出现新抗原　病毒在细胞内复制过程中，由病毒基因编码的抗原可以出现在细胞膜表面。

包涵体形成　有些病毒感染的细胞，在普通光学显微镜下可以观察到细胞质或细胞核内出现嗜酸性或嗜碱性的圆形、椭圆形不规则的团块结构，其大小和数目不等，这种结构称为包涵体（inclusion）。病毒包涵体的形成有助于病毒感染的辅助诊断。

整合感染　某些 DNA 病毒的全部或部分核酸，某些 RNA 病毒基因组经反转录产生的 DNA，结合至宿主细胞染色体中，称为整合。整合作用可使细胞遗传性发生改变，即为转化（transformation）。转化细胞的主要变化是生长与分裂失控、细胞表面出现新抗原等，与肿瘤发生有关。

二、病毒感染的免疫病理作用

病毒感染中，免疫病理作用常导致组织损伤。诱发免疫病理反应的抗原，除病毒外，还有因病毒感染而出现的抗原。此外，有些病毒可直接侵犯免疫细胞，破坏其免疫功能。

体液免疫病理作用　病毒特异性抗体与出现在细胞膜上的病毒抗原结合，激活补体引起细胞破坏溶解，此种作用称为补体依赖性细胞毒作用（CDC）。与细胞膜上病毒抗原结合的抗体，通过其 Fc 段可引起 ADCC 效应。

有些病毒感染后，病毒抗原与其相应抗体结合成中等大小的免疫复合物可长期存在于机体血液中，当沉积于组织时即可激活补体，引起Ⅲ型超敏反应，导致肾小球肾炎、关节炎等。

细胞免疫病理作用　效应 T_C 及 Th1 细胞与病毒感染细胞膜上的病毒抗原结合，通过直接的细胞毒作用或释放细胞因子引起组织细胞损伤。

抑制免疫系统功能　许多病毒感染能引起宿主免疫功能抑制，如风疹病毒、麻疹病毒、巨细胞病毒均可在淋巴细胞中增殖，从而导致机体免疫功能低下。人类免疫缺陷病毒（HIV）感染 $CD4^+$ Th 细胞，使受感染者 $CD4^+$ Th 细胞损伤形成获得性免疫缺陷状态，因此，极易并发其他病毒、真菌、细菌、寄生虫感染和恶性肿瘤，导致病人死亡。

第四节　抗病毒免疫

宿主抗病毒免疫，由非特异性免疫和特异性免疫组成，两者协同作用。非特异性免疫机制已在免疫学基础部分述及，本节仅讨论非特异性免疫中的主要组成成分——干扰素及特异性抗病毒免疫。

一、干扰素

干扰素（IFN）是由病毒或其他干扰素诱生剂刺激人或动物细胞所产生的一类分泌性蛋白，具有抗病毒、抗肿瘤和免疫调节等多种生物学活性。它在控制病毒感染，阻止病毒在体内扩散以及促进病毒性疾病的痊愈方面起重要作用。

干扰素的种类　由人类细胞诱生的干扰素，根据其抗原性不同可分为 α、β 和 γ 三种。IFN－α主要由人白细胞产生，IFN－β 主要由人成纤维细胞产生，α 和 β 干扰素属于 I 型干扰素。而 IFN－γ 主要由 T 细胞产生，也称之为免疫干扰素，属Ⅱ型干扰素。干扰素分子量小，4℃可保存很长时间，－20℃可长期保存其活性，56℃则被灭活，蛋白酶可将其分解破坏。

干扰素诱生　在人和脊椎动物的细胞内有干扰素基因。人 IFN－α 和 IFN－β 基因位于第 9 号染色体短臂上。人 IFN－γ 基因位于第 12 号染色体长臂上。在正常情况下，干扰素基因的表达受控于一种抑制蛋白而处于抑制状态。当病毒或其他干扰素诱生剂（如脂多糖、聚肌胞、PHA 等）作用于细胞后诱生一种抑制蛋白灭活因子，解除抑制蛋白对干扰素基因的控制，使干扰素基因活化，转译出干扰素蛋白。

干扰素抗病毒机制　干扰素抗病毒作用不是直接作用于病毒，而是作用于宿主细胞的基因，使之合成抗病毒蛋白。抗病毒蛋白包括蛋白激酶、2′－5′腺嘌呤核苷合成酶以及磷酸二酯酶，这些酶的作用是控制病毒蛋白质的合成，亦可影响病毒的组装和释放。因而病毒不能增殖，起到抗病毒感染的作用。受感染的细胞在病毒复制的同时即形成或释放干扰素，故干扰素的产生较特异性免疫产物早。干扰素诱导产生的抗病毒蛋白只作用于病毒，对宿主细胞蛋白合成没有影响。目前，干扰素和干扰素诱生剂已用于治疗病毒感染，如慢性乙型肝炎、单纯疱疹病毒性角膜炎、带状疱疹、水痘等，并已取得较好的疗效。

二、特异性抗病毒免疫

病毒是良好的抗原，可引起特异性免疫应答。受病毒感染的靶细胞表面抗原发生改变后，也能被宿主自身免疫系统识别而产生应答反应。病毒是严格细胞内寄生的微生物，因此抗病毒免疫以细胞免疫为主。在抗病毒性感染中，由于体液中可有一定数量的病毒存在，故体液免疫也具有重要作用。

体液免疫 机体受病毒感染或接种疫苗后，体液中出现相应的特异性抗体，如中和抗体、血凝抑制抗体、补体结合抗体等。具有保护作用的主要是中和抗体，主要包括 IgG、IgM 和 IgA 三类免疫球蛋白。

1. 中和抗体 指针对病毒某些表面抗原的抗体。此类抗体能与细胞外游离病毒结合，从而消除病毒的感染能力。其作用机制主要是直接封闭与细胞受体结合的病毒抗原表位，或改变病毒表面构型，阻止病毒吸附、侵入易感细胞。病毒与中和抗体形成的免疫复合物易被巨噬细胞吞噬清除。有包膜的病毒其表面抗原与中和抗体结合后，激活补体，也可导致病毒溶解。

2. 血凝抑制抗体 表面含有血凝素的病毒，可刺激机体产生抑制血凝现象的抗体。其中针对某些病毒，如乙型脑炎病毒、流感病毒等的血凝抑制抗体也能中和相应病毒的感染性，但维持时间较中和抗体短。

3. 补体结合抗体 此类抗体由病毒内部抗原或病毒表面非中和抗原所诱发，不能中和病毒的感染性，但可通过调理作用增强巨噬细胞的吞噬功能。检测此类抗体可协助诊断某些病毒性疾病。

细胞免疫 病毒穿入宿主细胞后，体液免疫的作用受到限制。因此，对已经进入细胞内的病毒，只能依靠细胞免疫加以清除。涉及的免疫细胞有细胞毒性 T 细胞（CTL 或称 T_C）和 Th1 细胞，以及巨噬细胞和 NK 细胞。

1. T 细胞 T_C细胞能直接杀伤受病毒感染的靶细胞，而且这种杀伤作用极强，细胞表面即使有少量病毒抗原就能被杀伤，它在病毒成熟之前就能杀伤受感染细胞，从而限制了病毒在体内的扩散。Th1 细胞在接触相应病毒抗原后能释放各种细胞因子，从而发挥细胞免疫作用。如 Th1 释放的淋巴毒素可直接破坏受病毒感染的细胞，巨噬细胞趋化因子等则作用于巨噬细胞，增强其抗病毒能力。

2. 巨噬细胞 巨噬细胞在静止状态时，吞噬作用较低，细胞内溶酶体也不活跃。在免疫应答过程中经细胞因子活化后，巨噬细胞对病毒吞噬能力增强，病毒被吞噬后，即在溶酶体中被酶消化。因此，巨噬细胞能消除血流中病毒，防止它们侵犯靶器官。

3. NK 细胞 NK 细胞能非特异性杀伤多种病毒感染的细胞，亦可发挥 ADCC 作用，杀伤受病毒感染的细胞。干扰素能增强 NK 细胞活性。

抗病毒免疫持续时间 不同的病毒感染后引起的免疫持续时间不同，有的长期甚至终身免疫；也有的持续时间较短，以致反复发生感染。目前认为能引起持久免疫的病毒性疾病，大多数是全身性感染，并有显著的病毒血症，这样病毒抗原可与免疫系统广泛接触，并且，这类病毒抗原是单一而稳定的，例如引起麻疹、腮腺炎、流行性乙型脑炎和天花等的病毒。引起短暂免疫的病毒，往往导致的是黏膜表面的感染，无病毒血症，且病毒抗原结构又经常发生变异，或病毒型别多，如流感病毒及鼻病毒等。

思考题

1. 病毒的传播方式主要有哪两类？试比较二者的差别。
2. 简述病毒感染的类型。
3. 何谓包涵体？
4. 何谓干扰素？有哪些种类？简述干扰素的抗病毒机制。
5. 简述病毒的主要致病机制。

（桂林医学院　袁桂峰）

第二十四章　病毒感染的检查方法与防治原则

内容提要

病毒感染的检查方法包括病毒的分离鉴定和血清学诊断两方面。病毒的分离与鉴定是病毒病原学诊断的金标准，通常采用细胞培养、鸡胚培养和动物接种等方法进行。新分离病毒主要通过病毒生物学特性、抗原性及血清学方法鉴定。血清学诊断常用补体结合试验、红细胞凝集抑制试验及中和试验等。近年对病毒性感染通常采用快速诊断技术，对病毒形态学、病毒成分和病毒抗体方面进行检测。人工免疫对预防病毒性感染具有重要意义，包括人工自动免疫和人工被动免疫。

第一节　病毒感染的检查

病毒感染在临床上十分常见，且多有流行趋势。因此，病毒感染的检查十分必要，不仅用于临床确诊，而且也用于流行病学调查，为病毒性疾病的预防和治疗提供科学依据。病毒感染的检查主要包括病毒分离鉴定及血清学诊断。

一、标本的采集与送检

病毒感染检查结果的成败，关键取决于标本的正确采集与送检。因此，在标本的采集与送检过程中，应注意以下几点：

1. 应于发病初期或急性期采取标本。

2. 根据病毒感染的特征决定取材部位及取材内容，如上呼吸道感染取鼻咽分泌物、肺部感染取痰液、神经系统感染取脑脊液、肠道感染取粪便、病毒血症期取血液等。

3. 采取标本后要尽快送检，必要时放冰壶内低温送检。

4. 标本采取必须严格无菌操作，对于本身就带有杂菌的标本，如粪便、痰液、咽漱液等，应加入高浓度青霉素和链霉素处理。

5. 用于血清学诊断的标本，应在急性期和恢复期各取一份血清，若恢复期血清抗体效价比急性期增高 4 倍或以上才有诊断意义。

二、病毒的分离培养与鉴定

病毒必须在活细胞内才能增殖，应根据不同的病毒选用不同的敏感动物、鸡胚或离体细胞进行分离和培养。

（一）病毒的分离培养

1. 组织培养　将离体活组织块或分散的活细胞加以培养，统称组织培养，后者又称单层细胞培养。常见的组织培养法有3种基本类型：

（1）器官培养：小块器官能在体外适宜条件下存活数日至数周，并保持其原来的结构与功能。可用于分离某些有高度器官特异性的病毒，如冠状病毒等。

（2）移植培养：将切碎的组织片段在血浆中培养，也可在悬液中培养。这是最早的组织培养法。

（3）细胞培养：这是病毒培养最常用的方法。常用的有人胚肾、人羊膜、人胚二倍体细胞及各种传代细胞，如Hela细胞、Hep－2细胞等。

2. 动物接种　常用的动物有小鼠、大鼠、豚鼠、兔和猴等，接种部位有鼻内、皮内、皮下、脑内、腹腔、静脉等。根据病毒种类不同，选择敏感动物及适宜接种部位，如嗜神经性病毒（狂犬病毒）可接种于小鼠脑内，柯萨奇病毒可接种于乳鼠（1天龄）腹腔或脑内，痘病毒可接种于家兔角膜或皮内。

3. 鸡胚接种　鸡胚对多种病毒敏感。根据病毒种类不同，可将病毒标本接种于鸡胚的不同部位，最常用的有羊膜腔、尿囊腔、卵黄囊、绒毛尿囊膜等。

（二）病毒的鉴定

1. 病毒在细胞培养中增殖的指标

（1）致细胞病变效应：由病毒引起的细胞病变，称细胞病变效应（cytopathic effect，CPE）。由于病毒种类不同，引起的细胞病变也不同，常见的细胞形态学变化为细胞变圆、坏死、溶解、脱落或形成多核巨细胞等，有些病毒能在细胞内形成包涵体。

（2）红细胞吸附：又称血吸作用，受某些病毒（正粘病毒、副粘病毒等）感染的宿主细胞能吸附脊椎动物（豚鼠、鸡、猴等）的红细胞，发生血吸现象。因受染的细胞膜含有病毒某些抗原成分（血凝素），故能吸附红细胞。该现象可用作某些病毒的增殖指标或做病毒初步鉴定。若有相应的抗血清存在，能中和病毒抗原，使血吸现象不再发生，此为血吸抑制试验。

（3）细胞代谢的改变：病毒感染细胞的结果，可使培养液的pH值改变，也可作为病毒增殖的参考。

（4）干扰现象：某些病毒感染细胞后，不一定能引起细胞病变，但能干扰以后进入的病毒的增殖。

（5）蚀斑形成：是目前测定病毒感染性和计数病毒颗粒比较准确的方法。其方法是将适当浓度的病毒悬液加入单层细胞培养基液中，病毒吸附细胞后，再覆盖一层融化的琼脂。病毒在细胞内复制后，产生局限性病灶，病灶逐渐变大，肉眼也能看见，此即蚀斑（plaque）。蚀斑是由一个感染性病毒体复制形成的，类似细菌菌落，称为蚀斑形成单位（PFU）。但并非所有病毒都能形成蚀斑。

2. 病毒的生物学特性鉴定　根据病毒的大小、核酸类型、对有机溶剂（乙醚、氯仿等）的敏感性以及实验动物的感染范围或培养细胞的敏感谱等方面确定病毒的种类。

3. 病毒的抗原性测定　用已知的免疫血清以中和试验或血凝抑制试验等血清学方法鉴定新分离病毒的种型。

4. 新分离病毒与病人发病的病原学关系　以新分离病毒为抗原，与病人初期和恢复期双份血清做血清学试验，如恢复期血清中特异性抗体效价比急性期高4倍及以上即具有病原学意义。

三、病毒感染的快速诊断

（一）形态学检查

1. 光学显微镜检查　用光学显微镜可直接观察少数较大病毒，如痘病毒的病毒体，也可直接检查被某些病毒感染的组织细胞中的包涵体。

2. 电镜和免疫电镜检查　含有高浓度病毒颗粒（$\geq 10^7$颗粒/mL）的样品，可直接用电镜观察。此法可检出典型病毒颗粒，帮助早期诊断。免疫电镜是将病毒标本制成悬液，加入特异性抗体混合，可使标本的病毒颗粒凝聚成团。再用电镜观察，可提高病毒的检出率。免疫电镜法比电镜直接检查法更为特异和准确。

（二）病毒血清学诊断检查

由于免疫学技术的发展和应用，不仅可以检测病毒的各种抗原，而且还可检测病毒抗原相应的特异性抗体。免疫荧光、免疫酶、放射免疫、蛋白印迹技术、中和试验、红细胞凝集试验及红细胞凝集抑制试验、间接血凝试验等技术和方法，均可用来检测病毒的各种抗原以及相应的抗体，作为病毒性感染的诊断、辅助诊断或病情与病程分析的指标。尤其是酶联免疫吸附试验，因其具有简便、快速、灵敏和特异性高等特点，已广泛用于多种病毒抗原及相应抗体的检测。

（三）病毒核酸杂交技术

由于双链 DNA 具有可解离和重组合的性质，用一条已知的单链 DNA，标记上同位素作为探针，检测标本同源或部分同源的病毒 DNA，这种方法称为病毒核酸杂交技术。此法可用于检测病毒的 DNA，亦可检测病毒的 RNA。常用的核酸杂交技术有斑点分子杂交法、Southern 印迹法、Northern 印迹法、原位分子杂交法和聚合酶链反应（PCR）等。本法比电镜、免疫酶标等方法更为特异、敏感和快速，且能定量分型。因此，已成为很有价值的病毒性疾病诊断新技术。

第二节　病毒感染的防治原则

一、免疫预防

（一）人工自动免疫

1. 灭活疫苗　常用的有流行性乙型脑炎疫苗、狂犬病疫苗、流感灭活疫苗等。常用甲醛液为灭活剂，以灭活病毒核酸，而对其抗原性无影响。

2. 减毒活疫苗　用自然法或人工选择法筛选对人毒力低的变异株病毒。常用的有脊髓灰质炎疫苗、麻疹疫苗、流感疫苗、流行性腮腺炎疫苗等。

3. 亚单位疫苗　用理化方法裂解病毒，提取病毒与免疫有关的抗原成分（病毒包膜或衣壳上的亚单位），除去其核酸而制成的疫苗，称为亚单位疫苗。如流感病毒、腺病毒、乙肝病毒的亚单位疫苗，已用于人体，并取得了满意效果。

4. 多肽疫苗　近年来，人们试图将乙肝病毒表面抗原进一步筛选，选取与免疫有关的多肽成分来制备疫苗，以提高疫苗安全性。

（二）人工被动免疫

人工被动免疫指机体被动接受抗体，以获得特异性免疫力。常用制剂有免疫血清、胎盘球蛋白、丙种球蛋白等。一般用于病毒性肝炎、麻疹及脊髓灰质炎等的紧急预防。

二、药物防治

病毒性感染目前尚缺乏特效的治疗药物，其原因是病毒属非细胞型微生物，只能在细胞内复制，凡能杀死病毒的药物，大多对细胞也有损害。常用的抗病毒药物有金刚烷胺、阿糖腺苷、阿昔洛韦等。近年来，国内开展了很多中草药抗病毒作用的实验研究，也有不少临床应用有效的报道，如板蓝根、大青叶等。

临床实践证明，干扰素具有广谱的抗病毒作用，且毒副作用小，疗效可靠。主要用于HAV、HBV、HCV、HSV、HPV和鼻病毒等感染的治疗。此外，干扰素诱生剂可诱导机体细胞产生干扰素，具有广谱抗病毒和免疫促进作用。最有效的是一种人工合成的双股RNA，是由聚肌苷酸和聚胞啶酸构成的Poly I：C或聚肌胞。近年来，发现二乙氨基葡聚糖(DEAE-dextran)、新霉素和中草药黄芪等能加强Poly I：C的作用。

思考题

1. 试述病毒感染标本的采取与送检注意事项。
2. 病毒感染的快速诊断方法有哪些？
3. 病毒培养法有哪些？如何进行新分离病毒的鉴定？

（西安交通大学医学院　刘如意）

第二十五章　呼吸道病毒

内容提要

呼吸道病毒包括正粘病毒科的流行性感冒病毒和副粘病毒科的副流感病毒、麻疹病毒以及腺病毒、冠状病毒、鼻病毒等。人类流感病毒分甲、乙、丙三型。流感病毒核酸是RNA，由8个分开的片段组成，核衣壳外有包膜，膜上有血凝素与神经氨酸酶两种表面抗原。表面抗原易发生变异，变异幅度与流行规模相关。麻疹病毒属副粘病毒科，主要引起人类麻疹。腮腺炎病毒是流行性腮腺炎的病原体。

呼吸道病毒系指以呼吸道为侵入门户，引起呼吸道局部病变或伴有全身症状的病毒。呼吸道病毒所致的疾病，发病率高，传播快，约占临床呼吸道感染的90%～95%。其种类很多，目前已发现160多种，重要的有：正粘病毒科中的流感病毒；副粘病毒科中的副流感病毒、麻疹病毒、腮腺炎病毒；以及风疹病毒、腺病毒、冠状病毒、鼻病毒、呼肠孤病毒等。

第一节　流行性感冒病毒

流行性感冒病毒（influenza virus）简称流感病毒，是流行性感冒（流感）的病原体，包括人类甲、乙、丙型和某些动物（猪、马、鸟）间的流感病毒。

一、病毒学特性

形态与结构　多呈球形或丝状，直径80～120nm。结构从内至外分为三层（图25－1）

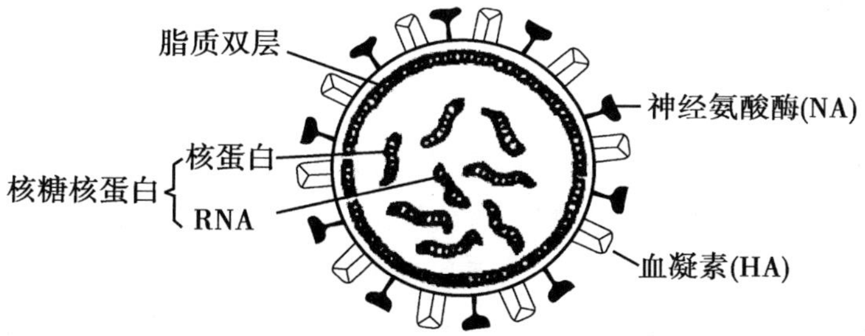

图25－1　流感病毒结构示意图

1. 核心　由单股负链RNA与核蛋白组成的核糖核蛋白，并含有RNA多聚酶构成核心。RNA分8个节段，复制中易发生基因重组，导致基因编码的蛋白抗原发生变异而出现新的亚型。核蛋白是可溶性抗原，具有型特异性，根据其核蛋白抗原的不同将流感病毒分为甲（A）、乙（B）、丙（C）三型，该抗原稳定，很少发生变异。

2. 基质蛋白（M蛋白）位于包膜与核心之间，具有保护核心与维持病毒外形的作用。

3. 包膜　病毒体的最外层结构，为双层脂质。包膜上镶嵌有突出于病毒表面的两种刺突，是由病毒基因编码产生的糖蛋白。一种称血凝素（hemagglutinin，HA）呈柱状；另一种称神经氨酸酶（neuraminidase，NA），呈蘑菇状，这些刺突即流感病毒的表面抗原。表面抗原血凝素与神经氨酸酶，其抗原性极不稳定，常发生变异。因此，各型流感病毒又根据其表面 HA 和 NA 抗原性的不同，将同型流感病毒分为若干亚型。

变异与流行　自从 1934 年分离出甲型流感病毒以来，甲型流感病毒迄今已发生过数次重大变异（表 25－1）。

表 25－1　甲型流感病毒在不同年代的表面抗原变化

流行年代	亚型型别	代表株	表面抗原	
			HA	NA
1918～1919	Hsw1N1	猪流感病毒相关	H1	N1
1946～1957	亚甲型（A1）	A/FM/1/47	H1	N1
1957～1968	亚洲甲型（A2）	A/Singapore/1/57	H2	N2
1968～1977	香港甲型（A3）	A/Hongkong/1/68	H3	N2
1977	亚甲型（A1）	A/USSR/90/77	H1	N1

甲型流感病毒的变异主要是血凝素和神经氨酸酶的变异，但 HA 的变异较 NA 快。抗原变异幅度小，系量变，称抗原性漂移。其发生原因是编码 HA 或 NA 的基因发生点突变，使 HA 或 NA 抗原表位发生某些改变，可引起中小型流行。若抗原变异幅度大，形成一个新的亚型，系质变，称抗原性转变，由于人群对新的亚型普遍缺乏免疫力，因而易引起大流行，甚至世界性大流行。

培养特性　最常用的是鸡胚培养，初次分离一般接种于羊膜腔，传代接种于尿囊腔，通过取尿囊液及羊水进行病毒血凝试验以确定病毒存在。

抵抗力　流感病毒对高温、干燥、紫外线及脂溶剂等化学药品的灭活作用都相当敏感，在酸性环境下更易灭活。

二、致病性与免疫性

传染源为病人，病毒经飞沫传播，侵入呼吸道黏膜柱状上皮细胞内增殖，引起细胞变性、坏死，脱落，局部黏膜充血水肿等。潜伏期 1～2 天，患者突然发病，畏寒、高热、头痛、全身肌肉酸痛，伴有鼻塞、流涕、咽痛和咳嗽等症状。全身症状可能与流感病毒代谢过程产生毒素样物质有关。病毒仅在局部增殖，一般不侵入血流。发病初期 2～3 天内，鼻腔分泌物中含病毒最多，传染性最强。机体抵抗力差的年老体弱者和婴幼儿易继发细菌感染，导致肺炎。

病后对同型病毒有短暂免疫力，一般维持 1－2 年。特异性免疫主要是呼吸道局部 SIgA，能阻止病毒吸附于易感细胞。

三、微生物学检查法

病毒分离　取发病3天之内患者咽洗液或含漱液，加青霉素、链霉素处理后，接种于9～11日龄鸡胚羊膜腔中，35℃培养2～4天，以羊水做血凝及血凝抑制试验鉴定病毒。当分离出的病毒不被原有流行株的抗血清鉴定时，应考虑是否为新亚型。可通过核酸杂交试验、单克隆抗体分析等鉴定。

血清学诊断　取急性期（发病5天内）和恢复期（2～4周）血清，在相同条件下做血凝抑制试验，恢复期血清效价增高4倍或以上有诊断意义。该法简便、敏感、特异性高。此外，尚可用补体结合试验和中和试验。

四、防治原则

流感病毒传染性强，播散迅速，流行期间应尽量避免人群聚集，做到早发现、早隔离患者。公共场所可用乳酸加热熏蒸做空气消毒。疫苗接种可降低发病率，但必须与当年流行毒株型别基本相同。

至今尚无特效治疗方法，盐酸金刚烷胺及其衍生物和甲基金刚脘胺对预防流感病毒穿入和脱壳有一定作用。此外，干扰素滴鼻以及中草药板蓝根、大青叶等有一定疗效，有并发细菌感染时，应使用抗生素。

第二节　副黏病毒

副粘病毒与正粘病毒生物学性状基本类似。其共同特点是：①病毒体较正粘病毒大，直径150～300nm；②多数病毒包膜刺突由HN和F两种糖蛋白组成；③核酸是一条完整的单股负链RNA。副粘病毒个别成员间有共同抗原，可出现交叉反应。

一、麻疹病毒

麻疹病毒（measles virus）是麻疹的病原体。麻疹是小儿常见的急性传染病，传染性强，易感者接触后发病率几乎达100%，且易并发肺炎及脑膜炎而丧失生命。

病毒学特征　病毒为球形，直径8～120nm，核酸为单股负链RNA，有包膜，包膜刺突的H和F蛋白分别能凝集和溶解红细胞。还可引起细胞融合，形成多核巨细胞，并在其核内或胞浆内形成嗜酸性包涵体。抗原性稳定，只有一个血清型。抵抗力低，56℃30分钟可灭活，对紫外线以及脂溶剂如乙醚、氯仿等均敏感。

致病性与免疫性　急性期患者为传染源，通过飞沫或鼻腔分泌物污染玩具或用具感染易感人群。潜伏期1～2周。病毒侵入呼吸道、眼结膜先在局部上皮细胞内增殖，然后侵入血流，出现第一次病毒血症，并在全身淋巴组织和单核吞噬细胞系统内增殖，增殖到一定程度时，再次侵入血流，形成第二次病毒血症，病毒可散布到全身各个部位。病人出现高烧、咳嗽、口颊黏膜出现灰白色、外绕红晕的黏膜斑称为柯氏斑，皮肤出现红色斑丘疹。皮疹出全后，体温逐渐下降，若无并发症，可自然痊愈。抵抗力低下者，易继发细菌感染，引起支气管炎、中耳炎、肺炎，严重者可导致死亡。

近年来，由于活疫苗的广泛应用，麻疹发病年龄有后移现象，且临床症状不典型，应引起注意。此外，麻疹病毒感染与亚急性硬化性全脑炎（SSPE）有关。SSPE是青少年中一种少见的中枢神经系统的慢病毒感染，患者表现为进行性智力低下、脑电图异常、运动失调、大脑功能逐渐衰退至死亡。

麻疹自然感染，体内可出现中和抗体、补体结合抗体，一般可获牢固持久的免疫力，很少再次发生麻疹。

微生物学检查法

1. 病毒分离　发病早期取咽拭或漱口液，接种于原代人胚肾细胞或传代细胞，观察细胞病变或查嗜酸性包涵体，再以中和试验加以鉴定。

2. 血清学诊断　取急性期和恢复期血清进行血凝抑制试验或采用 ELISA 法，抗体滴度增高 4 倍或以上有诊断意义。

3. 核酸杂交法　对慢性中枢神经系统感染，检测细胞内的病毒核酸片段。

防治原则　对 6 个月以上的易感儿童（一般 8 个月），可接种麻疹减毒活疫苗；再次免疫，我国定为 7 岁。对接触麻疹的易感者，可紧急用丙种球蛋白或胎盘球蛋白进行人工被动免疫预防，防止发病或减轻症状。

二、腮腺炎病毒

腮腺炎病毒（mumps virus）是流行性腮腺炎的病原体。

病毒学特性　球形，核酸为单股负链 RNA。有包膜，包膜刺突含 HN 和 F 蛋白，具有血凝和融合细胞活性。该病毒在鸡胚中增殖，只有一个血清型。

致病性与免疫性　病毒经飞沫或唾液污染食具或玩具传播，在呼吸道上皮细胞内增殖后进入血流引起病毒血症，随血流到达一侧或两侧腮腺，引起发热、腮腺肿大、疼痛，一般病程 7～12 天，有时病毒可引起睾丸炎、卵巢炎、无菌性脑膜炎或获得性耳聋等。腮腺炎是导致男性不育症和儿童获得性耳聋的最常见原因。病后或隐性感染后，可获牢固持久的免疫力。

典型病例无需实验室检查，临床即可作出诊断。

防治原则　对病人应及时隔离，以减少传播机会。20 世纪 80 年代开始采用麻疹-流行性腮腺炎-风疹三联疫苗（MMR）进行预防接种，儿童发病率明显降低。活疫苗接种目前采用美国 Leryl LyunB 株，安全可靠，无副作用。

三、副流感病毒

副流感病毒（parainfluenza virus）是引起儿童和成人呼吸道感染的一类较重要病原体。因生物学特性和引起类似流感样症状的特点而得名，共有 4 个型。

副流感病毒 1 型：包括红细胞吸附第 2 型（HA－2）和仙台病毒。两种病毒均可引起婴幼儿呼吸道感染。2 岁以下婴幼儿多引起下呼吸道感染，2 岁以上则以上呼吸道感染为多见。成人以普通感冒为常见，有时常导致慢性支气管炎急性加重。

副流感病毒 2 型：其原始分离株称为 CA 病毒（croup associated virus）。CA 病毒是婴幼儿急性喉气管支气管炎的重要病原体，在成人常表现鼻塞、咽肿痛、咳嗽和声音嘶哑等症状。

副流感病毒 3 型：其原始分离株称为红细胞吸附第 1 型（HA－1），是引起婴幼儿下呼吸道感染的重要病原，常导致毛细支气管炎和肺炎，其发病率仅次于呼吸道合胞病毒。成人常表现为普通感冒，可引起小暴发流行。

副流感病毒4型：原始分离株为M－25。患者多为婴幼儿，临床表现以上呼吸道感染为多见，个别病例也可发展为肺炎。

副流感病毒广泛分布于自然界，所致呼吸道感染较为常见，且再次感染亦颇多见。病后免疫力不强，尚无理想的防治措施。

四、呼吸道合胞病毒

呼吸道合胞病毒（respiratory syncytial virus，RSV）为中等大小的RNA病毒，直径80～150nm，球形。其基因组编码10种蛋白，其中G、F蛋白为包膜蛋白，具有较强免疫原性，能刺激机体产生中和抗体。应用抗G、F蛋白的单克隆抗体与不同RSV毒株通过间接免疫荧光（IFA）和免疫印迹技术，可将RSV分为A、B两型。

人和黑猩猩是RSV的自然宿主。该病毒易引起婴幼儿细支气管炎和细支气管肺炎，大约有60%急性婴幼儿喘息性细支气管炎或肺炎是RSV引起，若不及时处理，死亡率较高。较大年龄儿童和成人主要引起上呼吸道感染。

目前尚无特异性防治方法。临床主要是对症处理，缓解喘息症状，IFN滴鼻可减轻和缩短病程，局部用药较全身用药效果可能更好，利巴韦林能抑制RSV的mRNA，阻止病毒复制所需要的酶类，是目前美国获准治疗RSV较特异的化学药物。疫苗正在研制中。

第三节　其他呼吸道病毒

一、腺病毒

腺病毒（adeno virus）是一群能侵犯呼吸道、眼结膜、淋巴组织、胃肠和泌尿道的病原体。腺病毒在淋巴组织中可长期潜伏，经手术切除的小儿扁桃体及腺体中，其潜伏感染率可高达90%。人类腺病毒至少分49个血清型。

病毒学特性　无包膜球形病毒，直径70～90nm，呈20面立体对称，核心含双股DNA。人类腺病毒只能在人组织细胞中增殖。人胚肾最易感，可引起细胞肿胀变圆，集聚成葡萄串状的典型细胞病变。腺病毒耐酸，耐乙醚。紫外线30分钟或56℃30分钟可被灭活。

致病性与免疫性　腺病毒主要通过呼吸道、眼结膜或胃肠道传播，引起婴幼儿上呼吸道感染，如急性咽炎、急性眼结膜炎或流行性角膜结膜炎、病毒性原发性非典型肺炎。如婴幼儿抵抗力低下，可引起多器官受累，导致中毒性休克。病后，机体可产生相应中和抗体，对同型病毒具有保护作用。动物实验发现其有致癌作用。

二、风疹病毒

风疹病毒（rubella virus）属披膜病毒科，是引起风疹的病原体。单股正链RNA病毒，直径60nm，有包膜，对热、乙醚、氯仿敏感，在4℃病毒不稳定，易失去感染性。完整病毒颗粒具有血凝活性（能凝集禽类和人类O型红细胞），能在多种细胞内增殖，细胞病变出现较慢，可形成空斑。风疹病毒只有一个血清型。

病毒经呼吸道传播，好发年龄6～10岁，潜伏期2～3周，病毒先在局部淋巴组织中增殖，然后入血引起病毒血症。临床症状类似麻疹，先有上呼吸道感染症状及耳后和枕下淋巴结肿大，随之面部出现浅红色斑丘疹，并迅速遍及全身。人群普遍易感，约25%不出现症状。妊娠4个月内感染风疹病毒易引起垂直传播，致使胎儿先天畸形或先天性风疹综合征，如先天性心脏病、耳聋、失明、智力低下等。

由于风疹感染对胎儿的健康影响重大，故对孕妇进行风疹病毒感染监测十分重要。风疹的预防可用减毒活疫苗，接种对象是风疹抗体阴性的育龄妇女及学龄儿童。

三、鼻病毒

鼻病毒（rhino virus）属小RNA病毒。球形，直径28～30nm，无包膜。至少有115个血清型，能在人或猴组织细胞中增殖，耐乙醚，对酸敏感，pH3.0迅速失活，该特性可与肠道病毒区别。

鼻病毒经飞沫传播，感染后2～4天内，鼻分泌物含大量病毒，传染性强。成人普通感冒1/3由该病毒引起，除卡他症状外，尚可伴有低热。婴幼儿可引起支气管炎或支气管肺炎。

感染后机体可产生SIgA，对防止同型病毒再感染具有重要作用。因该病毒型别多，因此，成年人普通感冒常可反复发作。IFN有一定防治作用。

四、SARS病毒

SARS病毒属冠状病毒科，是引起严重急性呼吸系统综合征（severe acute respiratory syndrome，SARS）即传染性非典型肺炎的主要病原体，是近年来发现的一个新的冠状病毒变种，以前没有在人体内发现过。2002年11月，在我国的广东省报道了世界首例SARS病例。通过电镜观察显示，SARS病毒是有包膜的正链RNA病毒，呈球形，大小为70～130nm。

SARS病毒主要通过近距离的飞沫传播、接触患者的分泌物以及密切接触传播。由于是一种新出现的病毒，人群不具有免疫力，普遍易感。潜伏期一般为2～7天，患者通常有高于38℃的发热，并会伴有寒战、头痛、倦怠和肌痛等症状。3～7天以后，开始出现干咳无痰、呼吸困难、甚至低氧血症，严重时可出现心动过缓、血压下降、甚至休克死亡。

感染后机体可产生针对病毒的特异性IgM和IgG抗体，对防止病毒的再次感染具有重要作用。

思考题

1. 试描述流感病毒的形态结构。
2. 流感病毒是依据什么分型（和亚型）的？抗原性变异与流行有何关系？
3. 试述麻疹病毒的病毒学特性及特异预防。
4. 如何预防腮腺炎的流行？
5. 预防风疹病毒感染的重要意义是什么？

（西安交通大学医学院　王军阳　袁育康）

第二十六章　肠道病毒

内容提要

肠道病毒通过污染的饮水、食物，经消化道传播。包括脊髓灰质炎病毒、柯萨奇病毒、埃可病毒及新型肠道病毒。在分类上属于小 RNA 病毒科，具有共同的病毒学特性。脊髓灰质炎病毒经粪-口途径感染，在肠道淋巴组织中增殖，随血流至中枢神经系统。病后可获得牢固免疫力。口服减毒活疫苗是预防脊髓灰质炎的有效措施。

肠道病毒（enterovirus）在分类学上属于小 RNA 病毒科肠道病毒属。它们在人类肠道细胞增殖，然后通过血液侵犯其他器官，引起各种临床综合病症。人类肠道病毒包括：

1. 脊髓灰质炎病毒 1～3 型。
2. 柯萨奇病毒 A、B 两组。A 组包括 1～24 型（缺 23 型）；B 组包括 1～6 型。
3. 埃可病毒 1～34 型（10 型、28 型、34 型重新分类，故实际只有 31 个型）。
4. 新型肠道病毒为 1968 年后陆续分离出的，统一编号为 68～72 型。其中 1971 年分出的 70 型，能引起急性出血性结膜炎备受重视。72 型为甲型肝炎病毒。

肠道病毒的共同特征：

1. 形态结构　球形，直径 17～28nm，无包膜，衣壳呈 20 面体立体对称。
2. 核酸　为单股正链 RNA，脱去衣壳的核酸仍有感染性。
3. 抵抗力　较强，耐酸（pH3～5）、耐脂溶剂，有机物可保护病毒，病毒在粪便或污水中可存活数月；对氧化剂如 1%的高锰酸钾、1%的过氧化氢和含氯消毒剂较敏感。对高温、干燥、紫外线等敏感。
4. 培养　对原代猴肾、人胚肾细胞敏感，柯萨奇病毒对乳鼠敏感。
5. 致病性　经粪-口途径感染，在肠道细胞中增殖，却很少引起肠道疾病。不同肠道病毒可引起相同的临床综合征，同一种病毒可引起不同的临床疾病。

第一节　脊髓灰质炎病毒

脊髓灰质炎病毒（poliovirus）是引起脊髓灰质炎的病原体。病毒可侵犯脊髓前角运动神经细胞病，导致暂时性或弛缓性肢体麻痹，因多见于儿童，故又称为小儿麻痹症。

一、生物学性状

形态与结构　病毒呈球形，直径约 27～30nm。衣壳呈 20 面体立体对称，无包膜。衣壳主要由 VP1、VP2、VP3 和 VP4 4 种蛋白组成。其中 VP1、VP2、VP3 暴露在病毒颗粒表面，是病毒与宿主细胞表面受体结合的部位，亦是中和抗体的结合点；VP4 存在于病毒体内部，紧靠 RNA，在维持病毒空间构型中可能起重要作用，如除去 VP4 则病毒抗原性下降甚至消失。

培养特性　常用人胚肾细胞、人羊膜细胞和猴肾细胞等进行细胞培养。最适生长温度为 36～37℃。病毒在细胞质内迅速增殖，24 小时即出现典型的细胞病变，被感染的细胞变圆、坏死、脱落。病毒从溶解死亡的细胞中大量释放。经脊髓或脑内接种猴、猩猩，可引起典型症状，出现肢体麻痹。

抗原性与型别　从感染细胞分离的病毒有两种颗粒，一种为具有感染性的完整病毒颗粒，称致密抗原（dense，D 抗原），可与中和抗体结合，具有型特异性，据此可将脊髓灰质炎病毒分为三个型别。另一种为空壳颗粒，系完整病毒颗粒经 56℃ 灭活后，RNA 释放出来，或未装配核心的空心衣壳，称 C 抗原，它与三型脊髓灰质炎病毒血清均呈补体结合试验阳性反应。用分子生物学技术分析上述抗原成分，发现三型病毒的型间有广泛共同抗原。

二、致病性与免疫性

传染源与传播途径　传染源为患者、无症状带毒者或隐性感染者。病毒主要存在于粪便和鼻咽分泌物中，通过粪-口途径传播。易感者多为 15 岁以下，尤其是 5 岁以下儿童。

致病机制与所致疾病　脊髓灰质炎病毒经口侵入机体内后，先在咽喉部扁桃体和肠道下段上皮细胞、肠系膜淋巴结内增殖，90%以上病毒感染后，由于机体免疫力较强，病毒仅限于肠道，不进入血流，不出现症状或只有轻微发热、咽喉痛、腹部不适等，表现为隐性感染或轻症感染。只有少数感染者由于机体抵抗力较弱，在肠道局部淋巴结内增殖的病毒可入血引起第一次病毒血症，随血流病毒扩散至全身淋巴组织或其他易感组织中进一步增殖后，大量病毒再度入血形成第二次病毒血症，病毒随即侵入中枢神经系统，在脊髓前角运动神经细胞中增殖，引起细胞病变，轻者表现为暂时性肢体麻痹，重者则留下肢体弛缓性麻痹后遗症。极少数患者发展为延髓麻痹，导致呼吸、心脏功能衰竭死亡。

免疫力　病后和隐性感染均可使机体获得对同型病毒的牢固免疫力。主要是血清中的 IgG、IgM 类中和抗体和肠道局部的 SIgA 抗体。其中 SIgA 能清除咽喉部和肠道内病毒，防止其流入血流，阻止病毒血症发生，发挥局部抗感染作用；血清中和抗体主要清除血流中病毒，阻止其向中枢神经系统扩散。它们在体内维持时间较长，甚至终身，对同型病毒具有较牢固的免疫力。6 个月以内的婴儿可从母体获得被动免疫，较少感染。

三、微生物学检查

病毒分离　在发病初期取粪便标本，经抗生素处理后接种人胚肾细胞或猴肾细胞，37℃ 培养 3～7 天，若出现细胞病变，用中和试验进一步鉴定其型别。

PCR 直接检测病毒　此法敏感、特异，可在几小时内完成。

血清学诊断　在发病早期和恢复期各取 1 份血清，同时做中和试验或补体结合试验。若血清抗体效价增高 4 倍以上便有诊断意义。此外，尚可采用 ELISA 法进行快速诊断。

四、防治原则

除及时隔离病人、消毒排泄物、加强饮食卫生、保护水源外，主要对婴幼儿和儿童进行人工自动免疫。脊髓灰质炎疫苗有灭活疫苗（salk，IPV）和减毒活疫苗（sabin，OPV）两种。减毒活疫苗以口服方式接种，不仅能刺激机体产生血清中和抗体，还能在肠道产生SIgA。

自1962年采用减毒活疫苗在全世界进行大规模免疫接种以来，脊髓灰质炎发病率大幅度下降，有望成为人类继天花后第二个被彻底消灭的传染病。我国自1986年卫生部颁发实行2个月龄开始连续3次口服脊髓灰质炎减毒活疫苗，即三价混合糖丸疫苗，每次间隔1个月，4岁时加强一次。免疫效果良好，脊髓灰质炎发病率持续下降。1998年我国已未发现野毒株，2001年10月世界卫生组织宣布我国为亚太地区消灭脊髓灰质炎的第二批国家之一。

第二节　其他肠道病毒

一、柯萨奇病毒

柯萨奇病毒（coxsackievirus）是1948年Dalldorf从美国柯萨奇镇的两名疑似脊髓灰质炎患儿的粪便中分离出来的，故名。根据对乳鼠致病和引起细胞病变的特点，可将其分为A、B两组。根据中和试验和交叉保护试验，A组病毒分为23个血清型，B组病毒分为6个血清型。

柯萨奇病毒的生物学特性与脊髓灰质炎病毒基本相似，其传播途径与致病机制也与脊髓灰质炎病毒相似。A组病毒引起乳鼠广泛骨骼肌炎，以及弛缓性麻痹而死亡。B组病毒引起乳鼠局灶性骨骼肌炎和痉挛性麻痹，并伴有脑炎、脂肪组织坏死、心肌炎、肝炎等。本病毒感染后，以隐性感染为多见，表现为轻微上感或腹泻等症状。偶尔侵犯中枢神经系统，损害脊髓前角运动神经细胞，引起弛缓型肢体麻痹，但较脊髓灰质炎为轻，不遗留后遗症。除引起迟缓型麻痹外，还可以引起多种临床疾病，临床表现多样化是柯萨奇病毒的致病特点之一。我国成人以及儿童中的病毒性心肌炎多数是由柯萨奇病毒所致，B组某些型别的病毒还可以经胎盘传给胎儿，引起新生儿心肌炎。人感染本病毒后，血清中很快出现中和抗体，对同型病毒有持久的免疫力。

由于柯萨奇病毒所致临床症状呈多样化的特点，所以不能根据临床症状对病因做出准确诊断，确诊必须有赖于病毒分离或血清学检查。可采集患者咽喉部分泌物或粪便、脑脊液进行细胞培养或接种乳鼠分离病毒，或用血清学试验测双份血清，如恢复期比急性期抗体滴度≥4倍者可辅助诊断。还可用PCR法检查脑脊液以及用原位杂交法对心肌炎及慢性心肌病进行核酸检测。目前尚无特异性防治方法。

二、埃可病毒

埃可病毒（ECHO virus）全名为肠道致细胞病变人孤儿病毒。应用中和试验分为34型，其中第10型重新分类为呼肠病毒1型，第28型归类于鼻病毒1型，第34型归类于柯萨奇24型，故实际为31血清型。

埃可病毒的生物学性状与脊髓灰质炎病毒和柯萨奇病毒类似。对人及猴的组织细胞均有致病性，对乳鼠无致病力，与脊髓灰质炎病毒、柯萨奇病毒无交叉免疫反应。病毒感染后常出现多种临床综合征，如无菌性脑膜炎、类脊髓灰质炎、出疹性发热病、皮疹等临床表现（表26-1）。

机体感染埃可病毒后，体内可产生中和抗体，对同型病毒有持久免疫力。在脊髓灰质炎已基本消灭的地区，由埃可病毒或柯萨奇病毒所致的中枢神经系统感染显得尤为突出。1岁以下婴儿感染后常产生神经性后遗症，并发生智力障碍，应特别注意。

表26-1 柯萨奇病毒与埃可病毒所致疾病

疾病	柯萨奇病毒A组	柯萨奇病B组	埃可病毒
脊髓灰质炎	4、6、7、9型	1、5型	2、6、9、11型
无菌性脑膜炎	2、6、7、9型	2～5型	4、6、9、11、16、30
出疹性热病	4、16型	1、3、5型	4、6、9、14、16型
疱疹性咽峡炎	2～6、8、10、16	—	—
手-足-口病	5、10、16型	—	—
心肌炎、心包炎	4、16型	1～5型	—
流行性肌痛	—	1～6型	—
普通感冒	21、24型	2、3型	6、8、11、20、22型
婴幼儿腹泻	—	—	6、7、11、14、18型

三、轮状病毒

人类轮状病毒（human rotavirus，HRV）属于呼肠孤病毒科轮状病毒属，是1973年由Bishop发现的，1975年国际病毒分类委员会正式命名为轮状病毒。该病毒在肠道细胞内增殖，从粪便排出，是引起婴幼儿急性胃肠炎的病原体。

轮状病毒为球形，直径60～80nm，20面体立体对称，有双层衣壳，从内向外壳呈放射状，形同车轮的辐条，故命名为轮状病毒。只有具有双层衣壳的病毒颗粒才具有感染性，病毒基因组为双股RNA，由11个基因片段组成。

轮状病毒呈世界性分布，可分为7个组（A～G）。A组最为常见，是引起婴幼儿急性胃肠炎的主要病原体。B组病毒在我国仅在成人中暴发流行。

轮状病毒对理化因素及外界环境有比较强的抵抗力，在粪便中可存活数天至数周，耐乙醚、耐酸、耐碱和耐反复冻融，pH适应范围广（pH3.5～10），在室温下病毒相对稳定，其传染性可保持数月。

轮状病毒经粪-口传播，A、B、C 3组均可引起人类或动物腹泻。最常见是A组病毒引起的婴幼儿急性胃肠炎，主要见于6个月至2岁婴幼儿，传染性强，发病率高，主要在冬季流行。据统计，全世界的婴儿腹泻，约60%是由轮状病毒引起的。感染后，潜伏期短，主要症状为大量水样便、呕吐、腹痛及轻度发热。若不及时纠正水电解质平衡，少数严重者可出现脱水或酸中毒而导致死亡。轮状病毒是发展中国家导致婴幼儿死亡的第2位病因。此外，B组病毒引起的成人流行性腹泻，曾在我国东北、西北矿区青壮年工人中引起了大规模霍乱样腹泻流行。C组病毒引起腹泻仅见个别报道。

传染源是病人和无症状带毒者，温带地区晚秋和冬季是疾病发生的主要季节。病毒侵入人体后在小肠黏膜绒毛细胞内增殖，病毒基因产物VP4为主要致病因子，造成细胞溶解死亡，微绒毛萎缩、变短、脱落；腺窝细胞增生、分泌物增多，使肠道对水分的正常吸收能力下降而引起水样腹泻，造成水和电解质的丧失。潜伏期为24～48小时，患者出现发热、水样腹泻、呕吐、腹痛和脱水，一般为自限性，病程 3～5 天，可完全恢复。少数严重者可出现脱水、酸中毒而导致死亡。

人体感染轮状病毒后，机体很快产生特异性抗体。由于抗体只对同型病毒具有中和保护作用，加上 6 个月到 2 岁的婴幼儿产生 IgA 能力比较低，所以重复感染率比较高。

轮状病毒具有特殊形态和结构，用电子显微镜直接观察或免疫电镜检查，特异性诊断率达 90%以上。用轮状病毒包被醛化血球可在水样粪便中直接检查轮状病毒含量。方法：取婴幼儿水样粪便在微孔塑料板上倍比稀释，加等量包被抗体羊红细胞，摇匀后置室温，待血球沉下后，观察结果，血凝效价达 1240 以上就有诊断价值。采用聚丙烯酰胺凝胶电泳，根据 A、B、C 3 组轮状病毒 11 个基因片段特殊分布图形进行分析，有助于病因诊断和流行病学检查。反转录 PCR 对检测轮状病毒基因组有高度的特异性和敏感性。

目前对轮状病毒引起的急性胃肠炎的预防主要通过控制污染源，切断传播途径。特异性疫苗正在加紧研制中。对患者的治疗原则是积极对症治疗，及时补液，纠正电解质失调，防止严重脱水和酸中毒的发生，降低婴幼儿的死亡率。

思考题

1. 简述肠道病毒的种类及共同特征。
2. 试述脊髓灰质炎病毒的生物学特性、致病性与免疫性。
3. 如何预防脊髓灰质炎？
4. 轮状病毒可引起哪些疾病？

（宁夏医科大学　赵锡兰）

第二十七章　肝炎病毒

内容提要

人类肝炎病毒主要有5种，即甲型、乙型、丙型、丁型和戊型肝炎病毒。甲型肝炎病毒和庚型肝炎病毒为单链RNA病毒，主要经粪-口传播，可造成暴发流行，但预后良好。乙型肝炎病毒为DNA病毒，主要有3种抗原成分，这些抗原可刺激机体产生相应的抗体；乙型肝炎病毒主要通过血源和垂直传播；致病作用可能是由于机体对病毒的免疫应答所造成的免疫病理损伤而引起；用血清学方法检测抗原抗体系统，可用以筛选供血员、诊断病人和病毒携带者、判断预后和流行病学调查；疫苗预防有效。丙型肝炎病毒为单链RNA有包膜病毒，经输血、注射传播。丁型肝炎病毒为单股正链RNA病毒，其本身是一种缺陷病毒，需乙型肝炎病毒或其他嗜肝病毒辅助；传播途径与乙肝相似。

肝炎病毒是病毒性肝炎的病原体。能够引起肝炎的病毒主要有甲型、乙型、丙型、丁型及戊型肝炎病毒。庚型肝炎病毒以及输血传播肝炎病毒的基因组序列已经明确，但将其作为人类肝炎病原体仍有较大争议。此外，巨细胞病毒、EB病毒、风疹病毒、黄热病毒等在发生全身感染时，也能引起肝炎，但属继发性，且各有特点，故没有列入肝炎病毒范畴。

近年来，病毒性肝炎传播极广，其中危害人类健康最严重的是乙型肝炎病毒和丙型肝炎病毒，除引起急性肝炎外，还可致慢性肝炎及肝硬化，并与肝癌相关。如何有效地防治肝炎，控制它的传播是当前医学界研究的重点课题之一。

第一节　甲型肝炎病毒

甲型肝炎病毒（hepatitis A virus，HAV）是引起甲型肝炎（简称甲肝）的病原体，属小RNA病毒科，嗜肝RNA病毒属。

一、病毒学特性

形态与结构　HAV病毒体呈球形，直径约为27nm，无包膜，衣壳呈20面体立体对称，壳粒由4种多肽（VP1、VP2、VP3、VP4）组成。

培养特性　HAV可以在多种细胞中增殖。但增殖速度缓慢，不引起明显细胞病变。

抵抗力　对乙醚、酸有较强的抵抗力，在水中煮沸5分钟可使之灭活。在自然界存活能力强，在粪便及污水中可存活月余，可通过污染的水源引起暴发流行。

二、致病性与免疫性

传染源与传播途径　传染源主要是病人和隐性感染者。HAV随患者粪便排出体外，污染水源、食物、贝类海产品、食具等，主要通过粪-口途径传播，传染性极强。1988年中国上海地区因生食HAV污染的毛蚶而导致甲型肝炎暴发流行，患病人数高达30多万人，危害极大。

人类对HAV普遍易感，但主要侵犯儿童和青年，且多为隐性感染。

致病机制　HAV经口侵入人体，在口咽部或唾液腺中早期增殖，然后在肠黏膜与局部淋巴结中大量增殖，并侵入血流，引起短暂的病毒血症，随血流进入肝脏，在肝细胞和库普弗细胞（Kupffer cells）内增殖，经胆汁进入肠道，可随粪便排除。HAV在肝细胞内增殖缓慢，并不直接造成明显的细胞损害。目前认为，其致病机制主要是机体的免疫应答产生的免疫损伤作用。在感染早期，表现为NK细胞和杀伤性T淋巴细胞（CTL）对感染细胞的破坏作用；抗体、补体及抗体依赖的细胞毒作用帮助机体清除病毒的同时，也介导了免疫病理性损伤。

研究表明，HAV感染期间，患者肝脏及外周血中能够检测到针对HAV Ag的特异性$CD8^+$ T细胞，对终止病毒感染、清除体内HAV起着关键作用。IFN除限制病毒复制外，还可上调细胞表面MHCⅠ类分子的表达，以增强$CD8^+$ T细胞的杀伤作用及ADCC作用。中和抗体对HAV的再感染起保护作用。

免疫性　HAV感染后约3周，随着肠道中抗-HAV IgA及血清中抗-HAV IgM/IgG特异性抗体的出现，血清及粪便中的病毒才逐渐消失。IgG类抗体在恢复后期出现，可在体内维持多年，对HAV的再次感染有免疫力。

三、微生物学诊断

甲型肝炎患者一般不进行病原学分离检查。在潜伏期后期及急性感染早期，取病人粪便、食物或水样，用免疫电镜检测HAV颗粒，或用放射免疫法与酶免疫法检测病毒抗原。抗-HAV IgM出现早消失快，常作为甲型肝炎新近感染的标志。抗HAV IgG的检测常用于流行病学调查。对可疑被污染食品应检测HAV抗原或采用核酸杂交、PCR等技术检测HAV RNA。

四、防治原则

甲型肝炎的预防主要在于改善卫生状况，搞好饮食卫生，保护水源，加强粪便管理（三管），做好卫生宣传工作。病人的排泄物、食具及用过的物品等，要认真消毒处理；有效阻断HAV粪-口传播途径。

对于接触HAV的易感者，可通过注射丙种球蛋白和胎盘球蛋白降低甲肝的发病率和减轻症状。人工主动免疫主要是接种甲肝疫苗。

第二节　乙型肝炎病毒

乙型肝炎病毒（hepatitis B virus，HBV）是乙型肝炎（简称乙肝）的病原体。属嗜肝DNA病毒科。HBV感染是全球性的公共卫生问题，估计全世界有乙型肝炎患者及无症状

HBV携带者达3.5亿人之多，我国人群携带率约为10%～15%，约有1.3亿。HBV可通过母婴垂直传播，引起先天性感染及婴儿成为HAV无症状携带者；HBV感染后临床表现呈多样性，可表现为重症肝炎、急性肝炎、慢性肝炎或无症状携带者，其中部分慢性肝炎可演变成肝硬化或肝癌。

一、生物学性状

形态与结构 乙型肝炎感染者血清中，电子显微镜观察可看到3种不同形态的颗粒。

1. 大球形颗粒 大球形颗粒由于是Dane首先发现的，故又称Dane颗粒。为完整的乙型肝炎病毒，直径为42nm。具有双层衣壳，其外衣壳相当于一般病毒的包膜。除去外壳，暴露出27nm直径的20面体核心，核心表面是病毒的内衣壳，核心内部含有病毒的不完全双链DNA和DNA多聚酶。

2. 小球形颗粒 直径22nm，是HBV感染者的血液中最常见的颗粒。不含病毒的DNA和DNA多聚酶，是病毒体组装过程过剩的衣壳，不具有感染性。

3. 管形颗粒 是由小球形颗粒串联聚合而成，其成分与小球形颗粒相同，内部不含核酸。颗粒直径为22nm，长100～700nm，亦存在血液中。

抗原成分 HBV具有外衣壳抗原和内衣壳抗原。前者包括表面抗原（hepatitis B surface antigen，HBsAg）、前S1抗原和前S2抗原，后者包括核心抗原（hepatitis B core antigen，HBcAg）和e抗原（hepatitis B e antigen，HBeAg）。

1. HBsAg HBsAg存在于HBV的外衣壳、小球形颗粒及管形颗粒中，由S基因编码，其化学成分是糖脂蛋白，分子量为25 000。具有共同抗原决定族a，还有两种互相排斥的抗原决定族d/y和w/r。按不同的组合形式构成HBsAg 4个基本亚型（adr、adw、ayr、ayw）。亚型的分布有明显的地区种族差异，我国汉族和日本以adr为主；我国少数民族和非洲及地中海沿岸以ayw多见；欧美各国多为adw；远东以ayr多见。因有共同抗原决定族a，各亚型间有交叉保护作用。

HBsAg具有免疫原性，是制备疫苗的主要成分，可刺激机体产生具有特异保护性的抗-HBs中和抗体。血清中出现HBsAg是感染的标志。反之，血清中出现抗-HBs可视为乙型肝炎恢复的标志，一般不具有传染性而具有保护作用。

前S1抗原和前S2抗原也由S基因编码，可刺激机体产生有中和作用的抗体，前S1抗体和前S2抗体在清除循环中的病毒、抑制HBV感染肝细胞等免疫防御中有重要意义。

2. HBcAg 由C基因编码，存在于HBV的内衣壳上。由于外面包有HBV的外衣壳，故不易在血循环中检出。HBcAg可在感染的肝细胞表面表达，是CTL识别和攻击的靶抗原之一。HBcAg主要成分是蛋白质，免疫原性强。可刺激机体产生相应抗体。检出抗-HBc IgM提示HBV正在肝细胞内复制增殖。抗-HBc IgG在血液中持续时间较长，为非保护性抗体。

3. HBeAg HBeAg是由前C基因编码的Pre-C蛋白经剪切加工而成的可溶性蛋白，可游离存在于血液中。其在血液中消长与病毒体及DNA聚合酶的消长基本一致；HBeAg是HBcAg完整肽链上的一部分，在血液中出现是病毒复制的重要指标，表明该患者具有较强的传染性。

HBeAg可刺激机体产生抗-HBe。通常在HBsAg滴度降低，HBeAg消失后出现。一般认为抗-HBe的出现表示传染性减低，预后良好。

细胞培养与动物模型　HBV 至今尚不能在体外细胞培养中分离成功。黑猩猩是 HBV 的最敏感动物，故常用来进行 HBV 的致病机制研究和疫苗的安全性检测。目前采用的细胞培养系统是病毒 DNA 转染系统，将病毒 DNA 导入肝癌等细胞后，病毒核酸可整合并复制，在细胞中表达 HBsAg 并分泌 HBeAg，有些细胞株还可产生 Dane 颗粒。

抵抗力　HBV 对外界环境的抵抗力很强。耐受低温、干燥、紫外线、70%乙醇等一般消毒剂，室温 6 个月仍不失去传染性。100℃ 10 分钟、高压蒸气灭菌、160℃ 2 小时干烤可使之完全灭活；0.5%过氧乙酸、5%次氯酸钠、3%漂白粉以及环氧乙烷气体消毒均可使 HBV 灭活。

二、致病性与免疫性

传染源　主要是患者或无症状 HBsAg 携带者。乙型肝炎的潜伏期较长（60～160 天），在潜伏期、急性期或慢性活动初期，病人血清中都有传染性。HBsAg 携带者无症状，而带毒期又很长，可达数月甚至数年，是极为危险的传染源。

传播途径　乙肝主要由非胃肠道途径传播。

1. 血液、血制品等传播　HBV 在血流中大量存在，故只需极少量污染血进入人体即可导致感染。输入带有 HBV 的血及血制品；应用污染的医疗器材，如注射器、针头、手术刀等均可传播。医务人员可通过接触患者的血液等标本或被污染物品经微小伤口而致感染。

2. 母婴垂直传播　妊娠期通过胎盘传播；分娩时新生儿经产道可被感染。人群中 50% HBV 携带者来自母婴传播，为乙型肝炎的稳定传染源，故乙型肝炎表现为以母亲为核心的家庭聚集倾向。

致病性与免疫机制　乙型肝炎临床表现呈多样性，可有无症状携带者、急性肝炎、慢性肝炎和重症肝炎等。病毒不仅存在于肝内，也可存在于脾脏、血细胞中。一般认为，HBV 在肝细胞内增殖，对肝细胞并无明显的直接损伤作用。HBV 抗原成分诱发机体产生的免疫病理损害是导致肝细胞破坏的主要原因。肝细胞受损程度与机体免疫应答的强弱有关。HBV 引起免疫病理损害的机制可能有以下几种。

1. 病毒致机体免疫应答低下　HBV 感染后可抑制机体的免疫功能，使受染细胞（靶细胞）产生干扰素和 IL-2 能力下降，并使靶细胞表面 HLA Ⅰ类抗原的表达能力低下，导致 CTL 对靶细胞的杀伤作用减弱。幼龄期儿童感染 HBV 后，因免疫系统尚未发育成熟，故对 HBV 容易产生免疫耐受，成为 HBV 无症状长期携带者。免疫功能低下则不能有效清除病毒，使感染迁延不愈而导致慢性肝炎。

2. 病毒发生变异　HBV 的 PreC 基因可发生变异，不能正确转译出 HBeAg，使病毒逃避机体对 HBeAg 特异性体液免疫和细胞免疫的识别与攻击，使感染转为慢性。近年来还发现 HBV PreC 区及 C 区的变异株可引起重症肝炎。

3. 抗体介导的免疫病理损害

（1）Ⅱ型超敏反应：HBV 感染肝细胞后，肝细胞膜上出现 HBV 特异性抗原，并可导致肝细胞膜表面自身结构的改变，暴露出肝特异性脂蛋白抗原（LSP）。两种抗原均可诱发机体产生相应抗体（HBV-Ab、LSP-Ab），这些抗体与肝细胞膜上相应的抗原发生特异性结合可激活补体、巨噬细胞、NK 细胞，从而溶解破坏被 HBV 感染的肝细胞。

（2）Ⅲ型超敏反应：血清中小分子 HBsAg、HBeAg 可分别与相应抗体结合形成免疫复合物（IC），中等大小的 IC 可沉积于肝内或肝外小血管壁基底膜，激活补体，释放多种活性介质，造成血管炎症。慢性肝炎患者常同时伴有肾小球肾炎、关节炎、结节性多发性血管炎等疾病。大量IC沉积于肝内，可使肝毛细血管栓塞，并诱导产生TNF，导致急性重型肝炎，表现为重症肝炎。

4. 细胞免疫介导的免疫病理损害（Ⅳ型超敏反应）　HBV感染后，可使肝细胞膜表面存在病毒特异性抗原和LSP抗原，可诱发机体产生细胞免疫，通过CTL直接杀伤作用和Th1参与的迟发型超敏反应，导致肝细胞破坏。

HBV所诱发的免疫应答，一方面为免疫保护作用，如抗-HBs对病毒的中和作用，CTL对受染细胞内病毒的清除作用等；另一方面可引起免疫病理损伤。免疫保护和免疫损伤是一个过程的两个方面，他们相互依赖又相互制约引起多样化的临床经过和转归。一般认为：①免疫系统功能正常时，表现为隐性感染或急性肝炎，最终HBV被清除；相反，若受染的肝细胞为数众多，机体免疫应答过强，短时间内导致大量受染肝细胞破坏、肝功能衰竭时，可表现为重症肝炎；②对HBV形成免疫耐受的婴幼儿，不能诱发免疫应答，HBV感染持续存在，表现为无反应状态，成为无症状携带者。③机体免疫系统存在某种缺陷时，对HBV产生的致敏淋巴细胞和中和抗体，在数量和功能上都不足以完全清除HBV，因此肝细胞损伤持续存在，成为慢性持续性肝炎或慢性活动性肝炎。部分病例可由于HBV整合于肝细胞的DNA中引起细胞转化，最终发展成为肝癌。

HBV与原发性肝癌　采用核酸杂交技术，已从肝癌细胞DNA中检出HBV的DNA。流行病学调查也证明人群HBsAg携带者较无HBV感染者发生肝癌的危险性高217倍。肝癌组织检测发现有HBV DNA的整合，导致细胞转化而发展成肝癌。

三、微生物学检查

HBV抗原抗体的检测　HBV抗原抗体的检测主要包括HBsAg、抗-HBs、HBeAg、抗-HBe及抗-HBc（俗称“两对半”、“乙肝五项”），因HBcAg存在于病毒内衣壳上，一般不易检出。HBsAg的检测最为重要，可发现无症状携带者，是献血员筛选的必检指标。常用RIA（放射免疫测定法）和ELISA（酶联免疫吸附试验）等方法。

HBV抗原、抗体的血清学标志与临床关系较为复杂，必须对几项指标同时分析，方能有助于临床判断，结果分析，见表27-1。

表27-1　HBV抗原抗体检测结果的临床意义

HBsAg	HBeAg	抗-HBs	抗-HBe	抗-HBc	结果分析
+	−	−	−	−	HBV感染或无症状携带者
+	+	−	−	−	急性或慢性乙型肝炎，或无症状携带
+	+	−	−	+	急性或慢性乙型肝炎（传染性强，俗称“大三阳”）
+	−	−	+	+	急性感染趋向恢复（俗称“小三阳”）
−	−	+	+	+	既往感染恢复期
−	−	+	+	−	既往感染恢复期
−	−	−	−	+	既往感染或“窗口期”
−	−	+	−	−	既往感染或接种过疫苗

1. HBsAg　是感染HBV的特异性标志，HBsAg阳性，表示感染了病毒。HBsAg阳性见于：①急性乙型肝炎潜伏期、急性期；②慢性乙型肝炎；③无症状HBsAg携带者；④与HBV有关的肝硬化和原发性肝癌。HBsAg的检测是筛选献血员的必测指示，如发现HBsAg阳性者，则不能献血。

2. 抗-HBs　为中和抗体，患者恢复或痊愈，抗HBs效价高者预后更好。注射乙肝疫苗后产生抗-HBs，表示已获得免疫力。

3. 抗-HBc IgM　几乎与HBsAg同时或稍晚于HBsAg出现，几乎所有急性期病例均可检出，抗-HBc IgM阳性表示病毒复制，患者的血液有很强的传染性。抗-HBcIgG阳性是以往感染的指标。

4. HBeAg　阳性表示体内有HBV复制及血液具有传染性。急性肝炎HBeAg呈短暂阳性，如持续存在提示转为慢性。慢性HBV感染时，HBeAg阳性表示肝细胞中有病毒复制，如转为阴性，表示病毒停止复制。

5. 抗HBe　多出现于急性肝炎恢复期，表示机体已获得一定的免疫力。

HBV二对半抗原抗体临床检测的实际意义及用途是：①作为乙型肝炎的特异性诊断标准和预后判断；②筛选供血员；③人群乙型肝炎的流行病学调查；④选择疫苗接种对象和检测乙型肝炎疫苗接种效果。

血清HBV DNA的检测　应用核酸杂交技术、常规的PCR技术或荧光定量PCR技术可直接检测HBV DNA，特异性高，敏感性高。HBV DNA是病毒存在和复制的最可靠指标，广泛用于临床诊断和药物效果评价。

四、防治原则

一般预防　严格筛选供血员。及时隔离和治疗病人，做好病人餐具、用具的消毒处理。对常用的医疗器械要进行严格的灭菌，大力推广使用一次性注射器。

人工自动免疫　注射乙型肝炎疫苗是最有效的预防方法。目前我国使用的乙型肝炎疫苗主要是二代的基因工程疫苗，乙型肝炎疫苗接种的对象主要包括：新生儿，可有效地阻断母婴传播；易感婴幼儿及儿童；高危人群：包括接触乙型肝炎病人的医务人员及家庭成员。

人工被动免疫　用含高效价抗-HBs人免疫球蛋白（HBIg），可用于紧急预防。如HBsAg阳性的血液意外接触了伤口，或被HBsAg阳性的血液污染的针头刺伤时，一周内注射高效价HBIg（抗-HBs的量≥200IU/L）有预防效果；目前也主张把HBIg和乙型肝炎疫苗联合使用，同时可获得被动和主动双重免疫效果。

治疗　乙肝的治疗至今尚无特效方法，一般认为广谱抗病毒药物和调节机体免疫功能的药物同时治疗较好。拉米呋啶、Ara-A、α干扰素、清热解毒及活血化瘀的中草药对个别病例有一定疗效。

第三节　其他肝炎病毒

一、丙型肝炎病毒

丙型肝炎病毒（hepatitis C virus，HCV）是丙型肝炎的病原体，属于黄病毒科丙型肝炎病毒属，过去曾被称为肠道外传播的非甲非乙型肝炎病毒。

HCV 直径 36～61nm，球形，有包膜，核酸为单股正链 RNA。

丙型肝炎患者和隐性感染者是主要传染源，主要经输血和注射传播，高危人群包括受血者，静脉药瘾者，血液透析病人及接触血液的医护人员，也可经性接触及母婴垂直传播。患者临床症状轻微，无黄疸者多见，重症肝炎少见，且易转为慢性。慢性丙型肝炎的传染性可持续 1～6.5 年。因此，丙型肝炎比乙型肝炎传播的机会更大。

用 ELISA 法检测患者血清中的抗体可筛选献血员，并诊断丙肝患者。HCV 在血清中含量很低，因此需用敏感性极高的 PCR 方法检测，HCV RNA 阳性，表示患有丙型肝炎，体内有 HCV 复制。

由于 HCV 的毒株变异性强，疫苗的研制困难。

二、丁型肝炎病毒

丁型肝炎病毒（hepatitis D virus，HDV）是丁型肝炎的病原体。它是一种缺陷病毒，必须在 HBV 或其他嗜肝 DNA 病毒辅助下才能复制。

HDV 为直径 35～37nm 的球形颗粒，核心为单股环状 RNA，可编码 HDV 抗原（HDAg）。HDAg 有保护 HDV RNA 的功能，又具有良好的免疫原性，该抗原可刺激机体产生抗体。

丁型肝炎的传染源主要是病人。潜伏期 4～8 周，传播途径与乙肝相似。由于 HDV 是一缺陷病毒和乙型肝炎病毒共同感染或重叠感染，常常导致原有感染症状加重，使病情变化。因此，在急性重型肝炎的发生中起着重要的作用。HDV 的致病机制与免疫机制尚不清楚，在 HDV 感染黑猩猩的动物实验中，HDV RNA 的消长与肝脏损害的程度相关。丁型肝炎的早期 HDAg 主要存在于肝细胞核内，随后出现 HDAg 血症，HDAg 可诱发机体产生特异的抗- HDV（IgM、IgG），无保护作用，不能清除病毒。

一般采用免疫荧光、放射免疫或酶联免疫吸附试验以及核酸杂交技术检测抗- HDV IgM 或 IgG，还可对肝组织切片染色，以检测 HDVAg。

HDV 和 HBV 有相同的传播途径，所以，预防乙型肝炎的措施也实用于预防丁型肝炎。

三、戊型肝炎病毒

戊型肝炎病毒（hepatitis E virus，HEV）是戊型肝炎的病原体，属杯状病毒科。

HEV 呈球形，无包膜，直径为 27～34nm，20 面体立体对称，核酸为单股正链 RNA。HEV 在体外细胞中培养未获成功。

HEV 的主要传染源是潜伏期末和急性期初的病人，因此期粪便排毒量最大，所以传染性最强。病毒主要经粪-口途径传播，常因病人的粪便污染水源和食物所致。有明显的季节性，常在雨季或洪水过后流行。潜伏期为 2～11 周。临床上表现与甲肝相似，起病较急，大部分病人出现黄疸。本病为自限性，多为 6 周内恢复，一般不发展成慢性。少数患者可表现为重症肝炎，甚至导致死亡。HEV 主要侵犯青壮年，75%以上的病例为 16～35 年龄组人群，男性发病率高于女性，而女性病死率高，特别是孕妇，病死率高达 10%～20%，并发生流产或死胎。

为了便于与甲型肝炎相区别，对 HEV 感染最好做病原学诊断。电镜或免疫电镜技术检测患者粪便中的 HEV 颗粒；采用 PCR 技术检测粪便或胆汁中的 HEV-RNA；用 ELISA 法检测血清中抗- HEV IgM 及 IgG，用于诊断病人是否有近期 HEV 感染。

四、庚型肝炎病毒

庚型肝炎病毒（hepatitis G virus，HGV）是庚型肝炎的病原体，属黄病毒科。

HGV 基因组结构与 HCV 相似，全长为 9.5kb，为单股正链 RNA，易发生变异。HGV 体外培养尚未成功，狨猴、绢毛猴、黑猩猩感染 HGV 已成功。

HGV 的传染源是庚型肝炎病人及 HGV 慢性携带者；其传播途径同 HBV 和 HCV，主要经输血等非肠道途径传播；HGV 所引起的庚型肝炎其病理特征是肝细胞索被融合肝细胞代替，出现融合巨细胞；HGV 单独感染时症状不明显，肝脏损害较轻，黄疸少见，发展为慢性肝炎的比例较丙型肝炎少见；HGV 常与 HBV 或 HCV 发生重叠感染后引起的病毒血症持续时间较长，表现为 HGV 慢性携带者。

严格筛选供血员可有效预防庚型肝炎的感染。可采用 HGV ELISA 和 PT-PCR 诊断试剂盒，用于诊断、流行病学调查和筛选供血员。

五、输血传播肝炎病毒

输血传播肝炎病毒（transfusion transmitted virus，TTV）是 1997 年 Nishizawa 等应用代表性差异分析法，从日本一名非甲—非庚型输血后肝炎病人血清中获得一种新型病毒。TTV 为单股负链环状 DNA 病毒，直径为 30～50nm，球形，无包膜，有专家建议归属环状病毒科（Circoviridae）。

TTV 广泛分布于全世界，主要是经血液和血制品传播，暴露血液的人群（如职业献血员、静脉药瘾者、血液透析和输血病人等）TTV DNA 阳性率明显高于一般人群。从唾液和粪便中也可检测到 TTV，提示有可能经粪便-口或其他途径也传播。

目前，TTV 感染的实验室诊断主要用聚合酶链反应法（PCR）。抗- TTV 抗体酶联免疫法（EIA）尚未建立。抗- TTV IgG 免疫沉淀法虽有报道，但操作较复杂，不适用于大规模筛查。

思考题

1. 肝炎病毒有几种？各引起什么疾病？其传播方式怎样？
2. 试述甲型肝炎病毒的生物学特性、致病性、免疫性及特异性预防。
3. 试述乙型肝炎病毒的形态结构及抵抗力。
4. 试述乙型肝炎病毒的抗原抗体系统的组成及检测意义。
5. 比较 HAV、HBV、HCV、HDV、HEV 的致病特点。
6. 名词解释：Dane 颗粒。

（昆明医学院　王玲）

第二十八章 疱疹病毒

内容提要

疱疹病毒属包括单纯疱疹病毒、水痘-带状疱疹病毒、巨细胞病毒和EB病毒。本属病毒为球形、20面体立体对称的DNA病毒，有包膜。病毒感染细胞后可增殖破坏细胞，或长期潜伏不破坏细胞，或病毒基因与细胞基因发生整合，使细胞恶性转化。故本属病毒具有潜伏感染特点，并有致癌倾向。近年来研究发现HSV-2与宫颈癌，EB病毒与鼻咽癌关系密切。单纯疱疹病毒分两个血清型，人受感染后，原发表现为成群疱疹→溃疡→愈合。两型单纯疱疹病毒的感染与潜伏部位均不同。碘苷与阿糖胞苷治疗感染有一定疗效。

疱疹病毒（herpes virus）是一类中等大小、结构相似、有包膜的双链DNA病毒。现已发现100多种，分为α、β、γ 3个亚科。引起人类感染的疱疹病毒有8种，分别为I型和II型单纯疱疹病毒、人巨细胞病毒、EB病毒、水痘-带状疱疹病毒以及人疱疹病毒6型、7型和8型。

疱疹病毒的共同特点有：①结构相似，球形有包膜，直径约150～200nm，其核心为双链DNA、衣壳为20面体立体对称，核衣壳外有一层均质的皮层围绕，最外面为脂质包膜，包膜表面有病毒编码的糖蛋白组成的刺突；②病毒在细胞核内复制、装配，释放时导致细胞裂解；③疱疹病毒可以通过呼吸道、泌尿生殖道或密切接触而引起感染，所致疾病的种类多，从唇疱疹、生殖器疱疹到脑炎；④疱疹病毒可潜伏于体内不同部位，建立潜伏感染状态。当机体免疫力低下时，处于潜伏感染的病毒可被激活，转为显性感染而引起疾病。

第一节 单纯疱疹病毒

单纯疱疹病毒（herpes simplex virus，HSV）在人群中广泛感染，其所致疾病有龈口炎、唇疱疹、角膜结膜炎、脑炎、生殖器疱疹、新生儿疱疹等。人类对HSV的感染率极高。30岁以上的成年人HSV-1的感染率约80％～90％，而与性传播有关的HSV-2，在发达国家性活跃人群中感染率约为15％～30％。同时，在患性传播性疾病的患者宫颈、尿道中可分离到HSV-2，其分离率为5％～12％。

一、病毒学特性

单纯疱疹病毒为球形有包膜的双链DNA病毒，属α疱疹病毒亚科，有两种血清型，即HSV-1和HSV-2。HSV能在多种细胞中增殖，常用原代兔肾、人胚肾细胞，或传代人胚肺、地鼠肾细胞分离培养病毒。病毒感染细胞后，出现细胞病变（CPE），表现为细胞肿胀、变圆及融合，并在核内出现嗜酸性包涵体。HSV 对动物感染范围较广，常用实验动物有家兔、豚鼠、小鼠等。

二、致病性与免疫性

单纯疱疹病毒的传染源是病人和健康带毒者。病毒可随飞沫、直接密切接触或性接触经口腔、呼吸道、泌尿生殖道以及破损皮肤进入体内，导致原发感染与潜伏感染。此外 HSV 还可经宫内途径感染胎儿，引起流产、早产、死胎或先天畸形；经产道途径感染新生儿导致新生儿皮肤、眼和口局部疱疹，重者出现疱疹性脑炎、播散性感染。

原发感染　HSV－1 原发感染多发生于婴幼儿期，且多数无明显症状，仅 10%～15%表现为显性感染。在患儿引起疱疹性龈口炎、疱疹性角膜炎、皮肤疱疹性湿疹或疱疹性脑炎等。原发感染后病毒可潜伏在感觉神经节中。HSV－2 原发感染多发生于性生活后，主要引起生殖器疱疹。

潜伏感染　HSV 原发感染后，机体获得特异性免疫而康复，但机体并不能彻底清除病毒。少数病毒可由侵入部位沿感觉神经髓鞘上行至感觉神经节中长期潜伏。HSV－1 潜伏于三叉神经节与颈上神经节。HSV－2 潜伏于骶神经节。HSV 在神经组织中的潜伏感染并不导致神经细胞的死亡，病毒与细胞之间相互作用的机制，目前尚未明了。

当机体免疫功能低下或受到某些因素的刺激，如发热、寒冷、月经、某些细菌或病毒感染或使用免疫抑制剂等，潜伏的病毒被激活。病毒沿感觉神经纤维轴索移行至末梢支配的黏膜或上皮细胞内增殖，导致局部疱疹复发。

机体受到 HSV 感染后，血中可出现中和抗体，此抗体可消除游离病毒、阻止病毒在体内扩散，但不能消除潜伏在神经节中的病毒，也不能阻止病毒激活及向神经组织移行。研究表明，细胞免疫在抗 HSV 感染中的作用较体液免疫更为重要，主要涉及 CTL、Th 多种 T 细胞亚群以及活化的巨噬细胞、NK 细胞等。

三、防治原则

目前，尚无理想疫苗可用于 HSV 感染的预防。所以，要预防 HSV 感染应注意改善卫生条件，加强锻炼，提高机体免疫力，纠正不良生活习惯；同时避免与病人接触，切断传播途径。对于患生殖器疱疹的产妇，可行剖宫产以避免新生儿感染。

疱疹性角膜炎可用碘苷、阿糖胞苷滴眼。近来，应用阿昔洛韦（acyclovir，ACV）治疗 HSV 感染，效果良好，但不能防止潜伏感染的复发。

第二节　巨细胞病毒

巨细胞病毒（cytomegalovirus，CMV）属 β 疱疹病毒亚科，是新生儿巨细胞病毒感染的病原体。它还可以引起传染性单核细胞增多症、先天畸形、肝炎等多种疾病。人群中 CMV 感染非常广泛，约 50%的成年人有 CMV 抗体。

一、病毒学特性

CMV 为球形、有包膜的双链 DNA 病毒，直径约 200nm。有严格的种属特异性，人巨细胞病毒（HCMV）只能感染人。HCMV在人体内可感染多种细胞，但在体外只能在人成纤维细胞中增殖，且复制周期长、通常需2～6周才出现细胞病变，其特点是细胞肿胀、核变大，形成巨大细胞，核内出现亮圈与核膜分离的大型嗜酸性包涵体，胞浆内也可见到包涵体。

二、致病性与免疫性

HCMV在人群中感染非常普遍，可引起泌尿生殖系统、中枢神经系统、肝脏、肺、血液循环系统等多器官病变，对胎儿及婴儿的损害严重。在世界各地，约有1%的胎儿受到CMV的感染。孕妇受CMV原发或复发性感染时，病毒可通过胎盘感染胎儿，多无症状，仅1%先天感染胎儿出生后可出现黄疸、肝脾肿大、体重过低、溶血性贫血和不同程度的神经系统损伤。经长期随访发现，约20%先天感染者到婴儿期可出现耳聋、智力发育低下等症状。

病人或健康带毒者的唾液、乳汁、尿液、精液、宫颈分泌物中均可分离到病毒。病毒的传播方式有：母婴传播、密切接触传播、性传播和医源性传播。儿童和成年人感染HCMV后，多无症状，病毒处于潜伏感染状态。HCMV潜伏在唾液腺、乳腺、肾、白细胞或其他腺体中。少数情况下感染HCMV可发病，在青春期，引起传染性单核细胞增多症。正常人群也可由于输入含HCMV的血液而感染传染性单核细胞增多症和肝炎等。服用免疫抑制剂或免疫功能受损的病人，潜伏感染的HCMV可被激活，导致内脏器官的CMV感染，如骨髓移植病人90%死于CMV所致的间质性肺炎；艾滋病人常并发CMV引起的视网膜炎、胃肠炎和其他器官的疾病。HCMV感染可诱导机体产生相应的体液免疫和细胞免疫。特异性中和抗体对于防御HCMV感染具有一定的保护作用。$CD8^+$ CTL及激活的NK细胞介导的细胞免疫在清除病毒，限制HCMV播散和潜伏病毒激活中起重要作用。

三、防治原则

对人群进行健康教育，减少CMV传播机会是预防CMV感染的原则之一。孕妇应注意预防CMV原发感染和潜伏感染的复发，以降低CMV的先天感染率。筛选CMV抗体阴性的供血者或除去血中的白细胞，可降低人群受感染的危险性。避孕套的使用可减低性生活引起的感染。同时，还要注意避免医源性感染。

CMV的减毒活疫苗已研制成功并正在试用中，人们正在努力排除活疫苗的致癌潜能，CMV的基因工程疫苗与亚单位疫苗正在研制中。更昔洛韦（ganciclovir，GCV）与高滴度抗HCMV免疫球蛋白用于治疗骨髓移植引起的HCMV肺炎有效。

第三节　水痘-带状疱疹病毒

水痘-带状疱疹病毒（varicella-zoster virus，VZV）是引起水痘和带状疱疹的病原体。儿童初次感染此病毒引起水痘，病愈后病毒潜伏于体内，成年后潜伏病毒复发感染引起带状疱疹，故称为水痘-带状疱疹病毒。

一、病毒学特性

VZV的基本特性与HSV相似，但它具有自己的包膜糖蛋白与其结构蛋白。此病毒只有一个血清型。

人是 VZV 的唯一自然宿主，皮肤是该病毒的主要靶细胞。体外培养中 VZV 可以在人或猴成纤维细胞及人上皮细胞中缓慢地增殖，导致受感染细胞肿胀，出现巨大细胞和嗜酸性核内包涵体。

二、致病性与免疫性

VZV 传染性极强，经呼吸道侵入人体。儿童初次感染后，皮肤出现斑丘疹、水疱疹，可发展成脓疱疹。水痘从耳后始出，逐渐蔓延到面部、颈部、躯干和四肢。病程早期有发热并伴有黏膜损伤，病情一般较轻。免疫缺陷的儿童易发展成肺炎、脑炎、肝炎等。

儿童患水痘后，机体可获得持久特异性免疫，可防止水痘再发。病毒则长期潜伏于脊神经后根神经节或颅神经的感觉神经节中。成年后，特别是中年以后，当机体细胞免疫功能降低、或接受放射治疗或器官和骨髓移植时，均可使潜伏感染的病毒激活，沿感觉神经轴索到达胸、腹、背部或脸部皮肤增殖，病损部位疼痛明显。由于疱疹沿感觉神经支配的皮肤分布，故称带状疱疹。

水痘与带状疱疹临床症状典型，一般不需要实验室检验作出诊断。

三、防治原则

应用大剂量特异性免疫球蛋白可以应急预防水痘，使用对象是与水痘患儿密切接触的儿童，应在 96 小时内应用。在国外，已将 VZV 减毒活疫苗应用于免疫功能低下的儿童和免疫缺陷的成人，可有效地预防水痘的发生。

阿昔洛韦、阿糖腺苷及大剂量干扰素可限制和缓解水痘与带状疱疹的发展并缓解局部症状。

第四节 EB 病毒

EB 病毒（Epstein-Bar virus，EBV）是传染性单核细胞增多症和非洲 Burkitt 淋巴瘤的病原体。EB 病毒在人群中的感染非常普遍。成年人 EBV 抗体阳性率达到 90%～95%。

一、病毒学特性

EB 病毒形态结构与疱疹病毒科的其他病毒相似。在体外培养时，仅能在淋巴细胞株中增殖。常用人脐血淋巴细胞培养此病毒。EB 病毒是一种嗜 B 细胞的人疱疹病毒。病毒感染 B 细胞以后，多数 B 细胞中的病毒基因呈潜伏状态，以游离 DNA 或与细胞 DNA 结合状态存在于细胞中。病毒仅在极少数 B 细胞中合成完整病毒，随着病毒释放，B 细胞溶解死亡。

EB 病毒特异性抗原有两类：①病毒潜伏感染时表达的抗原，包括 EBV 核抗原（EBNA）和潜伏膜蛋白（LMP）；②病毒增殖性感染相关的抗原，包括早期抗原（EA）、衣壳抗原（VCA）和膜抗原（MA）。

EB 病毒不耐热、不耐酸，对脂溶剂，如乙醚、氯仿等敏感。

二、致病性与免疫性

EB 病毒的传染源是隐性感染者和病人。主要通过分泌液传播，如唾液，偶尔可见经输血传播者。儿童和青少年易感。儿童感染EB病毒主要侵犯B细胞，病毒在B细胞中可致两种形式的感染：①增殖性感染：病毒在B细胞中增殖，合成完整的病毒颗粒并释放，B细胞发生溶解或死亡；②潜伏感染：病毒感染B细胞后，病毒基因组处于潜伏状态，在某些诱因作用下，B细胞中潜伏感染的病毒基因被激活而表达，变为增殖性感染；此外，极少数受EB病毒感染的B细胞可发生染色体易位，导致细胞转化为恶性肿瘤细胞。

与EB病毒感染有关的疾病主要有以下3种：

传染性单核细胞增多症：青春期初次感染大量EB病毒可发病，临床症状有发热、咽炎、淋巴结肿大、脾肿大等，同时实验室检查见肝功能异常，外周血单核细胞及异型淋巴细胞大量增多以及异嗜性抗体含量增高等。

非洲儿童恶性淋巴瘤（Burkitt淋巴瘤）：发生于非洲中部和新几内亚某些热带雨林地区，多见于6～7岁儿童。此病与EBV的相关性表现在以下两方面：①患儿体内EB病毒抗体水平较正常儿童高；②从Burkitt淋巴瘤的活检组织中检出了病毒的DNA和核抗原。

EB病毒与鼻咽癌：鼻咽癌是我国广东、广西和湖南等地常见的恶性肿瘤，多发生于40岁以上的中老年人。国内外学者对EB病毒与鼻咽癌的关系做了大量研究，发现鼻咽癌病人血清中含有较高滴度的EB病毒抗体，活检组织中可检出EB病毒的DNA和核抗原。经治疗好转者，EB病毒抗体水平则逐渐降低。

三、防治原则

预防EB病毒感染主要应注意减低病毒传播机会。在鼻咽癌高发区，应定期进行血清学普查，对抗体阳性者定期追踪检查，以便做到早期发现、早期治疗。

国外应用膜蛋白抗原gp340研制的EBV亚单位疫苗，用以预防传染性单核细胞增多症。目前，我国研制的EBV膜抗原基因工程疫苗正在使用中。

思考题

1. 试述疱疹病毒属的病毒学特性。
2. 单纯疱疹病毒是如何引起疾病的？HSV-1与HSV-2感染与潜伏部位有何不同？
3. 本属病毒有何感染特点？试举例说明。

（西安交通大学医学院　雷艳君　范桂香）

第二十九章　虫媒病毒

内容提要

虫媒病毒主要包括流行性乙型脑炎病毒、登革热病毒、流行性出血热病毒和新疆出血热病毒。虫媒病毒为小球形，单股 RNA 病毒，其衣壳为 20 面体立体对称结构，外有脂类包膜，包膜表面有血凝素刺突，可凝集鸡红细胞。虫媒病毒在节肢动物体内增殖，节肢动物为传播媒介，所致疾病有显著的季节性与地方性。

虫媒病毒（arbovirus）又称节肢动物媒介病毒，广泛存在于世界各地，是一大类通过吸血节肢动物叮咬人、家畜及野生动物而传播疾病的病毒，具有自然疫源性。

虫媒病毒的共同特性为：

1. 病毒呈小球形，一般在 30～50nm，少数为 70～130 nm。

2. 核心含单股正链 RNA，衣壳为 20 面体立体对称，外有脂类包膜，包膜表面有血凝素刺突，具有凝集鸡红细胞作用。

3. 病毒宿主范围广，最易感动物是乳鼠。

4. 病毒对温度、乙醚、酸等都易感。

5. 病毒在节肢动物（蚊、白蛉）体内增殖，节肢动物为传播媒介，又是储存宿主，所致疾病有显著的季节性和地方性。具有自然疫源性疾病的特点。

虫媒病毒所致疾病有：

（1）脑炎或脑脊髓膜炎，如流行性乙型脑炎、森林脑炎等；

（2）主要表现为出血热的全身感染，如新疆出血热等。

（3）全身感染主要表现肝炎，如黄热病。

（4）无特殊部位的全身性感染，如登革热。

第一节　流行性乙型脑炎病毒

流行性乙型脑炎病毒（epidemic type B encephalitis virus），可引起流行性乙型脑炎，简称乙脑。乙脑在夏、秋季流行，以蚊子，主要是库蚊传播，儿童、成人均可发病。该病起病急、病情重、死亡率高。

一、病毒学特性

病毒具有典型的虫媒病毒的形态与结构。其基因编码 3 种结构蛋白和 7 种非结构蛋白。3 种结构蛋白分别为：M、C 和 E。M 蛋白位于包膜的内层，C 蛋白构成病毒的核心蛋白，E 蛋白是镶嵌在病毒包膜的糖蛋白，组成血凝素，并可诱导中和抗体的产生。

乙脑病毒在 pH6.4～6.8 范围内能凝集雏鸡、鸽、鹅红细胞。病毒在动物、鸡胚及细胞培养中均能增殖。易感动物为小白鼠的乳鼠，病毒经脑内接种后，迅速繁殖，72 小时病毒滴度可达高峰，动物出现明显神经症状。此时，若取脑组织培养，可获大量病毒。

乙脑病毒抗原稳定，很少变异，故应用疫苗预防效果良好。由 E 蛋白诱导产生的中和抗体具有保护作用。病毒抵抗力弱，56℃半小时可灭活，对脂溶剂敏感，常用消毒剂，如碘酊、来苏等可迅速灭活病毒。

二、传播途径

传播媒介　在我国，该病毒的主要传播媒介是三节喙库蚊。乙脑流行高峰与蚊密度高峰一致，南方在 6～9 月，华北地区在 7～8 月，东北地区在 8～9 月。

传染源和储存宿主　蚊感染病毒后，在一定的外界气温条件下，经过 1～2 周，病毒在蚊体内增殖，此时如叮咬猪、牛、羊等家畜或禽类，均可引起感染。国内外的研究均表明，猪→蚊→猪是乙脑病毒自然循环的主要环节，而幼猪对乙脑病毒易感性高，是最重要的传染源，也是发病高峰环节中最重要的中间宿主和扩散宿主。动物感染后一般不出现明显症状，但感染蚊子叮咬人时，可使人感染。此外，我国研究还证明，蚊体可携带乙脑病毒越冬及经卵传代，故蚊不仅是传播媒介，还可能是病毒的长期储存宿主。

三、致病性与免疫性

乙脑隐性感染较多，显性患者多为儿童。乙脑病毒侵入人体后，一般潜伏期为 10 天左右，病毒可能先在皮下毛细血管壁内皮细胞和局部淋巴结处增殖，少量病毒入血，随血流播散到肝、脾的单核吞噬细胞中大量增殖后，导致第二次病毒血症，引起发热等全身不适。若机体免疫功能强，病情不再发展。若病毒数量大，毒力强，机体防御能力低，则可侵入脑组织大量繁殖，产生脑实质和脑膜病变，主要症状为高热、头痛、呕吐、惊厥及昏迷等症状，病死率高，部分患者恢复后可遗留后遗症。

乙脑病毒感染后，体内在 4～5 天出现 IgM 类血凝抑制抗体，发病 1 周后出现 IgG 类中和抗体，可维持数年至终生。隐性感染同样可获得免疫力。抗乙脑病毒感染的免疫主要靠体液免疫。完整的血脑屏障对防御乙脑病毒感染具有重要的意义。

四、微生物学检查法

血清学试验　临床诊断一般采用血清学试验。取病人急性期与恢复期双份血清，同时做对比试验，以恢复期血清抗体滴度比急性期增高 4 倍以上有诊断意义。常用的方法有酶联免疫吸附试验、补体结合试验、中和试验和血凝抑制试验。

病毒分离　取早期患者血液及脑脊液做病毒分离，但阳性率低，实用意义不大。流行病学调查和最后确诊时，可取尸脑组织接种乳鼠脑内，进行病毒分离鉴定。

另外，也可以通过检测病毒特异性的 RNA 进行诊断。

五、防治原则

防蚊、灭蚊是预防乙脑的有效措施，接种疫苗是当前保护易感者的主要手段。乙脑流行区应对 10 岁以下儿童和来自非疫区的人接种乙脑减毒活疫苗，并对疫区幼猪接种疫苗，有可能控制乙脑在猪群及人群中的传播和流行。

第二节　登革病毒

登革病毒（dengue virus）为登革热的病原体。登革热是一种由蚊子传播，以发热、头痛、肌肉和关节疼痛、淋巴结肿大，并伴皮肤出血为特点的传染病。主要在东南亚、西太平洋及南美洲流行。近年来，在我国海南岛、广西和广东等地均有发生。

登革热病毒形态结构与乙脑病毒相似，分类属黄病毒，且体积小，约 17～25nm，能在伊蚊传代细胞中增殖，并产生明显细胞病变。病毒有 4 个血清型，各型间抗原性有交叉。

病毒在自然界的储存宿主为人和猴，传播媒介是伊蚊，形成伊蚊→人（猴）→伊蚊→人（猴）的传播环节。

病毒感染人后，先在毛细血管内皮及淋巴结中复制增殖，经血散布，引起发热、关节和肌肉酸痛、淋巴结肿大、皮肤出血、休克等。临床上分为普通登革热和登革出血热（dengue hemorrhagic fever，DHF）、登革休克综合征（dengue shock syndrome，DSS）两个类型。前者病情较轻，后者病情重。儿童初次感染症状轻，再次感染异型登革热病毒后，由交叉抗原刺激产生回忆反应，免疫复合物激活补体，微循环障碍，可出现登革休克综合征。

患者感染 7 天后血清出现血凝抑制抗体，补体结合抗体出现较晚。一般采取早期与恢复期血清，同时检测，如抗体滴度呈 4 倍或以上增长，则有诊断意义。病毒分离可取患者早期血清接种白伊蚊细胞培养，并用该病毒型特异性单克隆抗体鉴定。登革热病毒活疫苗研究正在试用中。

第三节　流行性出血热病毒

流行性出血热病毒（epidemic hemorrhagic fever virus）又称肾综合征出血热病毒（又名汉坦病毒），是引起流行性出血热的病原体，属布尼亚病毒科汉坦病毒属。本病毒所致病变主要是造成患者全身小血管和毛细血管广泛性病理损害，临床特点是发热、出血和蛋白尿，并可产生低血压和休克，死亡率高达 10%，国际上通称为肾综合征出血热（hemorrhagic fever with renal syndrome，HFRS）。该病为自然疫源性传染病，人畜共患，主要流行于欧亚大陆。我国 20 余省市有流行，发病率较高。

病毒学特性　病毒呈圆形或卵圆形，直径平均 120nm，核酸为单股负链 RNA，有双层包膜，包膜表面镶嵌有糖蛋白 G1 和 G2 构成的血凝素刺突，在 pH6.0～6.4 可凝集鹅红细胞。

病毒可在绿猴肾 Vero-E6 纯系细胞、人肺癌传代细胞及人胚肺二倍体细胞中增殖，一般不产生细胞病变，用免疫荧光法可在胞浆中查到病毒抗原。

黑线姬鼠是此病毒的自然宿主，对病毒非常敏感，大鼠、乳鼠、金黄地鼠也敏感。实验感染后 10 天可在鼠肺、肾等组织中检出大量病毒。用中和试验可将该病毒分成 6 个血清型：Ⅰ型（姬鼠型）、Ⅱ型（家鼠型和大鼠型）、Ⅲ型（棕背型）Ⅳ型（田鼠型）、Ⅴ型（黄颈姬鼠型）、Ⅵ型（小鼠型和小家鼠型）。在我国流行的主要是Ⅰ型和Ⅱ型。

病毒对脂溶剂敏感，对酸、热的抵抗力弱，对紫外线敏感，60℃1 小时被灭活。

流行环节　流行性出血热的流行有明显地方性和季节性，与鼠类分布活动有关。国内已查出有 20 多种动物携带该病毒。一般认为病毒在鼠体内增殖，随唾液、尿、粪便大量排出，故可经呼吸道、消化道或直接接触方式传染给人。我国已证实几种螨可携带病毒，并可传染给人类。

致病性与免疫性　病毒侵入人体后，潜伏期约 2 周，典型的临床表现为发热、出血和肾脏损害。临床过程可分为5个阶段：发热期、低血压（休克）期、少尿期、多尿期和恢复期。发病机制除病毒直接作用于血管引起全身毛细血管、小血管损伤和微循环障碍外，研究发现与免疫应答异常有关。在疾病早期，患者体内出现大量循环复合物，沉积于血管和内脏基底膜，激活补体，产生免疫病理损伤。患者感染后抗体出现早，发热第2天测出血清IgM抗体，第7～10天达高峰。第3～4天可检测到血清IgG抗体，第10～14天达高峰，可持续多年，病后获持久免疫力。人群隐性感染率低。

微生物学检查法　在本病流行地区及流行季节，对发热和蛋白尿的病人应考虑此病毒感染。

1. 病毒分离　取病人急性期血、活检组织或尸检组织进行病毒分离。常用Vero－E6细胞、人肺传代细胞（A549）或人胚肺二倍体细胞分离病毒。分离病毒时，需连续传3～5代，当病变细胞增多时，用免疫荧光染色，检查细胞质内的病毒抗原。应用动物分离病毒时，应注意防止发生实验室感染。

2. 血清学诊断　常用间接免疫荧光法和酶联免疫吸附试验检测患者血清中特异性IgM进行早期诊断，亦可取双份血清检测血清中特异性IgG，恢复期血清抗体效价较急性期升高4倍以上有诊断意义。

3. 防治原则　防鼠、灭鼠是预防此病的重要措施。临床尚无特殊疗法，主要是早诊断、早治疗、对症处理和支持疗法，抗病毒药物和免疫调节剂对治疗有一定疗效。我国已研制出灭活疫苗，减毒疫苗、基因工程疫苗等尚在研究中。

附：新疆出血热病毒

此病毒是从我国新疆塔里木盆地出血热病人血液、尸体内脏以及在疫区捕获的硬蜱中分离到的。分类上属布尼亚病毒科的内罗病毒属，与流行性出血热病毒不是一个属。

病毒呈圆形或椭圆形，直径90～120nm，病毒结构、培养特性和抵抗力与汉坦病毒相似，但抗原性、传播方式、致病性却不同。

新疆出血热亦是一种自然疫源性疾病，野生啮齿类（鼠、兔）及牛、马和羊等家畜为主要宿主，亚洲璃眼蜱是病毒传播媒介和储存宿主。

本病流行季节明显，4～5月份蜱大量繁殖，亦为发病高峰。人体感染后，出现发热、全身疼痛、中毒症状和出血，病后免疫力稳固。我国研制的灭活鼠脑疫苗已开始使用，安全性好，具有一定的预防效果。

思考题

1. 试述虫媒病毒的共同特性及所致疾病。
2. 如何预防流行性乙型脑炎。
3. 试述流行性出血热病毒的致病性与免疫性。

（西安交通大学医学院　谢明）

第三十章　其他病毒

内容提要

人类免疫缺陷病毒（HIV）是获得性免疫缺陷综合征（AIDS）的病原体。HIV属反转录病毒科，其核心为两条正链RNA，含有反转录酶和核衣壳蛋白，核心外包绕双层衣壳，外层衣壳外包被有包膜糖蛋白，其中gp120通过Th细胞表面CD4分子受体介导HIV进入细胞。HIV的主要传播途径有性传播、血液传播和母婴垂直传播。HIV感染人体后，潜伏期长，多数病人发病后1～3年内死亡。目前，全球HIV感染人数剧增，预防HIV感染已引起了世界各国政府的高度重视。狂犬病病毒呈弹状，核心含单股负链RNA，核衣壳为螺旋对称型，外有脂蛋白包膜，其对神经细胞有亲嗜性。查到内基小体，对疾病诊断有意义。人被狗咬伤后，应及早接种疫苗。人乳头瘤病毒（HPV）是一类无包膜的小DNA病毒，有120多个型别，其中高危黏膜型HPV-16、18、31、33等的感染与宫颈癌的发生密切相关。

第一节　人类免疫缺陷病毒

人类免疫缺陷病毒（human immunodeficiency virus，HIV）是获得性免疫缺陷综合征（acquired immune deficiency syndrome，AIDS）的病原体，有两个型别：HIV-1和HIV-2。

HIV属慢病毒属、反转录病毒科。它是1983年法国巴斯德研究所Montagnier等从一例慢性淋巴结肿大的同性恋病人血液中分离到的一株新反转录病毒，命名为淋巴结肿大相关病毒。1984年美国的Gallo及Levy等从艾滋病人身上分离到相似的病毒，称为人类嗜T细胞病毒III型。经研究证实，此两种新分离到的病毒株为同一病毒的不同变种。1986年，国际病毒分类委员会将它们统一命名为人类免疫缺陷病毒。

一、病毒学特性

形态与结构　HIV为直径100～120nm的球形颗粒，外有包膜。包膜表面有糖蛋白gp120和gp41构成的刺突，包膜内有内膜蛋白p17组成的内膜。HIV核心为两条相同的正链RNA、反转录酶、整合酶和核衣壳蛋白P7等。核心外包绕着衣壳蛋白P24，核心和p24衣壳共同构成圆柱状的核衣壳。（图30-1）。HIV基因含有3个结构基因（*gag*，*pol*. *env*）和6个调节基因（*tat*，*nef*，*vif*，*rev*，*vpr*，*vpu*）

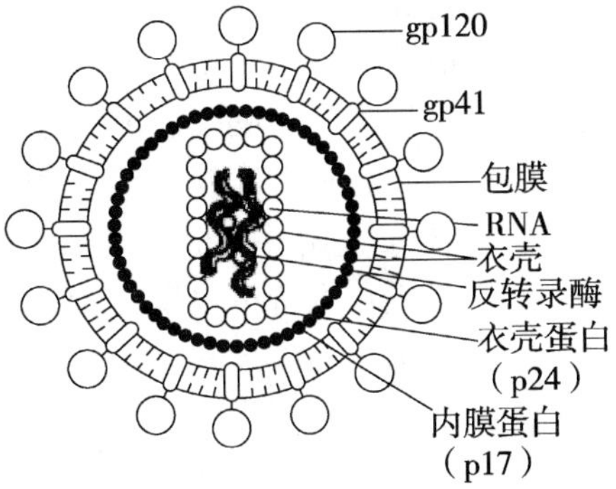

图30-1　HIV的结构模式图

病毒的复制　HIV 的复制和其他反转录病毒一样，是一个复杂而特殊的过程。病毒基因组 RNA 先反转录成双链 DNA，然后整合到细胞染色体 DNA 中，构成前病毒，再以前病毒作为模板复制子代病毒。HIV 以 CD4 分子为受体感染宿主细胞。HIV 的复制周期可分为①结合；②脱壳；③反转录；④转译；⑤修饰；⑥装配等 6 大步骤。

培养特性　HIV 仅感染表面有 CD4 分子的细胞。实验室常用新鲜正常人 T 细胞或病人自身分离的 T 细胞培养，也可用某些 T 细胞株培养。

抵抗力　HIV 对理化因素抵抗力较弱，56℃ 30 分钟可灭活。病毒在室温可存活 7 天。0.2%次氯酸钠、0.1%漂白粉、0.3% H_2O_2、0.5%来苏儿、50%乙醇或乙醚 5 分钟可灭活 HIV。HIV 对脂溶剂敏感。

二、致病性与免疫性

自 1981 年在美国首次发现艾滋病病人后，艾滋病迅速在全球广泛流行。目前世界上已有 180 多个国家和地区报告发现艾滋病，特别是非洲和亚洲地区艾滋病流行十分严重。截止 2007 年年底，全球存活的艾滋病病毒感染者总数达 3320 万，2007 年新增艾滋病病毒感染者 250 万，死于艾滋病者 210 万人。我国截止 2008 年年底累计报告，HIV 感染者及 ADIS 病人 27 万多人，其中死亡病例约 3.8 万例。目前艾滋病流行仍呈上升趋势。HIV 感染已引起各级政府与卫生防疫部门的高度重视，我国政府已制定颁布了《艾滋病防治条例》，并建立了艾滋病综合监测体系。

传染源与传播途径　艾滋病的传染源是 HIV 无症状携带者和艾滋病患者。主要传播途径有：①性传播：异性或同性间通过性行为的传播是 HIV 的主要传播方式；②血液传播：吸毒者共用 HIV 污染的注射器及针头、医源性输入带 HIV 的血液制品、器官或骨髓移植、人工授精等；③垂直传播：可经胎盘、产道或哺乳等方式传播。

HIV 感染的潜伏、慢性感染和激发　HIV 感染人体后，潜伏期约 3～5 年，最长可达 10 年，多数病人发病后 1～3 年内死亡。HIV 感染至发病通常经历原发感染急性期、无症状潜伏期、AIDS 相关综合征和典型 AIDS 4 个阶段。

HIV 在感染机体内能长期潜伏持续存在与以下因素有关：①HIV 损伤 $CD4^+$ T 细胞，使免疫系统功能失效；②HIV 可感染单核细胞与巨噬细胞，使其成为长期储存 HIV 的细胞，病毒在其中低度增殖不引起病变，但其功能受损；③病毒基因组与细胞基因组整合，长期处于潜伏感染状态，使病毒逃避机体免疫系统的清除；④病毒外膜糖蛋白基因易发生变异，不断出现的新抗原逃避免疫系统的识别与清除。

HIV 感染的临床表现　HIV 初次感染人体后，出现一个病毒大量复制与扩散的过程，感染病毒血清中可出现 HIV 抗体，从外周血细胞、脑脊液和骨髓细胞亦能分离到病毒。感染者可以出现发热、咽炎、淋巴结肿大、皮肤斑丘疹和黏膜溃疡等自限性症状，这种状况约持续 1～2 周后进入 HIV 的无症状潜伏期。随着感染时间的延长（最长可达 10 年之久），HIV 开始大量复制并造成免疫系统的严重损伤，患者可出现典型的艾滋病症状。

艾滋病成年患者可出现疲劳、不适、体重减轻、发热、气短、慢性腹泻和淋巴结病。从初次感染到出现临床症状平均为 10 年。儿童艾滋病患者多为母婴传播而感染 HIV，多为 2 岁出现症状，在出现症状后 2 年死亡。艾滋病患者在机体免疫功能产生缺损的情况下，可发生机会感染，如巨细胞病毒、鸟型分枝杆菌、白假丝酵母菌以及卡氏肺孢子菌等引起的感染，机会感染是晚期 HIV 感染者发病和死亡的主要原因。此外，有些病人还可出现神经系统损伤，部分病人还可并发 Kaposi 肉瘤和恶性淋巴瘤。

HIV 感染的免疫反应　HIV 感染和致病的主要特点是引起以 CD4 细胞缺陷和功能障碍为中心的免疫缺陷病。HIV 感染致 CD4 细胞损伤的机制目前尚未完全明了。机体感染 HIV 后，可产生高滴度的抗 HIV 抗体，包括 gp120 中和抗体。这些抗体在急性感染期可降低血清中的病毒抗原量，但不能清除体内的病毒。HIV 感染也可刺激机体产生细胞免疫反应，包括 ADCC 作用、细胞毒性 T 细胞（CTL）和 NK 细胞反应等。但细胞免疫反应亦不能清除所有 HIV 潜伏感染的细胞。表明机体的免疫力不足以清除 HIV，一经感染可终生携带病毒。

三、微生物学检查法

检测抗体　可用免疫荧光、免疫酶染色、ELISA、放射免疫等方法，用已知 HIV 抗原检测患者血清中的 HIV 抗体。ELISA 和放射免疫法是用去垢剂裂解的 HIV 或 HIV 感染细胞的提取物作抗原，免疫荧光是用感染细胞涂片作抗原。这 3 种方法虽敏感性高，但由于 HIV 的全病毒抗原与其他反转录病毒有交叉反应，可出现 2%～5%假阳性。故多用以上方法作为 HIV 抗体的检测初筛，阳性者必须做确证试验。

确证试验多用免疫印迹法，免疫印迹法是通过电泳将 HIV 的各种蛋白质进行分离，再转移到硝酸纤维素膜上形成不同的抗原带，再与待检的血清反应，然后加酶标第二抗体和底物显色后观察结果，用此法可检出针对 HIV 不同结构蛋白的抗体。

检测病毒及其组分　可做病毒分离，测定病毒反转录酶、病毒抗原与病毒核酸。

四、防治原则

由于艾滋病是一种威胁全球人类健康的高度致死性的疾病，同时其蔓延速度相当惊人，WHO 和许多国家都采取了预防 HIV 感染的综合措施，包括：①开展广泛的健康教育，了解艾滋病的传播方式及其严重危害性；②远离毒品、杜绝吸毒与性滥交；③对供血者采取严格的 HIV 抗体检查制度，确保输血和血液制品的安全；④加强国境检疫，严格打击卖淫嫖娼者；⑤建立 HIV 感染的监测系统，严密注视 HIV 感染的流行动态。同时，还要注意防止医源性感染。

目前，HIV 疫苗研究在许多国家进行，但还缺乏理想的疫苗。目前，研究最多的有：①基因工程亚单位疫苗；②合成寡肽疫苗；③重组病毒载体活疫苗。但 HIV 疫苗研究遇到的最大的问题是病毒包膜糖蛋白的高度变异性。

目前，使用最多的抗病毒治疗剂是 2'－3' 双脱氧苷的类似物，如叠氮脱氧胸苷（AZT）双脱氧胞苷（ddC）和双脱氧肌苷（ddI），这些药物能特异地抑制 HIV 反转录酶。临床应用证明这些药物可缓解艾滋病的症状，并延长其存活期。

第二节　狂犬病病毒

狂犬病病毒 rabies virus 是弹状病毒科、狂犬病病毒属的一种嗜神经病毒，是狂犬病的病原体。

一、病毒学特性

狂犬病病毒（rabies virus）外形似子弹状，核心含单股负链 RNA，核衣壳为螺旋对称型，外面包有脂蛋白包膜，其表面有许多糖蛋白刺突。病毒大小约（180×70）nm。其动物感染范围较广，对神经细胞有亲嗜性。在易感动物或人的中枢神经细胞中大量增殖时，胞浆内形成嗜酸性、圆形或椭圆形包涵体，称内基小体（Negri body），对疾病诊断有意义。

病毒经60℃ 5分钟可被灭活，经紫外线、日光照射也可迅速灭活，对脂溶剂敏感。但若置于50%甘油中，在室温下病毒感染性可保持1～2周，在4℃以下病毒可存活数月。

过去认为，狂犬病病毒只有一个血清型，但近年来，发现从不同动物体内分离到的病毒株，在细胞培养中的生长特点、对实验动物毒力的强弱以及病毒包膜糖蛋白结构存在一些差异。这一结果可以解释使用狂犬病疫苗偶尔失败的原因。

二、致病性与免疫性

人患狂犬病主要是被患病动物咬伤所致或由患犬唾液污染伤口也可引起。患犬唾液里的病毒通过伤口进入体内，潜伏期约为10天到1年，其时间长短取决于病毒的数量、机体的免疫状态以及被咬部位与头部中枢神经的距离。进入体内的病毒首先在肌纤维细胞中增殖，进而沿神经末梢上行至中枢神经细胞中继续增殖，再沿神经纤维扩散至唾液腺及其他腺体与组织。此病毒主要引起脑和脊髓广泛性病理损伤。

发病早期临床症状有发热、乏力、流涎等，继而出现典型的神经兴奋性增高的症状，患者躁动不安、吞咽或饮水时，咽喉肌肉痉挛，甚至恐水、恐声，如治疗不能缓解则进入麻痹期，最后因昏迷、呼吸循环衰竭而死亡。该病死亡率极高。

三、微生物学检查法

人被犬或其他动物咬伤后，应首先迅速确定咬人动物是否患狂犬病。将动物隔离、观察，若7～10天不发病，则可认为该动物未患狂犬病。若发病则杀死该动物，取其脑海马回部位组织切片，检查内基小体或用免疫荧光抗体法查病毒抗原。

四、预防原则

预防原则主要是加强对犬的管理，注射犬用疫苗，并捕杀野犬和避免家养动物与野生动物的接触。人被咬伤后应立即彻底处理伤口，可用20%肥皂水、0.1%苯扎氯铵或清水反复冲洗伤口，再用70%酒精及碘酒涂擦；接着需进行被动免疫，在伤口周围注射高效价抗狂犬病病毒血清；同时可进行疫苗接种，由于狂犬病的潜伏期较长，及早接种疫苗，可以预防发病。此外，对兽医、动物管理员及野外工作者，也应接种疫苗。

第三节　乳头瘤病毒

乳头瘤病毒包括多种动物乳头瘤病毒和人乳头瘤病毒（human Papillomavirus，HPV），属于乳多空病毒的乳头瘤病毒属。

一、病毒学特性

乳头瘤病毒是一组无包膜的环状双链小DNA病毒，基因组大小约8kb，核衣壳结构为立体对称的20面体。HPV的增殖依赖于上皮细胞的分化。HPV主要感染皮肤和黏膜上皮细胞，引起皮肤或黏膜良性或恶性增生性病变。临床上将HPV分为皮肤型HPV和黏膜型

HPV，又进一步将黏膜型 HPV 根据其致癌危险性分为高危型 HPV 和低危型 HPV。

目前根据 HPV 基因组核苷酸测序结果已发现 HPV 有 120 多个型别。应用 PCR 方法或原位杂交法，可以检测出感染组织中的病毒成分。

目前，HPV 尚不能在组织细胞中培养，对它的抵抗力及复制特性尚不十分清楚。

二、致病性与免疫性

HPV 感染主要通过密切接触传播。病毒可通过皮肤或黏膜表面微小的伤口进入机体，首先感染上皮组织基底层细胞。新生儿可在通过产道时受感染。生殖器感染主要通过性传播。近年来，HPV 所致的性传播疾病有上升趋势。在美国，20%～60%的成年妇女受到 1 种或 2 种型别 HPV 的感染。皮肤性 HPV 主要引起皮肤良性增生性病变：HPV－1，－4 是跖疣和寻常疣的病因；HPV－3，－10 多引起扁平疣，HPV－5，－8 与皮肤表皮发育不良（EV）有关。黏膜低危型 HPV－6 和 HPV－11 引起尖锐湿疣等良性生殖器疣。而高危型 HPV－16、－18、－31、－33 所致的外阴、宫颈、阴茎疣样损伤则可发展成恶性病变。目前认为感染高危型 HPV 是宫颈癌的主要病因。

病毒感染机体后，仅在局部皮肤黏膜中增殖，不产生病毒血症，但可以产生特异性抗体，该抗体无保护作用，免疫以细胞免疫为主。

三、微生物学检查法

对于 HPV 感染所致的检查与诊断主要是从病变组织中检测 HPV 抗原或 HPV 的 DNA 序列。常用免疫荧光法检测病毒抗原，用原位杂交或 PCR 法检测病毒 DNA。HPV 不能在组织中体外培养，血清学检测也很少使用。

四、防治原则

预防：避免与病损部位或病毒污染物品接触。此外，加强性安全教育对控制 HPV 感染。减少生殖器疣及宫颈癌的发生有重要意义。目前，经美国 FDA 许可的预防性 HPV 疫苗已上市，并在美国市场上应用。

治疗：主要是切除病损部位的疣，临床常用激光治疗。

思 考 题

1. 试述 HIV 的病毒特性。
2. 如何预防 HIV 感染？
3. 为什么用 ELISA 法测出 HIV 抗体阳性时，还需做确诊试验？

（西安交通大学医学院　雷艳君　范桂香）

第四篇　其他微生物

第三十一章　支原体、衣原体、立克次体

内容提要

支原体是能在人工培养基上生长的最小微生物，没有细胞壁，呈高度多形性，在固体培养基上能形成“荷包蛋”样菌落，肺炎支原体是引起人类原发性非典型性肺炎的病原体。衣原体必须在活细胞内寄生，具有独特的生活周期。沙眼衣原体的感染在人类中多见。可用磺胺药和抗生素治疗。立克次体有类似细菌的结构，需在活细胞内才能生长，天然寄生在节肢动物体内，引起立克次体病。

第一节　支原体

支原体（Mycoplasma）是一类缺乏细胞壁、形态呈高度多形性、可通过细菌滤器并能在无生命培养基中生长繁殖的最小的原核细胞型微生物。由于没有细胞壁，能形成丝状与分枝形状而称其为支原体。支原体种类繁多，分布广泛，对人致病的主要为肺炎支原体（*M. pneumoniae*）、解脲脲原体（*U. urealyticum*）、人型支原体（*M. hominis*）、生殖器支原体（*M. genitalium*）和穿透支原体（*M. penetrances*）。

一、生物学性状

形态与染色　体积微小，直径为0.2～0.3μm，由于缺乏细胞壁，形态可塑性很大，可呈球形、杆状、丝状等多种形态，革兰染色呈阴性，但不易着色，以姬姆萨染色较好，可被染成淡紫色。电镜下可见细胞膜分内、中、外3层。内、外层主要为蛋白质，中间为脂质，固醇位于脂质层，约占36%，对保持细胞膜的完整性具有一定的作用。有的支原体细胞膜外尚有一层由肽聚糖构成的荚膜，与致病性有关。

培养特性　营养要求非常高，培养基中需添加10%～20%人或动物血清，以提供支原体不能合成的固醇和长链脂肪酸。最适pH为7.6～8.6，需氧或兼性厌氧，以二分裂方式繁殖，繁殖速度较细菌慢。支原体在固体培养基上有埋入培养基中生长的趋势，可形成“荷包蛋”状细小菌落，即中央部分不透明并生长到培养基内，其四周为半透明的扁平区。

抗原结构　支原体细胞膜上的抗原结构由蛋白质和糖脂组成。蛋白质具有型特异性抗原很少有交叉反应，对鉴定支原体有重要意义。

抵抗力　支原体缺乏细胞壁，不耐干燥，不耐热，一般55℃ 15分钟即可死亡，易被清

洁剂和消毒剂灭活。对醋酸铊、结晶紫的抵抗力比细菌强，常用于从杂菌中选择分离支原体。对干扰细胞壁合成的抗生素，如青霉素、头孢霉素等不敏感。但对干扰蛋白质合成的抗生素，如多西环素、氯霉素、红霉素、链霉素敏感。

二、致病性与免疫性

病原性支原体常定居于口腔、呼吸道和泌尿生殖道黏膜。支原体一般以其顶端结构与宿主细胞上受体结合而黏附于细胞，这是致病的先决条件，一般为细胞表面的感染，不进入细胞内，从细胞膜中获得脂质与胆固醇作为营养物质；产生有毒的代谢产物，如神经毒素、过氧化氢和超氧离子，使宿主细胞膜受损。溶脲脲原体有黏附精子的作用，影响精子运动，引起不育；分解尿素产生大量氨，既具有细胞毒作用，也可促使结石的形成。穿透支原体能黏附并侵入 $CD4^{+}$ T 细胞引起免疫损伤。

支原体感染后的免疫机制比较复杂。例如，肺炎支原体感染后可诱发体液免疫和细胞免疫。体液免疫所产生的抗体包括补体结合抗体、沉淀抗体及生长抑制抗体等。其中 SIgA 在防止再感染上有重要作用，进而清除病原体。肺炎支原体感染后可使淋巴细胞转化率增高，诱导产生白介素（IL－2）等。

三、人类主要致病支原体

肺炎支原体　是人类原发性非典型性肺炎（支原体肺炎）的病原体。通过呼吸道传染，占非细菌性肺炎的 1/3 以上，多发生于儿童、青年，秋冬较多见。发病初期，临床症状不明显，隐性感染和轻型感染较多，也可致严重肺炎，出现头痛、发热、顽固咳嗽、胸痛等。X 线胸部透视可见明显浸润。此外，支原体还可引起咽喉炎、鼻炎、中耳炎、气管炎和支气管炎。

机体感染肺炎支原体后，呼吸道黏膜产生的 SIgA 对再感染有一定的保护作用，但免疫力不强，可重复感染。病人血清中可出现非特异性冷凝集素（即在 4℃条件下凝集 O 型红细胞）及 MG 链球菌凝集素。临床上常用非特异冷凝集试验及链球菌 MG 株凝集试验对肺炎支原体引起的原发性非典型性肺炎作辅助诊断。

解脲脲原体　亦称溶脲脲原体，具有尿素酶，是区别于其他支原体的重要特征。主要通过性接触传播，可引起人类非淋菌性尿道炎、前列腺炎等泌尿道感染，是除衣原体外另一种引起非淋菌性尿道炎的重要的病原体。还可引起阴道炎、盆腔炎、输卵管炎，也可通过胎盘感染胎儿，使孕妇流产、早产、死胎和新生儿呼吸道感染。现已发现溶脲脲原体能黏附于精子表面，干扰卵子与精子的结合，可能与不育症有关。

穿透支原体　为条件致病性支原体。它一端尖形结构具有黏附和穿入细胞的作用，感染 2 小时后即能穿入人或动物的红细胞、单核-吞噬细胞和淋巴细胞，并在其中大量生长繁殖，导致宿主细胞损伤死亡。有研究表明，穿透支原体诱导单核-吞噬细胞等产生肿瘤坏死因子（TNF）-α，可能是造成细胞损伤的主要原因，还可能促进 HIV 的复制，加速 HIV 感染患者的病情进展。

四、微生物学检查

1. 分离培养　用咽拭子采取患者咽部分泌物或痰液样本，立即浸入液体培养基或接种于固体培养基。在固体培养基上菌落呈典型的油煎蛋样。可取疑似解脲脲原体感染患者中段尿、前列腺液、宫颈分泌物接种在含有青霉素、尿素和酚红的液体培养基中，若液体培养基由黄变红，液体澄清为阳性。青霉素抑制杂菌生长，溶脲脲原体能合成尿素酶分解尿素产氨，使液体培养基 pH 值增高，酚红指示剂变色。

2. 血清学诊断　常用的有以下方法。

（1）冷凝剂试验：人感染肺炎支原体后，血清中可出现冷凝集素，即在 4℃条件下可凝集人的 O 型红细胞或自身红细胞，在 37℃时其凝集又可分散开，这是一种 IgM 型的非特异性抗体，约 50％肺炎支原体感染患者于病后 1 周可检测到该抗体。

（2）生长抑制试验（growth inhibition test，GIT）和代谢抑制试验（metabolic inhibition test，MIT）：GIT 是应用特异性抗体浸湿的滤纸片，贴在接种可疑的固体培养基表面，若两者相应则纸片周围生长的菌落受到抑制；MIT 是将可疑菌落接种在含有特异性抗体、酚红和葡萄糖的液体培养基中，若抗体与支原体相对应，则支原体的生长代谢受到抑制，不能分解葡萄糖产酸，pH 值不降低，酚红不变色。

3. 聚合酶链反应（polymerase chain reaction，PCR）　可直接检测标本中肺炎支原体 DNA，溶脲脲原体的尿素酶基因。

五、防治原则

肺炎支原体死疫苗和减毒活疫苗临床免疫效果尚不能肯定，有待继续研究。因支原体肺炎具有传染性，应早期诊断，注意隔离，治疗可选用红霉素类与喹诺酮类抗生素。对溶脲脲原体防治主要是加强宣传教育，注意性卫生，切断传染源。感染者可用双西环素、氯霉素、红霉素治疗。

第二节　衣原体

衣原体（Chlamydia）是一类严格寄生在细胞内，有独特发育周期，能通过细菌滤器的原核细胞型微生物。衣原体过去曾被认为是病毒，但其同时含有 DNA 和 RNA 两种类型的核酸、二分裂方式繁殖、具有原核细胞型结构等特点，现归属于细菌范畴。

衣原体广泛寄生于人类、哺乳动物及禽类，引起人类疾病的衣原体主要有沙眼衣原体（*Chlamydophila trachomatis*）、肺炎嗜衣原体（*Chlamydophila pneumoniae*）和鹦鹉热衣原体（*Chlamydophila psittaci*）。前者又包括沙眼生物变种、性病淋巴肉芽肿生物变种及鼠生物变种。目前，由衣原体引起的疾病十分普遍，其发病率呈上升趋势，尤其是衣原体感染所致的性传播疾病在发达国家已超过淋病奈瑟菌感染，成为最常见的性传播疾病。

一、生物学特性

形态染色　衣原体在宿主细胞内繁殖有其特殊生活周期。存在有两种形态：

（1）原体：呈圆形，直径 0.2～0.4μm，有细胞壁，胞内存在致密的类核结构，无繁殖能力但具有感染性，是发育成熟的衣原体，为衣原体在细胞外的存在形式。

（2）始体：球形，较原体大，直径 0.5～1.0μm，无细胞壁，胞内不含致密类核结构，但有纤细的网状结构，又名网状体，是衣原体的繁殖型，无感染性。

原体吸附于易感细胞的表面，通过宿主细胞的吞饮作用进入胞内，然后由宿主细胞膜包围原体形成吞噬空泡，在吞噬空泡中原体开始缓慢增长发育成始体，始体在吞噬空泡中以二分裂方式繁殖为许多具有感染性的子代原体，聚集成各种形态的包涵体。最后，成熟的子代原体从宿主细胞中释放，再感染新的易感细胞，开始新的发育周期，整个发育周期需经48～72小时。

培养特性　衣原体为专性细胞内寄生。绝大多数能在6～8天龄鸡胚或鸭胚卵黄囊中生长繁殖。某些衣原体可通过动物接种分离，如鹦鹉热衣原体接种小鼠腹腔；性病淋巴肉芽肿衣原体可接种小鼠脑内。

抵抗力　衣原体耐冷不耐热，56～60℃仅存活5～10分钟，在－70℃可保存数年。0.1%甲醛、0.5%苯酚30分钟或75%乙醇0.5分钟可杀死。对四环素、氯霉素、红霉素、螺旋霉素、多西环素及利福平均敏感。

二、致病性与免疫性

致病物质 衣原体能产生类似革兰阴性菌的内毒素物质，能抑制宿主细胞代谢，直接破坏宿主细胞。此外，衣原体主要外膜蛋白能阻止吞噬体和溶酶体的融合，从而有利于衣原体在吞噬体内繁殖并破坏宿主细胞。主要外膜蛋白的表位易发生变异，在体内可逃避特异性抗体的中和作用。T细胞与感染细胞的相互作用也会导致免疫病理损伤，产生迟发型超敏反应。

所致疾病

1. 沙眼　由沙眼衣原体生物变种A、B、Ba及C血清型引起。主要通过眼-眼，眼-手-眼传播。传播媒介主要有玩具、公共毛巾和洗脸盆等。沙眼衣原体感染结膜上皮细胞，并在其中繁殖，早期出现流泪；继而有黏液或脓性分泌物，滤泡增生，结膜充血；后期炎症灶出现纤维组织增生，瘢痕挛缩，引起眼睑内翻、倒睫以及角膜血管翳而影响视力，甚至致盲。目前在全世界范围内，沙眼是致盲的主要原因。

1956年我国学者汤飞凡等用鸡胚卵黄囊接种法，在世界上首次分离出沙眼衣原体。

2. 包涵体结膜炎　由沙眼衣原体生物变种的B-K血清型引起，该病有婴儿型和成人型两种。前者是婴儿通过产道时眼受感染，引起化脓性结膜炎（也称包涵体性脓漏眼），不侵犯角膜。后者可因性接触经手传染至眼，亦可因污染的游泳池水而传染至眼，称滤泡性结膜炎。

3. 泌尿生殖道感染　由沙眼衣原体生物亚种所致，经性接触传播引起的非淋菌性泌尿生殖道感染。除A和C血清型外，均可引起感染。在男性表现为尿道炎，未治疗者易转为慢性并可周期性加重，或合并附睾炎和前列腺炎。在女性可引起尿道炎、盆腔炎、宫颈炎和输卵管炎等。有时输卵管炎反复发作可导致不孕症或宫外孕。衣原体常与淋病奈瑟菌混合感染，淋病奈瑟菌对衣原体的繁殖有激活和促进作用。因此，合并淋病奈瑟菌感染者，沙眼衣原体分离的阳性率明显升高。

4. 性病淋巴肉芽肿　由沙眼衣原体的性病淋巴肉芽肿亚种的L1、L2、L 2a、L3 4个血清型引起。通过性接触途径在人类之间传播，主要侵犯淋巴组织。在男性侵犯腹股沟淋巴结，引起化脓性淋巴结炎和慢性淋巴肉芽肿，常形成瘘管。在女性多侵犯会阴、肛门和直肠，也可形成肠-皮肤瘘管及会阴-肛门-直肠狭窄与梗阻。

5. 呼吸道感染　主要由肺炎嗜衣原体和鹦鹉热衣原体感染引起。肺炎嗜衣原体引起急性呼吸道感染，以肺炎多见，也可致气管炎、咽炎等。鹦鹉热原为野生鸟类及家禽的自然感染，也可经呼吸道传给人，发生呼吸道感染和肺炎。

血清学研究发现，有50%～60%的急性心肌梗死或慢性冠心病病人血清抗肺炎嗜衣原体抗体水平增高或存在含衣原体LPS的免疫复合物；同时用电镜、免疫组化和PCR法证实在冠状动脉粥样硬化病变中有肺炎嗜衣原体存在，提示肺炎嗜衣原体慢性感染可能是引起冠心病的主要因素之一。但肺炎嗜衣原体在动脉硬化发病机制中的作用有待深入研究。

免疫性　感染后可诱导产生特异性体液免疫和细胞免疫，但保护性不强，为时短暂，故常造成持续感染、反复感染和隐性感染。有些衣原体抗原注入皮内可造成免疫病理损伤。

三、微生物学检查法

多数衣原体感染引起的疾病以临床诊断为主。对轻症或发病早期不易诊断者，可进行微生物学检查。

直接涂片镜检　沙眼急性期可在结膜病灶做刮片，用姬姆萨染色镜检，或荧光抗体等染色，观察上皮细胞胞浆内有无特殊包涵体。包涵体结膜炎及性病淋巴肉芽肿也可以从病变部位取材涂片，染色镜检，观察有无衣原体。

分离培养　用感染组织匀浆或渗出液接种鸡胚卵黄囊或传代细胞可分离衣原体。

血清学诊断　可用补体结合试验或间接免疫荧光法检测抗衣原体的抗体，亦可用特异性免疫荧光单克隆抗体鉴定不同的衣原体或血清型。

此外，尚可用PCR技术或核酸探针做衣原体核酸检测。

四、防治原则

预防沙眼尚无特异性免疫方法。鹦鹉热的预防主要是避免与病鸟接触，治疗可用红霉素。性病淋巴肉芽肿还可用磺胺类治疗。

第三节　立克次体

立克次体（rickettsia）是严格寄生于活细胞内的原核细胞型微生物。为纪念首先发现而后在研究中感染献身的美国医生Howard Taylor Ricketts而得名。立克次体的共同特点为：①大小在细菌和一般病毒之间，光学显微镜下可见，为多形态，常为杆状，革兰染色阴性；②含有DNA和RNA；③专性活细胞内寄生，以二分裂法繁殖；④以节肢动物为媒介或为寄生宿主或储存宿主；⑤大多是人畜共患病的病原体；⑥对多种抗生素敏感。

对人致病的立克次体主要有5个属：立克次体属、柯克斯体属、东方体属、埃及克体属和巴通体属。我国致病的立克次体有引起斑疹伤寒的普氏与莫氏立克次体；引起斑点热的新疆立克次体、立氏立克次体；引起恙虫病的恙虫病立克次体。

一、生物学性状

形态与染色　立克次体多为球杆状，在不同发育阶段不同宿主体内可出现不同形态。革兰染色呈阴性，着色较淡，常用Gimenez法染色呈鲜红色，效果好；Giemsa法染色呈紫色或蓝色。立克次体在感染细胞内排列不规则，可单个、成双或聚集成致密的团块。立克次体的结构及化学组成与革兰阴性菌类似，细胞壁中含有肽聚糖和脂多糖。

培养特性　绝大多数立克次体为专性活细胞内寄生，以二分裂方式繁殖，繁殖一代需6～10小时。培养立克次体的方法有动物接种、鸡胚卵黄囊接种及细胞培养。动物接种是最常用的方法。生长最适温度为 37℃。

抗原结构　立克次体细胞壁有两类抗原，一类为群特异性的可溶性抗原，可能是细胞壁的脂多糖成分，耐热；另一类为种特异性抗原，为细胞壁外膜蛋白，不耐热。立克次体的脂多糖成分与变形杆菌菌体抗原有共同成分，可引起交叉反应。根据这一原理，用易于制备的变形杆菌 O 抗原代替立克次体抗原建立一种非特异性凝集实验称为外斐反应（Well-Felix reaction），用于检测患者体内是否有抗立克次体抗体，以辅助诊断立克次体病（表 31－1）

表 31－1　主要立克次体的分类及其致病的流行病学特点

种类	所致疾病	媒介昆虫	储存宿主	外斐反应		
				OX_{19}	OX_2	OX_k
普式立克次体	流行性斑疹伤寒	人虱	人	＋＋＋	＋	－
斑疹伤寒立克次体	地方性斑疹伤寒	鼠蚤	鼠	＋＋＋	＋	－
恙虫病立克次体	恙虫病	恙螨	野鼠	－	－	＋＋＋

抵抗力　绝大多数立克次体对热敏感，但对低温、干燥的抵抗力较强，如在干燥虱粪中立克次体能保持活性两个月以上。0.5%苯酚和甲酚皂溶液 5 分钟可灭活。对四环素和氯霉素类抗生素等敏感。磺胺类药物不仅无抑制作用，反而能促进其生长繁殖。

二、致病性与免疫性

致病物质　立克次体的致病物质有内毒素和磷脂酶 A 等，内毒素的化学成分为脂多糖，可刺激单核-吞噬细胞产生 IL－1 和 TNF－α。IL－1 具有致热性，引起发热；TNF－α 引起血管内皮细胞损伤、微循环障碍、中毒性休克和 DIC 等。磷脂酶 A 能溶解宿主细胞膜或吞噬体膜，以利于立克次体穿入宿主细胞并在其中生长繁殖。此外，微荚膜样黏液层有利于黏附于宿主细胞，并具有抗吞噬作用。

致病机制　立克次体由节肢动物作为传播媒介，从皮肤、消化道、呼吸道侵入机体后，与局部小血管内皮细胞膜上的特异受体结合，然后被吞入宿主细胞内。其磷脂酶 A 能溶解吞噬溶酶体膜而进入胞浆，大量生长繁殖后导致细胞破裂。立克次体先在局部淋巴组织或小血管内皮细胞中增殖，大量增殖后再次入血导致第二次立克次体血症。同时，其产生的内毒素等毒性物质，形成毒血症，导致一系列病变及临床症状。主要病变为受染细胞肿胀和坏死，血栓形成，造成皮肤、心、肺和脑等血管周围的广泛性病变。晚期可形成免疫复合物，加重病理变化和临床症状。

所致疾病　在我国流行的立克次体病主要有：

1. 流行性斑疹伤寒　由普式立克次体引起。病人是唯一传染源，人虱是主要传播媒介，故又称虱型斑疹伤寒。在人与人之间传播。虱叮咬人后，立克次体在虱肠管上皮细胞内繁殖，并排粪于人体皮肤上，粪中立克次体可经抓痒抓破的伤口进入人体内。此外，干虱粪中的立克次体也可经飞沫侵入呼吸道或眼结膜使人感染。该病流行于冬春季，并与生活条件拥挤、卫生状况差有关。病后获持久免疫，与莫氏立克次体有交叉免疫。

2. 地方性斑疹伤寒　由莫氏立克次体引起。主要储存宿主是鼠，主要传播媒介是鼠蚤和鼠虱。鼠间流行通过鼠蚤和鼠虱，再由鼠蚤传染给人，故又称鼠型斑疹伤寒。受染鼠蚤粪中的立克次体经破损皮肤或干燥的蚤粪随尘埃经口、鼻、眼结膜等进入人体而致病，亦可因叮咬而感染。若人群中有人虱寄生时，人与人之间流行可通过人虱传播。该病的症状与体征较流行性斑疹伤寒轻，发病缓慢，常有发热和皮疹，很少累及中枢神经系统、心肌和肾等。

3. 恙虫病　由恙虫病立克次体引起。恙虫病是一种自然疫源疾病，主要流行于啮齿动物之间。野鼠和家鼠为主要传染源，携带恙螨的兔与鸟类亦能成为传染源。恙螨是传播媒介，又是储存宿主。人若被恙螨叮咬后而感染，经 7～10 天或更长的潜伏期，突然发病、高热、剧烈头痛，可出现耳聋。叮咬处出现红斑样皮疹，形成水疱，破裂后发生溃疡，形成黑色焦痂，是恙虫病的特征之一。

免疫性　机体抗立克次体免疫以细胞免疫为主，病愈后，通常能获得较为牢固的免疫力。

三、微生物学检查

标本采集　主要采集病人血液，以供病原体分离和鉴定，亦可做免疫学试验，流行病学调查则采取野生小动物、家畜脏器或节肢动物等。

分离培养　标本中立克次体含量较低，直接镜检意义不大。可将标本接种在雄性豚鼠的腹腔内，接种后若体温＞40℃，同时有阴囊红肿，表示已发生感染。可取接种部位腹壁刮片或睾丸鞘膜、肝、脾做涂片染色及免疫荧光染色检查鉴定。

血清学诊断　外斐反应是立克次体病常用的血清学检测方法。在排除变形杆菌感染后，其效价≥1∶160 以上或双份血清效价增高≥4 倍为阳性反应。但要结合临床症状，以排除外斐反应假阳性。

此外，还可以采用 ELISA 法或免疫荧光法检测血清中特异抗体。

四、防治原则

改善生活条件，讲究个人卫生，控制和消灭储存宿主及媒介节肢动物。灭虱、灭蚤、灭螨、灭鼠及消除家畜的感染。特异性预防主要是接种死疫苗或减毒活疫苗。治疗可用四环素、氯霉素、多西环素等。

思考题

1. 试比较细菌、支原体、衣原体、立克次体的生物学特性。
2. 支原体、衣原体可引起哪些疾病？

（宁夏医科大学　赵锡兰）

第三十二章　螺旋体

内容提要

与人类关系比较密切的螺旋体主要有钩端螺旋体属、密螺旋体属和疏螺旋体属。钩端螺旋体主要可引起钩端螺旋体病，该病是人畜共患病，在动物中主要感染鼠和猪，人主要是通过接触被钩端螺旋体污染的水或土壤而被感染。钩端螺旋体病的特点是起病急、高热、乏力、全身酸痛、眼结膜充血、腓肠肌压痛、表浅淋巴结肿大等；病后对同型有持久免疫力；对易感人群进行多价钩端螺旋体疫苗接种预防，治疗可用青霉素或氨苄西林。梅毒螺旋体是引起梅毒的病原体。梅毒是一种重要的性传播疾病，主要通过性接触感染或通过母-婴垂直传播。治疗可用青霉素等药物。梅毒的免疫是感染性免疫。

螺旋体（spirochete）是一类细长、柔软、呈螺旋状，运动活泼的原核细胞型微生物。广泛存在于自然界和动物体内，种类很多，其中能引起人和动物疾病的主要有3属：

1. 疏螺旋体属　螺旋稀疏，不规则呈波状。对人致病的主要有回归热螺旋体、伯氏疏螺旋体等。

2. 密螺旋体属　螺旋细密、规则，两端尖细。对人致病的主要有梅毒螺旋体、雅司螺旋体等。

3. 钩端螺旋体属　螺旋更细密、规则、数目较多，菌体一端或两端弯曲成钩状。对人致病的主要是钩端螺旋体。

第一节　钩端螺旋体属

钩端螺旋体（*leptospira*）简称钩体，因其螺旋细密而规则，一端或两端弯曲成钩状，故名。钩端螺旋体的种类很多，可分为致病性钩端螺旋体和非致病性钩端螺旋体两大类。非致病性钩端螺旋体广泛分布于自然界，特别是水中较多；致病性钩端螺旋体能引起人和动物的钩端螺旋体病（简称钩体病），广泛分布于全世界，以东南亚为主要流行区，我国绝大多数地区均有发现，严重危害人民健康，被列为我国重点防治的传染病之一。

一、生物学性状

形态染色　螺旋细小致密而规则，菌体一端或两端有钩，呈C、S等形状，运动活泼，可屈曲前后移动，或围绕长轴做快速旋转颤动。在暗视野显微镜下观察似一串发亮的细小珍珠，革兰染色阴性，但不易着色，常用Fontana镀银染色法可染成棕褐色。

培养特性　需氧或微需氧。营养要求复杂，常用Korthof培养基，即在普通培养基中加入 10%兔血清或牛血清才能很好生长，最适温度为 28～30℃，最适 pH7.2～7.6，生长缓慢。28℃经 1～2 周培养，在液体培养基中靠液面 1cm 处生长旺盛，呈现云雾状混浊；在固体培养基上，经 1～3 周可形成透明、不规则、直径<2mm 的扁平细小菌落。

抵抗力 钩端螺旋体对热抵抗力弱，60℃ 1 分钟即死亡，但在湿土中可存活半年以上，在水中数月不死，这在传播上有重要意义。对多种化学消毒剂敏感，0.2%甲酚皂溶液、1∶2000升汞、1%苯酚溶液 10～30 分钟被灭活。对青霉素敏感。

二、致病性与免疫性

致病物质 钩端螺旋体的致病物质主要包括侵袭力和毒素。侵袭力主要由鞭毛、非菌毛黏附素、红细胞凝聚样蛋白等组成；毒素包括内毒素样物质、溶血毒素等。

所致疾病 钩端螺旋体病又称钩体病，是一种人畜共患传染病，我国已从 50 多种动物中检出有致病性钩端螺旋体，其中以鼠类和猪为主要储存宿主，蛇、鸡、鸭、蛙、兔等亦可能是储存宿主。动物感染钩端螺旋体后，大多呈隐性感染，不发病，但在肾中长期存在，并不断从尿中排出，污染水源和土壤。人体接触被污染的水和土壤而被感染。钩端螺旋体也可通过胎盘垂直感染胎儿，导致流产；偶有经哺乳传给婴儿或经吸血昆虫传播。

钩端螺旋体有较强的侵袭力，能穿透完整的黏膜或经皮肤破损处进入人体，病原体进入人体后，即在局部迅速繁殖，并经淋巴系统或直接进入血循环引起菌血症。由于钩端螺旋体的血清型别、毒力不同，机体免疫力的强弱也存在差异，因此，临床表现轻重差异很大，轻者似感冒，仅出现轻微的自限性发热；重者可有明显的肝、肾、中枢神经系统损害，肺大出血，甚至死亡。钩端螺旋体病的特点是起病急、高热、乏力、全身酸痛、眼结膜充血、腓肠肌压痛、表浅淋巴结肿大等。

人群普遍易感，但发病率高低与接触疫水机会和机体免疫力有关。以农民、饲养员、农村青少年发病率较高。钩体病多流行于夏、秋季，因多雨及农忙季节，鼠类等动物活动频繁，环境易被钩体污染，人们接触疫水的机会亦多。如果雨季造成内涝水淹或山洪暴发还可引起暴发流行。

免疫性 病后可获得对同型钩体的持久免疫力，血清中特异性抗体可维持数年，以体液免疫为主。钩端螺旋体进入人体后，可被单核-巨噬细胞吞噬，若病原菌数量少、毒力低，病原菌被完全或大部分杀灭，则感染不形成或呈隐性感染状态。发病后 1～2 周，随着特异性抗体的产生并逐渐增多，吞噬细胞的吞噬和杀伤效率大为加强，血循环中的钩端螺旋体迅速被清除；但抗体等对侵入肾的病原菌作用较小，它们能在肾小管等组织中继续有一定程度的繁殖并经尿排菌，一般排菌持续半年左右。

三、微生物学检查法

病原学检查 发病 1 周内取血液，第 2 周以后取尿液，有脑膜刺激症状者取脑脊液。

1. 直接镜检 将标本如尿和脑脊液经差数离心集菌后做暗视野检查，或用 Fontana 镀银法染色后镜检。也可用免疫荧光法或免疫酶染色法检查。

2. 分离与鉴定 将标本接种于 Korthof 培养基，置 28℃孵育，多数阳性标本在 2 周内可见培养液呈轻度混浊，然后以暗视野显微镜检查有无钩端螺旋体存在。若有则用血清学方法，鉴定其血清群和血清型。分离培养标本应连续观察至 4 周，仍无生长者始判定为阴性。

3. 动物接种 是分离钩端螺旋体的敏感方法，尤其适用于有杂菌污染的标本。常用幼年豚鼠或金地鼠。方法是将标本接种于幼龄动物腹腔，3～5天后，可用暗视野显微镜检查腹腔液；亦可在接种后3～6天取心血检查并做分离培养。动物死后解剖，可见皮下、肺部等有大小不等的出血斑，肝、脾等脏器中有大量钩端螺旋体存在。

血清学诊断　应采取病程早、晚双份血清，一般在病初及发病后3～4周各采血一次。有脑膜刺激症状者采取脑脊液检测特异抗体。常用的方法有显微镜凝集试验（MAT）、间接凝集试验等。

四、防治原则

钩端螺旋体病是一种人畜共患病，预防措施主要是搞好防鼠、灭鼠工作，加强带菌家畜的管理，注意保护水源；在水田中应避免直接接触疫水，对易感人群应接种包含当地流行株在内的多价钩端螺旋体疫苗。

治疗可选用多种抗生素，感染早期应用青霉素、金霉素、氨苄西林等；对于接触感染动物或疫水者的预防可口服多西环素。

第二节　梅毒螺旋体

梅毒螺旋体（*T. pallidum*）是苍白密螺旋体苍白亚种的俗称，是引起梅毒的病原体，梅毒是一种重要的性传播疾病。

一、生物学性状

形态染色　梅毒螺旋体螺旋细密，两端尖直，运动活泼。运动方式多样，有移行、屈伸、滚动等。革兰染色呈阴性，但不易着色，常采用镀银染色，螺旋体被染成棕褐色，在光镜下易于查见。新鲜标本不用染色，在暗视野显微镜下可观察其形态和运动方式。

培养特性　是微需氧的微生物，梅毒螺旋体人工培养较困难，且易失去毒力，繁殖缓慢。在含1%～4%氧时生长最佳。不能在无活细胞的人工培养基中生长繁殖，在家兔上皮细胞培养中能有限生长，约30小时才分裂一次，且只能维持数代。

抵抗力　抵抗力极弱，对温度、干燥、特别敏感，离体干燥1～2小时即可死亡，在50℃时5分钟死亡；在4℃置3天可死亡，故血库冷藏3天以上的血液就无传染梅毒的危险；对常用化学消毒剂敏感，在1%～2%苯酚溶液内数分钟死亡；对青霉素、红霉素或砷剂均敏感。

二、致病性与免疫性

致病物质　梅毒螺旋体可产生透明质酸酶，利于其扩散到血管周围组织。有毒株产生可与宿主细胞表面发生黏附作用的外膜蛋白，帮助其黏附于宿主细胞。另外，还能将宿主细胞的纤维粘连蛋白覆盖于其表面，以保护菌体不受宿主吞噬细胞的攻击。梅毒中出现的组织破坏和病灶，主要是患者对该螺旋体感染的免疫损伤所致。

所致疾病　梅毒螺旋体是引起梅毒的病原体，人为梅毒唯一传染源。梅毒有先天性和获得性两种，前者从母体主要通过胎盘传染胎儿，后者主要经性接触传播。

获得性梅毒又称后天梅毒，临床上分为3期，表现反复隐伏和再发现象。

Ⅰ期梅毒：螺旋体侵入皮肤、黏膜后，经3周左右局部出现无痛性硬下疳。多见于外生殖器形成丘疹，渐变大成为硬结，最后形成溃疡称为下疳。溃疡渗出液中有大量梅毒螺旋体，感染性极强。一般4～8周后，硬下疳常自然愈合。

Ⅱ期梅毒：发生于硬下疳出现后2～8周。表现为全身皮肤、黏膜出现梅毒疹，全身淋巴结肿大，有时亦侵犯骨、关节、眼及其他脏器。在梅毒疹及淋巴结中有大量梅毒螺旋体。初次出现的梅毒疹经过一定时期后会自行消退，但隐伏一段时间后又重出现新的皮疹。Ⅰ、Ⅱ期梅毒传染性强，但破坏性较小。

Ⅲ期梅毒：发生于感染2年以后，亦可长达10～15年。病变可波及全身组织和器官。出现皮肤、黏膜的溃疡性坏死灶或内脏器官的肉芽肿样病变（梅毒瘤），局部因动脉内膜炎所引起的缺血而使组织坏死。Ⅲ期梅毒损害也常进展和消退交替出现。皮肤、肝、脾和骨骼常被累及，病损内螺旋体少但破坏性大。若侵害中枢神经和心血管可危及生命。

先天性梅毒又称胎传梅毒。是母体感染梅毒螺旋体通过胎盘进入胎儿体内所致，多发于妊娠4个月之后。梅毒螺旋体进入胎儿血流，并扩散至肝、脾、肾上腺等大量繁殖，引起胎儿的全身性感染，导致流产、早产或死胎；或出现梅毒儿，呈现马鞍鼻、锯齿牙、间质性角膜炎、先天性耳聋等特殊体征。

免疫性 机体抗梅毒免疫为感染性免疫，以细胞免疫为主。人感染梅毒螺旋体后，首先是中性粒细胞、巨噬细胞进行吞噬与杀灭，随后逐渐产生对梅毒螺旋体的特异性体液与细胞免疫。梅毒患者可产生两种抗体：一类为特异性抗菌体多肽抗体，对机体有保护作用；另一类为非特异性抗心肌磷脂抗体，能与广泛分布于生物组织中的类脂抗原发生非特异性反应，称为反应素。反应素对机体无保护作用，但可作血清学诊断用。从实验资料发现，Ⅰ、Ⅱ期梅毒病变中的细胞因子类型呈现典型的Th1细胞免疫应答，同时亦有$CD8^{+}$CTL参与。

三、微生物学检查法

标本 Ⅰ期梅毒取硬下疳渗出液，Ⅱ期取梅毒疹渗出液或局部淋巴结抽出液。

直接镜检 新鲜标本可加盖玻片后，立即在暗视野显微镜下检查。梅毒螺旋体呈现活泼的运动，沿其长轴滚动、屈伸、旋转、前后移行等。或用镀银染色法、ELISA法在普通光学显微镜下检查。

血清学检查 诊断梅毒的血清学试验，一般在发病后2周以上方出现阳性。试验方法分为非密螺旋体抗原试验与密螺旋体抗原试验。

1. 非密螺旋体抗原试验 用正常牛心肌类脂作为抗原测定病人血清中的反应素，常用方法有VDRL（美国性病实验法）、RPR（快速反应素试验）和USR（非加热血清反应素试验）。此类试验操作简单，敏感性很高，但有假阳性反应，能与结核、回归热、麻风、类风湿关节炎等产生交叉反应。

2. 密螺旋体抗原试验 抗原为梅毒螺旋体，以检查病人血清中的特异性抗体，特异性强。目前常用的方法有荧光密螺旋体吸收试验、梅毒螺旋体制动试验、血凝试验、ELISA试验等。

诊断先天性梅毒，应取脐血标本进行检测。当脐血中的梅毒抗体效价明显高于母体时应疑婴儿感染，以后若效价恒定上升，则提示新生儿感染了梅毒。神经梅毒应检测脑脊液有无梅毒抗体的存在。

近来，也可用PCR技术检测梅毒螺旋体的特异DNA片段，或用免疫印迹法测定与梅毒螺旋体特异抗原组分发生反应的特异抗体来诊断。

四、防治原则

梅毒是一种性传播疾病，应加强性卫生宣传教育，避免不洁性行为，洁身自爱。对病人要早期诊断，彻底治疗，消灭传染源。青霉素为首选药物，要剂量足，疗程够，定期检查病人血清中抗体的动态变化。如治疗后3个月至1年，用非螺旋体抗原试验检测反应素抗体，转阴者为治愈。否则，需继续治疗。

第三节　回归热螺旋体

回归热螺旋体（*B. recurrentis*）以虱为传播媒介，引起流行性回归热；赫姆斯疏螺旋体（*B. hermsii*）以蜱为传播媒介，引起地方性回归热。

一、生物学性状

形态染色　菌体细长柔软，有3～10个不规则的疏螺旋，运动活泼；革兰染色阴性，常用姬姆萨染色，螺旋体呈紫红色。

培养特性　人工培养比较困难，可接种鸡胚绒毛尿囊膜，或接种小白鼠，均可生长。

抵抗力　对温度的抵抗力比梅毒螺旋体强，在凝固的血块中，室温可活6天，0～12℃时至少可存活100天，对砷剂、青霉素很敏感。

二、致病性与免疫性

流行性回归热以体虱或头虱为传播媒介，由人传染到人，当虱吸病人血后，螺旋体从中肠进入血和淋巴大量繁殖，不进入肠管和唾液腺，故不随虱粪或唾液排出。当虱叮咬人时，因抓痒将虱压碎，螺旋体经皮肤伤口进入人体。螺旋体在人血流中大量繁殖，数量可高达10万条/mm^3。患者高热，持续3～4天后，热退；隔1周左右又高热，如此反复发作3～9次，亦有多达14次者，每次发作时病情比前一次轻。其机制是螺旋体外膜蛋白易发生变异之故。

地方性回归热是一种自然疫源性疾病，主要通过蜱传播，储存宿主是啮齿类动物。螺旋体在蜱的体腔、唾液、粪便内均可存在，且经卵传代。故蜱叮咬人后，病原体可直接从皮肤创口注入体内。蜱传型回归热的病程和临床表现与虱传型回归热相似，只是病程较短、症状较轻。

回归热的免疫机制主要是以特异性抗体为主的体液免疫，病后有免疫力，但不持久。当第一次高热消退前，患者血清中已出现特异的IgM类抗体。这些抗体与补体协同作用可裂解螺旋体，清除血流中的螺旋体。但隐匿在内部组织的螺旋体，其外膜蛋白可因编码基因重排形成新的突变株，逃逸初次感染病原体特异性抗体的攻击。当这些突变株繁殖至一定数量，则引起第二次高热。如此多次，直至螺旋体的突变类型不再超越宿主产生的多种特异性抗体的范围为止。

三、微生物学检查法

主要是查螺旋体，常将病人血液制成厚片用暗视野显微镜检查或经姬姆萨染色后镜检，如见有形似弯曲毛发，长约有红细胞直径2～5倍的螺旋体，即可诊断。

第四节　伯氏疏螺旋体

伯氏疏螺旋体（*B. burgdorferi*）是莱姆病的病原体。莱姆病是一种全球性自然疫源性疾病，因首先发现于美国康涅狄格州的莱姆镇而得名。

一、生物学性状

菌体细长，螺旋不规则，两端直而尖，螺旋体大小、长短不一致，在暗视野显微镜下可见扭曲、翻转、运动活泼。革兰染色阴性，但不易着色；酸性染料、苯胺类染料及银染法染色均佳。营养要求高，微需氧，最适生长温度为35℃。生长慢，在液体培养基中分裂一代需18小时，一般需培养2～3周才可观察到生长情况。在1%软琼脂固体培养基中的菌落常生长在近表面，呈细小、边缘整齐，直径0.40～0.45mm的菌落。

二、致病性与免疫性

伯氏疏螺旋体是引起莱姆病的病原体，其致病物质有黏附素和内毒素等。莱姆病是由蜱传染的自然疫源性疾病，野生动物是储存宿主。人被带螺旋体的蜱叮咬后而感染。伯氏疏螺旋体在局部繁殖，经3～30天潜伏期，在叮咬部位可出现一个或数个慢性移行性红斑。开始为红色斑疹或丘疹，随后逐渐扩大形成一片大的圆形皮损，外缘有鲜红边界，中央呈退行性变，故似一红环；也可在皮损内形成几圈新的环状红圈，似枪靶形。皮损逐渐扩大，直径可达5～50cm。一般经2～3周，皮损自行消退，偶留有瘢痕与色素沉着。早期可有乏力、头痛、发热、肌痛等。重者可损害神经系统、心血管系统和关节等。疾病常反复发作，最后导致软骨或骨损伤，甚至伤残。未经治疗的病人，约80%可发展至晚期，时间长短不一，短的在发病后1周内出现，长的可超过2年。晚期主要表现为慢性关节炎、慢性神经系统或皮肤异常。莱姆病患者个体差异明显，轻者可为亚临床感染或仅累及一个系统，重者可同时出现皮肤、神经系统、关节、心脏等多脏器损害。任何一个系统的受累均可呈暂时性、再发和慢性化特点。不同地区可有不同临床特征，如在美国，关节炎较多见，而欧洲则以神经系统改变更常见，此可能与不同菌株有关。

伯氏疏螺旋体进入宿主后，能激发巨噬细胞等，使之产生IL－1、LT－6、和TNF等细胞因子，也能活化补体替代途径，释放C3a、C5a等炎症介质，促使炎症的发生，既造成机体的损伤，也有对宿主有益的免疫防御作用。

伯氏疏螺旋体的抗原性比较稳定，在体内形成的特异性抗体是清除它们的主要免疫机制。抗体可促进吞噬细胞的吞噬作用。免疫复合物的沉积与血管、关节的损害有关。单核细胞与中性粒细胞在抗螺旋体感染中也起重要作用。

三、微生物学检查法

由于伯氏疏螺旋体在莱姆病的整个病程中数量较少，因此直接镜检和分离培养一般不做，主要依靠血清学试验和分子生物学技术来诊断。目前使用最广泛的是免疫荧光法和ELISA。近年来，用PCR技术来检测疏螺旋体特异DNA也可诊断莱姆病，但实验室检测结果必须结合临床进行判断。

四、防治原则

本病以预防为主，疫区工作人员要加强个人防护，注意避免蜱叮咬。治疗可用多西环素、阿莫西林、多西环素等。

思　考　题

1. 什么是螺旋体？致病性螺旋体分几属？主要引起哪些疾病？
2. 简述钩端螺旋体的感染途径的和所致疾病。
3. 简述梅毒螺旋体的所致疾病及感染途径，如何防治？

（宁夏医科大学　高文卫）

第三十三章　真　菌

内容提要

真菌在自然界分布极广，种类繁多，按形态可分为单细胞和多细胞两大类。与人类疾病有关的有300余种，包括致病真菌、条件致病真菌、引起中毒性与超敏反应性疾病的真菌，以及与人类某些肿瘤发生有关的真菌。随着近年来广谱抗生素、抗肿瘤药物、免疫抑制剂的使用及介入性诊疗技术、器官移植等的发展与应用和社会人员流动性增加，致使真菌的感染逐年增加，已引起医学界的广泛关注。

第一节　概　述

真菌（fungus）是一类具有典型的细胞核和完整细胞器的真核细胞型微生物，不含叶绿素、无根、茎、叶的分化。真菌的种类繁多，有10万余种，在自然界分布广泛。多数对人有利，如用于酿酒、制酱等食品工业和抗生素、维生素的生产等。与人类疾病有关的有300余种，包括致病真菌、条件致病真菌、引起中毒性与超敏反应性疾病的真菌，以及与人类某些肿瘤发生有关的真菌。

一、生物学性状

形态与结构　真菌与细菌相比，其大小、结构和化学组成存在很大差异。真菌比细菌大几倍甚至几十倍，细胞壁主要由多糖（75%）与蛋白质（25%）组成，不含肽聚糖，故真菌对青霉素和头孢菌素类不敏感。真菌的细胞壁一般由4层不同结构组成，从外至内是糖苷类、糖蛋白、蛋白质、几丁质；各种真菌细胞壁的结构不完全相同，多糖成分及含量也有明显差异。

真菌按形态可分为单细胞和多细胞两大类。单细胞真菌呈圆形或卵圆形，以芽生的方式繁殖，常见于酵母菌或类酵母菌，对人致病的有新型隐球菌和白假丝酵母菌。多细胞真菌又称霉菌，大多长出菌丝和孢子，菌丝伸长并分枝，互相交织成团，称丝状菌（filamentous fungus），如皮肤癣真菌。有些种类的真菌可因环境条件（如温度、氧气、营养等）改变，两种形态可以互相转变，称为二相性真菌（dimorphic fungus），如球孢子菌、组织胞浆菌、芽生菌和孢子丝菌等。这些真菌在体内或在含有动物蛋白的培养基上，经37℃培养呈酵母菌型，在普通培养基上25℃培养时则呈丝状菌。不同种真菌的菌丝和孢子不同，这是鉴别多细胞真菌的重要标志。

1. 菌丝　真菌的孢子以出芽方式繁殖。在环境适宜的情况下，由孢子出芽长出芽管，并逐渐延长呈丝状，称为菌丝。菌丝又可以长出许多分枝，交织成丝状体，称菌丝体。有的菌丝向下生长，深入被寄生的材料中吸取营养，称为营养菌丝；有的菌丝向空间生长，称气中菌丝；能产生孢子的气中菌丝，称生殖菌丝。大部分真菌的菌丝能形成横隔，将菌丝分隔成多个细胞，称有隔菌丝；有些菌丝无横隔，整条菌丝就是一个细胞，称无隔菌丝。

菌丝可有多种形态，螺旋状、球拍状、结节状、鹿角状和梳状等（图 33－1）。不同种类的真菌可有不同形态的菌丝，有助于不同真菌的鉴别。

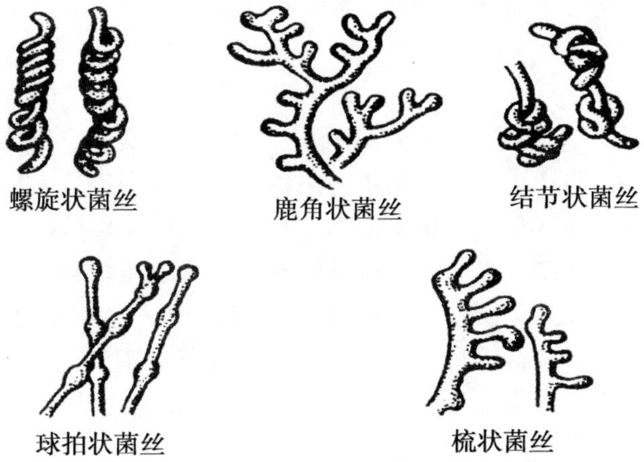

图 33－1　真菌的菌丝

2. 孢子（spore）　是真菌的繁殖结构，由生殖菌丝产生。和细菌的芽胞不同，孢子的抵抗力不强，湿热 60～70℃时迅速死亡。

真菌的孢子可分为有性孢子和无性孢子两类。无性孢子是菌丝上的细胞分化而成，致病性真菌多为无性孢子，根据形态可分为叶状孢子、分生孢子和孢子囊孢子 3 种类型。

（1）叶状孢子：由菌丝内细胞直接形成。分芽生孢子、厚膜孢子、关节孢子 3 种。

（2）分生孢子：是真菌中最常见的一种无性孢子。由生殖菌丝末端细胞分裂或收缩而成，也可由菌丝侧面出芽形成。根据形态和结构又可分为大分生孢子和小分生孢子 2 种。

（3）孢子囊孢子：由菌丝末端形成的膨大的孢子囊，内含有许多孢子，孢子成熟则破囊而出。

培养特性　真菌对营养要求不高，常用沙保（Sabouraud）培养基培养。最适宜 pH 的范围在 4.0～6.0，最适生长温度为 22～28℃，深部感染真菌一般在 37℃中生长最好。培养时需较高的湿度与氧气。多数病原性真菌生长缓慢，特别是丝状菌，需培养 1～4 周才能形成典型菌落，故在培养基中可加入一定量的抗生素，抑制杂菌的生长。酵母型真菌生长快，一般经 24～48 小时可形成肉眼可见的菌落。真菌的菌落有两大类：

1. 酵母型菌落　是单细胞真菌的菌落形式，与一般细菌菌落相似，光滑湿润，柔软致密，边缘整齐，如新生隐球菌的菌落。部分单细胞真菌在出芽后繁殖，可形成假菌丝，如白假丝酵母菌。假菌丝由菌落向下生长，伸入培养基中，这种菌落称为类酵母菌落。

2. 丝状菌落　为多细胞真菌的菌落形式，由疏松的菌丝体构成，菌落呈棉絮状、粉末状等，大小不等，菌落正背两面均可显示不同的颜色。丝状菌落的上述特征，是鉴定真菌的依据之一。

变异性与抵抗力　真菌很容易发生变异，在培养基上经多次传代或培养过久，其形态、结构、菌落性状及各种生理性状均可发生改变。

真菌对干燥、阳光、紫外线及一般消毒剂有较强的抵抗力，但对热的抵抗力不强，多细胞真菌的丝状体与单细胞真菌的菌体较其孢子易受热破坏，加热 60～65℃ 30 分钟即可被杀死。多数真菌对干燥的抵抗力强于细菌，如隐球菌在室内可存活数月以上。对 1%苯酚、2.5%碘酊、0.1%升汞及 10%甲醛等较敏感。真菌对常用抗细菌感染的抗生素不敏感。而两性霉素 B、酮康唑、克霉唑和伊曲康唑等对多种真菌有抑制作用。

二、致病性

1. 致病性真菌感染　主要是外源性真菌感染，可引起皮肤、皮下和全身性真菌感染。皮肤癣真菌有嗜角质性，能产生角蛋白酶水解角蛋白，在局部皮肤大量繁殖后，通过机械刺激和代谢产物的作用引起局部炎症和病变。深部真菌感染后，可被吞噬细胞吞噬，但不被杀死，病菌在细胞内生存、繁殖，引起组织慢性肉芽肿炎症或组织坏死溃疡。

2. 机会致病性真菌感染　主要是内源性真菌感染。如假丝酵母菌、隐球菌、曲霉菌和毛霉菌等真菌，是人体正常菌群成员，致病力弱，只有在机体全身与局部免疫力降低或菌群失调情况下才可引起感染。通常发生在长期应用广谱抗生素、皮质激素、放射治疗或免疫抑制剂、应用导管及手术的患者中。

3. 真菌超敏反应性疾病　临床变态反应性疾病中部分是由真菌引起的。这些真菌可以是致病性真菌，更多的是非致病真菌，如曲霉和青霉等可污染环境，引起荨麻疹、接触性皮炎、鼻炎以及哮喘等变态反应。

4. 毒素中毒性疾病　有些真菌在粮食或饲料上生长，人、畜摄入后可导致急性或慢性中毒，称为真菌中毒症（mycotoxicosis）。引起中毒主要是真菌生长后产生的真菌毒素，不同毒素引起的病变也不同，有的引起肝、肾损害，有的引起血液系统变化，有的作用于神经系统引起抽搐、昏迷等症状。

5. 真菌毒素与肿瘤　随着对真菌代谢产物研究的深入，不断发现有些真菌毒素与肿瘤的发生有关，其中研究最多的是黄曲霉毒素，毒性很强，小剂量即有致癌作用，所致癌症以原发性肝癌多见。

三、免疫性

1. 固有免疫　主要包括皮肤黏膜的屏障及分泌作用、正常菌群的拮抗作用、吞噬细胞的吞噬作用和体液中杀真菌物质的作用。皮肤一旦破损、受创伤，真菌即可侵入；皮脂腺分泌的不饱和脂肪酸有杀真菌作用。儿童头皮脂肪酸的分泌量比成人少，故易患头癣；成人的趾间和足底无皮脂腺，易发生足癣。

2. 适应性免疫　包括细胞免疫和体液免疫。真菌感染的恢复主要靠细胞免疫，真菌感染可引起迟发型超敏反应。真菌的细胞壁很厚，即使产生抗体和补体也不能完全杀灭，但可以提高吞噬细胞对真菌的吞噬率，并阻止真菌与宿主细胞的黏附，从而降低其致病作用。

四、微生物学检查法

标本的采集　浅部真菌感染一般取病变部位的皮屑、毛发、指（趾）甲屑等；深部真菌感染则应根据病情取痰液、血液或脑脊液、局部坏死组织等。

病原性真菌的检查和鉴定

1. 直接镜检　皮肤癣菌的检查可取病变部位的皮屑，置玻片上，加10%KOH并加盖玻片，微加温后镜检，见到菌丝或成串的孢子，可初步诊断为真菌病。若疑为新型隐球菌感染，取脑脊液标本用墨汁做负染色后镜检，若有出芽的菌体外周有肥厚荚膜，即可做出诊断。

2. 分离培养　当直接镜检不能确诊时需做真菌培养。皮屑、毛发等标本先经70%乙醇或2%苯酚浸泡2～3分钟以杀死杂菌，再接种于含氯霉素等抗生素的沙保培养基，25～28℃培养数日至数周，观察菌落特征。也可做真菌小培养，镜下观察菌丝、孢子的特征并进行鉴定。血液标本需先增菌，脑脊液应离心后取沉淀进行培养。

3. 血清学试验　多用于深部真菌感染的辅助检查。可选用免疫学的凝集试验、沉淀试验等，检测患者血清或脑脊液中白假丝酵母菌甘露糖抗原和新型隐球菌荚膜多糖抗原。

真菌性疾病目前尚无特异性预防方法。皮肤癣的预防主要是注意皮肤卫生，避免直接或间接与病人接触，保持鞋袜干燥，消除皮肤癣真菌增殖的条件，同时提高机体抵抗力为主要措施。对于真菌病的治疗，目前对浅部真菌感染可选用达克宁霜剂、癣药水及克霉唑等；深部真菌感染，常用的药物有两性霉素B、制霉菌素及酮康唑等。

第二节　主要病原性真菌

一、深部感染真菌

深部感染真菌是指能侵袭深部组织和内脏以及全身的真菌。主要分为两大类：致病性真菌与条件致病性真菌。致病性真菌属二相性，对环境温度敏感，少数病例可引起慢性肉芽肿样炎症、溃疡和坏死。条件致病性真菌是宿主正常菌群的成员，正常情况下不致病，只有当宿主抵抗力降低时才能致病。

（一）白假丝酵母菌

白假丝酵母菌又称白色念珠菌（*Candida albicans*），是单细胞真菌，菌体呈圆形或椭圆形，大小2～4μm，革兰染色阳性，着色不均匀。出芽繁殖，称芽生孢子。孢子伸长成芽管，不与母细胞脱离，则形成较大的假菌丝。该菌在沙保培养基、普通琼脂和血琼脂平板上培养后均生长良好，形成类酵母型菌落。白假丝酵母菌的芽生孢子伸长成假菌丝和厚膜孢子有助于鉴定。

白假丝酵母菌通常存在于口腔、上呼吸道、肠道和阴道黏膜上，为内源性条件致病真菌。当菌群失调或机体抵抗力下降时致病，可侵犯人体许多部位，如皮肤、黏膜、肺、肾、脑等，引起皮肤感染，内脏器官感染，如鹅口疮、阴道炎、肺炎、肾盂肾炎、脑膜炎等，也是医院感染中常见的真菌。常见的白假丝酵母菌感染有以下几种类型。

1. 皮肤黏膜感染　好发于潮湿、褶皱处，如腋窝、腹股沟、肛门周围、会阴及指（趾）间等部位。最常见的黏膜感染是新生儿鹅口疮、口角炎及阴道炎。

2. 内脏感染　主要有肺炎、支气管炎、食管炎、肠炎、膀胱炎和肾盂肾炎等，亦可引起败血症。

3. 中枢神经系统感染　多由原发灶转移而来，引起脑膜炎、脑膜脑炎、脑脓肿等，预后不良。另外，对白假丝酵母菌过敏的人，皮肤上可出现超敏反应性皮疹，类似皮肤癣菌疹和湿疹。个别患者可出现哮喘。

（二）新生隐球菌

新生隐球菌（*Cryptococcus neoformans*）又名溶组织酵母菌，为隐球菌属中的主要致病菌，在自然界分布广泛，也寄居于人体体表、口腔和肠道。该菌可侵犯皮肤、黏膜、淋巴结、骨和内脏器官，引起慢性炎症和脓肿，更易侵袭中枢神经系统，引起亚急性或慢性脑膜炎。

新生隐球菌菌体呈圆形，直径 2～20μm，外周有肥厚荚膜，折光性强，不易被一般染色所着色，难以发现，故称隐球菌。用优质墨汁做负染色后镜检，可于黑色背景下见到圆形的透亮菌体，外包一层透明的荚膜。本菌在沙保氏或血平板培养基上，于 25℃和 37℃下均可生长，数天后生成酵母型菌落，表面黏稠，由乳白色渐转为橘黄色，最后呈棕褐色。有点菌落，日久可液化。此菌能分解尿素，借此与念珠菌区别。

此菌为外源性深部感染真菌，主要致病物质是荚膜。主要传染源是鸽子，人因吸入鸽粪污染的空气而感染，特别是免疫力低下者。经呼吸道吸入，首先感染肺，并可从肺部传播到皮肤、黏膜、骨、心脏和中枢神经系统，引起支气管肺炎、脑膜炎、骨髓炎和皮肤的炎症、脓肿。近年来抗生素、激素和免疫抑制剂的广泛应用，也是新生隐球菌病例增多的原因。

二、皮肤癣真菌

皮肤癣真菌（dermatophytes）是引起浅部真菌最常见的病原菌，可以引起皮肤等浅部感染，多因接触患者或患病的哺乳动物、污染物而感染，特别是手、足癣是最常见的真菌病。皮肤癣真菌有嗜角质蛋白的特性，因此侵犯部位限于角化的表皮，如毛发和指（趾）甲等，但不同的菌属侵犯部位各异，相同部位的病变也可由不同的皮肤癣菌引起。病理变化是由真菌的增殖及其代谢产物刺激宿主引起的反应。皮肤癣，特别是手足癣是人类最多见的真菌病。

皮肤癣真菌分为毛癣菌、表皮癣菌和小孢子癣菌 3 个属。目前已知的皮肤癣菌约有 45 种，其中对人有致病作用的约有 20 余种。

1. 毛癣菌属　常见的有红色毛癣菌、紫色毛癣菌、须毛癣菌、许兰毛癣菌、断发毛癣菌等。毛癣菌菌落为灰白、红、橙或棕色，表面呈绒毛状或蜡状。镜下可见细长棒状的薄壁大分生孢子和葡萄状或梨状的小分生孢子。主要侵犯皮肤、毛发和指（趾）甲引起体癣、股癣、手癣、足癣、头癣及甲癣等。

2. 表皮癣菌属　该属对人有致病性的仅有絮状表皮癣菌。菌落开始为白色鹅毛状，然后转变为黄绿色粉末状。镜下可见有卵圆形或粗棒状薄壁大分生孢子和球拍状菌丝，培养时间过久还可见有厚膜孢子。主要侵犯皮肤、指（趾），不侵犯毛发，引起股癣、手癣、足癣和甲癣等。

3. 小孢子癣菌属　常见的有铁锈色小孢子癣菌、犬小孢子癣菌和石膏样小孢子癣菌等。小孢子癣菌菌落为灰色、橘红色或棕黄色，由绒毛状逐渐变至粉末状。镜下可见有厚壁梭形的大分生孢子和菌丝末端呈卵圆形的小分生孢子。主要侵犯皮肤和毛发，引起头癣和体癣。

三种皮肤癣菌均可侵犯皮肤，引起手足癣、体癣及股癣等。毛癣菌与表皮癣菌可致甲癣，俗称灰指（趾）甲。毛癣菌与小孢子癣菌可侵犯毛发引起头癣、黄癣与须癣。根据侵犯毛发部位不同毛癣菌被分为发内型、发外型和黄癣型。我国发癣中以黄癣为最多，约占发癣的 60%。

思考题

1. 简述真菌的形态、结构与培养特性。
2. 列出主要的病原性真菌，分别叙述它们的致病性。
3. 简述浅部感染真菌与深部感染真菌的形态特征。
4. 简述病原性真菌的微生物学检查及防治原则。

（宁夏医科大学　马锐）

第五篇　寄生虫学

第三十四章　总　论

人体寄生虫学（human parasitology）又称医学寄生虫学（medical parasitology），是研究与医学有关的寄生虫及其与宿主关系的科学。主要研究寄生虫的形态结构、生态规律，重点研究寄生虫与人体及外界因素的相互关系，从病原学角度揭示寄生虫病的发病机制、寄生虫病的流行规律和防治措施，达到控制与消灭寄生虫病的目的。人体寄生虫学由医学原虫学、医学蠕虫学与医学节肢动物学 3 部分内容组成。

第一节　寄生关系、寄生虫和宿主

一、寄生关系

在自然界，两种生物之间相互依存、共同生活的现象非常普遍，称为共生（symbiosis）。根据生物之间的利害关系，可粗略地将共生归纳为共栖、共生和寄生 3 种类型。

共栖（commensalism）又称偏利共生，指两种生物共同生活，一方获利，另一方既不受益也不受害。如，结肠内阿米巴可在人肠腔内生存并获取营养，但不损害人体，人和结肠内阿米巴的关系为共栖关系。

共生（mutualism）又称互利共生，指两种生物共同生活，双方相互依赖，彼此受益。例如，鞭毛虫生活在白蚁肠道内，可以分解木质纤维，双方相互依赖，共同受益，此即共生或互利共生。

寄生（parasitism）又称寄生生活，指两种生物共同生活，一方获利，另一方受害。通常将寄生、获利的一方称为寄生物，其中属于低等动物的寄生物称为寄生虫，被寄生且受害的一方称为宿主。寄生虫从其生命的开始到终结，至少有一个发育阶段在另一种生物体表或体内某一特定部位生活并获得营养物质，且可造成损害。

二、寄生虫和宿主

（一）寄生虫及其分类

依靠寄生关系生活的低等动物称为寄生虫。根据生物分类系统，即界、门、纲、目、科、属、种 7 个主要阶元，人体寄生虫隶属于动物界的 5 个门，即原生动物门、扁形动物门、线形动物门、棘头动物门与节肢动物门的 10 个纲。

根据国际动物命名法，采用二名制，即包括属名（在前）和种名（在后），再加命名者的姓及命名年份。例如，溶组织内阿米巴（*Entamoeba histolytica* Schaudinn，1903）。

习惯上原生动物门的寄生虫又称原虫，而扁形动物门、线形动物门及棘头动物门的寄生虫通称蠕虫，节肢动物门的寄生虫又称节肢动物。其中，原虫和蠕虫寄生于人体内，称之为体内寄生虫。节肢动物除少数种类可寄生于人体直接致病外，多数种类只是临时地或永久地寄生于人体表，危害人体，一般称它为体外寄生虫或传播媒介。

（二）宿主及其类别

宿主是指被寄生虫寄生的人或动物。寄生虫不同发育阶段所寄生的宿主主要包括：

1. 中间宿主（intermediate host）：指寄生虫的幼虫期或无性生殖期所寄生的宿主。有些寄生虫有一个以上的中间宿主，则依其寄生的顺序分别称为第一、第二中间宿主。例如，卫氏并殖吸虫在整个发育过程中，其幼虫期就需要先后寄生于川卷螺和淡水蟹体内发育或繁殖，因此，它们分别为卫氏并殖吸虫的第一和第二中间宿主。

2. 终宿主（definitive host）：指寄生虫成虫期或有性生殖期所寄生的宿主。例如，华支睾吸虫在人体肝内次级胆管发育为成虫并寄生，那么人就是该虫的终宿主。

3. 保虫宿主（reservoir host）：又称储存宿主。有些寄生虫除寄生于人体外，还可寄生于某些脊椎动物，这些脊椎动物是人体寄生虫病的主要传染源，在流行病学上，这些动物称为保虫宿主。例如，血吸虫成虫既可寄生于人，又可寄生于牛，牛即为血吸虫的保虫宿主。

三、寄生虫的生活史及其基本阶段

寄生虫的生活史（life cycle）是指寄生虫完成一代的生长、发育和繁殖的全过程。主要包括下列 5 个基本阶段。

感染人体 寄生虫生活史中，只有某一特定时期进入人体后才能继续生存和发育，称其为感染期或感染阶段。感染期还必须通过一定的感染途径与感染方式，才能使人体感染成功。例如，刚排出的蛔虫卵不能感染人体，只有在外界发育到感染期卵（含蚴卵），并经口进入人体，才能建立感染。

体内移行 多数寄生虫侵入人体后需要经历或长或短的体内迁移、发育，才能到达寄生部位定位寄生，这一过程称为体内移行。例如，感染期蛔虫卵到达人体小肠，孵出幼虫并侵入肠壁静脉随血循环至肺，穿过肺泡壁毛细血管到肺泡，然后逆行向上到达咽部，随吞咽又回到消化系统，再次到达小肠后才定位寄生，发育为成虫。

定位寄生 绝大多数寄生虫在人体选择特定的部位寄生，这是长期演化的结果。例如蛔虫寄生于人体小肠上段。

排离人体 寄生虫排离人体的途径有经粪便、痰、血液等。例如，蛔虫卵随宿主粪便排离人体；肺吸虫卵随痰排离人体。

外界发育 寄生虫大多需要在外界环境或在中间宿主、传播媒介体内发育到感染期，才能感染新的宿主。例如，蛔虫卵必须在温暖、潮湿、荫蔽、氧气充足的土壤中经 3 周时间才能发育到感染期；而华支睾吸虫卵到达外界水中，必须先后在淡水螺（第一中间宿主）及淡水鱼虾（第二中间宿主）体内经过发育，才能发育到感染期即囊蚴。

第二节 寄生虫与宿主的相互作用

寄生虫侵入宿主后，对宿主产生不同程度的损害；同时宿主对寄生虫也会产生不同程度的免疫力，其结果取决于两者的强弱。当寄生虫致病力强于宿主的免疫力时，可造成局部或全身的损害而出现临床表现，引起寄生虫病（parasitic disease）。当宿主免疫力增强时，寄生虫对人体的破坏作用被抑制，虫体被包围、杀死、排出，患者痊愈。当寄生虫与宿主之间的相互作用形成一种平衡状态时，寄生虫可在宿主体内生存，宿主无临床表现，这样的感染者称为带虫者（carrier）。因此，宿主感染寄生虫后的结果，取决于寄生虫和宿主相互作用的结果。

一、寄生虫对宿主的作用

寄生虫寄生于宿主体内，能引起一系列损害，主要有以下 3 个方面。

夺取营养　寄生虫在宿主体内生长、发育及繁殖所需的营养，主要来自于宿主。例如，钩虫在人体肠壁吸血为食，可引起宿主贫血。

机械性损害　有些寄生虫的幼虫（如钩虫的丝状蚴）侵入人体或在体内移行过程中造成损害（如皮炎及肺部损害）。有些寄生虫在寄生的局部破坏组织，如钩虫咬附于小肠黏膜，使黏膜糜烂出血。有些寄生虫在生长发育过程中逐渐增大体积，对所寄生的器官或邻近脏器产生压迫，如肝包虫可引起肝肿大、包块，甚至压迫胆道，出现阻塞性黄疸等。

毒性作用及超敏反应　寄生虫的分泌物、排泄物和虫体崩解产物对宿主均有毒性作用。例如，溶组织内阿米巴寄生于肠壁和肝时，分泌溶组织酶，溶解破坏组织细胞，引起宿主肠壁溃疡和肝脓肿。同时，虫体的代谢产物及死亡虫体的分解产物又都具有抗原性，可使宿主致敏，引起局部或全身超敏反应。例如，棘球蚴囊液的渗出物，可引起Ⅰ型超敏反应，如荨麻疹、血管神经性水肿；若囊液突然外溢，还可引起过敏性休克，甚至死亡。

二、宿主对寄生虫的作用

寄生虫及其产物对宿主均为异物，能引起一系列反应，主要表现为免疫反应，包括固有免疫（非特异性免疫）和适应性免疫（特异性免疫）。

非特异性免疫　是由宿主的遗传因素决定的，即宿主对某些寄生虫具有先天不感受性。例如，鼠感染的伯氏疟原虫不能使人感染，人疟原虫也不能感染鼠。另外，皮肤、黏膜、血脑及胎盘的屏障作用，胃酸的杀灭作用，补体系统的溶细胞作用，以及单核巨噬细胞、中性粒细胞的吞噬作用，都属于非特异性免疫。一般非特异性免疫具有相对稳定性，对各期寄生虫均有一定的抵抗作用，但无特异性，也不十分强烈。

特异性免疫　寄生虫感染宿主后，其抗原物质刺激宿主免疫系统，产生免疫应答，对寄生虫可发挥清除或杀伤作用，对同种再感染也具有一定抵抗力，此即特异性免疫。寄生虫抗原较复杂，可分为体抗原、代谢抗原及表面抗原等，主要成分是蛋白质、多肽、糖蛋白、糖脂肪及多糖等。另外，寄生虫抗原还具有属、种、株、期的特异性，寄生虫的不同发育时期既有共同抗原，又有各发育阶段的特异性抗原，而且不同科、属、种、株之间又具有共同抗原。一个阶段的抗原刺激所产生的免疫反应，不能延伸到另一个阶段。寄生虫抗原刺激机体所产生的免疫反应相对复杂、产生迟缓、程度较弱且较难持久，很难完全清除体内寄生虫。它也包括体液免疫和细胞免疫两种。在蠕虫感染中，一般 IgE 水平升高明显，血中嗜酸粒细胞也明显增多。大多数情况下，机体是通过抗体和细胞免疫的协同而发挥作用的。

特异性免疫反应的类型有：

1. 消除性免疫　宿主对寄生虫所产生的免疫应答，既能全部清除体内寄生虫，又能对再感染具有完全的抵抗力。这种类型很少，仅见于热带利什曼原虫引起的皮肤型利什曼病。

2. 非消除性免疫　这是寄生虫感染中最常见的免疫类型。机体产生的特异性免疫力仅能对再感染具有一定程度的抵抗力，不能清除或不能完全清除体内原有的寄生虫。在原虫感染中，表现为带虫免疫（premunition）即机体感染原虫（如疟原虫）后产生的免疫力，对该种原虫的再感染具有抵抗力，但不能将体内已有的原虫全部清除，只能将其数量降低，一旦经过治疗，体内原虫消失，这种免疫力也随之消失。而蠕虫感染多为伴随免疫（concomitant immunity），指机体感染蠕虫（如血吸虫）后，所产生的免疫力仅对再感染（童虫的侵入）有一定抵抗力，而对体内成虫不发生影响，体内成虫消失，免疫力也随之消失。

第三节 寄生虫病的流行和防治

寄生虫病的流行过程必须具备传染源、传播途径和易感人群 3 个基本条件（环节）和影响 3 个基本条件的社会因素及自然因素。掌握寄生虫病的流行过程，对预防和控制寄生虫病的发生和流行是非常重要的。

一、流行的基本环节

传染源 是人体感染寄生虫的直接来源，包括病人、带虫者及保虫宿主。通常将在人和动物之间自然传播着的寄生虫病，称为寄生虫性人兽共患病，这时感染者和动物（保虫宿主）均为传染源。

传播途径 指寄生虫从传染源传播到易感宿主的过程，包括离开宿主、在外界发育及感染人体这 3 个阶段。各种寄生虫以不同的传播途径和感染方式侵入人体。常见的传播途径有通过土壤、水、食物、节肢动物传播媒介及人体的直接接触等途径。

人体感染的方式主要有：经口感染、经皮肤感染、经媒介昆虫感染、接触感染及其他感染方式，如先天性感染、输血感染、自身重复感染等。

易感人群 易感者是指对寄生虫缺乏免疫力的人。人体感染寄生虫后，通常可产生获得性免疫，但多属非消除性免疫，当寄生虫从人体消失以后，免疫力即逐渐下降、消退。所以，当有感染机会即易于重复感染该种寄生虫。非流行区的人进入疫区，由于缺乏特异性免疫力而成为易感者。易感性还与年龄有关，一般儿童的免疫力低于成年人。一般而言，人对人体寄生虫普遍易感。

二、影响流行的因素

自然因素 包括温度、湿度、雨量、地理环境及生物种群（中间宿主或媒介昆虫）等。气候因素影响寄生虫在外界的发育，也影响中间宿主或媒介节肢动物的孳生活动与繁殖，同时，也影响在其体内的寄生虫的生长发育。因此，自然因素形成了寄生虫病流行的地方性和季节性。如血吸虫分布于长江流域及其以南地区，与钉螺的地理分布一致；疟疾流行于 6～10 月份。

社会因素 人们经济水平、卫生习惯及特殊的生活行为，以及社会制度，对寄生虫病流行均有一定影响。在不同的社会制度下，重视防治工作与否将对寄生虫病的流行有直接影响。

三、寄生虫病的防治原则

根据寄生虫病的流行环节和影响因素，采取以下几项措施，能够阻止寄生虫生活史的完成，以便控制和消灭寄生虫病。

消灭传染源 普查普治带虫者和病人，查治或处理保虫宿主。做好流动人口监测，控制流行区传染源的输入和扩散。

切断传播途径 加强粪便和水源的管理，讲究个人卫生，搞好环境卫生，以及控制或杀灭媒介节肢动物和中间宿主。

保护易感人群 加强集体和个人防护，改变不良饮食习惯，改进生产方法和生产条件，用驱避剂涂沫皮肤以防吸血节肢动物叮刺，对某些寄生虫病如疟疾还可预防服药。对某些寄生虫病已达到基本消灭标准的地区，应采用以监测为主的原则，主要做好对人群感染者及传播媒介和对中间宿主的监测，不可放松警惕。

思考题

1. 举例说明寄生虫、中间宿主、终宿主及保虫宿主的概念。
2. 简述寄生虫对人体的致病作用。

（西安交通大学医学院 程彦斌）

第三十五章　医学蠕虫

内容提要

医学蠕虫主要包括吸虫、绦虫及线虫3大类。

吸虫多呈背腹扁平、叶片状（血吸虫呈线状），除血吸虫外均为雌雄同体，所有吸虫消化系统均不完整，即缺乏肛门，且无体腔。吸虫生活史复杂，需1～2个中间宿主，感染期均为幼虫，有保虫宿主。常见的主要吸虫有华支睾吸虫、卫氏并殖吸虫、斯氏狸殖吸虫、布氏姜片吸虫及日本血吸虫。吸虫发育过程相似，其感染期、感染方式及寄生部位等因虫种有异。危害性以血吸虫病为甚。吸虫病的诊断，可采用粪检虫卵，对皮下型肺吸虫病可活检，对卫氏肺吸虫病还可痰检虫卵，皮试及免疫诊断也有重要价值。吡喹酮是治疗吸虫病的首选药物。

绦虫背腹扁平、带状分节、缺消化道及体腔，多雌雄同体。寄生于人体的绦虫以圆叶目居多，其成虫头节都有4个吸盘，部分还有小钩，颈部之后的链体可分为幼节、成节及孕节3类，尤其是成节及孕节在带绦虫病的诊断中有价值。猪带及牛带绦虫的成虫寄生于人体小肠可引起绦虫病，但人又可作为猪带绦虫的中间宿主，可通过自体内、外重复感染及异体感染，使人患囊虫病，其危害比绦虫病更大。人是细粒棘球绦虫的中间宿主，人误食了犬排出的虫卵而感染，在肝、肺等处发育为棘球蚴，引起棘球蚴病。

线虫成虫呈线状圆柱形；雌雄异体，有消化系统及原体腔。肠道线虫常见的有蛔虫、钩虫、鞭虫及蛲虫，人是其终宿主，除钩虫感染期为丝状蚴、感染方式为经皮肤外，其余3种均为感染性虫卵经口造成人体感染，蛔虫和钩虫在体内移行过程复杂，但成虫都寄生于小肠；而蛲虫及鞭虫体内移行简单，寄生于结肠附近。蛔虫对人最严重的危害是引起并发症，而钩虫则为贫血。蛲虫感染主要表现为肛门及会阴部瘙痒。

组织及血液线虫主要有丝虫及旋毛虫。旋毛虫的成虫寄生于人和其他动物的小肠，幼虫则寄生于同一宿主的横纹肌。旋毛虫病多发的症状是全身肌肉酸痛，可引起多脏器损害。诊断可用肌肉活检及免疫学试验。治疗首选阿苯达唑。丝虫（班氏及马来）成虫寄生于人体淋巴系统，可引起丝虫病。

蠕虫（helminth）为多细胞无脊椎动物，借助身体体壁的肌肉收缩做蠕形运动。凡是寄生人体，与医学有关的蠕虫称为医学蠕虫，主要分属3个纲，即线形动物门的线虫纲、扁形动物门的吸虫纲和绦虫纲。3类蠕虫形态结构比较见表35-1。

蠕虫从卵、幼虫发育到成虫的过程中，需要经历不同的发育阶段和不同的外界条件。根据蠕虫发育方式可将其生活史分为两大类：①直接型，蠕虫在个体发育过程中，不需要中间宿主，虫卵直接在外界适宜环境中发育到感染期卵或幼虫，人的感染来源于外界环境，该类蠕虫又称土源性蠕虫。大多数肠道线虫属此型。②间接型，蠕虫在发育过程中，需要在中间宿主体内发育到感染期幼虫，人的感染来源于另一种生物或媒介，该类蠕虫又称生物源性蠕虫。吸虫和大部分绦虫及部分线虫均属此型。

某些蠕虫的幼虫侵入非正常宿主（人或动物）体内后，不能发育为成虫，这些幼虫在其体内长期移行、窜扰造成局部或全身的病变，引起幼虫移行症。根据幼虫侵入的部位和症状不同，幼虫移行症又可分两型。以皮肤损害为主的称为皮肤幼虫移行症，患者皮肤可出现线状红疹，如巴西钩口线虫，也可出现游走性皮下结节肿块，如斯氏狸殖吸虫；以脏器损害为主的称为内脏幼虫移行症，如广州管圆线虫引起的嗜酸性粒细胞增多性脑膜炎或脑膜脑炎。但有的寄生蠕虫既可引起皮肤幼虫移行症，又可引起内脏幼虫移行症，如斯氏狸殖吸虫及曼氏迭宫绦虫。

表 35－1　人体寄生蠕虫的类别及形态特点

区别点	线虫	吸虫	绦虫
体形	圆柱状或线状	背腹扁平有口、腹吸盘	背腹扁平，带状分节
体腔	原体腔	无	无
消化系统	较完整	不完整	无
生殖系统	雌雄异体	大多数为雌雄同体	雌雄同体

第一节　吸　虫

吸虫属于扁形动物门的吸虫纲。多数为雌雄同体，寄生于人体的吸虫均属于复殖目，其基本结构及发育过程大致相同。

成虫形态特征

1. 外形　多数背腹扁平，呈叶片状，但血吸虫为圆柱形。吸虫均有口、腹吸盘。体壁由上皮层与肌肉层组成，具有保护虫体、吸收营养和感觉的功能。吸虫均缺乏体腔，在体壁和内脏之间充满实质组织。

2. 消化系统　不完整，有口、咽、食道（很短），后接两个肠支，并沿虫体两侧向后，以盲管结束，无肛门。有的虫种两肠支在虫体中或后部合并为单一盲管，如血吸虫。

3. 生殖系统　很发达，占虫体大部分。除血吸虫外，均为雌雄同体。雌性生殖器官包括卵巢、输卵管、卵模、梅氏腺、卵黄腺及子宫等。雄性生殖器官包括睾丸、输出管、输精管、储精囊、射精管或阴茎等。两性生殖器官末端均通向生殖腔、开口于生殖孔。吸虫可自体受精也可异体受精（图 35－1）。

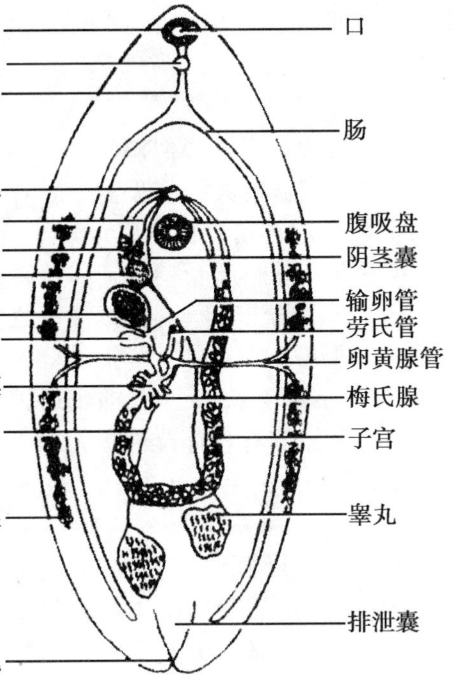

图 35-1　吸虫成虫结构模式图

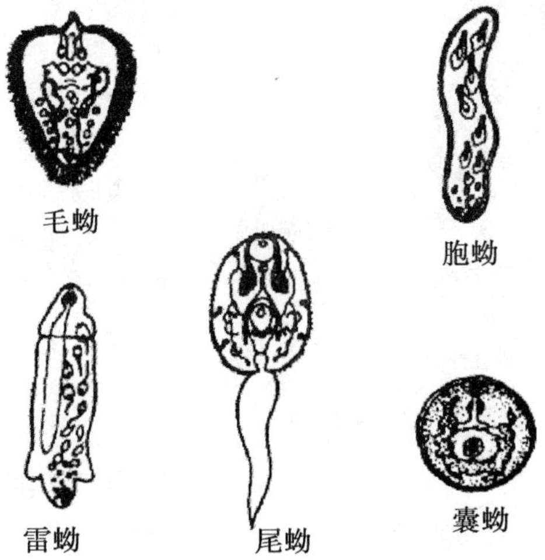

图 35-2　吸虫各期幼虫形态

4. 排泄系统　居虫体两侧，为对称的管状系统。起始部为焰细胞，以毛细管相连，经集合管至虫体后部的排泄囊，有排泄孔（虫体末端）通向体外。

吸虫幼虫的发育阶段

毛蚴略呈椭圆形，体表被纤毛，有原肠和一对穿刺腺、胚细胞等；胞蚴呈袋状或管状，内含的胚细胞团分裂发育为多个子胞蚴或雷蚴；雷蚴呈长袋形，前端有口、咽、原肠等，其体内的胚细胞团发育成多个子雷蚴或大量的尾蚴；尾蚴分为体部和尾部，体部有口、腹吸盘，尾部有长有短，或有分叉，与虫种有关；囊蚴为圆形或椭圆形，外为囊壁，内为虫体，可见口、腹吸盘，消化道及排泄囊。

以上各期（图 35-2）中，除囊蚴在第二中间宿主体内形成外，其余各期均在第一中间宿主体内增殖、发育。有些虫种胞蚴有两个世代而无雷蚴，有些雷蚴有两个世代而无胞蚴，个别虫种（血吸虫）只需一个中间宿主，不形成囊蚴。

吸虫生活史特征

吸虫生活史复杂，包括有性生殖和无性增殖两个阶段，需要 1～2 个或 2 个以上中间宿主，第一中间宿主均为淡水螺蛳。所有吸虫的感染期均为幼虫，除血吸虫的感染期为尾蚴外，其余均为囊蚴。吸虫成虫寄生于人和脊椎动物体内，因此，多种脊椎动物是其保虫宿主。吸虫卵必须入水才能发育成毛蚴或孵出毛蚴。

主要种类

我国常见的吸虫有卫氏并殖吸虫、斯氏狸殖吸虫、日本血吸虫、华支睾吸虫、布氏姜片吸虫等。姜片吸虫寄生于肠道，其余均寄生于组织。

一、华支睾吸虫

华支睾吸虫（*Clonorchis sinensis* Cobbold，1875）又称肝吸虫，其成虫寄生于人体肝胆管内，引起华支睾吸虫病，又称肝吸虫病。华支睾吸虫病在我国至少已有 2300 年以上历史。

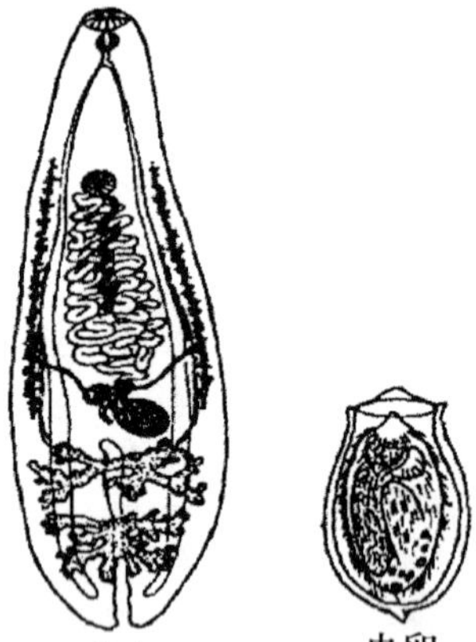

图 35－3　华支睾吸虫成虫及虫卵

（一）形态

1. 成虫　前细后钝，背腹扁平，形似柳叶。大小为（10～25）mm×（3～5）mm。口吸盘略大于腹吸盘，后者居虫体前 1/5 处。1 对分枝状睾丸，前后排列于虫体后 1/3 处。1 个分叶状卵巢居睾丸之前，其下方有椭圆形受精囊。卵黄腺分布于虫体中部两侧。子宫始于卵模，盘绕于卵巢和腹吸盘之间，开口于腹吸盘前缘的生殖腔（图 35－3）。

2. 虫卵　黄褐色，29μm×17μm 大小，前窄后钝，形似芝麻粒。一端有明显的卵盖，盖侧有稍厚隆起的肩峰，对端有 1 个疣状小结节。卵内含 1 个梨形的毛蚴（图 35－3）。

（二）生活史

成虫寄生于人（终宿主）或哺乳动物（保虫宿主）的肝胆管内，卵随胆汁进入消化道，随粪便排出体外。若虫卵落入水体如池塘、鱼塘等，被第一中间宿主赤豆螺、长角涵螺、纹沼螺等多种淡水螺食入，可在其体内孵出毛蚴，穿肠壁到肝，经胞蚴、雷蚴增殖发育形成许多尾蚴（长尾蚴）。成熟尾蚴从螺体逸出，在水中（存活 1～2 天）遇到第二中间宿主淡水鱼、虾即可侵入体内（肌肉等处多见）并发育为囊蚴。

人或哺乳动物因食入含活囊蚴的生的或半生不熟的鱼虾而感染。囊蚴在十二指肠内脱囊，并沿胆道逆行向上至肝胆管，也可经血管或穿过肠壁经腹腔进入肝胆管内，通常需 1 个月左右发育为成虫。成虫寿命可长达 20～30 年。

（三）致病

华支睾吸虫的致病力不强，是否出现症状与寄生的虫数及机体的反应有关，潜伏期为 1～2个月。轻度感染多无明显症状，重度感染时才出现症状。急性期主要是超敏反应和消化道症状；慢性期一般以消化系统症状为主。常见症状主要有：

1. 全身反应　虫体的代谢产物被吸收可引起过敏和中毒症状，体温升高，嗜酸粒细胞增高。感染较重时，以消化道症状为主，如上腹不适、消化不良、食欲缺乏、腹痛、腹泻等。部分患者还伴有消瘦、贫血、水肿等。儿童重感染可引起发育障碍或侏儒症。

2. 肝胆系统病变　成虫寄生肝胆管，可引起机械损伤和胆管上皮增生，胆管及门静脉周围结缔组织增生，同时虫体堵塞胆道，导致胆汁淤滞，出现阻塞性黄疸。如继发细菌感染，可引起肝管炎、胆囊炎。晚期重症患者可导致肝硬化。

（四）实验诊断

1. 病原诊断　可用粪便直接涂片法或沉淀集卵法查虫卵。对粪检阴性的患者，可用十二指肠引流胆汁查虫卵，其检出率高于粪检方法。

2. 免疫诊断　皮内试验阳性率可达 97.90%，可用于普查和临床诊断。间接血凝试验及 ELISA 其敏感性和特异性均较强，阳性率均在 92%以上。

（五）流行

1. 分布　主要分布于亚洲的中国、日本、朝鲜、印度、菲律宾、越南等国。国内分布相当广泛，有 24 个省、自治区、直辖市有本病流行，以广东、山东、河南、辽宁等地较为严重。

2. 流行因素　患者、带虫者及保虫宿主（猫、犬、猪、鼠等）都是重要的传染源。而保虫宿主种类多、分布广、感染率又高，是重要的传染源。本虫对宿主的选择性不严，是其广泛分布的原因之一。在流行区，人或动物粪便污染水源，尤其将厕所建在鱼塘之上，用粪便作为鱼的饲料，虫卵直接入水，而第一中间宿主多种淡水螺及第二中间宿主的淡水鱼、虾又生活在同一水域（河沟、池塘及鱼塘），有利于本虫的发育和传播。人体感染是由于食入生的或半生的含活囊蚴的淡水鱼、虾所致。例如在广东、辽宁等地，有喜食鱼生粥、鱼生的习惯；江浙一带居民喜食活虾。

（六）防治原则

1. 开展卫生宣教　不食生的或半生的鱼、虾。

2. 加强粪便管理　厕所远离水源，以免粪便污染。结合鱼塘管理定期灭螺。治疗病犬、病猫、病猪等，减少传染源。

3. 治疗病人　常用药物首选吡喹酮，也可用硫氯酚等。

二、布氏姜片吸虫

布氏姜片吸虫（*Fasciolopsis buski* Lankester，1857）是一种寄生于人、猪小肠内的大型吸虫，俗称姜片虫，又称肠吸虫，可引起姜片虫病。此病流行于亚洲，此虫又称为亚洲大型肠吸虫。

（一）形态

1. 成虫　虫体扁平肥厚，长椭圆形，形似姜片，肉红色。体长 20～75mm，宽 8～20mm，厚 0.5～3.0mm。口吸盘小，居前端，其下方即腹吸盘，呈漏斗状，肌肉发达，比口吸盘大 4～5 倍。消化道有口、咽、食道及两个肠支。睾丸两个高度分支，前后排列于虫体后半部，有长袋状阴茎袋。卵巢一个，分枝状居中部，子宫盘曲于卵巢和腹吸盘之间。卵黄腺发达，位虫体两侧（图 35－4）。

2. 虫卵　椭圆形，淡黄色，大小为（130～140）μm×（80～85）μm，是常见蠕虫卵中最大的一种。卵壳薄，卵盖小而不明显，卵内含 1 个卵细胞和 20～40 个卵黄细胞（图 35－4）。

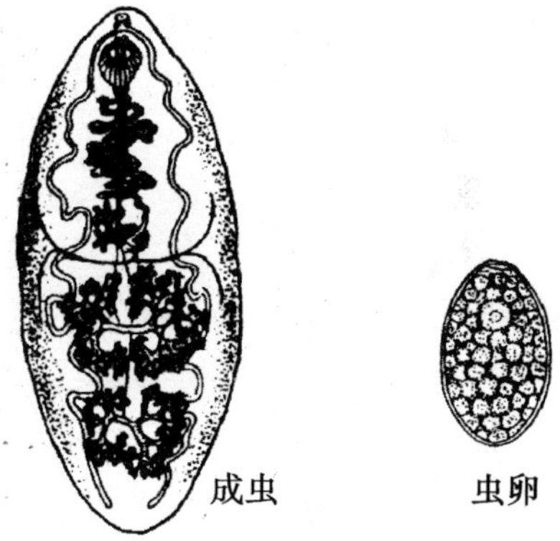

图 35－4　布氏姜片吸虫成虫及虫卵

（二）生活史

本虫的终宿主是人，猪是重要的保虫宿主，中间宿主为扁卷螺，水生植物如菱角、荸荠、茭白、浮萍等是传播媒介。

成虫寄生于人或猪的小肠上段，以十二指肠多见。寄生的虫数一般数条至数十条，个别严重感染者可达数百条，甚至数千条。其卵随宿主粪便排出体外，落入水中，在 26～32℃ 条件下，经 3～7 周孵出毛蚴，毛蚴在水中侵入扁卷螺体内，经胞蚴、雷蚴、子雷蚴等无性增殖阶段（1～2 月），产生大量尾蚴并逸出螺体，进入水中，遇到水生植物即附着于表面，形成囊蚴。囊蚴随水生植物被终宿主食入，在十二指肠经消化液作用，脱囊成为童虫，吸附于小肠黏膜，经 1～3 个月发育为成虫并产卵。

（三）致病及实验诊断

成虫以其发达的吸盘吸附于肠黏膜，造成小肠黏膜充血、水肿、出血、炎症，甚至溃疡或脓肿。患者可出现上腹不适、食欲缺乏、腹痛、腹泻等症状，多数伴有精神萎靡、倦怠无力等症状。严重感染的儿童可有低热、消瘦、贫血、水肿、腹水、智力减退和发育障碍等。

一般采用粪便直接涂片法查虫卵，三片的检出率可达90%以上。必要时可用自然沉淀法查卵，提高检出率。有时少数患者的粪便或呕吐物中偶可发现成虫，可按其形态特征识别、鉴定。

（四）流行及防治原则

姜片虫分布于亚洲的温带和亚热带地区。在我国，除东北、内蒙古、新疆、西藏、青海和宁夏等省、自治区外，其他18个省、市、自治区均有本虫流行。姜片虫病的流行区多呈小面积点状分布，这是由于尾蚴活动范围小，囊蚴暴露于外界干燥环境中生存时间短造成。流行原因主要在于人和猪的粪便管理不善，污染水体，水中有扁卷螺及水生植物，人因生食含有活囊蚴的水生植物而感染。

防治应加强粪便管理；不食生的未经刷洗及沸水烫过的水生植物；勿饮生水；勿用被囊蚴污染的青饲料喂猪；普查普治病人和病猪，首选吡喹酮治疗；消灭扁卷螺。

三、卫氏并殖吸虫

卫氏并殖吸虫（*Paragonimus westermani* Kerbert，1878）和斯氏狸殖吸虫同属并殖吸虫科，是并殖吸虫病的病原体。目前报道的并殖吸虫有50余种，国内报道有32种。我国以卫氏并殖吸虫和斯氏狸殖吸虫最为多见。卫氏并殖吸虫成虫主要寄生于人和哺乳动物肺及其他组织内，因此也称肺吸虫，可引起胸肺型及其他类型并殖吸虫病（卫氏肺吸虫病，简称肺吸虫病）。

（一）形态

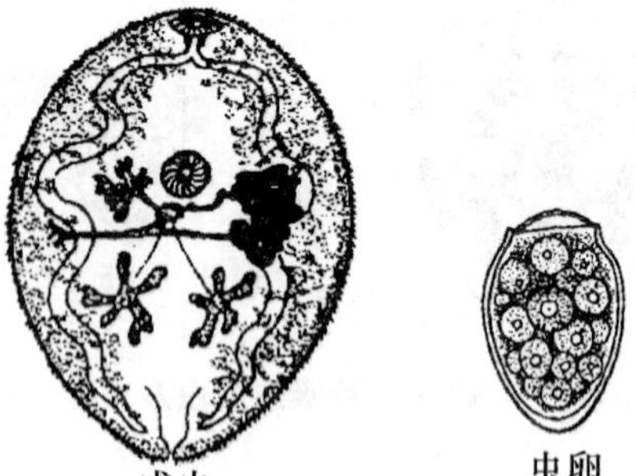

图35-5　卫氏并殖吸虫成虫及虫卵

1. 成虫　腹面扁平，背面隆起，呈椭圆形，似半粒花生米。虫体活时呈橙红色，死后呈灰白色。长7.5～12mm，宽4～6mm，厚3.5～5.0mm，宽长之比约为1∶2。全身被有单生型体棘。口、腹吸大小相近，腹吸盘居虫体中横线偏前。消化器官有口、咽、食道及两支弯曲的肠管。卵巢位于腹吸盘之后，分5～6叶，呈指状，子宫与卵巢并列，虫体两侧有褐色的卵黄腺。一对分支状睾丸并列于卵巢及子宫的后方（图35-5）。

2. 虫卵　椭圆形，金黄色，大小为（80～118）μm×（48～60）μm。前端较宽，后端稍窄，卵盖宽大，多居前端，卵后端的卵壳增厚。卵内含1个卵细胞及10余个卵黄细胞（图35-5）。

（二）生活史

卫氏并殖吸虫终宿主为人，多种食肉动物如犬、猫、虎、豹等是其保虫宿主。

第一中间宿主为淡水螺类蜷科和黑贝科的一些种类，第二中间宿主为甲壳纲的淡水蟹或蝲蛄。

成虫寄生于终宿主肺部，产出的虫卵随痰排出，或吞咽后随粪便排出。虫卵入水后，在适合的条件下，经2～3周孵出毛蚴，并可侵入第一中间宿主川卷螺体内，经胞蚴、母雷蚴、子雷蚴的无性增殖发育成许多尾蚴，成熟的尾蚴逸出螺体，在水中可侵入第二中间宿主即淡水蟹或蝲蛄体内形成囊蚴。

人及其保虫宿主因捕食含囊蚴的第二中间宿主而受感染。囊蚴在其小肠内脱囊而转化为童虫。童虫穿过肠壁进入腹腔，在各脏器间游走，一般经1～3周的窜扰移行，部分虫体穿过膈肌，进入胸腔，侵入肺组织，逐渐发育为成虫。自感染到发育为成虫需2～3个月。成虫寿命5～6年或更长。未侵入肺组织而侵入其他组织或器官的童虫，可引起异位寄生，如皮下、脑、肝等处，多不能发育为成虫。成虫在宿主体内一般可活5～6年，甚至10余年。

（三）致病

卫氏并殖吸虫对人的主要危害是童虫或成虫在脏器及组织之间的窜扰移行或定居所致的机械性破坏及虫体代谢产物诱发的超敏反应。病变过程一般分为急性期和慢性期。

1. 急性期　主要由童虫移行所致。急性期症状多出现于食入囊蚴后的数天至1个月左右。轻者表现为食欲缺乏、乏力、腹痛、腹泻、低烧等症状。重者起病急骤，可出现全身超敏反应、高烧、腹痛、腹泻、胸痛、咳嗽、气促、肝脏肿大，多伴有荨麻疹。血象白细胞增多，其中嗜酸性粒细胞升高明显，可达到20%～40%，甚至80%。

2. 慢性期　大多数患者早期症状不明显，发现时已经进入慢性期。该期病变主要由虫体进入肺脏引起。根据病变发展的过程，大致可分为：

（1）脓肿期：主要是虫体移行引起组织破坏和出血，病变呈窟穴状或隧道状，病灶处有炎性渗出，以嗜中性粒细胞及嗜酸性粒细胞为主，四周可见由肉芽组织形成的薄状脓壁，并逐渐形成脓肿。患者出现低热、荨麻疹、食欲缺乏、乏力等。

（2）囊肿期：窟穴形成后，在虫体停留的周围，炎性反应加剧，周围组织坏死。继之，病灶周围出现明显的肉芽组织增生，将坏死组织包绕，形成囊肿。病人的主要表现为低热、胸痛、咳嗽、咳血痰或铁锈色痰。

（3）愈合期（瘢痕期）：虫体死亡，或游走他处，囊肿的内容物逐渐被吸收或排空，囊肿为肉芽组织所填充而纤维化，形成瘢痕。

由于虫体的游走特性，常移行至肺部以外的组织，称异位寄生。如腹壁、肠系膜、胸壁、皮下、脑等，引起其他类型肺吸虫病。其中以脑型肺吸虫病危害较大，临床表现为阵发性剧烈头痛、癫痫、瘫痪、视力障碍等。腹型者可出现腹痛、腹泻。皮肤型可见皮下包块和结节。但卫氏肺吸虫病仍以胸肺型为主，部分感染者无明显症状和体征，称为亚临床型。

（四）实验诊断

取患者痰或粪便检查，查获虫卵即可确诊，为提高检出率，可用浓集法。皮下包块可以活组织检查，可查见嗜酸性肉芽肿，有时可见夏科雷登氏结晶，偶尔可见虫体或虫卵。X线拍片或CT检查亦可协助诊断，特别是对脑型患者。此外，免疫学检查也常应用，如皮内试验、酶联免疫吸附试验、间接血凝试验等。

（五）流行

1. 分布　卫氏并殖吸虫分布于亚洲、非洲等30多个国家。国内分布于浙江、江西、四川、东北等18个省、市、自治区。

2. 流行因素　成虫除寄生于人体外，猫科、犬科等多种动物，是本虫的保虫宿主，野猪、野鼠为转续宿主，均为重要的传染源。国内流行区溪水中第一中间宿主和第二中间宿主同时存在，有利于虫体在外界的发育。本病多流行于丘陵和山岳地区。在国内分为溪蟹型流行区和蝲蛄型流行区（仅限东北地区）。在流行区，人们以各种方式捕食溪蟹、蝲蛄及淡水虾，有生、腌、醉、烤，东北还磨制蝲蛄豆腐、蝲蛄酱等，而囊蚴对外界抵抗力强，这些方式多不能杀死囊蚴，常致人感染。囊蚴污染炊具、手、饮水等也可造成感染。

（六）防治

在流行区开展防治本病的宣传教育，改变捕捉和生食溪蟹、蝲蛄的习俗。加强粪便管理，不随地吐痰，治疗病畜等，防止本病的传播。治疗病人常采用吡喹酮和硫氯酚，疗效好，毒性低。

四、斯氏狸殖吸虫

斯氏狸殖吸虫（*Pagumogonimus skrjabini* Chen，1959）亦称斯氏肺吸虫，主要寄生于果子狸、猫、犬等动物体内，也可寄生于人体内，但在人体不能发育为成虫，常以童虫形式在皮下或各脏器、组织间移行，引起皮肤和内脏幼虫移行症。斯氏狸殖吸虫的形态与卫氏并殖吸虫相似（图35－6），区别见表35－2。两种肺吸虫生活史相似，但宿主关系不同，而且人是斯氏肺吸虫的非正常宿主，在人体内不能发育为成虫，不产卵。

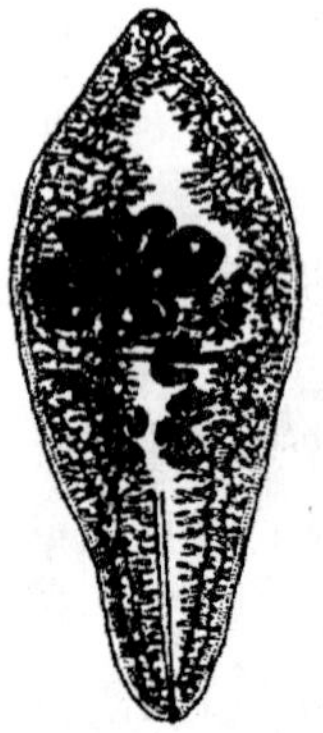

图35－6 斯氏狸殖吸虫成虫

本虫在动物肺内寄生（成虫），可引起类似卫氏肺吸虫病的典型病变过程。在人体则可不断移行窜扰，不能定居（童虫），而表现为幼虫移行症。临床类型同卫氏肺吸虫病相似，但皮肤型居多占50%，在患者胸、腹、头颈、四肢等处出现游走性皮下包块或结节，边界不清，多居皮下，也可有腹型、肝型、脑型、眼型及亚临床型。除亚临床型外，均可伴有低热、乏力、食欲减退等症状，血中白细胞升高，嗜酸粒细胞增多。本病患者可做皮下包块活检，但大多只能查见嗜酸性肉芽肿，有时可见夏科雷登氏结晶，偶尔可见童虫。免疫学试验可用皮试筛选，再用IHA或ELISA检查，若亦阳性，结合嗜酸性粒细胞增高，可确诊。流行与防治同卫氏并殖吸虫相似。

表35－2 卫氏并殖吸虫和斯氏狸殖吸虫的比较

	区别点	卫氏并殖吸虫	斯氏狸殖吸虫
成虫形态	外形	豆瓣状，宽：长＝1：2	棱形，宽：长＝1：2.4～3.6
	吸盘	吸盘＝腹吸盘	腹吸盘＞口吸盘
	睾丸	分支少，呈掌状	分支多，呈长条形
	卵巢	五指形分支	分支细而多，呈珊瑚状
生活史	终宿主	人及犬、狼、虎、豹等	犬、猫、果子狸，人是非正常宿主
	第一中间宿主	川卷螺	拟钉螺、小豆螺
	第二中间宿主	溪蟹、蝲蛄	溪蟹
致病	胸肺型为主	皮下型为主（幼虫移行症）	

斯氏肺吸虫卵与卫氏肺吸虫卵相似，形态多不对称，壳厚薄不均匀，大小约71μm×48μm（果子狸），但各地差异较大。

五、日本血吸虫

日本血吸虫也称日本裂体吸虫，属裂体科吸虫，寄生人体的裂体吸虫有 6 种：日本血吸虫（*Schistosoma japonicum* Katsurada，1904），埃及血吸虫（*S. haematobium* Bilharz，1852 Weinland，1858），曼氏血吸虫（*S. mansoni* Samben，1907），间插血吸虫（*S. intercalatum* Fisher，1934），湄公裂体吸虫（*S. mekongi* Voge et al，1978）和马来血吸虫（*S. malayensis* Greer et al，1988）。其中以日本血吸虫、埃及血吸虫和曼氏血吸虫引起的血吸虫病流行范围最广，危害最大。在我国流行的是日本血吸虫。

（一）形态

1. 成虫　成虫雌雄异体，成虫在宿主体内呈雌雄合抱状态。雄虫乳白色，长 10～20mm，虫体扁平，前端有发达的口吸盘和腹吸盘，自腹吸盘以后，体壁两侧向腹面卷曲，形成抱雌沟。雌虫前细后粗，形似线虫，长 12～28mm，口、腹吸盘居前端。雌虫呈黑褐色，是肠管内被吞噬的红细胞消化后的残留物所致（卟啉物质）。血吸虫消化系统有口、食道、肠管，肠管在腹吸盘前背侧分为两支，向后延伸到虫体中部之后汇合成单一盲管。雄虫生殖系统由睾丸、储精囊、生殖孔组成。睾丸为椭圆形，一般为 7 个，呈单行排列，位于腹吸盘背侧。雌性生殖系统由卵巢、卵黄腺、卵模、梅氏腺、子宫等组成。卵巢呈长椭圆形，位于虫体中部，输卵管自卵巢后端发出，沿卵巢侧缘上行，至卵巢上方与卵黄腺管汇合，形成卵模，外有梅氏腺包绕，再向前延伸为子宫，内含虫卵 50～200 个。生殖孔开口于腹吸盘后方（图 35－7）。

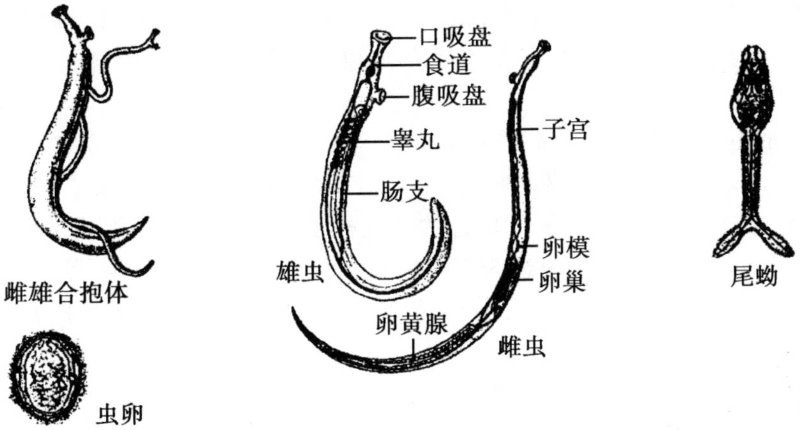

图 35－7　日本裂体吸虫

2. 虫卵　成熟虫卵大小平均为 89μm×67μm，椭圆形，淡黄色，卵壳厚薄均匀，无卵盖，卵壳一侧有一小刺，卵壳外常有脏物。卵内含有一毛蚴，毛蚴与卵壳之间常有大小不等圆形或长圆形油滴状的头腺分泌物，为可溶性卵抗原（soluble egg antigen，SEA）。此抗原可通过卵壳上的微孔渗出到组织中（图 35－7）。

3. 尾蚴　血吸虫尾蚴属叉尾型，由体部及尾部组成，尾部又分尾干和尾叉。体长 100～150μm，尾干长 140～160μm，尾叉长 50～70μm。体部前端为特化的头器，头器中央有单细胞腺体，称头腺。在腹吸盘前后有 5 对单细胞钻腺，分左右两束导管穿过头器开口于体部前端（图 35－7）。

（二）生活史

血吸虫的生活史包括卵、毛蚴、母胞蚴、子胞蚴、尾蚴、童虫和成虫等阶段。终宿主为人，多种哺乳动物为保虫宿主，中间宿主为淡水螺类（钉螺）。

成虫寄生于人及多种哺乳动物的肠系膜静脉。血吸虫的合抱体逆血流至肠壁的小静脉，雌虫纤细的前端可伸展到肠黏膜下层的小血管产卵。早期产出的卵大部分顺血流进入肝脏，少部分沉积在肠壁的黏膜下层。约经 10 天卵内毛蚴发育成熟。毛蚴头腺分泌的 SEA 开始渗入组织，引起周围组织的炎症反应，导致肠壁组织坏死，脓肿形成。由于肠蠕动的增强，腹内压力和血管内压的增高，坏死组织可破溃至肠腔，虫卵随粪便排出体外。含有虫卵的粪便污染水体，在适宜环境中，经 2～32 小时，孵出毛蚴。毛蚴在水中遇到中间宿主钉螺，能主动侵入，在螺体内经母胞蚴、子胞蚴的无性繁殖产生数以千万计的尾蚴。尾蚴成熟后陆续逸出螺体，悬浮或游动于近岸浅水面下。当接触到人或哺乳动物皮肤时，最快可在 10 秒内侵入皮肤，尾蚴尾部脱落形成童虫。

童虫在皮下组织停留短暂时间后，侵入小末梢血管或淋巴管内，随血流经右心到肺，再由左心入大循环，到达肠系膜上下动脉，穿过毛细血管进入肠系膜静脉，汇集于肝门静脉，在肝内经 8～10 天的生长，然后下行至肠系膜静脉寄居并发育为成虫。自尾蚴感染至宿主粪便排出虫卵约需 1 个月。成虫平均寿命 4～5 年，长者可达 20～30 年。

（三）致病

日本血吸虫的各发育阶段均可致病，其机制是血吸虫的抗原刺激诱发宿主产生一系列免疫应答并发生相应的免疫病理现象。

1. 尾蚴及童虫　尾蚴穿过皮肤可引起皮炎，局部出现丘疹和瘙痒，是一种速发型超敏反应。病理变化为毛细血管扩张充血，伴有出血、水肿、周围有中性粒细胞和单核细胞浸润。

2. 成虫　成虫一般无明显致病作用，少数可引起轻微的机械性损害，如静脉内膜炎、静脉周围炎等。部分感染者由于体内成虫的代谢产物、分泌物、排泄物、虫体外皮层更新脱落的表质膜等，在机体内可形成免疫复合物，沉积于肾小球内皮细胞及关节等处，引起 III 型超敏反应，出现肾病综合征，表现为蛋白尿、水肿和肾功能减退等症状。

3. 虫卵　血吸虫病的病变主要由虫卵引起。虫卵主要沉积在宿主的肝及结肠壁等组织，所引起的肉芽肿和纤维化是血吸虫病的主要病变。

当虫卵内毛蚴成熟后，其分泌的酶、蛋白质及糖等物质称为可溶性虫卵抗原（soluble egg antigen，SEA），可诱发肉芽肿反应。SEA 透过卵壳微孔缓慢释放，致敏 T 细胞，当再次遇到相同抗原后，刺激致敏的 T 细胞产生各种淋巴因子。如白细胞介素Ⅰ（IL－1）、白细胞介素Ⅱ（IL－2）、γ-干扰素等。除此外，尚有嗜酸粒细胞刺激素、成纤维细胞刺激因子、巨噬细胞移动抑制因子等吸引巨噬细胞、嗜酸性粒细胞及成纤维细胞等汇集到虫卵周围，形成肉芽肿，又称虫卵结节。肉芽肿常出现中心坏死，称为嗜酸性脓肿。在虫卵周围常常可见到抗原抗体复合物。肉芽肿的形成机制是 T 细胞介导的Ⅳ型超敏反应。

随着病程发展，卵内毛蚴死亡，毒素逐渐消失，坏死物质被吸收，虫卵破裂或钙化，包绕虫卵的类上皮细胞转化为成纤维细胞，并产生胶原纤维，肉芽肿逐渐发生纤维化，形成瘢痕组织。随着虫卵的不断沉着和肉芽肿的纤维化，在门脉周围也出现大面积纤维增生。在切片上可见成带状的白色纤维束，即干线型纤维化，这是晚期血吸虫病的特征性病变。门脉高压症更加严重，出现肝、脾肿大，腹水，食管及胃底静脉曲张，可引起上消化道大出血而致死亡。

4. 临床表现

（1）急性血吸虫病：多起病较急，常在接触疫水后1～2个月出现，如发热，体温在38～40℃，常伴有腹痛、腹泻、肝脾肿大、黏液血便。嗜酸性粒细胞增多，粪便检查血吸虫卵或毛蚴孵化结果阳性。

（2）慢性血吸虫病：可由急性逐步转向慢性，亦可没有急性发作病史，因少量多次感染所致。在流行区，此期患者占血吸虫病患者总数的90%以上，多数患者无明显症状和不适，仅部分病例有腹痛、腹泻、黏液血便、肝脾肿大、贫血、消瘦、乏力等。粪检阳性率较低，多以直肠活组织检查与免疫学诊断为宜。

（3）晚期血吸虫病：晚期血吸虫病可分为巨脾、腹水及侏儒3型。一个病人可兼有两种或两种以上表现。巨脾型患者的脾下缘达到或超过脐平线，有脾功能亢进；腹水型患者腹腔内有大量的漏出液，表现为腹胀、腹痛、食后饱胀、呼吸困难等症状；侏儒型现已少见，因儿童和青少年严重感染，使垂体前叶生长素和性激素受到抑制，表现为身材矮小，性器官发育不良等。晚期血吸虫病人尚可并发消化道出血、肝性昏迷等严重症状而致死。

5. 异位寄生与异位损害　日本血吸虫成虫在门脉系统以外的静脉内寄生称为异位寄生，而见于门脉系统以外的器官或组织的血吸虫卵肉芽肿则称异位损害或异位血吸虫病。人体常见的异位损害在脑和肺，多见于血吸虫病的急性期，脑部损害出现类似脑膜脑炎的症状，头痛、昏迷、痉挛、脑膜刺激征阳性等；肺部损害，以干咳为主，痰少，偶可带血。

（四）实验诊断

1. 病原诊断

（1）粪便直接涂片法：重感染地区病人粪便或急性期血吸虫病的黏液血便中常可检查到虫卵，方法简便，但对慢性期患者检出率甚低。

（2）尼龙袋集卵法：在现场进行大规模粪便检查时，为了提高功效，采用了许多改良自然沉淀的方法，如尼龙袋集卵法，可缩短集卵时间，降低损耗，便于流动性普查。

（3）毛蚴孵化法：在沉淀集卵的基础上，为了便于观察毛蚴，可采用塑料杯顶管孵化法，毛蚴集中，便于观察，检出率较高。对慢性期患者常需连续送检3次，以提高其检出率。

（4）直肠黏膜活体组织检查：慢性及晚期血吸虫病人肠壁组织增厚，虫卵排出受阻，故粪便中不易查获虫卵，可应用直肠镜检查。检获的虫卵，应进行死、活卵的鉴别。因此法有一定的危险性，故仅适用于高度怀疑，而粪检多次阴性的少数病例的诊断。

2. 免疫诊断

（1）皮内试验：一般皮内试验与粪检虫卵阳性的符合率为90%左右，但可出现假阳性或假阴性反应，与其他吸虫病可产生较高的交叉反应；并且病人愈后多年仍可为阳性反应。此法简便 、快捷、通常用于现场筛选可疑病例。

（2）环卵沉淀试验（COPT）：粪检血吸虫卵阳性者，COPT阳性率平均为97.3%（94.7%～100%）。健康人假阳性率为3.1%，与肺吸虫病、华支睾吸虫病可出现交叉反应。患者有效治疗后COPT阴转慢。

（3）间接红细胞凝集试验（IHA）：粪检血吸虫虫卵阳性者与IHA阳性率符合率为92.3%～100%，正常人假阳性率在2%左右，肺吸虫、华支睾吸虫、旋毛虫感染者可出现假阳性反应。该法主要用于流行病学调查。

（4）酶联免疫吸附试验（ELISA）：此试验具有较高的敏感性和特异性，且可反映抗体水平，阳性检出率在95%～100%，假阳性率2.6%，此试验已在一些血吸虫病流行区普查中广泛使用，亦广泛用于临床诊断。

（5）免疫酶染色试验（IFAT）：多以感染血吸虫小鼠肝组织内的虫卵或门静脉内的成虫制成冰冻切片作为抗原。优点是抗原取材容易、节省、反应快，可在1.5～2小时出结果；诊断效果高于COPT。

（6）检测循环抗原：由于治疗后抗体在宿主体内存留较长时间，其阳性结果往往不能区分现症感染和既往感染，也不易于评价疗效。而循环抗原（CAg）的检测不仅能反映活动性感染，而且可以评价疗效。

（五）流行

1. 分布　日本血吸虫分布在我国的长江流域及其以南的湖北、湖南、江西、安徽、江苏、云南、四川、浙江、广东、广西、上海、福建等12个省、市、自治区。目前，疫情仍十分严重，尚有近亿人受到血吸虫病的威胁。

2. 流行因素

（1）传染源：日本血吸虫病是人兽共患寄生虫病，其终宿主除人以外，还有多种家畜和野生动物。在我国自然感染日本血吸虫的家畜有牛、猪、犬等9种；野生动物有褐家鼠、野兔、野猪等31种。在流行区，血吸虫病病人、病牛和病猪是主要的传染源。

（2）传播途径：在本病的传播中，含有血吸虫卵的粪便污染水源，钉螺的存在以及群众接触疫水，是3个重要的环节。粪便污染水的方式与当地的农业生产方式、居民生活习惯及家畜的饲养管理有密切关系。如用人畜粪便施肥、在河、塘内洗涤粪具、随地大便等；病牛和病猪到处放养粪便污染湖滩、水田、河塘等。人、畜感染血吸虫病是由于接触含有血吸虫尾蚴的疫水。人体感染的方式如收芦苇、捕鱼捞虾、割湖草、种田、洗澡、洗涤、游泳等。

钉螺为日本血吸虫的唯一中间宿主，我国是湖北钉螺。螺壳小，圆锥形，有6～8个螺层，长10mm左右，宽3～4mm。钉螺是两栖淡水螺类，孳生地很广，在水流慢或积水有杂草丛生的湖沼、沟渠、池塘等地均有分布。根据钉螺的孳生环境与人的感染方式，我国血吸虫流行区可分为3个类型：平原水网型、丘陵沟渠型和湖沼型。平原水网型人的感染以生活用水及水田劳动为主。在丘陵沟渠型中，钉螺孳生面积不大，但分布范围广，主要分布于灌溉沟、稻田、洼地。人的感染以农田劳动为主要方式。湖沼型为钉螺主要孳生地，此处生长芦草，在冬季水枯季节，在浅水草根及淤泥处有较多钉螺集聚，人主要是通过打芦苇而感染。

（3）易感人群：不论何种性别、年龄和种族，人类对日本血吸虫皆有易感性。

（六）防治

我国血吸虫病流行严重、分布广泛、流行因素复杂，因此，要因地制宜，综合治理、科学防治。

1. 查治病人、病牛，消灭传染源　治疗首选吡喹酮，该药具有安全、有效、疗程短、毒性低、使用方便的特点。在现场大规模普查时除治疗病人外，对一些感染可疑的人群，地区感染率较高的人群亦可进行服药治疗。耕牛是重要的传染源，在防治中要及时治疗。

2. 控制和消灭钉螺　可用土埋、围垦、火烧、兴修水利、药物（溴乙酰胺氯酚钠）等方法，但都一定要结合生产，因地制宜地采用有效措施，以控制、消灭钉螺。

3. 粪便管理与个人防护　结合农村爱国卫生运动，管好人、畜粪便，防止污染水体。如建造化粪池，粪尿混合贮存，办沼气等。做到安全用水，在疫区提倡用井水或分塘、分池用水等。流行季节应加强个人防护，可涂擦防护药物，如皮避敌、防蚴宁等。

第二节　绦　虫

绦虫隶属于扁形动物门、绦虫纲，全部营寄生生活。寄生于人体的绦虫属于圆叶目（居多）和假叶目（少数），本节仅介绍较常见的圆叶目绦虫。

（一）绦虫成虫形态特征

1. 外形　绦虫成虫背腹扁平、带状、多分节，长约数毫米至数米不等。由头节、颈部及链体3部分组成。头节呈圆形，具有吸盘、小钩等固着器官。颈部居头节之后，与头节紧密相连，不分开，为虫体最细的部位，由胚细胞构成，具有很强的生发功能，向后可生长出整个链体。链体是虫体最显著的部分，由3～4个至数千个节片组成，并逐渐变宽。根据节片内生殖器官的发育情况，可将节片分为3类，即未成熟节片（幼节），靠近颈部，较细小，其内生殖器官尚未发育成熟；成熟节片（成节），居链体中部，较大，具有发育成熟的雌雄生殖器官；妊娠节片（孕节），位于链体后部，最大，节片中除了储满虫卵的子宫外，其他生殖器官均已退化。孕节可从链体上脱落，新节片又不断从颈部长出。

2. 体壁结构　绦虫的体壁分为两层，即皮层和皮下层。皮层居外，被有无数微毛，其结构与肠绒毛相似，但末端呈尖棘状，易擦伤宿主肠上皮细胞，以吸收细胞质渗出的营养，增加了吸收面积。皮下层由平滑肌形成的环肌、纵肌及少量斜肌组成。纵肌纵贯整个链体，使之成为一个完整的虫体，但随节片的成熟，其间的肌纤维逐渐萎缩退化，孕节可自链体脱落。绦虫无体腔，体壁和内脏器官间充满实质组织。

3. 生殖系统　每个成节内均含雌雄两性生殖器官。雄性生殖器官具有从几个到数百个睾丸，呈圆形，位于虫体背面中、上部，每个睾丸发生一输出管，汇集成为输精管，延伸进入阴茎囊，和储精囊、射精管相连。射精管的末端是阴茎，开口于节片一侧的生殖腔。雌性生殖器官有一个卵巢，大多数虫种分为2～3叶，位于节片后端腹面。卵黄腺位卵巢之后，为多个滤泡状体，分散于表层实质中。由卵黄腺发出的卵黄小管汇合成卵黄总管，与输卵管连接。阴道为略弯曲的小管，多与输精管平行，远端开口于生殖腔，有生殖孔与体外相通。输卵管从卵巢发出后，依次与阴道、卵黄总管连接，然后膨大形成卵模，外有梅氏腺包绕，再与子宫相通。子宫呈管状或囊状，管状子宫盘曲于节片中部，开口于腹面前段的子宫孔，近段常膨大为受精囊；囊状子宫无子宫孔，随虫卵增多而膨大或向两侧分支。

4. 其他系统　排泄系统由焰细胞和纵贯虫体全长的4根排泄管（每侧2条，在末端通向体外）组成。神经系统由头节中的神经节及由此发出的6条贯穿链体的神经干组成。绦虫均无消化系统，由体表渗透而获得营养。

（二）生活史

绦虫的成虫均寄生于脊椎动物的消化道，虫卵从子宫孔排出或随孕节脱落而散出，幼虫寄生于动物组织中。圆叶目绦虫生活史只需1个中间宿主，个别也可不需中间宿主。虫卵在外界被中间宿主吞食后，六钩蚴在肠腔孵出，并钻入肠壁，随血流到达组织，根据虫种不同可发育为囊尾蚴、棘球蚴、似囊尾蚴或泡球蚴等中绦期幼虫。当终宿主食入中绦期幼虫后，在肠道受胆汁作用，幼虫脱囊或翻出头节，逐渐发育为成虫。假叶目绦虫生活史中需要2个中间宿主。虫卵在外界必须入水才能孵出具有3对小钩、体表被有纤毛的钩球蚴。钩球蚴在水中运行时进入第一中间宿主（甲壳纲节肢动物）体内发育为原尾蚴。若原尾蚴进入第二中间宿主（鱼或蛙）体内，可继续发育为中绦期幼虫即裂头蚴。该期幼虫进入终宿主肠道后发育为成虫。

（三）主要种类

我国寄生于人体的圆叶目绦虫，主要包括肥胖带绦虫、链状带绦虫、细粒棘球绦虫等及假叶目绦虫如曼氏迭宫绦虫。根据绦虫在人体寄生部位，可将绦虫分为两类，即肠管内绦虫，例如链状带绦虫、肥胖带绦虫及微小膜壳绦虫；组织内绦虫，例如细粒棘球绦虫、多房棘球绦虫等。

一、链状带绦虫

链状带绦虫（*Taenia solium* Linnaeus，1758）也称猪肉绦虫、猪带绦虫或有钩绦虫，是我国主要的人体寄生绦虫。古代医书中称之为寸白虫。其成虫寄生于人体小肠，可引起绦虫病；其幼虫即猪囊尾蚴寄生于人或猪的脑、眼、皮下肌肉等组织可引起不同类型的囊虫病，严重危害人畜健康。但寄生于人体的猪囊尾蚴在流行病学上无传播意义。

（一）形态

1. 成虫　乳白色，长 2～4m，扁长如带状，节片较薄半透明。头节近似球形，直径约 1mm，有 4 个吸盘居四周，顶端有一个突起，称为顶突，其上有 25～50 个小钩，呈两圈大小相间排列。颈部纤细，直径为头节的一半。链体由 700～1000 个节片组成，幼节居前，短而宽，结构不清；成节居中部，近似方形，内有两性生殖器官各一套，睾丸 150～200 个，呈滤泡状，卵巢分 3 叶，位于节片后 1/3 的中央，除左右两叶外，在子宫与阴道之间另有一中央小叶；孕节位于链体后部，节片内子宫向两侧分支，每侧 7～13 支，充满虫卵（图 35－8）。

2. 幼虫　又称囊尾蚴或囊虫，椭圆形，白色半透明的囊状物。约黄豆大小，囊内充满透明的液体，囊壁有一米粒大小的白点是其内陷的头节，其结构同成虫相似。

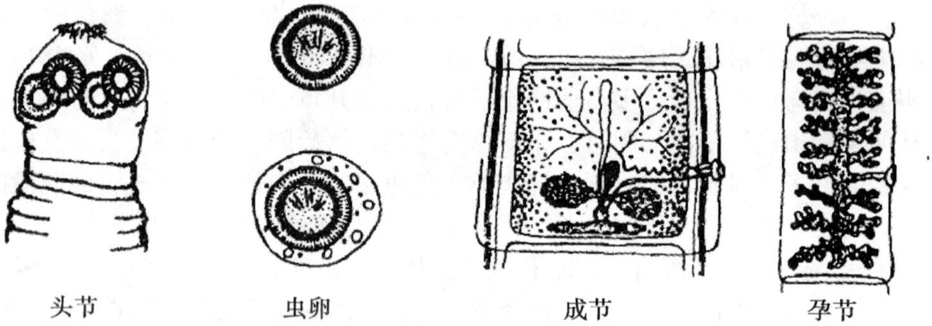

图 35－8　链状带绦虫

3. 虫卵　呈球形或近球形，直径为 31～43μm。卵壳较薄易破多已脱失，镜下见到的外层结构是胚膜，较厚棕黄色，具有放射状条纹。胚膜内含有一个球形的六钩蚴，有 3 对小钩，隐约可见（图 35－8）。

（二）生活史

猪和野猪是猪带绦虫主要的中间宿主，人是终宿主，也可作为中间宿主。

1. 猪的感染及体内发育　寄生于人体小肠内的成虫，其末端的孕节不断地单节或数节一起脱落，随宿主粪便排出。若被猪食入，虫卵在猪小肠内受消化液作用，孵出六钩蚴，并钻入肠壁血管或淋巴管，随血循环到达猪的组织内，尤以股、肩、心、舌、颈部肌肉为多。经2个多月发育为猪囊尾蚴，可存活3～5年。被猪囊尾蚴寄生的猪肉俗称“米猪肉”。

2. 人的感染及体内发育 当人误食生的或未煮熟的含囊尾蚴的猪肉后，猪囊尾蚴在小肠受胆汁刺激，翻出头节，并附着于肠壁，经2～3个月，发育为成虫并随宿主粪便排出脱落的孕节或虫卵。成虫寿命可达25年以上。

人也可成为猪带绦虫的中间宿主，当人感染虫卵或孕节后，可在人体发育成囊尾蚴，但不能发育为成虫，其过程同在猪体内的发育。

（三）致病

1. 成虫 猪带绦虫成虫寄生于人体小肠而引起的疾病称为猪带绦虫病，与牛带绦虫成虫致病相似，均称绦虫病。成虫除掠夺营养外，由于头节的附着、链体的刺激，可导致肠黏膜损伤，引起炎症。多数感染者无明显症状或症状轻微。少数患者可出现腹痛、腹泻、消化不良、消瘦、乏力、头昏等症状，偶有肠梗阻或肠穿孔。但多数感染者会在粪便中发现节片。

2. 幼虫 猪带绦虫的幼虫—囊尾蚴寄生于人体而引起囊尾蚴病即囊虫病。人感染虫卵后，在体内发育为囊尾蚴，而使人患囊虫病，其感染途径有3种：①自体内感染，即人体肠内有成虫寄生，脱落的孕节由于肠逆蠕动而返入胃中，释放出虫卵而感染；②自体外感染，人体肠内有成虫寄生，脱落的孕节经肛门逸出时被挤破，虫卵黏附于肛门周围，经肛门-手-口途径食入自身排出的虫卵而感染；③异体感染，人误食了外界环境（饮水、蔬菜、食物等）中的虫卵而感染。其中前两种方式最常见。

囊虫病对人的危害比绦虫病大，其寄生部位也很广泛，以皮下组织最常见，其次为肌肉、脑、眼，以及心、肝、肺、腹膜等处。囊虫病的危害以其寄生数量及寄生部位而不同。常见的临床类型有：

（1）皮下肌肉囊尾蚴病：囊尾蚴寄生于皮下或黏膜下、肌肉中，形成结节。结节呈圆形或椭圆形，约1cm大小，硬似软骨，可触及，活动度好，无压痛，数量不等。

（2）脑囊尾蚴病：囊尾蚴在脑内寄生部位广泛，如脑实质、脑室、软脑膜、蛛网膜下腔等。脑囊虫病的临床表现极复杂，但癫痫发作、颅压增高、精神症状3大主要症状较常见，尤以癫痫发作最常见。其他表现可有头痛、头晕、呕吐、失语、肢体麻痹、偏瘫、失明等。

（3）眼囊尾蚴病：囊尾蚴多寄生于眼球深部，玻璃体及视网膜下，引起视力障碍，甚至失明。虫体存活时，眼球疼痛尚可忍受，一旦囊尾蚴死亡，虫体分解产物产生强烈刺激，导致相应部位急性炎症，使玻璃体混浊、视网膜剥离、视神经萎缩、白内障及青光眼等，甚至失明，这时疼痛剧烈。

（四）诊断

1. 链状带绦虫病 询问病史，如有无食“米猪肉”史或排节片史等有重要价值。检获孕节或成节应洗净后夹在两张载玻片之间，观察子宫侧分支数或卵巢分叶数，进行鉴别和确诊。还可粪检虫卵或用肛门拭子法检获虫卵。

2. 囊尾蚴病 询问病史对诊断有一定意义。对皮下肌肉囊尾蚴可手术摘除结节后检查。眼囊尾蚴病用检眼镜可看到活动（头节伸缩）的囊尾蚴。脑囊尾蚴病可用CT、磁共振并结合临床表现确定。免疫学试验具有重要辅助诊断价值，目前最常用的是ELISA，阳性率可达95%以上，且敏感性高、特异性强。IHA的应用也较多，其血清阳性率为88%左右。

（五）流行

世界性分布，在我国有27个省、市、自治区有散在分布，主要是东北、华北、西北及西南一些省区。近年来，各地感染人数呈增加的趋势。

该病流行因素主要由于猪饲养不善使猪感染及人食肉的习惯或方法不当。我国有些地区采用放养式养猪或人厕、畜圈相连等，猪容易吃到感染者的粪便，使猪感染机会增多，有些地区猪感染率可达30%。另外，在流行区，居民生食或食入未煮熟的含囊尾蚴猪肉，是本病传播的重要因素。例如云南少数民族地区有些节日菜肴均系生肉制作；西南地区的"生片火锅"，云南的"过桥米线"等，都是将生肉片在热汤中稍烫后食用；也有因食未熟的猪肉包子和饺子或切生肉的刀、板用后，再切熟肉而受染。

（六）防治原则

1. 治疗患者　普查后要及时治疗患者及带虫者。吡喹酮和氯硝柳胺对成虫有很好的驱虫、杀虫效果，已被临床广泛应用。此外，传统的中药槟榔和南瓜子也有很好的驱成虫效果，前者主要作用于虫体前部，后者作用于虫体中后部，使虫体麻痹，失去对肠壁的附着，同时给予硫酸镁增强肠蠕动，使虫体排出而达到治疗的目的。但服药后应留取24小时粪便，仔细检查头颈节是否排出以确定疗效。

治疗囊虫病可选用吡喹酮和阿苯达唑，疗效良好，其中阿苯达唑的副作用轻，应用更广泛。吡喹酮治疗脑囊尾蚴病时易引起颅压增高，要求住院治疗，出现症状时，及时处理。

2. 加强卫生宣教　不吃生的或未熟的猪肉，改善烹饪及操作方法。注意个人卫生和饮食卫生。

3. 严格肉类检疫　严禁出售"米猪肉"。

4. 加强粪管、改善养猪方法　建圈养猪，防止猪吃人粪而感染。

二、肥胖带绦虫

肥胖带绦虫（*Taenia saginata* Goeze，1782）又称牛带绦虫、牛肉绦虫或无钩绦虫。在我国古籍中称为"白虫"或"寸白虫"。它与猪带绦虫同属带科、带属。它与猪带绦虫在形态、生活史等方面极相似。

（一）形态、生活史及致病

牛带绦虫形态见图35-9。它与猪带绦虫在形态、生活史及致病等方面相似，主要区别见表35-3。两种带绦虫卵在形态上难以区别。

表35-3　两种带绦虫的主要区别

区别点	猪带绦虫	牛带绦虫
体长	2～4m	4～8m
节片数	700～1000节，薄、半透明	1000～2000节，节片肥厚
头节	圆形，有顶突，小钩	方形，无顶突，小钩
成节	卵巢分3叶	卵巢分2叶
孕节	子宫侧分支7～13支	子宫侧分支15～30支
囊尾蚴	头节有顶突和小钩	头节无顶突和小钩
中间宿主	猪、野猪（人）	牛、羊、鹿、骆驼、野猪等
终末宿主	人	人
致病	猪带绦虫病、囊虫病	牛带绦虫病

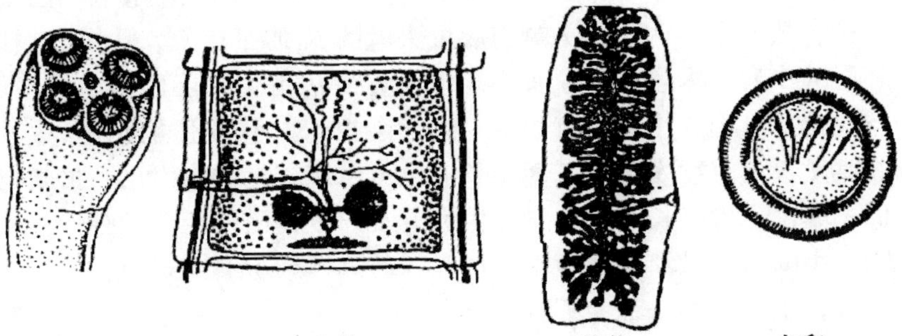

图 35－9　肥胖带绦虫

（二）诊断

基本同猪带绦虫病，但要注意孕节子宫侧分支的数目，以便与猪带绦虫区别。另外肛门拭子法或透明胶带法查见虫卵的机会更多，有辅助诊断的作用。

（三）流行与防治

牛带绦虫是世界性分布，在多吃牛肉，尤其是有吃生的或不熟牛肉习惯的地区和民族中流行较为严重。我国各地均有感染，主要在少数民族农牧区如新疆、内蒙古、西藏、云南、宁夏、贵州、广西、四川及台湾等地有地方性流行。

流行的主要因素是病人和带虫者粪便污染牧草和水源，牛的放牧与饲养环境以及居民食用牛肉或烹调方法不当而引起。

治疗患者同猪带绦虫病。预防牛带绦虫感染必须加强卫生宣教，不食用生的或不熟的牛肉，大锅炒菜和烧肉要搅拌均匀，切肉时要生熟切板分用；人厕与畜圈分开，不随地解便；加强肉类检疫，严禁出售含牛囊尾蚴的牛肉。

三、细粒棘球绦虫

细粒棘球绦虫（*Echinococcus granulosus* Batsch，1786）又称包生绦虫，是一种较常见的小型绦虫。成虫寄生于犬科食肉动物的小肠，幼虫即棘球蚴寄生于人和多种食草动物（牛、羊等）的内脏组织中，引起棘球蚴病或称包虫病。该病是一种危害严重的人畜共患病。

（一）形态

1. 成虫　形体微小，是绦虫中最小的虫种之一，长 2～7 mm，平均约 3.6 mm。除头节和颈部外，整个虫体只有幼节、成节及孕节各一节，偶或多一节，全部节片长均大于宽。头节呈梨形，具有顶突和 4 个吸盘。顶突上有两圈小钩。成节结构与带绦虫相似。孕节最大，子宫具有不规则的分支和侧囊，含虫卵 200～800 个（图 35－10）。

2. 虫卵　与带绦虫卵相似，光镜下无法区别。

3. 幼虫　即棘球蚴，呈球形囊状体，大小从直径不足 1 厘米至数十厘米不等。棘球蚴由囊壁和内含物组成。囊壁分两层，外层为角皮层，1～4mm 厚，乳白色，半透明，无细胞结构，似粉皮状，较脆、易破裂。内层为生发层，又称胚层，厚 20～25μm，细胞核清楚。内含物由囊液、原头蚴、生发囊、子囊及孙囊构成。囊液无色透明或微带黄色，比重1.01～1.02，pH 6.7～7.8，内含多种蛋白质、酶类、少量的糖和无机盐及尿素、肌醇、肌酐等，其中蛋白质和酶对宿主具有较强的抗原性。生发层向囊内生长出许多原头蚴和生发囊。原头蚴又称原头节，呈椭圆形或圆形，大小为 170μm×122μm，为向内翻卷收缩的头节，其顶突和吸盘内陷，保护着数十个小钩。原头蚴与成虫头节的区别在于其体积小且缺顶突腺。生发囊是仅有一层胚层的小囊，内含多个原头蚴。生发囊最初由生发层向囊内芽生成群的细胞，然后中间细胞空腔化后，形成小囊，有小蒂与生发层相连，小蒂也可断裂，生发囊游离于囊液中。原头蚴、生发囊可继续发育为子囊。子囊也可由棘球蚴的生发层直接长出。子囊结构与棘球蚴囊相似，囊内也可生长出原头蚴、生发囊及与子囊结构相似的孙囊。从囊壁脱落的原头蚴、生发囊和小的子囊悬浮在囊液中，称为棘球蚴砂或称棘球砂（图 35－10）。有的棘球蚴囊内无原头蚴、生发囊等，称为不育囊。

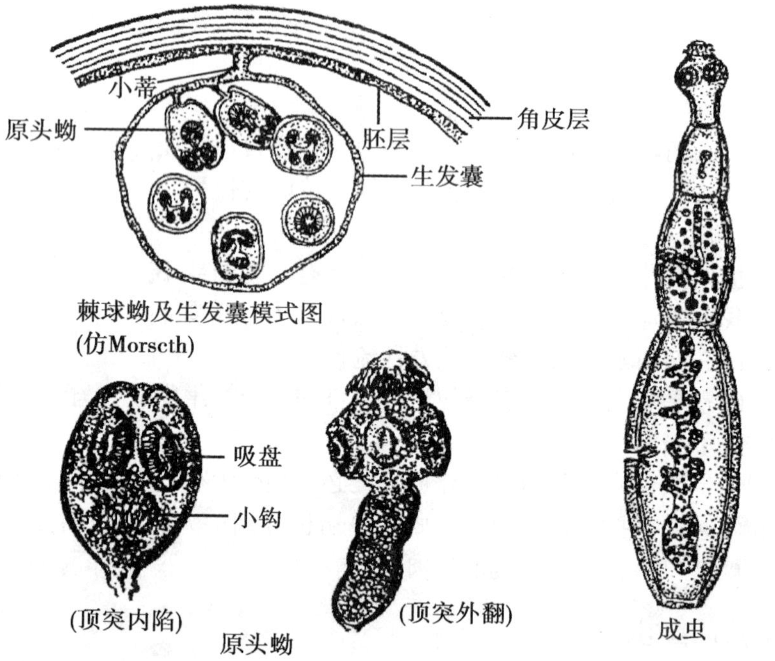

图 35－10 细粒棘球绦虫

（二）生活史

细粒棘球绦虫的终末宿主是犬、豺、狼等犬科食肉动物；中间宿主是羊、牛、骆驼等多种食草动物和人。

成虫寄生于终末宿主，即食肉动物的小肠，凭借顶突上的小钩和吸盘固着生活于肠绒毛基部的隐窝内，其孕节或虫卵随终末宿主粪便排出体外。

虫卵或孕节可能污染水源、牧草及畜舍、蔬菜、土壤等外界环境，若被人或牛、羊等中间宿主吞食后，在小肠内经消化液作用，孵出六钩蚴。六钩蚴钻入中间宿主肠壁，经血循环至肝、肺等各组织器官，发育成棘球蚴。一般感染半年后囊的直径达 0.5～1.0cm，以后每年增长 1～5cm，并随寄生时间延长而逐渐长大，最大可达 30～40cm。棘球蚴在人体可存活 40 年，甚至更久。

当含有棘球蚴的牛、羊脏器被犬、狼吞食后，囊内的原头蚴在终末宿主小肠内翻出头节，吸附于肠壁发育为数千至上万条成虫。从感染到发育成熟排出虫卵和孕节大约需要 2 个月时间。

（三）致病

棘球蚴在人体生长时，由于局部组织反应，逐渐形成纤维性外囊。棘球蚴可寄生于人体的任何部位，最常见的是肝（65%～70%）、其次是肺（19%～22%）。原发性棘球蚴多为单发，继发性则为多发。其致病的程度取决于棘球蚴体积大小、寄生部位和数量多少。常见症状有：

1. 局部压迫和刺激症状　棘球蚴的生长，可压迫周围组织，引起细胞萎缩、坏死。寄生于肝脏可有肝痛、肝大、包块，甚至扣诊时有液性震颤，若压迫了胆道，可出现黄疸；寄生于肺可出现呼吸急促、胸痛等症状；寄生于脑部可引起头痛、呕吐、癫痫等；寄生于骨易致骨髓炎和病理性骨折。

2. 过敏症状　棘球蚴液渗出或溢出可引起毒性或过敏性反应，常见有荨麻疹、血管神经性水肿、过敏性休克等。

3. 中毒和胃肠道功能紊乱　棘球蚴液渗出被人体吸收，可产生毒性作用和胃肠道功能紊乱，如食欲减退、体重减轻、发育障碍、恶病质等。

4. 继发性感染及继发性棘球蚴病　由于运动、外伤或挤压等各种原因致棘球蚴破裂，囊液及棘球砂等流入腹腔或胆道等处，棘球砂又可发育成棘球蚴，引起继发性棘球蚴病，并引起局部炎症，出现胆绞痛、寒战、高热或急性弥漫性腹膜炎。如破裂至支气管，可咳出小的子囊、生发囊及角皮层碎片。棘球蚴囊破裂，囊液大量外溢可致过敏反应，如进入血循环则引起过敏性休克，甚至死亡。

（四）诊断

对疑有包虫病者，严禁穿刺，要综合诊断。

询问病史，如了解病人职业、籍贯，是否在畜牧区生活以及与牛、羊、犬的接触史对诊断有参考价值。影像学检查，如X线、B超、CT、磁共振、同位素扫描等对棘球蚴病的诊断及定位有很大帮助。病原学检查，较困难，部分病人可从痰、胸腔积液、腹水中检获棘球蚴碎片或原头节。多数是手术取出棘球蚴，从囊液中检查棘球砂作术后诊断。免疫学试验，是诊断的重要方法。卡松尼（Casoni）皮内试验简便易行，阳性率可达78.6%～100%，但易出现假阳性，为18%～67%，也有部分假阴性。本方法可用于流行病学调查，作筛选用，也可作为临床诊断的参考。最常用的是ELISA，其敏感性高，特异性较好。免疫印迹技术（western blot，WB）也可用于诊断，可检测细粒棘球蚴特异性抗原条带，有较高的敏感性和较强的特异性，主要用于包虫病的诊断和鉴别。

（五）流行及防治原则

包虫病是人畜共患病，既危害人体健康，也影响畜牧业发展，呈世界性分布。在我国主要分布于西北部广大的农牧区，即新疆、青海、甘肃、宁夏、西藏和内蒙古；其次是陕西、河北、山西、及四川西部；其他省区也有散在发病。

在自然界，细粒棘球绦虫主要在犬及牛、羊等之间传播，因为人与这些动物接触密切而误食虫卵造成感染。在局部流行严重的因素有：虫卵对外界环境（牧草、水源及食物）污染严重；人与家畜和环境的密切接触（玩犬、剪羊毛、挤奶、皮毛加工或食入被污染的食物）；用病畜内脏喂狗或乱抛，能使犬、狼等食肉动物受感染，反过来又加重了牛、羊的感染，使流行加重。

治疗病人主要采取手术摘除，难于手术时可采用化学疗法，常用药物有阿苯达唑、甲苯达唑及吡喹酮，均有一定疗效。

在生产和生活中加强个人防护，杜绝虫卵感染人体；对长有棘球蚴的动物要深埋或焚烧，同时加强对屠宰场的检疫；定期为家犬、牧犬驱虫，捕杀野生食肉动物。

四、多房棘球绦虫

多房棘球绦虫（*Echinococcus multilocularis* Leuckart，1863）的成虫主要寄生于狐，幼虫即泡球蚴主要寄生于野生啮齿类动物，如各种鼠类，也可寄生于人体，引起严重的泡球蚴病或称多房性包虫病。本病在我国主要分布于新疆、青海、宁夏、甘肃、四川5个省区。

（一）形态及生活史

本虫的形态及生活史与细粒棘球绦虫相似，主要区别见表35－4。

表35－4　两种棘球绦虫的区别

	主要区别点	细粒棘球绦虫	多房棘球绦虫
成　　虫	体长	2～7mm	7mm
	节片数	3～4节	4～5节
	孕节子宫	有侧囊	无侧囊
幼　　虫	囊的特征	单房，内生性生长（多）	多房，外生性生长（多）
	内容物	囊液，原头节多（人）	胶冻状物，无原头节（人）
生 活 史	中宿主	牛、羊、骆驼、人	鼠、人
	终宿主	犬、狼	狐、犬

两种棘球绦虫的虫卵无法区分。

（二）致病

泡球蚴囊壁的角皮层薄而不完整，宿主未形成纤维外囊，多见外生性增殖，在肝实质内形成许多小囊，也可有内生性增殖，形成隔膜，将囊隔成许多小囊。泡球蚴在肝脏呈弥漫性外生性浸润增殖，犹如恶性肿瘤，肝表面形成许多结节，也可融合成单个巨块型病变。临床表现主要是上腹部肿块，硬似软骨，结节状，肝区疼痛，易误诊为肝硬化或肝癌。晚期可因肝性脑病、消化道大出血而死亡。泡球蚴几乎100%原发于肝，也可通过淋巴转移或血行扩散到肺、脑等其他器官，引起继发病灶，出现呼吸道和神经系统症状如咯血、气胸和癫痫、偏瘫等。

（三）诊断及防治

泡球蚴病的诊断同棘球蚴病相似，但应注意与肝癌的鉴别。

防治泡球蚴病，除用于治疗和预防包虫病的措施外，还应对狩猎人员、动物学工作者、野外勘探人员加强卫生宣教工作，灭狐和消灭野鼠是根除传染源的重要措施，对犬也要定期驱虫。

第三节　线　虫

线虫隶属于线形动物门线虫纲，种类繁多，数量极大，多数营自生生活，极少数营寄生生活，寄生于人体、危害较严重的线虫约10余种。

成虫形态特征

1. 外形　成虫线状圆柱形，左右对称，体不分节。雌雄异体，雌虫较雄虫大，尾端尖直；雄虫较小，尾端卷曲或膨大，不同种类虫体的大小长短相差悬殊。

2. 体壁结构　线虫体壁自外向内由角皮层、皮下层和纵肌层构成。角皮层居外，覆于体表，并可形成一些特殊结构，如唇瓣、乳突、翼、嵴、交合伞、交合刺等。在体壁和内脏器官间有明显的腔隙，但无体腔膜覆盖，称为原体腔或假体腔。腔内充满原体腔液，是虫体营养物质及代谢产物交换的介质。

3. 生殖系统　呈细长弯曲的管状结构。雄虫为单管型，由睾丸、输精管、储精囊及射精管组成。射精管与直肠末端汇合于泄殖腔，开口于肛门。雌性生殖器官多数为双管型，由两套卵巢、输卵管、受精囊、子宫组成，两个子宫的末端汇合通入阴道，开口于腹面的阴门。阴门的位置依虫种而异，但均在肛门之前。

4. 消化系统　线虫消化系统较完整，呈管状，由口、咽、中肠、直肠和肛门组成。口孔居顶端，被唇瓣围绕，后接口腔。不同虫种，口腔大小不同，口腔大者称为口囊。肠管为非肌性结构，由单层柱状上皮细胞构成，内缘有微绒毛，具有吸收和输送营养作用。雄虫直肠通入泄殖腔，雌虫的肛门常位于虫体末端的腹面。

5. 其他系统　多数寄生人体的线虫其排泄系统为管型结构，即一对长排泄管，由一短横管相连，在横管中央腹面有一小孔通向虫体外，少数如鞭虫、旋毛虫则为腺型，即只有一个具有大细胞核的排泄细胞，位于肠管前端，开口于咽部神经环附近的腹面。神经系统的中枢部分是咽部的神经环，由此向前、向后发出纵行的神经干，位于背、腹两侧。线虫的感受器主要分布于头部和尾部的乳突、头感器或尾感器。

生活史

线虫的发育过程有卵、幼虫和成虫 3 个阶段。幼虫要发育为成虫，需经 4 次蜕皮过程。大多数线虫在生活史中不需中间宿主，即属土源性蠕虫；少数线虫在生活史中必须有中间宿主，属生物源性蠕虫。

主要种类

我国常见的寄生人体的线虫，属线虫纲，主要有钩虫、鞭虫、蛔虫、蛲虫、美丽筒线虫、结膜吸吮线虫、丝虫和旋毛虫等。也可根据其寄生部位将线虫划分为消化道线虫、组织及血液线虫两类，前者包括蛔虫、钩虫、蛲虫、鞭虫等，后者包括丝虫及旋毛虫等。

一、似蚓蛔线虫

似蚓蛔线虫（*Ascaris lumbricoides* Linn，1758）简称人蛔虫或蛔虫，是人体最常见的寄生虫之一，呈世界性分布。其成虫寄生于人体小肠，可引起蛔虫病。

（一）形态

1. 成虫　呈长圆柱形，形似蚯蚓。活虫呈粉红色或微黄色，死后灰白色，体表可见细横纹及两条明显的侧线。口孔居虫体顶端，周围有 3 个呈品字形排列的唇瓣，唇瓣内缘具细齿，侧缘有感觉乳突。雌虫长 20～35cm，尾尖直，肛门位于末端，生殖器官呈双管型，阴门居虫体腹面中部之前。雄虫长 15～31cm，尾端向腹面卷曲，有一对镰状交合刺，生殖器官呈单管型，泄殖腔内有多对乳突。

2. 虫卵　从人体排出的蛔虫卵有受精卵和未受精卵两种。受精卵呈宽椭圆形，大小约 (45～75)μm×(35～50)μm，卵壳厚而透明，卵壳外有一层凹凸不平的蛋白质膜，系由虫体

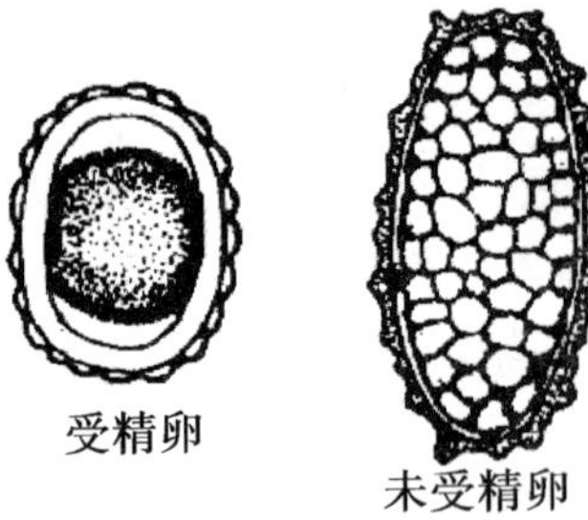

图 35－11 蛔虫卵

子宫分泌并附着于虫卵，被胆汁染成棕黄色。卵内含一个大而圆的卵细胞，在卵细胞和卵壳的两端有新月状空隙。未受精卵呈狭长的椭圆形，约(88～94)μm×(89～44)μm，卵壳和蛋白质膜均较薄，卵内含大小不等的屈光颗粒。若蛔虫卵的蛋白质膜脱落，卵壳则无色透明，表面光滑，应注意与钩虫卵及其他线虫卵的区别。(图 35－11)。

（二）生活史

蛔虫生活史不需要中间宿主，属直接型，为土源性线虫。生活史包括虫卵在外界土壤中的发育和虫体在人体内的发育两个阶段。

1. 外界发育阶段 成虫寄生于人体小肠，蛔虫受精卵随宿主粪便排出体外，在潮湿、荫蔽、氧气充足的泥土中，在适宜温度（21～30℃）下，约经 2 周，卵内细胞发育成幼虫。再经 1 周，幼虫蜕皮 1 次转为第 2 期幼虫，仍含于卵内，此即感染期卵。

2. 人体内发育阶段 人误食了感染期卵，在小肠，卵内幼虫分泌溶解卵壳的酶类即孵化液，消化卵壳，使幼虫破壳而出。孵出的幼虫侵入肠黏膜及黏膜下层的静脉或淋巴管，经门静脉到肝，再经右心到肺，并穿过肺泡壁毛细血管进入肺泡。幼虫在肺泡内再蜕皮两次，发育为第 4 期幼虫。然后幼虫沿支气管、气管移行至咽，被吞咽入食管，再回到小肠定居下来。幼虫在小肠内完成第 4 次蜕皮后，经数周发育为成虫。成虫多游离于肠腔，以肠内半消化性食糜为营养。从人体感染到雌虫产卵约需 2 个月的时间，成虫可存活 1 年左右。

（三）致病

蛔虫致病主要由幼虫在体内移行和成虫对人体的损害所致，主要表现为机械性损伤、超敏反应及导致宿主肠功能障碍等。

1. 幼虫致病 幼虫在人体内移行途中，可引起组织损伤，尤其对肺部损害最明显，可出现肺出血、水肿、实变、支气管扩张及黏液增加等。临床表现可有发热、咳嗽、胸痛、哮喘、血痰及血中嗜酸性粒细胞增多等。也可有荨麻疹、血管神经性水肿等。重度感染时，幼虫也可侵犯甲状腺、脾、脑、肾等器官，引起异位损害。

2. 成虫致病 成虫是其主要的致病期，可有以下几种表现：

（1）掠夺营养引起营养不良：蛔虫以半消化性食糜为食，掠夺人体营养，其代谢产物可对肠黏膜造成刺激、损伤，引起消化和吸收不良，最后导致营养不良。重度感染的儿童甚至出现发育障碍。

（2）损伤肠黏膜引起肠功能紊乱：患者常有食欲缺乏、恶心、呕吐，以及间歇性脐周腹痛等表现。肠黏膜损伤与蛔虫唇齿及代谢产物有关。

（3）超敏反应：蛔虫代谢产物、分泌物等对人体是变应原，可引起过敏，表现为荨麻疹、血管神经性水肿、皮肤瘙痒等。血中 IgE 升高、嗜酸性粒细胞也可增多。

（4）并发症：对人体的危害最大。蛔虫以游离方式寄生，有钻孔习性，当人体温升高、食入辛辣食物及驱虫不当时，可刺激蛔虫到处窜扰，造成严重的并发症。较常见的是胆道蛔虫症，患者出现突发性右上腹绞痛，并向右肩、背部及下腹部放射，呈间歇性，伴有恶心、呕吐等。不及时治疗可致化脓性胆管炎、胆囊炎、甚至穿孔。肠梗阻也是常见的并发症之一，其原因是大量成虫扭结成团，堵塞肠管，使该部位发生肠蠕动障碍所致，多发生于回肠。患者表现有脐周或右下腹突发间歇性疼痛，伴有呕吐、腹胀，在患者腹部可触及条索状移动团块。部分病人可出现蛔虫性阑尾炎、胰腺炎等并发症，个别病人甚至出现肠穿孔。

（四）实验诊断

临床主要依靠病原学检查，从患者粪便中检出虫卵确诊。每条雌蛔虫每天可产卵 24 万个，采用直接涂片法，查一张涂片的检出率为 80%左右，查 3 片可达 95%。必要时可采用沉淀集卵法或饱和盐水漂浮法，检出率更高。检获虫体可按形态特征鉴别。

（五）流行

蛔虫分布遍及全世界，尤其是温暖、潮湿和条件差的地区，感染率更高，全球有 12.83 亿人口受感染。蛔虫的感染率，农村高于城市，儿童高于成人。

蛔虫分布广、感染率高的原因在于：①蛔虫产卵量大；②生活史简单，不需要中间宿主，直接在外界发育到感染期；③蛔虫卵对外界理化因素抵抗力强。虫卵在土壤中可存活 1 年，可越冬，在污水中可生存 5～8 个月，酱油、醋、泡菜水不能杀死虫卵；④用未经过处理的人粪施肥和随地大便是虫卵污染土壤和地面的主要方式。人因接触被虫卵污染的泥土、蔬菜，经口吞入附于手指上的感染期卵，或食用被卵污染的生菜、泡菜及瓜果等而受到感染；⑤鸡、犬、蝇等机械性携带可促使虫卵的传播；⑥不良的卫生习惯。人群感染蛔虫卵的季节与当地气候、生产活动及生活习惯有关，冬季虫卵停止发育，春季才开始发育，主要感染季节在春夏季节。

（六）防治

1. 加强卫生宣教　注意个人卫生和饮食卫生，不随地大便，饭前洗手，不食生的蔬菜、瓜果，不饮生水，消灭苍蝇，减少感染途径。

2. 加强粪便管理　对粪便进行无害化处理，如堆肥、修沼气池贮肥等，以杀死粪内虫卵，减少土壤及地面上的蛔虫卵。

3. 治疗病人或带虫者　这是控制传染源的重要措施。驱虫药物主要选择甲苯达唑和阿苯达唑等。国产新药伊维菌素对蛔虫感染的治愈率可达 100%。出现并发症，应及时送医院对症处理。

二、毛首鞭形线虫

毛首鞭形线虫（*Trichuris trichiura* Linnaeus，1771）简称鞭虫，是人体常见线虫之一。成虫寄生于人体盲肠，可引起鞭虫病。

（一）形态

1. 成虫　虫体形似马鞭，前细后粗，细的前端约占虫体 3/5。口腔极小，由一对半月形唇瓣围成，内含一尖刀状口矛。咽管细长，前段为肌性，后段为腺性。咽管外由串珠状排列的杆细胞包绕，形成杆状体，杆细胞分泌物具有溶解宿主组织的酶，且有抗原性。雌虫长 35～50mm，尾钝圆，阴门居虫体中部之后的腹面，肛门位于末端。雄虫长 30～45mm，尾端向腹面卷曲，有 1 根交合刺。两性成虫的生殖系统均为单管型（图 35-12）。

2. 虫卵　呈纺锤形，黄褐色，约 (50～54)μm×(22～23)μm 大小。卵壳较厚，两端各具一个透明的盖塞，内含一个卵细胞（图 35-12）。

（二）生活史

鞭虫卵随宿主粪便排出体外，在泥土中，在潮湿、荫蔽、氧气充足的条件下，大约经 3 周可发育到感染期卵（含蚴卵）。

感染期卵随被污染的食物、饮水、蔬菜等经口进入人体小肠，并孵出幼虫。幼虫从肠腺窝处侵入局部肠黏膜，摄取营养，继续发育。经 10 天左右重新回到肠腔，再移行至盲肠，

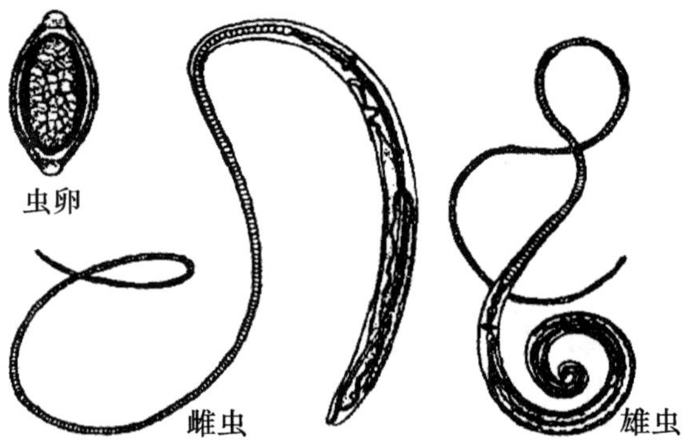

图 35-12　鞭虫

以细的前端钻入肠壁，后端裸露肠腔而寄生，以血液及肠黏膜为食发育为成虫。成虫主要寄生于盲肠，部分也可在结肠、直肠或回肠下部寄生。雌虫每天产卵 5 千到 2 万个。从食入虫卵到成虫发育产卵，需 1～3 个月。鞭虫在人体内一般可存活 3～5 年。

（三）致病

成虫细长的前端侵入宿主黏膜下层甚至肌层，以组织液和血液为食，损伤肠黏膜，同时其分泌物的刺激，引起局部组织充血、水肿、出血等慢性炎症反应。

一般轻度感染无明显症状。重度感染常出现阵发性腹痛、慢性腹泻、便中带血、消瘦，伴有食欲减退、头晕等症状。严重的慢性感染可致直肠脱垂。另外，成虫以血液为食，严重者可有贫血、营养不良等。

（四）实验诊断、流行及防治

基本与蛔虫相似。鞭虫多与蛔虫混合感染，但较蛔虫感染率低。因在外界发育要求温度较高，为 26～30℃，故在我国，南方感染率高于北方。

三、蠕形住肠线虫

蠕形住肠线虫（*Enterobius vermicularis* Linnaeus，1758）又称蛲虫，寄生于人体回盲部，引起蛲虫病。蛲虫呈世界性分布，儿童感染较普遍，尤其是幼儿园、托儿所及学龄前儿童感染率甚高。

（一）形态

1. 成虫　细小，乳白色。头端角皮膨大形成头翼，其上有横纹。口孔下接咽管，咽管末端膨大称为咽管球。雄虫小，长 2～5mm，尾向腹面卷曲，有一根交合刺。雌虫长 8～13mm，虫体中部较粗，两端较细，尤其是尾端直而尖细，占虫体 1/3 左右。雌虫生殖系统呈双管型，阴门开口于虫体前、中 1/3 交界处腹面，肛门位于虫体中、后 1/3 处腹面（图 35-13）。

2. 虫卵　呈柿核状，一侧扁平，一侧隆起。大小约（50～60）μm×（20～30）μm，卵壳无色透明，壳较厚，内含蝌蚪期胚（图 35-13）。

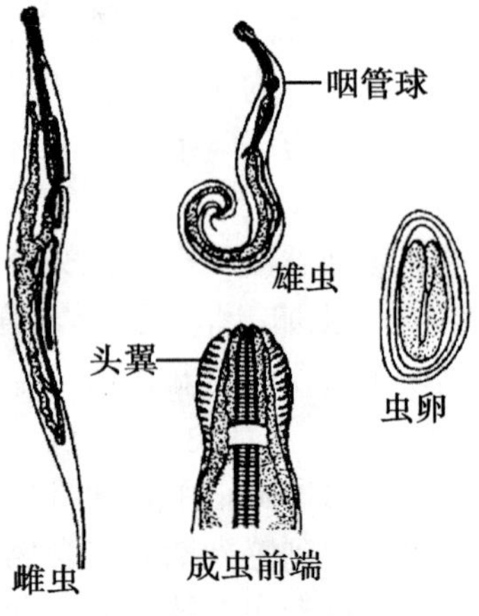

图 35-13　蛲虫

（二）生活史

成虫寄生于盲肠、结肠、直肠及回肠下段，以肠内容物、组织液及血液为食。虫体借助头翼、唇瓣附着于肠黏膜或呈游离状态寄生。雌、雄虫交配后，雄虫死亡，雌虫下移，在肠内低氧环境中，一般不产卵。夜间宿主睡眠时，雌虫爬到肛门外皱襞处受温、湿度改变及氧气刺激而大量产卵。雌虫产卵后大多死亡，少数可于爬回肛门或进入阴道、尿道等处引起异位寄生。虫卵在肛门附近，因温度（34～36℃）和湿度（90％～100％）适宜，氧气充足，4～6小时就可发育为感染期卵，其内幼虫蜕皮1次。雌虫产卵活动引起肛周皮肤发痒，当患儿用手搔抓时，虫卵污染手指，再经口食入（肛门—手—口途径）而形成自身感染。感染期卵也可污染衣物、食物、生活环境等使其他人感染。虫卵在十二指肠内孵出幼虫，并逐渐移行至结肠，并经3次蜕皮，发育为成虫。自吞食虫卵到成虫产卵需2～6周，雌虫寿命不超过2个月。

（三）致病及实验诊断

雌虫产卵活动引起肛门及会阴部瘙痒及炎症是蛲虫病的主要症状。患者常有烦躁不安、易怒、夜惊、失眠、食欲减退及夜间磨牙等症状。虫体附着肠壁引起肠黏膜损伤，可有轻微的消化道功能紊乱。若有异位寄生，可导致严重损害。较常见的是雌虫侵入阴道而引起阴道炎、子宫内膜炎和输卵管炎。也可寄生于腹腔、盆腔、膀胱、前列腺等处，形成以虫体或虫卵为中心的肉芽肿病变。

常用透明胶纸拭子法或棉签拭子法，于清晨解便前检查肛周。检查虫卵为阴性时，可连续检查2～3天。另外，于夜间在患儿肛周检获成虫也可确诊。

（四）流行及防治

蛲虫流行遍及全球，特别是集体生活的儿童、幼儿园、小学等，部分地区感染率可高达80％，而且城市高于农村。

造成流行的原因有：①蛲虫生活史简单，几乎不需外界发育，雌虫夜间产卵，白天即具有感染性；②儿童个人卫生和饮食卫生较差，易感染虫卵。而感染途径又广泛，如肛门-手-口途径造成自身重复感染，通过食物、玩具等造成异体感染，经空气吸入咽下也可造成感染等；③虫卵在外界抵抗力强，在室内一般可存活3周左右，在皮肤及指甲缝可活10余天。

加强卫生宣教，注意公共卫生、家庭卫生及个人卫生以防止相互感染；不吸吮手指，饭前便后洗手；对患者内裤及被褥要烫洗；对儿童玩具及地板用消毒剂清洗等。

治疗常用甲苯达唑、阿苯达唑等，也可用蛲虫膏、2％氧化氨基汞软膏外用。对集体生活的儿童进行普查普治。

四、十二指肠钩口线虫和美洲板口线虫

钩虫（hookworm）是寄生于人体肠道的危害最严重的钩口科线虫的统称，发达的口囊是其形态特征。它引起钩虫病，以慢性贫血为主要症状。属于人兽共患的钩虫有9种。寄生于人体的钩虫主要有两种，即十二指肠钩口线虫（*Ancylostoma duodenale* Dubini，1843）简称十二指肠钩虫，和美洲板口线虫（*Necator americanus* Stiles，1902）简称美洲钩虫。

（一）形态

1. 成虫　线状，活时呈肉红色，死后乳白色，长1cm左右，体略弯曲。头端略背曲，顶端有一发达的角质口囊，腹侧缘有钩齿或板齿，两侧有头腺（单细胞）和1对头感器，头腺分泌抗凝素。钩虫雌雄异体，雌虫大于雄虫。雌虫尾端呈圆锥形，有的虫种有尾刺，生殖

系统为双管型，阴门位腹面中部。雄虫末端膨大，即为角皮层延伸形成膜质状交合伞，内有肌性辐肋，依其部位分别称背辐肋、侧辐肋和腹侧辐肋。背辐肋简称背肋，其分支特点是虫种鉴定的依据之一 。雄虫有交合刺 1 对，两种钩虫各不相同。两种钩虫成虫形态鉴别见表 35－5，图 35－14。

2. 虫卵　两种钩虫卵相似，呈椭圆形，大小约（56～76）μm×（36～40）μm，卵壳薄，无色透明。新鲜粪便中虫卵，内含 4～8 个卵细胞，卵壳与卵细胞间有明显的空隙，若虫卵在粪便内存在过久，卵内细胞可分裂到多细胞期（图 35－14）。

表 35－5　寄生人体的两种钩虫成虫鉴别

鉴别点	十二指肠钩虫	美洲钩虫
大小（mm）	♀：10μm～（13×0.6）μm ♂：（8～11）μm×（0.4～0.5）μm	♀：（9～11）μm×0.4μm ♂：（7～9）μm×0.3μm
体形	头尾均背曲，呈“C”型	头背曲，尾腹曲，呈“S”型
口囊	腹侧前缘有两对钩齿	腹侧前缘有一对板齿
背肋	远端分叉，每支再分三小支	基部分叉，每支远端再分两小支
交合刺	两根末端分开，不相交	一根末端呈倒钩，与另一根合并
雌虫尾刺	有	无

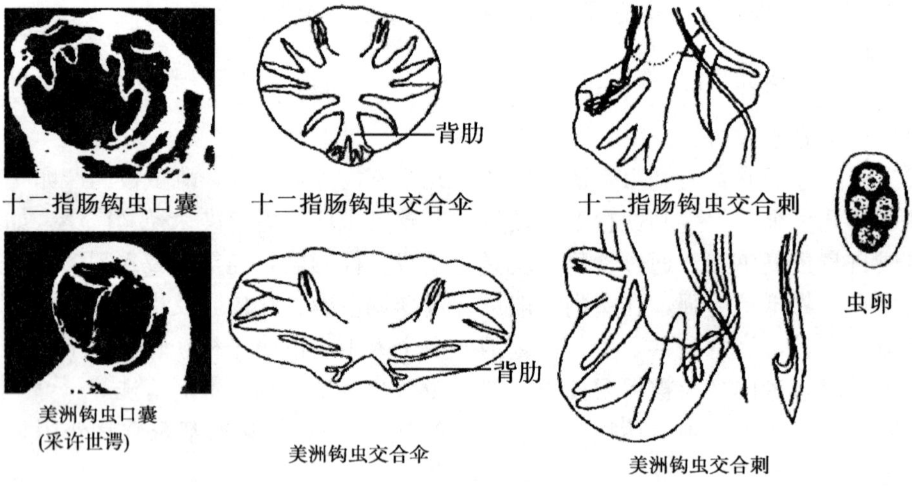

图 35－14　钩虫口囊、交合伞及虫卵形态

（二）生活史

两种钩虫生活史基本相同。

1. 外界发育阶段　虫卵随宿主粪便排出体外，在温暖（25～30℃）、潮湿（相对湿度为 60%～80%）、荫蔽、氧气充足的疏松土壤中，经 24 小时孵出第 1 期杆状蚴。该期幼虫以细菌和有机物为食，于 48 小时内蜕皮一次，发育为第 2 期杆状蚴。第 2 期杆状蚴经 5～6 天后，口腔封闭，停止摄食，再蜕皮 1 次，发育为丝状蚴。丝状蚴生存于 1～2cm 深的表层土壤中。

2. 人体发育阶段　感染期的丝状蚴具有向光性，可借助覆盖体表水膜张力，沿植物茎或草枝向上爬行，到达农作物表面。丝状蚴还有明显的向温性，当人下地劳动时，接触了虫体，受体温刺激，活力增强，同时咽腺分泌胶原酶破坏皮肤组织，使其经毛囊、汗腺或皮肤钻入人体，并进入皮下小静脉和淋巴管，随血流经右心至肺，穿出肺毛细血管到达肺泡。然后幼虫随小支气管及支气管上皮细胞纤毛运动上行至咽，随吞咽进入食道、胃并到达小肠。在小肠内蜕皮 2 次逐渐发育为成虫，并以钩齿或板齿咬附于肠壁，以血液、组织液、肠黏膜为食。自丝状蚴侵入人体至发育成熟交配产卵，需 5～7 周。成虫一般在人体可存活 3 年，也有较长者。孕妇感染丝状蚴后，胎儿生后可患婴儿钩虫病，但罕见，且主要见于十二指肠钩虫。

（三）致病

两种钩虫致病相似，但十二指肠钩虫较美洲钩虫对人体危害更大。钩虫幼虫和成虫都可对人体造成损害。

1. 幼虫致病　钩虫丝状蚴钻入皮肤，数分钟到数十分钟，局部皮肤可有针刺感、烧灼感和奇痒感，很快出现充血斑、丘疹，1～2 天内出现红肿及水疱，内含浅黄色液体。若继发细菌感染可形成脓疱，最后结痂、脱皮自愈。此即钩蚴性皮炎，俗称“粪毒”，多发生于与泥土接触的足趾、手指间等皮肤薄嫩处。

当幼虫在体内移行穿过肺泡壁进入肺泡时，可引起局部出血及炎症病变。患者可有呼吸道症状，如胸痛、咳嗽、哮喘、咯血，伴有畏寒、发热等全身症状。

2. 成虫致病　钩虫的主要危害是成虫期。

（1）贫血：钩虫对人最主要的危害是贫血。钩虫咬附肠壁，吸血为食，造成血液丢失，钩虫头腺分泌的抗凝素，使咬附部位造成伤口血液不断渗出，加之虫体频繁更换吸血部位，造成更多的伤口渗血；同时慢性失血，铁和蛋白质的不断损耗，使造血原料不足，血红蛋白合成障碍，合成速度低于红细胞新生速度，导致小细胞、低色素性贫血。临床表现为皮肤黏膜苍白、眩晕、乏力，重者可有心慌、气短、肢体及面部水肿等贫血性心脏病等表现。

（2）消化道功能紊乱：成虫咬附于肠黏膜，引起肠壁散在性出血点及小溃疡，周围有炎细胞浸润。患者表现为持续性、弥散性腹痛，恶心、呕吐、腹泻等症状。部分重症患者可出现柏油样黑便（婴儿钩虫病）或血便（消化道大出血）。

（3）异嗜症：仅有少数患者出现，表现为喜食生米、生豆、茶叶、瓦片及碎布等。似与患者体内铁的耗损有关。多数患者经服铁剂后，可自行消失。

（4）婴儿钩虫病：患儿可有急性便血性腹泻，粪便呈黑色或柏油样，面色苍白、发热、精神萎靡、肝脾肿大、贫血严重、生长发育迟缓等表现。婴儿钩虫病预后差，病死率高。

（四）实验诊断

粪检虫卵或孵出钩蚴即可确诊，常用方法有：

1. 直接涂片法　简便易行，但轻度感染者易漏检，反复检查，可提高检出率。

2. 饱和盐水浮聚法　钩虫卵比重约 1.06，在饱和盐水（比重为 1.20）中，容易漂浮，可达到浓集虫卵的目的。检出率明显高于直接涂片法。

3. 钩蚴培养法　虫卵在适宜条件下孵出钩蚴，进入水中游动可直接观察到，该法检出率与饱和盐水浮聚法相似，并可鉴定虫种。

（五）流行

1. 分布　钩虫遍及全球。在我国主要流行区位于淮河、黄河以南地区，人群感染率较高，个别地区可高达 60％以上。但东北、华北、西北等地区也有钩虫感染。全国平均感染率为 17.4%，一般地，南方高于北方，农村高于城市。北方以十二指肠钩虫感染为主，南方以美洲钩虫为主，但混合感染也较普遍。

2. 流行原因

（1）适宜虫卵、幼虫发育存活的自然条件是主要原因。钩虫在外界发育要求气候温暖、雨量充沛，潮湿、荫蔽的沃土，氧气充足有利于钩虫在外界的发育。最适宜温度为：十二指钩虫需 22～26℃，美洲钩虫需 31～34.5℃，但温度高于 40℃或低于 0℃时，卵和幼虫易死亡。全国各地感染季节各不相同，在广东几乎全年都有感染机会，但国内大部分地区以 5～8 月份为感染高峰，9 月份下降。

（2）粪便污染土壤，特别是新鲜粪便施肥，影响流行的程度。

（3）钩虫流行与农作物耕种方式密切相关。例如夏秋季旱地作物红苕、玉米、桑、烟、棉花、咖啡等种植区，常用人粪便施肥、赤脚下地劳动，接触污染的土壤，均易引起感染。钩虫卵在深水不易发育，故与水田耕作关系不大，但采用旱地温床育秧，或移栽后放水晒秧等，则稻田也可成为感染钩虫的场所。另外，矿井下环境也有利于钩虫传播。

（六）防治原则

1. 治疗患者和带虫者　这是预防钩虫病传播的重要环节，在流行区应定期普查普治，一般宜选冬、春季节。常用驱虫药物有甲苯达唑和阿苯达唑，既可杀灭成虫，也对虫卵和幼虫有抑制或杀灭作用。国产新药三苯双咪肠溶片治疗钩虫感染，虫卵阴转率可达 87.93%。治疗钩蚴性皮炎，可用噻苯达唑配制成 15%软膏局部涂敷，同时辅以透热疗效，效果更佳。

2. 加强粪便管理及无害化处理　这是切断钩虫传播途径的重要措施，方法同蛔虫。

3. 加强个人防护、防止感染　下地耕作时要穿鞋，手、足皮肤涂防护剂，如 1.5%左旋咪唑硼酸酒精液或 15%噻苯达唑软膏。

五、旋毛形线虫

旋毛形线虫（*Trichinella Spiralis* Owen，1835）简称旋毛虫，是一种成虫和幼虫分别寄生于同一宿主小肠和肌细胞内的线虫。旋毛虫可寄生于多种哺乳动物（猪、犬、猫、鼠等）体内，也可寄生于人体，引起旋毛虫病，是一种危害严重的人兽共患病。旋毛虫病在我国西藏、云南、东北、湖北及河南等地曾多次暴发流行。

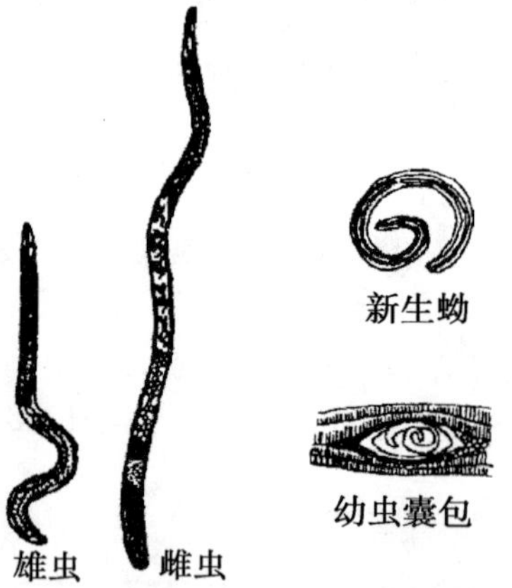

图 35－15　旋毛虫

（一）形态

1. 成虫　白色线状，形体微小，雄虫约（1.4～1.6）mm×（0.04～0.05）mm；雌虫约（3～4）mm×0.06mm。咽管细长占虫体长的 1/3～1/2，后段咽管背侧有呈圆盘状杆细胞组成的杆状体。杆细胞分泌物经微管进入咽管，具有消化功能和强抗原性。两性成虫的生殖系统均为单管型。雄虫尾端有一对叶状交配附器，无交合刺；雌虫卵巢居后部，输卵管短而窄，子宫较长，其前段内含未分裂的卵细胞，后段则含幼虫。自阴门（位虫体前 1/5 处）产出的幼虫，约 124μm×6μm 大小，称新生蚴。（图 35－15）。

2. 幼虫囊包　旋毛虫幼虫囊包寄生于宿主横纹肌内，呈梭状，其长轴平行于肌纤维，大小约为（0.25～0.5）mm×（0.21～0.42）mm。一个囊包内常含 1～2 条卷曲的幼虫，也有多达6～7条者（图35－15）。幼虫咽管结构和成虫相同。

（二）生活史

旋毛虫除寄生于人体外，许多哺乳动物，如猫、犬、猪、鼠、狼、狐等均可作为本虫的宿主。其幼虫和成虫共同寄生于同一个宿主体内，成虫寄生于小肠上部，幼虫寄生于横纹肌细胞内。在旋毛虫发育过程中，无外界发育阶段，但完成生活史必需转换宿主。但旋毛虫感染人体后，其生活史终结，因此人不能作为旋毛虫的传染源。

当人或动物宿主食入含活的旋毛虫幼虫囊包的肉类时，幼虫在十二指肠及空肠部位，从囊包逸出并侵入肠黏膜内，24小时后又返回肠腔，经4次蜕皮，于感染后48小时发育为成虫。雌雄虫交配后，雄虫死亡，雌虫再次钻入肠黏膜内、部分可达腹腔或肠系膜淋巴结。第5天雌虫开始产生出新生蚴，约持续4周，每条雌虫可产1500条左右。雌虫寿命约1～2个月。产生于肠黏膜内的新生蚴侵入肠壁淋巴管或静脉，随血液循环到达全身各组织，只有到达横纹肌内才能继续发育。多为运动频繁而血供丰富的肌肉如舌肌、膈肌、咬肌、咽喉肌、腓肠肌等。约在感染后1个月，幼虫周围形成纤维性囊壁。构成旋毛虫幼虫囊包，对新宿主具有感染性。如无进入新宿主，半年后开始钙化，幼虫逐渐死亡。

人的感染多因食入生的或半生不熟的猪肉、犬肉或其他动物肉类；猪的感染主要是食入受染老鼠的肌肉或碎片所致。

（三）致病

旋毛虫雌虫寄生于宿主小肠黏膜下层，可引起局部充血、水肿等炎性反应以及酸性粒细胞增多，临床可有胃肠功能紊乱等表现。旋毛虫的幼虫是主要的致病阶段，其致病性及程度取决于食入幼虫囊包的数量及其活动力，幼虫侵犯的部位及宿主的免疫状态。轻者无症状，重者表现复杂，甚至引起死亡。旋毛虫的致病过程可分为3个阶段。

1. 侵入期（肠型期）　指幼虫脱囊并发育为成虫的时期，主要侵犯肠壁，又称肠型期。可引起小肠上段黏膜充血、水肿、出血及浅表溃疡。患者出现胃肠不适、恶心、呕吐、腹痛、腹泻等胃肠症状，同时伴有厌食、乏力、发热等全身症状。

2. 幼虫移行和寄生期（肌型期）　指新生蚴随血移行并侵入横纹肌内发育的时期，主要病变发生于横纹肌，又称肌型期。因幼虫移行时的机械性损害及分泌物的毒性作用、过敏反应，引起组织的炎症。患者可出现急性的全身性血管炎、水肿、发热、血中嗜酸性粒细胞增多等，甚至眼睑和面部水肿等症状。严重者可有肺出血、肺水肿、胸腔及心包积液。幼虫侵入横纹肌后，可致肌纤维变性、肿胀、排列紊乱、横纹消失、虫体周围肌组织坏死崩解、肌间质水肿出现炎症等病理变化。患者突出而多发的症状是全身肌肉酸痛、压痛，尤以腓肠肌，肱二、三头肌为甚。也可有咀嚼、吞咽、发声或呼吸障碍，甚至心肌炎、心衰、毒血症等导致患者死亡。

3. 囊包形成期（恢复期）　幼虫的刺激，宿主肌组织由损伤到修复，逐渐形成囊包。随虫体长大、卷曲，所寄生肌组织膨大呈纺锤形，出现梭状的肌腔包绕虫体，周围结缔组织增生形成囊壁。这时急性炎症消失，症状日渐减轻，但肌肉疼痛仍可持续数月之久。严重者可有恶病质、虚脱、心肌炎等。

（四）实验诊断

1. 病原检查　采用肌肉组织活检法，取材部位多选自患者腓肠肌或肱二头肌，也可用患者吃剩的肉类，经压片或切片镜检幼虫及囊包即可确诊。但轻度感染者和病程早期（10天内）均不易检出虫体。

2. 免疫学试验　具有较大的诊断意义，多用幼虫制备抗原，主要试验有：

（1）皮内试验：简便、敏感，在感染后第 2 周阳性率达 90%，但与其他蠕虫有交叉反应。

（2）皂土絮状试验：用皂土作为旋毛虫抗原的载体，与待检患者血清作用，若有特异性抗体，可呈现凝集反应，出现絮状改变，可于感染后两周出现阳性反应。阳性率可达 97%，假阳性极少。

（3）酶联免疫吸附试验：应用广泛，感染后 17 天后出现阳性反应，诊断效果较佳。

（五）流行

1. 分布　呈世界性分布，欧美多见。我国西藏、云南、湖北、河南、东北等地已有多次局部或暴发流行的报道。其他地区如四川、甘肃、贵州、福建、江西、广东、广西等地也有散在病例报道。

2. 流行因素　猪、犬、鼠、猫等动物均为本虫的保虫宿主，是人体旋毛虫病的主要传染源。在自然界，许多动物之间相互蚕食或摄食尸体而形成“食物链”，均成为人类感染的自然疫原。但人群旋虫病流行与猪的饲养方式及人食入肉制品的方式有密切关系。猪的放养或饲养中，易吞食含幼虫囊包的肉屑或鼠类。猪是主要的传染源。人因生食或半生食有旋毛虫幼虫囊包的猪肉而感染。旋毛虫幼虫囊包的抵抗力较强，能耐低温，在－15℃可存活 20 天；在腐肉中可活 2～3 个月；晾干、腌制、熏烤及涮食等均不能杀死幼虫，但 70℃时可杀死幼虫。在我国有些地区，有食生肉习惯，极易发生本病的暴发流行。

（六）防治原则

治疗病人，首选阿苯达唑，该药既可驱除肠道早期幼虫及抑制雌虫产蚴，又可杀死肌肉的幼虫，还有镇痛、消炎的作用。另外，甲苯达唑也有较好的疗效。

加强肉类检疫，严禁病肉上市。改善养猪方法，提倡圈养，保持猪舍清洁，使用熟饲料喂猪，以减少传染源。改善饮食习惯，不食生的或半生不熟的猪肉、狗肉等。消灭老鼠，减少家畜感染的机会。

六、丝虫

丝虫（*filaria*）是由吸血节肢动物传播的一类寄生线虫。寄生人体的丝虫有 8 种之多，我国仅有班氏吴策线虫（*Wuchereria bancrofti* Cobbold，1877）简称班氏丝虫，和马来布鲁线虫（*Brugia malayi* Brug，1927）简称马来丝虫两种。其成虫寄生于宿主淋巴系统，引起丝虫病，危害严重，是我国防治的重点寄生虫病之一。

（一）形态

1. 成虫　两种丝虫成虫形态相似。虫体乳白色，细长如丝线，体表光滑，头端略膨大呈球形或椭圆形，口周有两圈乳突。雄虫尾端向腹面卷曲 2～3 圈，泄殖腔周围有数对乳突，交合刺两根，一根较长。雌虫尾钝圆，略弯曲，生殖系统呈双管型，阴门居头端腹面，卵巢居后部。子宫粗大，近卵巢段含大量卵细胞，向前形成含幼虫的虫卵。在向阴门移动过程中，幼虫伸直，卵壳则伸展成为鞘膜而被于幼虫体表，此幼虫称为微丝蚴。

2. 微丝蚴　两种微丝蚴的共同特征是：虫体细长如蛇，头钝尾尖，外被鞘膜。体内有许多圆形或椭圆形体核，头端无核区称为头隙，靠头端 1/5 处的无核区为神经环，尾部细，有肛孔。但两种微丝蚴结构特点各异（图 35－16），其鉴别见表 35－6。

表 35－6　两种微丝蚴形态鉴别

鉴别要点	班氏微丝蚴	马来微丝蚴
大小(μm)	(244～296)μm×(5.3～7)μm	(177～230)μm×(5～6)μm
体态	柔和，弯曲自然、较短	僵硬，大弯上有小弯、较长
头隙（长：宽）	1：1～2	2：1
体核	圆形或椭圆形，大小一致，排列整齐，清晰可数	椭圆形，大小不等，分布不均，互有重叠，不易分清
尾核	无	2个，前后排列

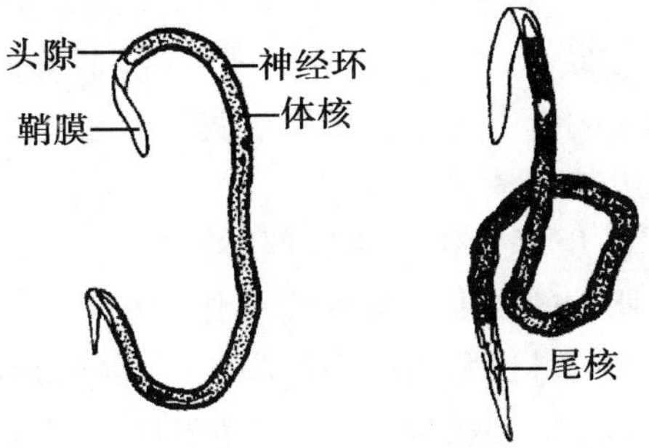

图 35－16　丝虫微丝蚴

（二）生活史

班氏丝虫和马来丝虫的生活史基本相似，都要经过中宿主蚊体内及终宿主人体内的发育两个阶段。

1. 在蚊体内发育　丝虫的微丝蚴可到达患者外周血中，雌蚊叮咬时，微丝蚴随血进入蚊胃，微丝蚴在蚊胃脱去鞘膜，穿过胃壁侵入胸肌，形成腊肠期幼虫。该期幼虫蜕皮 2 次，发育为丝状蚴。丝状蚴为感染期，并进入血腔，多数到达下唇，当蚊再次吸血时，自蚊下唇逸出经吸血的伤口或正常皮肤钻入人体。丝虫在蚊体只发育而不繁殖。

2. 在人体内的发育　雌蚊叮人时注入丝状蚴，使人受染。丝状蚴立即侵入淋巴管，到达大的淋巴管和淋巴结定居，蜕皮 2 次后发育为成虫，并以淋巴液为食。雌雄交配后，雌虫产出微丝蚴。微丝蚴可自淋巴系统进入血液系统，定时出现于外周血。自感染到血中出现微丝蚴的时间，班氏丝虫为至少 3 个月；马来丝虫为 2 个月。成虫寿命为 4～10 年，个别可达 40 年。微丝蚴寿命为 2～3 个月或更长。

人是班氏丝虫唯一的终宿主。马来丝虫除寄生于人体外，还能在多种脊椎动物体内发育成熟，如各种猴、猫、穿山甲等动物。马来丝虫多寄生于上下肢浅部淋巴系统，以下肢多见。班氏丝虫除寄生于浅部淋巴系统外，多寄生于深部淋巴系统中，主要见于下肢、阴囊、精索、腹股沟、肾盂等处。两种丝虫均有异位寄生现象。

微丝蚴在患者外周血中昼多夜少的现象称为夜现周期性。班氏微丝蚴出现的高峰为晚上 10 时至次晨 2 时，马来丝蚴为晚上 8 时至次晨 4 时。其发生机制尚不清楚，一般认为与迷走神经的兴奋、抑制有关。人在睡眠时，迷走神经兴奋性增高，使内脏毛细血管扩张，故微丝蚴易从肺毛细管移行于外周血中；反之，在人清醒时，迷走神经兴奋减弱，内脏毛细血管收缩，微丝蚴不能进入外周血液。也有人认为这种现象与宿主肺血氧含量有关，当夜晚给患者吸氧，外周血中微丝蚴寄生密度下降；而白天给低氧，密度就可升高。

（三）致病

丝虫的成虫、感染期幼虫、微丝蚴对人体均有致病作用，但以成虫为主。影响丝虫致病的因素很多，如机体对丝虫抗原性刺激的反应、侵入的虫种和数量、重复感染的次数、虫体死亡情况、寄生部位和有无继发感染等。丝虫病的发病过程可分为两期。

1. 急性期　主要由于幼虫和成虫的分泌物、代谢及虫体分解产物、雌虫子宫排出物等对机体局部或全身的刺激引起的过敏和炎症反应。临床表现为淋巴管炎、淋巴结炎及丹毒样皮炎等。淋巴管炎的特征是逆行性，可见皮下一条红线呈离心性发展，俗称“流火”或“红线”，与细菌性的向心性淋巴管炎有区别。上下肢均可出现，但下肢多见。丹毒样皮炎多见于小腿中下部，表现为局部皮肤呈弥漫性红肿，有压痛和灼烧感。班氏丝虫还可引起精索炎、附睾炎，是因成虫寄生于阴囊内淋巴管所致。另外，患者常伴有畏寒、发热、头痛、关节酸痛等全身症状，称为丝虫热。

2. 慢性期　急性期炎症的反复发作，使局部淋巴管内皮细胞增生、炎症细胞浸润、管腔变窄而导致淋巴管闭塞；死亡的成虫和微丝蚴可作为中心，大量炎细胞形成丝虫肉芽肿，也导致淋巴管栓塞，使其远端的淋巴管内压力增高，引起淋巴管曲张及破裂，淋巴液流入周围组织。因此，淋巴系统阻塞是引起丝虫病慢性体征的重要因素。根据阻塞的不同部位，临床表现有：

（1）象皮肿：最多见的晚期丝虫病体征。早期为淋巴液肿，多为压陷性水肿（肢体），可消退。随后体积增大，大量纤维组织和脂肪增生，皮肤角化或出现疣状肥厚、变粗、变硬，外观似大象的皮肤故称象皮肿。多见于上肢、下肢、阴囊、阴唇和乳房等部位，而生殖系统象皮肿仅见于班氏丝虫病。一般在象皮肿患者外周血中不易查到微丝蚴。

（2）睾丸鞘膜积液：常见于班氏丝虫病，积液中可找到微丝蚴。这是精索、睾丸淋巴管阻塞，淋巴液流入鞘膜所致。

（3）乳糜尿：患者的泌尿及腹部淋巴管阻塞时，可出现乳糜尿。阻塞部位多在主动脉前淋巴管或肠干淋巴结。患者表现为间歇性乳白色尿液，有血液时呈粉红色。尿中含大量蛋白及脂肪，沉淀中有时可查到微丝蚴。

另外，在流行区也可见女性乳房的丝虫结节，偶见眼部丝虫病及脾、胸、背、颈、臂等处丝虫性肉芽肿。极少数患者（低于1%）也会有热带肺嗜酸性粒细胞增多症，系丝虫抗原引起的Ⅰ型超敏反应所致。

（四）实验诊断

1. 病原检查　包括从外周血、乳糜尿、抽出液中查微丝蚴或成虫。血检微丝蚴是主要的诊断措施。

（1）血检微丝蚴：由于微丝蚴具有夜间现周期性的特点，应在夜晚9时以后采血。常用的方法有：①厚血膜法；②新鲜血滴法；③血液浓集法；④海群生白天诱出法等。

（2）体液和尿液检查丝蚴：用于鞘膜积液、淋巴液、腹水、尿液及胸水等的检查。可直接涂片，染色镜检，也可用浓集法（离心或滤膜过滤）。含乳糜的液体可加乙醚溶解脂肪并除去上面脂肪层，加水10倍稀释，然后离心，取沉渣镜检。

（3）组织内活检成虫：丝虫成虫寄生于淋巴结，可用注射器抽出成虫或切除可疑结节，剥开结节组织检查成虫，并经固定、透明，再镜检，鉴定虫种；也可将摘除的结节制成病理节片镜检。

2. 免疫试验　临床常用的方法主要有间荧光抗体试验和酶联免疫吸附试验，其阳性率均在95%左右，且特异、敏感，是重要的辅助诊断方法。

（五）流行

1. 分布及现状　班氏丝虫病主要流行于亚洲和非洲；马来丝虫仅限于亚洲，主要流行于东南亚。丝虫病曾流行于我国中部和南部，山东、河南、安徽、江苏、上海、浙江、江西、福建、广东、广西、海南、湖北、贵州、四川和台湾等16个省、市、自治区有丝虫流行。20世纪50年代，我国有病人3000余万。经过多年大力防治，取得了巨大成绩，1994年实现全国基本消灭丝虫病，2006年在全国实现了阻断丝虫病传播目标。

2. 流行环节及影响因素　丝虫病患者及带虫者，尤其带虫者是重要的传染源。我国班氏丝虫的主要传播媒介是淡色库蚊和致倦库蚊，其次是中华按蚊；马来丝虫主要媒介是嗜人按蚊和中华按蚊，东乡伊蚊是我国东南沿海地区的传播媒介之一。人对丝虫几乎普遍易感。影响丝虫病流行的主要因素是温度、湿度、雨量、地理环境等。这些因素既影响蚊虫的孳生、繁殖和吸血活动，又影响丝虫在蚊体内发育。尤其是温、湿度的变化更重要。微丝蚴在蚊体发育的适宜温度是25～30℃，相对湿度70%～90%，否则微丝蚴在蚊体内不能发育。

（六）防治原则

普查普治和防蚊灭蚊是防治丝虫病的两项主要措施。在已经达到基本消灭丝虫病的地区，监测管理是防治工作的重点。

1. 普查普治　应对流行区全体居民采血检查微丝蚴。治疗的特效药物是海群生，又名枸橼酸乙胺嗪。它对两种丝虫的成虫和微丝蚴均有杀灭作用。近年来研制的新药呋喃嘧酮对丝虫病也有良好的疗效。另外，在流行区广泛采用海群生药盐，按每人每天服用海群生50mg计算，制成0.3%的药盐，食用半年，可使微丝蚴阳性率降至1%以下。

2. 防蚊、灭蚊　是彻底消灭丝虫病的重要措施。具体措施是清除蚊孳生地、喷洒药物杀蚊、夜间使用蚊帐等。

3. 监测　加强对已达基本消灭丝虫病指标地区的流行病监测，包括包括病原学检测、血清学监测和蚊媒监测3个方面。

思考题

1. 日本血吸虫生活史有哪些特点?
2. 试述血吸虫卵的致病机制、病理变化及临床表现。
3. 两种肺吸虫在形态、生活史、致病及诊断方面有哪些不同?
4. 试述华支睾吸虫的致病及诊断。
5. 简述血吸虫病的诊断方法及防治原则。
6. 试述两种带绦虫在形态、生活史及致病方面的不同点。
7. 简述绦虫病和囊虫病的诊断。
8. 试述肝包虫病的致病机制、临床表现及诊断方法。
9. 试述蛔虫卵的特征、蛔虫在人体发育的过程及蛔虫病的危害。
10. 简述蛲虫病的临床表现及诊断方法。
11. 蛔虫与钩虫的生活史有何不同?

12. 比较两种钩虫成虫的鉴别要点。
13. 钩虫病病原学诊断常用的方法有哪些？
14. 比较两种微丝蚴形态区别点。
15. 试从生活史、致病机制分析班氏和马来丝虫病临床表现之异同。

（西安交通大学医学院　程彦斌）

第三十六章　医学原虫

内容提要

原虫是一种单细胞原生动物。原虫胞质内有各种细胞器，其中运动细胞器有伪足、鞭毛及纤毛，据此可将原虫分为阿米巴、鞭毛虫、纤毛虫及孢子虫（无运动细胞器）4类。

阿米巴的特征是有伪足，多有滋养体及包囊两期。溶组织内阿米巴为机会致病性原虫，当宿主免疫力下降时，滋养体可侵袭肠壁引起溃疡，患者可出现痢疾，也可随血行到肠外的肝、肺等组织引起阿米巴脓肿。

鞭毛虫的特征是以鞭毛为运动细胞器。寄生人体的鞭毛虫主要有利什曼原虫、蓝氏贾第鞭毛虫及阴道滴虫。杜氏利什曼原虫的感染期是前鞭毛体，传播媒介是白蛉，在人体以无鞭毛体的形式寄生于单核吞噬细胞内，可不断增殖造成该类细胞大量破坏，并引起大量增生，使患者出现肝、脾、淋巴结肿大，贫血，易出血、并发感染及皮肤病损（黑热病）。蓝化贾第鞭毛虫寄生于人体小肠，机体抵抗力下降时可引起腹泻及胆囊炎。阴道滴虫主要寄生于女性阴道，可引起滴虫性阴道炎。

孢子虫无运动细胞器，全营寄生生活，疟原虫及弓形虫是其重要种类。寄生人体的4种疟原虫，主要通过雌蚊叮咬人体而传播。疟原虫在人体先完成肝细胞内（红外期）裂体增殖后，接着在红细胞内（红内期）重复周期性裂体增殖，与疟疾潜伏期及症状有关；部分裂殖子发育为配子体而成为传播期，进入蚊体后经配子生殖及孢子生殖而形成子孢子（感染期）。诊断主要用外周血涂片镜检疟原虫。治疗可用氯喹、青蒿素、伯氨喹等。弓形虫的终宿主是猫，人及其他动物为中间宿主。弓形虫可寄生于有核细胞形成包囊，当机体免疫力下降时可转化为假包囊，并迅速增殖造成破坏，引起先天性或后天性弓形虫病。

原虫为单细胞真核动物，虫体微小，结构简单，但能独立完成运动、摄食、呼吸、排泄、生殖及对外界刺激产生反应等生命活动的全部功能。绝大多数原虫营自生生活，少数营寄生生活。其中一些种类对人体健康危害严重。

一、形态

原虫大小为2～200μm，需用光学显微镜观察。其基本结构包括胞膜、胞质和胞核3部分。

胞膜　也称表膜或质膜，由单位膜构成。它包绕原虫的体表，保持虫体一定的形态和维持自身稳定。它参与原虫的摄食、排泄、运动、感觉等功能活动，还带有多种受体、抗原、酶类等物质，并不断更新，在与宿主的相互作用中，具有侵袭、逃避宿主攻击等重要的生物学意义。

胞质 主要由基质、细胞器和内含物组成。基质主要成分为蛋白质和水。部分原虫的胞质分内、外质。外质透明、凝胶状，具有运动、摄食、排泄、呼吸、感觉及保护等功能。内质溶胶状，含各种细胞器和内含物，是原虫代谢与贮存营养物的主要场所。

原虫的细胞器可因虫种不同而有所不同。参与能量合成与分解的膜质细胞器有内质网、高尔基复合体、线粒体和溶酶体等。执行运动功能的运动细胞器主要有伪足、鞭毛、纤毛等。运动细胞器是原虫分类的重要特征。有的原虫还有与摄食、排泄有关的营养细胞器如胞口、胞咽、胞肛及调节虫体内渗透压的伸缩泡等。胞质内含物有食物泡、营养储存小体、代谢产物等。

胞核 由核膜、核质、核仁及染色质组成，位于内质中，是控制原虫生长、繁殖的主要部位。多数寄生原虫核内染色质少而分散，碱性染料染色后着色浅，为泡状核型。少数原虫染色质多，染色后着色深，为实质核型。

二、生理

运动 多数原虫能借助伪足、鞭毛、纤毛等运动细胞器运动，有些原虫虽无运动细胞器（如孢子虫），但可借助体表的一些结构滑动，运动是原虫发育期的特点。原虫能运动、摄食及增殖的生活阶段称为滋养体，是多数寄生原虫的基本生活型和致病阶段。许多原虫在不适宜环境中，停止运动、摄食，分泌囊壁，包围虫体，形成包囊或卵囊，用以抵抗不良环境，也是其转换宿主的感染阶段。

营养与代谢 原虫可通过细胞器吞噬、胞饮或表膜的渗透、扩散等方式摄取营养。原虫的代谢过程及其必需成分因种而异。寄生原虫的能量主要来源于葡萄糖或其他单糖。寄生原虫根据其对寄生环境的适应性，有的营需氧代谢，有的营厌氧代谢，但大多数营兼有二者的兼性厌氧代谢，特别是肠腔内寄生的原虫，主要靠糖原的酵解获得能量。

生殖 寄生原虫以无性或有性或两者兼有的生殖方式增殖。

1. 无性生殖有①二分裂：为最常见的增殖方式，胞核先分裂为二，胞质接着分裂，形成两个虫体；②多分裂：胞核首先多次分裂后，胞质再分裂，围绕在每个核周围，形成多个子代个体；③出芽生殖：是一种以出芽产生与母体大小不等的子体的分裂。

2. 有性生殖可分为①接合生殖：为较低级的有性生殖方式，两个虫体暂时结合在一起，交换核质后分开，各自再行二分裂。多见于纤毛虫；②配子生殖：原虫在发育过程中先分化出雌、雄配子，雌、雄配子结合形成合子，再进行无性生殖的方式，如疟原虫在蚊体内的发育即为配子生殖。

三、生活史类型

寄生原虫根据发育过程中对宿主种类的要求，生活史分为两型。

直接发育型 只需一种宿主便可完成生活史。如溶组织内阿米巴、阴道毛滴虫。

转换宿主型 需在吸血节肢动物体内发育、繁殖并经其传播给人或其他动物，才能完成生活史，如疟原虫、杜氏利什曼原虫；或完成生活史需在 1 种以上的脊椎动物宿主体内，分别进行有性和无性生殖，如弓形虫。

四、常见原虫种类及分类

按运动细胞器的有无和类型，可分为以下几类：

1. 阿米巴　以伪足为运动细胞器，如溶组织内阿米巴。
2. 鞭毛虫　以鞭毛为运动细胞器，如杜氏利什曼原虫、阴道毛滴虫、蓝氏贾第鞭毛虫。
3. 孢子虫　无特殊运动细胞器，如疟原虫、弓形虫。
4. 纤毛虫　以纤毛为运动细胞器，如结肠小袋纤毛虫。

也可按照寄生部位将医学原虫分为腔道原虫、血液与组织内原虫两大类。溶组织内阿米巴、蓝氏贾第鞭毛虫、阴道毛滴虫和结肠小袋纤毛虫等原虫属于腔道原虫；杜氏利什曼原虫、疟原虫和弓形虫等原虫属于血液与组织内原虫。

第一节　阿米巴

阿米巴以伪足为运动细胞器。多数种类有滋养体和包囊两个时期，个别种类缺包囊期。寄生人体常见种类不到10种，多寄生在消化道，其中仅溶组织内阿米巴一个种能侵袭组织引起疾病，其余的一般均不致病，但须注意相互鉴别。少数自生生活类型的阿米巴亦可偶然侵入人体引起严重疾病。

一、溶组织内阿米巴

溶组织内阿米巴（*Entamoeba histolytica* Schaudinn，1903），又称痢疾阿米巴，主要寄生于人体结肠内，引起阿米巴病。1993年，研究证明，寄生于人体肠道、形态与溶组织内阿米巴相同，但遗传学特征完全不同的无侵袭性的阿米巴为另外的一个种，即迪斯帕内阿米巴（*Entamoeba dispar* Brumpt，1925）。

（一）形态

1. 滋养体　滋养体可吞噬红细胞，直径在10～60μm。滋养体形态与寄生部位有关。如，急性阿米巴痢疾患者黏液脓血便或阿米巴肝脓肿穿刺液中看到的滋养体运动活跃，形态变化大，常含有红细胞，有透明的外质和富含颗粒的内质。而生活于肠腔、非腹泻患者的成型粪便中的滋养体较小，直径约10～60μm，且不含红细胞，但可以见到含有细菌的食物泡。滋养体外质常伸出伪足，内质紧随其后，呈定向运动（阿米巴运动）。细胞核常不易看清，经铁苏木素染色后，核的结构清楚易见：一个细胞核，圆形，染成蓝黑色，核膜较薄，膜边缘有排列整齐、大小均匀、细小的染色质粒。核仁小而圆，多位于核的中央（图36-1）。

2. 包囊　圆球形，直径10～20μm，囊壁厚，内含1～4个细胞核，核的构造同滋养体。碘液染色后，包囊呈淡黄色，可见到核及核仁，在未成熟包囊内可见染成棕色的糖原泡及无色棒状的拟染色体，拟染色体及糖原泡随包囊的成熟而消失。四核包囊为成熟包囊，是感染阶段（图36-1）。

（二）生活史

溶组织内阿米巴发育基本过程为包囊—滋养体—包囊。四核包囊经口感染，在小肠下段，经碱性消化液作用，虫体脱囊而出，随即分裂成4个滋养体，生活并定居在回盲部黏膜皱褶或肠腺窝间，以宿主肠黏液、细菌及消化食物为营养，并以二分裂增殖。部分滋养体随

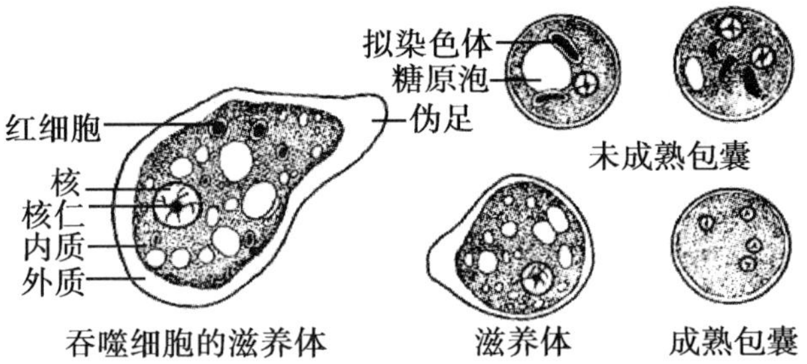

图 36-1 溶组织内阿米巴

肠内容物向下移动，因肠内环境变化，如营养、水分被吸收减少等，滋养体停止活动，排出未消化的食物，虫体缩小成圆形，分泌胶状物质形成具囊壁的包囊。初始，包囊内只有 1 个细胞核，随着包囊的逐渐成熟而分裂成 4 个核，包囊随粪便排出，粪便中可见单核、双核或 4 核包囊。包囊对外界抵抗力强，通过污染饮水或食物而感染新的宿主。

在一些因素影响下，如抵抗力下降、肠功能紊乱或肠壁受损时，寄生于肠腔内的滋养体可侵入肠壁组织，吞噬红细胞和组织细胞，并大量繁殖。滋养体可随坏死肠壁组织脱落进入肠腔，随黏液脓血便排出，排出体外的滋养体迅速死亡。肠壁组织内的滋养体也可随血流或直接侵袭侵入肝、肺等器官，导致脓肿。在组织内的滋养体不能转化为包囊。

（三）致病性

1. 致病机制　滋养体有多种蛋白与致病有关。存在于胞膜表面的半乳糖/乙酰氨基半乳糖可抑制性凝集素介导滋养体黏附于靶细胞，并具有溶解细胞等作用。阿米巴穿孔素由胞质颗粒分泌，具有溶解宿主细胞的作用。半胱氨酸蛋白酶是虫体最丰富的蛋白酶，可使靶细胞溶解，降解补体和 IgA。

溶组织内阿米巴侵犯宿主细胞的基本过程是：滋养体黏附于宿主细胞、宿主细胞膜出现孔状破坏以及宿主细胞溶解 3 个步骤。3 种致病因子起着重要的作用。当滋养体接触细胞时，滋养体表膜上的半乳糖/乙酰氨基半乳糖可抑制性凝集素与靶细胞膜半乳糖/乙酰氨基半乳糖残基完成受体性结合，接着滋养体分泌阿米巴穿孔素，使宿主细胞膜形成孔状破坏。同时滋养体释放半胱氨酸蛋白酶溶解破坏宿主细胞。3 种致病因子协同发挥作用导致宿主细胞被溶解破坏，使滋养体侵犯宿主组织。除此之外，溶组织内阿米巴的致病性还受到各种因素如寄生肠道内环境的变化、生物因素、宿主的机能状态等的影响。

2. 临床类型和病理变化　约 90%以上的感染者无症状，为带虫者。常见的阿米巴病主要有：

（1）肠阿米巴病：包括阿米巴性肠炎、阿米巴痢疾。

原发病灶以回盲部和乙状结肠多见。滋养体多寄生于黏膜层和疏松的黏膜下层，使组织溶解坏死，形成口小底大的烧瓶状溃疡，溃疡间黏膜正常。

肠阿米巴病轻者表现为慢性迁延性肠炎，常有腹胀、间歇性腹泻、消瘦等。重者为阿米巴痢疾，出现腹绞痛、里急后重、脓血便（果酱色、奇臭），每日排便次数增多。

（2）肠外阿米巴病：包括阿米巴肝脓肿、肺脓肿、脑脓肿及皮肤脓肿或溃疡等。肝脓肿较多，肺脓肿次之，其他较少见。

寄生于肠壁的滋养体可侵入静脉，随血入肝，破坏肝组织形成肝脓肿，多位于肝右叶上部偏后方。脓肿多为单个，脓液果酱色、含大量滋养体。肝脓肿起病缓慢，患者常有发热、肝大、肝区痛，进行性消瘦、贫血等。滋养体侵入肺的途径，多由肝脓肿直接穿破膈肌进入肺（肝源性）或经血行至肺引起肺脓肿。此外，滋养体可随血流入脑，引起脑脓肿。肠道阿米巴也可侵入肛周、阴道、尿道或皮肤等处，引起相应部位的脓肿、溃疡或炎症，但很少见。

（四）实验诊断

1. 病原学检查　从粪便中检出滋养体和包囊，或从痰液、肝穿刺液、肠壁溃疡中查出滋养体均可确诊。常用生理盐水直接涂片法查滋养体，或可用乙状结肠镜观察肠黏膜溃疡，并取材查滋养体，主要用于有症状的急性患者；对慢性患者或无症状的带虫者常用碘液涂片法查包囊。采取粪便标本查滋养体时应注意：①粪便要新鲜，排便后立即送检，冬季需保温；②挑取带血黏液部分；容器要洁净、干燥、无化学药物污染，亦不可混入尿液。

2. 免疫诊断　目前主要是检测抗阿米巴特异抗体，用于临床上怀疑为阿米巴病而又难以查到病原体的患者和人体阿米巴病的流行病学调查。常用方法有 IHA、IFA 和 ELISA 等。

（五）流行

阿米巴病呈世界性分布，热带和亚热带较普遍。我国各地均有分布，近期全国调查表明，人体平均感染率为 0.95%，农村高于城市。阿米巴的感染与人们的卫生状况、生活环境及生产生活习惯等社会因素有密切关系。阿米巴病的传染源主要为粪便里持续有包囊排出的带虫者。包囊排量大，在外环境具较强的生存力，并可无损伤地通过蝇或蟑螂的消化道。滋养体在体外极易死亡，无传播作用。人群的感染主要通过人际经口感染，主要传播环节是被含有包囊的粪便污染的水源，其次是手指、食物或用具被污染。由于缺乏有效地获得性免疫，患过阿米巴病的人仍是易感者。

（六）防治原则

1. 查治病人和带虫者，以控制传染源　尤其是对饮食从业人员进行定期检查和治疗。甲硝唑（灭滴灵）为急性阿米巴病（包括不同部位的脓肿）的首选药物，能迅速控制症状。另外替硝唑、奥硝唑和塞克硝唑也有同样作用。症状消失后，应继续使用喹碘方进行治疗，以根治阿米巴病。中药鸦胆子、白头翁及大蒜素等也有一定疗效。

2. 加强粪便管理及水源保护　对粪便进行无害化处理，杀灭其中包囊，防止粪便污染水源是防治的关键措施。

3. 加强卫生宣教　注意饮食卫生、个人卫生和环境卫生，防止病从口入。消灭苍蝇及蟑螂。

二、其他消化道阿米巴

寄生人体消化道的阿米巴除溶组织内阿米巴外均为腔道共栖原虫，有些仅偶然寄生人体，一般不侵入组织，须与致病的溶组织阿米巴鉴别。常见的有结肠内阿米巴、哈氏内阿米巴、微小内蜒阿米巴、布氏嗜碘阿米巴和齿龈内阿米巴（图 36 - 2）。形态鉴别特征见表 36 - 1。

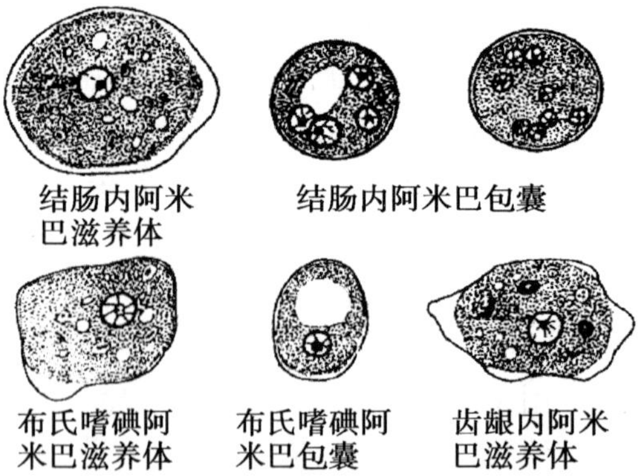

图 36-2 人体消化道非致病阿米巴原虫

表 36-1 人体腔道阿米巴原虫鉴别特征

区别点		溶组织内阿米巴	哈氏内阿米巴	结肠内阿米巴	微小内蜒阿米巴	布氏嗜碘阿米巴	齿龈内阿米巴
滋养体	大小	10～60μm	5～14μm	20～50μm	6～12μm	6～20μm	6～15μm
	活动	活泼，单一定向	运动迟缓	运动迟缓	运动迟缓，中等活跃	运动迟缓，轻度活跃	中等活跃
	细胞核	1个，不易见	1个，不易见	1个，可见	1个，隐约见	1个，偶见	1个，隐约见
	吞噬物	细胞或细菌	细菌	细菌	细菌	细菌	细菌，白细胞
	核仁	小，居中	小，居中或偏位	大，常偏位	大而不规则，居中	大，居中，周有球状体	小，居中
	核周染色质粒	大小一致，排列整齐	细小，分布不均	粗大，分布不均	无	无	细小，均匀分布
包囊	大小	10～20μm	5～10μm	10～35μm	5～10μm	5～20μm	无此期
	形状	圆形	圆形	圆形	圆或椭圆	圆或不规则	
	细胞核	1～4个	1～4个	1～8个	1～4个	1个	
	拟染色体	棒状，1～数个	短棒状，数量多	束状或碎片状	无，或小杆状	无	

第二节 鞭毛虫

鞭毛虫是以鞭毛作为运动细胞器的一类原虫，有一至数根鞭毛，以二分裂法繁殖。寄生于人体的鞭毛虫按其寄生部位分为消化道和泌尿生殖道鞭毛虫，以及血液和组织内鞭毛虫。

一、杜氏利什曼原虫

寄生于人体的利什曼原虫有4种，在我国主要是杜氏利什曼原虫［*Leishmania donovani*（*Laveran* & L *Mesnil*，1903）ROSS，1903］又称黑热病原虫。杜氏利什曼原虫寄生人和哺乳动物的肝、脾、骨髓、淋巴结等巨噬细胞内，主要引起内脏利什曼病，又称黑热病。

（一）形态

1. 无鞭毛体　又称利杜体。寄生于人或其他哺乳动物单核吞噬细胞内。虫体卵圆形，大小为（2.9～5.7）μm×（1.8～4.0）μm。经姬氏或瑞氏染液染色后，虫体的胞质呈淡蓝色，胞膜薄，深染的片子才易看清，核1个，较大，团块状，染成红色，位于虫体的一侧，另一侧有一细小杆状紫红色的动基体，在染色良好时，动基体前方可见一红色粒状的基体和丝状的根丝体（图36-3）。

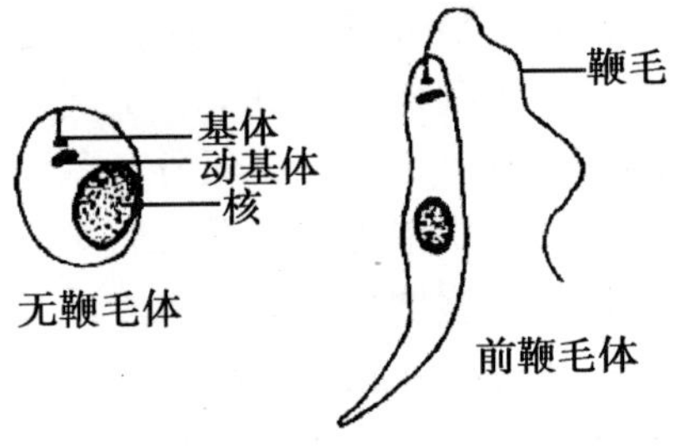

图36-3　杜氏利什曼原虫

2. 前鞭毛体　又称鞭毛体，寄生于白蛉消化道。虫体呈梭形，前半部较宽，后半部较细，大小为（14.3～20）μm×（1.5～8）μm，核位于虫体中部，动基体横位于体前部，基体在动基体之前并由此发出一鞭毛伸出体外，鞭毛的长度与虫体的长度大致相等（图36-3）。

（二）生活史

杜氏利什曼原虫的发育过程中需要两个宿主——白蛉、人或哺乳动物。犬是最主要的保虫宿主。

当雌性白蛉叮咬黑热病患者或其他哺乳动物时，宿主血液或组织液中含无鞭毛体的巨噬细胞可随血流被吸入白蛉胃内，巨噬细胞被消化，无鞭毛体散出，发育成前鞭毛体。3天后发育加速，以二分裂法大量繁殖，活动力增强，逐渐移向白蛉的前胃、食管和咽。第7天后发育成熟的具有感染力的前鞭毛体大量聚集在口腔和喙。

带有成熟前鞭毛体的雌性白蛉叮刺健康的人或易感动物时，前鞭毛体随白蛉分泌的唾液被注入宿主的皮下。一部分前鞭毛体可被多核白细胞吞噬消灭，一部分被巨噬细胞吞噬。在巨噬细胞含虫空泡内的前鞭毛体很快转变成无鞭毛体，并能抵抗溶酶体的消化作用生存下来，以二分裂法进行繁殖。大量的虫体导致巨噬细胞的破裂，散出的无鞭毛体又可被其他巨噬细胞吞噬，继续繁殖。哺乳动物是其保虫宿主，其中以犬最为重要。

（三）致病

人体感染杜氏利什曼原虫后，经过3～5个月或更长的潜伏期，即可出现临床表现。

黑热病患者的主要临床表现为长期不规则发热、消瘦、贫血、进行性脾、肝大、全血细胞数减少。这是人体感染杜氏利什曼原虫后，原虫的大量繁殖，巨噬细胞的破坏及其代谢产物的刺激引起巨噬细胞、浆细胞的大量增生而发生一系列的病理变化所致。原虫对宿主内脏环境有高度的适应性，在肝、脾、骨髓、淋巴结等处繁殖最为旺盛，巨噬细胞的增生也最为活跃，细胞增生是脾、肝、淋巴结肿大的基本原因。脾肿大又最为常见而且严重，出现率在95%以上，晚期由于纤维组织增生而变硬。肝功能受损，白蛋白合成减少，肾损害使白蛋白由尿排出量增加，患者血浆内白蛋白减少，加之浆细胞的增生，球蛋白量显著增高，出现血浆白蛋白、球蛋白比例倒置。

脾肿大引起脾功能亢进，患者红细胞、白细胞、血小板减少，脾肿愈大，血细胞的减少愈显著。患者的贫血除了与脾功能亢进有关外，免疫性溶血也是重要的原因。患者红细胞的表面可附有杜氏利什曼原虫的抗原；原虫代谢物中有一些抗原成分与红细胞抗原相同，患者体内产生的抗体与之结合，在补体的参与下，导致红细胞的破坏。血小板减少，患者常出现鼻出血、齿龈出血等症状。肾可因免疫复合物的沉积受到损害，出现蛋白尿和血尿。在患黑热病期间，患者的体液免疫和细胞免疫能力低下，出现免疫缺陷，易并发其他感染，如不及时治疗，易造成死亡，死亡率达 90%以上。

杜氏利什曼原虫主要引起内脏利什曼病，有时也能引起特殊的临床表现。皮肤型黑热病，多发生于内脏病变消失多年后，我国常见的皮肤病变为结节型，多发生在面部、颈部，在结节组织中可查到无鞭毛体。淋巴结型黑热病的特征是无黑热病史，局部淋巴结肿大，嗜酸性粒细胞增高，淋巴结活检可查见无鞭毛体。

黑热病死亡率虽高，但经特效药物治疗后痊愈率可达 95%以上，治愈后可产生稳固的获得性免疫，主要是细胞免疫，对再感染有很强的抵抗力。

（四）实验诊断

1. 病原检查

（1）穿刺检查：从黑热病患者的脾、肝、骨髓或皮肤采取组织检查无鞭毛体，是确诊黑热病的最可靠的手段。

最常用髂骨或椎骨棘突穿刺，简便安全，原虫检出率高达 80%～90%。选肿大的淋巴结穿刺，检出率较低，为 46%～87%，但最安全；患者治疗后，原虫从淋巴结消失最晚，常是复发病灶，在评价疗效和追踪观察复发时，可采用此法。脾、肝穿刺检查阳性率虽高(90.6%～99.3%)，但不安全，有引起大出血的危险，一般不用。

对疑似皮肤型黑热病人，可从皮肤病变明显处刮取或抽取少量组织液做检查。

（2）培养法：穿刺物中虫体少，不易发现时，可将穿刺液接种于 NNN 培养基中培养，检查有无前鞭毛体以获得诊断。该法可提高检出率，但较费时。

（3）动物接种法：将穿刺物接种于易感动物地鼠、田鼠，1～2 个月后取脾、肝作涂片或印片，染色后镜检，此法少用。

2. 免疫诊断　常用方法有 IFA、IHA 和 ELISA 等。

（1）抗体检测：可用酶联免疫吸附试验（ELISA）、间接血凝试验（IHA）间接荧光抗体试验（IFA）等，阳性率都较高，但有假阳性。

（2）抗原检测：单克隆抗体-抗原斑点试验（McAb-AST）用于检测利什曼原虫循环抗原，阳性率高，敏感性和特异性均较好，还可用于疗效考核。

3. 分子生物学方法　近年来，应用聚合酶链反应（PCR）技术诊断黑热病取得较好的效果，其敏感性高、特异性强，对临床诊断帮助很大。

（五）流行

黑热病曾流行于长江以北 16 个省、市、自治区，危害严重。建国后，经过大力的防治工作，1958 年全国大部分地区已基本消失。近些年，西北一些地区由于传染源和传播媒介的存在，尚有散在病例的出现，值得重视。

黑热病是一种人兽共患、自然疫源型疾病。我国黑热病的传染源在平原地区为人，在丘陵地区为犬，在新疆、内蒙古的荒漠地区为野生动物。传播媒介是白蛉，有中华白蛉、长管白蛉、亚历山大白蛉、吴氏白蛉。感染途径主要是通过白蛉的叮刺而感染，但输血时输入患者的血液也有感染的可能。人群以儿童、青少年最为易感。

（六）防治

1. 治疗病人，捕杀病犬，清除传染源　治疗患者的特效药是葡萄糖酸锑钠（又名斯锑黑克），低毒高效，疗效可达 97.4%。抗锑病人采用戊脘脒、二脒睇、羟脒睇，亦可获得满意效果。同时治疗或捕杀病犬。

2. 防蛉、灭蛉　使用杀虫剂消灭白蛉。在山区或荒漠地区，采用蚊帐防蛉涂驱避剂去蛉、灭蛉等措施，减少或避免白蛉叮咬。加强个人防护是消灭、预防本病行之有效的重要措施。

二、蓝氏贾第鞭毛虫

蓝氏贾第鞭毛虫（*Giardia lamblia* Stiles，1915）简称贾第虫，寄生于人体小肠、胆囊，引起腹痛、腹泻和吸收不良等症状，即贾第虫病。本虫为人体肠道感染的常见寄生虫病之一。由于贾第虫病在旅游者中发病率较高，故又称旅游者腹泻。

（一）形态

本虫生活史中主要有滋养体和包囊两个时期（图 36－4）。

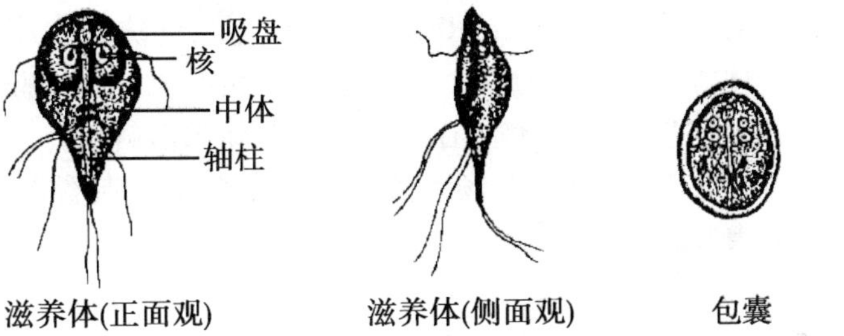

图 36－4　蓝氏贾第鞭毛虫

1. 滋养体　呈倒置梨形，长 9.5～21μm，宽 5～15μm，厚 2～4μm。两侧对称，背面隆起，腹面扁平，腹面前半部向内凹陷形成吸盘。经铁苏木素染色后，虫体染成蓝黑色，细胞质呈颗粒状。虫体前部中线两侧，各有一个卵圆形泡状核，核仁大，位于中央。有轴柱 1 对，轴柱的中部有一对大而弯曲、深染的中体，由此发出 4 对鞭毛，即前侧鞭毛、后侧鞭毛、腹鞭毛和尾鞭毛各 1 对。

2. 包囊　椭圆形，大小为（8～12）μm ×（7～10）μm，碘液染色后，包囊黄绿色，囊壁透明。核常偏于一端，未成熟包囊 2 个核，成熟包囊 4 个核，囊内可见残留在体内的鞭毛、轴柱等。

（二）生活史

四核包囊为感染期，若污染了饮水或食物，被人吞食后，包囊在十二指肠脱囊而发育成滋养体。滋养体寄生人体小肠，主要在十二指肠，偶亦寄生胆道、胆囊。虫体利用吸盘吸附在肠壁上，通过体表吸收营养，以二分裂法繁殖。当滋养体落入肠腔，随肠内容物到达大肠后，由于环境的改变，形成包囊，随成形便排出体外。

当机体免疫功能低下、肠功能紊乱或肠壁受损时，滋养体增殖迅速，数量剧增，影响肠黏膜吸收功能，导致腹泻，这时滋养体不能形成包囊即随腹泻稀便排出体外。滋养体抵抗力弱，在外界很快死亡。

（三）致病

蓝氏贾第鞭毛虫对宿主的危害主要在于其滋养体吸盘对肠黏膜吸附的机械性刺激和大量虫体附在肠黏膜上的机械性阻隔作用。可造成肠黏膜的损伤，影响肠黏膜正常的消化和吸收功能，尤其是对脂肪的吸收。患者可出现腹泻、腹胀、腹痛等症状。典型病例的粪便为水样便，无脓血，含大量脂肪颗粒。

儿童患者可因长期腹泻和吸收不良引起营养不良、贫血、发育不良等。如寄生胆管系统，可出现胆囊炎、胆管炎。

但有相当一部分感染者不出现症状为带虫者。虫体的致病力受虫株毒力、机体反应及肠道内环境等许多因素的影响。如免疫缺陷，胃酸缺乏的人不仅容易感染，也易出现临床症状。

（四）实验诊断

1. 病原检查

（1）生理盐水涂片法：适用于急性患者的稀便，检查蓝氏贾第鞭毛虫滋养体。

（2）碘液染色法：适用于带虫者及慢性患者的成形粪便，检查蓝氏贾第鞭毛虫包囊。

（3）小肠液检查：从十二指肠或上段空肠内引流液检获滋养体，可获得明确诊断。主要使用十二指肠引流或肠内实验法（Entero-test）采集标本。前法为临床上用的方法。后法近年来应用日趋增多，具体方法为：禁食后，让患者吞下装有尼龙线的胶囊。将线的末端经过胶囊一端的小孔引出并粘在患者口外侧。吞下的胶囊在体内溶解后，尼龙线便自行松开、伸展，3～4 小时可到达十二指肠和空肠。肠内滋养体可随肠液一起黏附于尼龙线上。然后缓缓拉出尼龙线，刮取附着物镜检。

2. 免疫学诊断方法

系辅助诊断，可使用酶联免疫吸附试验（ELISA）、间接荧光抗体实验（IFA）以及对流免疫电泳（CIE）等方法。临床以酶联免疫吸附试验最常用，蓝氏贾第鞭毛虫特异性抗体的阳性率可达 75%～81%。

（五）流行

贾第虫呈世界性分布，人体感染率为 1%～30%。在我国是一种全国性分布的常见肠道寄生原虫。近期的全国调查表明，全国各地人体感染率在 0.48%～10%，儿童高于成人，人群平均感染率约为 2.52%，儿童高于成人。

粪便中排出包囊的带虫者或感染者是主要的传染源。人因食入被包囊污染的水或食物而感染。包囊抵抗力强，在 4℃可存活 2 月以上，在 37℃环境可活 4 天。

因饮用污染的水引起的暴发性流行，在欧美国家已有报告，被认为是旅游腹泻的重要病因之一。蝇、蟑螂的携带传播不应忽视。

（六）防治

1. 治疗病人、带虫者　治疗药物有甲硝唑、阿苯达唑等。

2. 加强粪便管理，防止污染水源。

3. 注意饮水和饮食卫生；消灭蝇和蟑螂。

三、阴道毛滴虫

阴道毛滴虫（*Trichomonas vaginalis* Donne，1837）或称阴道滴虫，是寄生于人体阴道及泌尿生殖道的鞭毛虫，主要引起滴虫性阴道炎和尿道炎，是以性传播为主的一种传染病，全球性分布，人群感染较普遍。

（一）形态

阴道毛滴虫的生活史简单，仅有滋养体一个时期（图 36－5）。

滋养体呈梨形或卵圆形，大小为（10～30）μm ×（5～15）μm。经过姬氏染剂染色的标本，可见虫体的前 1/3 处有一个紫红色椭圆形的大细胞核，核前端有 5 颗呈环形排列、紫红色的毛基体，并由此发出 5 根染成红色的鞭毛，4 根前鞭毛，向前伸出体外，一根后鞭毛自前向后和体侧的波动膜外缘相连。波动膜较短，不超过虫体一半。轴柱一根，由前向后纵行贯穿虫体，从末端伸出。细胞质淡蓝色，内有许多淡红色的染色颗粒。

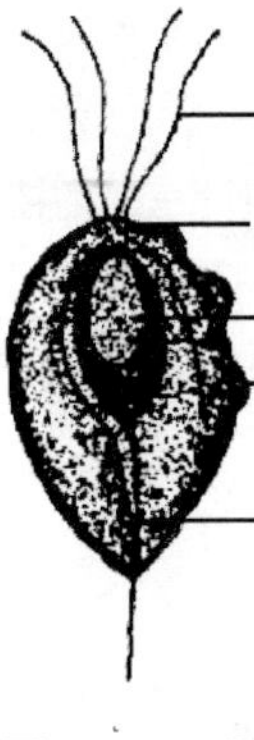

图 36－5 阴道毛滴虫

（二）生活史

滋养体主要寄生在女性的阴道，其次是尿道、尿道旁腺等处，也可寄生于男性泌尿生殖系统，前列腺为常见的寄生部位。滋养体主要以渗透的方式吸取营养，以二分裂或多分裂进行繁殖。滋养体是感染期，在外界环境中有较强的生存能力，通过直接或间接接触的方式传播。

（三）致病

阴道毛滴虫的致病力和临床表现与虫株的毒力及宿主的生理状况，如内分泌、阴道内环境等有密切的关系。多数虫株的致病力较低，感染者多无临床表现，为带虫者。健康妇女阴道内，由于乳酸杆菌的存在，酵解上皮细胞的糖原产生乳酸，使阴道维持在 pH3.8～4.4 的酸性环境，以抑制其他细菌的生长繁殖，即为阴道的自净作用。宿主机体的变化，如妊娠、月经后使阴道内 pH 接近中性，有利于滴虫的繁殖，故妊娠和月经后的妇女滴虫的感染率和发生率较高。

当滴虫寄生阴道，它消耗糖原，影响乳酸杆菌的酵解作用，使正常阴道的酸性环境转变成中性或碱性，有利于致病细菌的繁殖，也利于滴虫的寄生、繁殖。主要症状是外阴瘙痒、白带增多，白带可呈白色、赤色、水状，脓状，以泡沫状为典型。赤带因阴道黏膜出血所致；脓状白带是由于有化脓性细菌同时存在。

滴虫性尿道炎有尿急、尿频、尿痛等症状。男性感染者一般无症状，常使配偶重复感染，有时可出现前列腺炎和尿道炎。

（四）实验诊断

1. 生理盐水涂片法　以取自阴道后穹窿的分泌物、前列腺分泌物和尿液，用生理盐水涂片，显微镜查滋养体。该法最为常用，但要注意保温并及时送检。

2. 涂片染色法　将上法制备的涂片，干燥后经姬姆萨染色后镜检，查滋养体。

3. 培养法　将阴道分泌物置肝浸液培养基内，37℃温箱内培养 48 小时后，镜检查滋养体。

（五）流行

阴道毛滴虫呈世界性分布。我国女性感染率在 5%～20%，以 20～40 岁女性居多。

传染源为患者和带虫者。传播途径有两种，直接接触传播主要是通过性生活；间接接触传播是通过公共浴池、浴缸、坐式马桶、脚盆、游泳池、公共游泳衣裤等传播。滋养体在外界环境中生命力较强，在室温中潮湿毛巾上可活 5 小时；在马桶坐垫上可活 30～45 分钟；

在 46℃浴水中能活 20～60 分钟；在自然干燥过程中能活 6 小时；在普通肥皂水中能活 45～150 分钟。因此在集体生活中，卫生习惯不好，不注意预防极易相互传染。

（六）防治

1. 治疗患者和带虫者　夫妇双方必须同时用药才能根治。常用药物有甲硝唑、乙酰胂胺等，可以口服，也可以将其塞入阴道后穹窿。此外，也可用 1∶5 000 的高锰酸钾液或 1% 的乳酸冲洗阴道，保持酸性环境也有较好的治疗作用。

2. 加强卫生宣传，改善公共卫生设施，注意个人和集体卫生，尤其妇女经期卫生，切断传播途径。

第三节　孢子虫

孢子虫均营寄生生活。生活史较复杂，具有无性的裂体增殖和有性的配子生殖两种生殖方式。这两种生殖方式可以在一个宿主或两个不同宿主体内进行。细胞内寄生阶段一般无运动细胞器。

一、疟原虫

疟原虫（plasmodium）寄生在宿主的红细胞和肝细胞内，引起疟疾，是我国重要寄生虫病之一。疟原虫有严格的宿主选择性，除人类外，还可寄生于其他哺乳类、鸟类、爬行类和两栖类。寄生人体的疟原虫有 4 种，即间日疟原虫（*Plasmodium vivax* Grassi and Feletti，1890）、恶性疟原虫（*P. falciparum* Welch，1898）、三日疟原虫（*P. malariae* Laveran，1881）和卵形疟原虫（*P. ovale* Stephens，1922），分别引起间日疟、恶性疟、三日疟和卵形疟。在我国，间日疟原虫和恶性疟原虫较常见，其他两种少见，近年有从国外输入的一些病例。

（一）形态

在红细胞内发现疟原虫是确诊疟疾和鉴别虫种的依据，因此必须掌握红细胞内疟原虫形态。

四种疟原虫形态有所差异，现以间日疟原虫为例，将其在红细胞内的各期形态特征描述如下。

1. 滋养体（trophozoite）　为疟原虫在红细胞内最早出现的摄食和生长的阶段。按发育先后，滋养体有早期与晚期之分。早期滋养体胞核小，胞质少，中间有空泡，虫体多呈环状，故又称之为环状体。以后虫体长大，发育为晚期滋养体，这时，胞核增大，胞质增多，有时伸出伪足，此期形态不规则，同时胞质中开始出现疟色素。晚期有寄生的滋养体被红细胞形态胀大，颜色变浅，开始出现薛氏小点。

2. 裂殖体（schizont）　晚期滋养体发育成熟核开始分裂后，即称为裂殖体。核经反复分裂，最后胞质随之分裂，每一个核被部分胞质包裹，成为裂殖子。早期的裂殖体核分裂而胞质未分裂，也称为未成熟裂殖体；晚期形成裂殖子，同时疟色素已经集中成团，称为成熟裂殖体。

3. 配子体（gametocyte）　疟原虫经过数次裂体增殖后，部分裂殖子侵入红细胞中发育长大，核增大而不再分裂，胞质增多而无伪足，最后发育成为圆形、卵圆形或新月形的个体，称为配子体。配子体有雌雄之分：虫体较大，胞质致密，疟色素多而粗大，核致密而偏于虫体一侧者，为雌（大）配子体；虫体较小，胞质稀薄，疟色素少而细小、核疏松而位于虫体中央者，为雄（小）配子体。

人体两种疟原虫形态比较见表 36－2。

表 36－2　薄血膜中两种疟原虫的形态比较

区别点	间日疟原虫	恶性疟原虫
环状体	胞质淡蓝色，环较大，约为红细胞直径的 1/3；核 1 个，偶有 2 个；红细胞内通常只寄生 1 个原虫	环纤细，约为红细胞直径的 1/5；核 1～2个；红细胞内常有 2 个以上原虫寄生，虫体常位于红细胞边缘
滋养体	核 1 个；胞质形状不规则，有伪足伸出，疟色素棕黄色，细小杆状，分散在胞质内	一般不出现在外周血液，开始集中在内脏毛细血管，体小，圆形，胞质深蓝色，疟色素黑褐色，集中
未成熟裂殖体	核开始分裂；胞质随着核的分裂渐呈圆形，空泡消失；疟色素开始集中	外周血不易见到。虫体仍似滋养体，但核分裂成多个
成熟裂殖体	虫体充满红细胞，裂殖子 12～24 个排列不规则，疟色素集中	外周血不易见到，裂殖子 8～36 个排列不规则，疟色素集中
雌配子体	虫体圆形或卵圆形，占满胀大的红细胞，胞质蓝色，核小致密，深红色，偏向一侧，疟色素分散	新月形，两端较尖，胞质蓝色，核致密，深红色，位于中央，疟色素黑褐色，分布核周围
雄配子体	虫体圆形 ，胞质蓝而略带红色，核大，疏松，淡红色，位于中央，疟色素分散	腊肠形，两端钝圆，胞质蓝而略带红色，核疏松，淡红色，位于中央，疟色素分布核周
被寄生的红细胞	除环状体外，其余各期均胀大，色淡，并出现鲜红色、细小的薛氏小点	正常或略小，可有几颗粗大紫红色的茂氏点

（二）生活史

寄生人体的疟原虫生活史基本相同，需要人和按蚊两个宿主。在人体内先后寄生于肝细胞和红细胞内，进行裂体增殖。在红细胞内，除进行裂体增殖外，尚可形成配子体，开始有性生殖的初期发育。在蚊体内，完成配子生殖，并继以孢子增殖。现以间日疟原虫生活史为例（图 36－6）叙述如下：

1. 在人体内的发育　分肝细胞内的发育和红细胞内的发育两个阶段。

（1）红细胞外期（简称红外期）：当唾腺中带有成熟子孢子的雌性按蚊刺吸人血时，子孢子随唾液进入人体，约经 30 分钟随血流侵入肝细胞，摄取肝细胞内营养进行发育并裂体增殖，1 周后形成红外期裂殖体。成熟的红外期裂殖体内含数以万计的裂殖子。肝细胞胀破，散出裂殖子，一部分裂殖子被吞噬细胞吞噬，其余部分侵入红细胞，开始红细胞内期的发育。间日疟原虫完成红外期的时间为 8 天，而恶性疟原虫为 6 天。

目前认为间日疟原虫的子孢子具有遗传学上不同的两种类型，即速发型子孢子和迟发型子孢子。当两型子孢子同时进入肝细胞后，速发型子孢子在 7～8 天完成红外期的裂体增殖，而迟发型子孢子先变成休眠体，视虫株的不同，经过一段或长或短的休眠期后，才完成红外

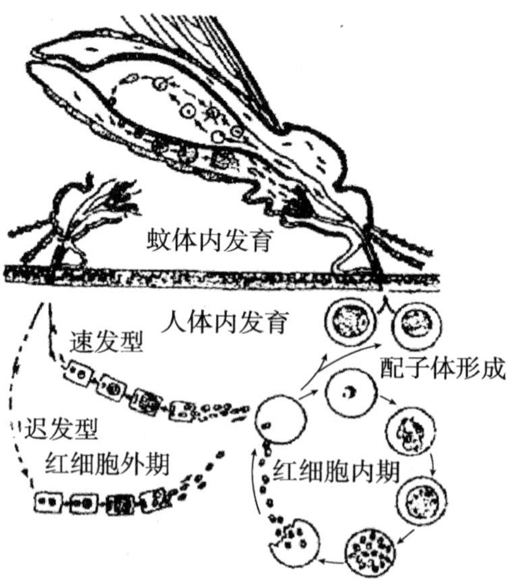

图 36-6 疟原虫生活史

期的裂体增殖。恶性疟原虫无迟发型子孢子。

（2）红细胞内期（简称红内期）：红外期的裂殖子从肝细胞释放出来，进入血流后很快侵入红细胞，先形成环状体，然后摄取营养，生长发育，分裂增殖，经滋养体、未成熟裂殖体，最后形成含有一定数量的成熟裂殖体。红细胞破裂后，裂殖子释出，一部分裂殖子被吞噬细胞消灭；其余部分裂殖子再侵入其他正常红细胞，重复其红内期的裂体增殖过程。完成一代红内期裂体增殖，间日疟原虫需 48 小时，恶性疟原虫 36～48 小时。

疟原虫经几代红内期裂体增殖后，部分裂殖子侵入红细胞后不再进行裂体增殖而发育成雌、雄配子体。配子体的进一步发育需在蚊胃中进行，否则在人体内经 30～60 天即衰老变性而被消灭。

2. 疟原虫在按蚊体内的发育　当雌性按蚊刺吸病人或带虫者血液时，在红细胞内发育的各期原虫随血液入蚊胃，仅雌雄配子体继续发育，其余各期原虫均被消化。在蚊胃内，雌、雄配子体发育成雌、雄配子。雄配子钻进雌配子体内，受精形成合子。合子变长，能动，成为动合子。动合子穿过胃壁，在胃弹性纤维膜下形成圆球形的卵囊。卵囊长大，囊内的核和胞质反复分裂进行孢子增殖，生成成千上万的子孢子。子孢子随卵囊破裂释出或由囊壁上的微孔逸出，随血、淋巴集中于按蚊的唾腺，当受染蚊再吸血时，子孢子即可随唾液进入人体，又开始在人体内的发育。在最适条件下，疟原虫在按蚊体内发育成熟所需时间：间日疟原虫约为 10 天，恶性疟原虫约为 12 天。

（三）致病和免疫

疟原虫的致病与侵入的虫种、虫株、数量和人体免疫状态有关。主要的致病阶段是红内期。

1. 潜伏期　指疟原虫侵入人体到出现临床症状的间隔时间，包括红外期原虫发育的时间和红内期数代裂体增殖达到一定数量所需的时间。潜伏期的长短与进入人体的原虫种株、子孢子数量和机体的免疫力有密切关系。间日疟的短潜伏期株为 11～25 天，长潜伏期株为 6～12 个月或更长；恶性疟的潜伏期为 7～27 天。

2. 疟疾发作　典型的疟疾发作表现为寒战、高热和出汗退热 3 个连续阶段。发作是由红内期的裂体增殖所致。红内期成熟裂殖体胀破红细胞后，大量的裂殖子、原虫代谢产物及红细胞碎片进入血流，其中一部分被巨噬细胞、中性粒细胞吞噬，刺激这些细胞产生内源性热原质，它和疟原虫的代谢产物共同作用于宿主下丘脑的体温调节中枢，引起发热。随着血内刺激物被吞噬和降解，机体通过大量出汗，体温逐渐恢复正常，机体进入发作间歇阶段。疟疾开始发作的时间与红内期成熟裂殖体胀破红细胞的时间一致。由于红内期裂体增殖是发作的基础，发作具有周期性，与红内期裂体增殖周期一致。典型的间日疟隔日（48 小时）发作一次；恶性疟隔 36～48 小时发作一次。疟疾发作次数主要取决于患者治疗适当与否及机体免疫力增强的速度。随着机体对疟原虫产生的免疫力逐渐增强，大量原虫被消灭，发作可自行停止。

3. 疟疾的再燃和复发　疟疾初发停止后，患者若无再感染，仅由于体内残存的少量红内期疟原虫在一定条件下重新大量繁殖又引起的疟疾发作，称为疟疾的再燃。再燃与宿主抵抗力和特异性免疫力的下降及疟原虫的抗原变异有关。疟疾复发是指疟疾初发患者红内期疟原虫经药物治疗或宿主的免疫作用被消灭，经过一段时间，由于肝细胞内休眠的迟发型子孢子复苏，发育产生的裂殖子进入红细胞繁殖引起的疟疾发作。恶性疟原虫无迟发型子孢子，因而只有再燃而不引起复发。间日疟原虫既有再燃又有复发。

4. 贫血　疟疾发作数次后，可出现贫血，尤以恶性疟为甚。贫血的原因除了疟原虫直接破坏红细胞外，还与下列因素有关。①脾功能亢进，吞噬大量正常的红细胞。②免疫病理的损害，疟原虫寄生于红细胞时，使红细胞隐蔽的抗原暴露，刺激机体产生自身抗体，导致红细胞的破坏。此外宿主产生特异抗体后，容易形成抗原抗体复合物，附着在红细胞上的免疫复合物可与补体结合，使红细胞膜发生显著改变而具有自身免疫原性，并可引起红细胞溶解或被巨噬细胞吞噬。③骨髓造血功能受抑制。

5. 脾肿大　初发患者多在发作 3～4 天后，脾开始肿大，长期不愈或反复感染者，脾肿大十分明显。主要原因是脾充血和淋巴样巨噬细胞的增生。早期经积极抗疟治疗，脾可恢复正常。慢性患者，由于脾包膜增厚，组织高度纤维化，质地变硬，虽经抗疟根治，也不能恢复到正常。

6. 凶险型疟疾　无免疫力的或因各种原因延误诊治的疟疾患者，可因血中原虫数量剧增而出现凶险症状。常见的有脑型、超高热型等，多表现为持续高热、抽搐、昏迷、重症贫血、肾衰竭等，来势凶猛，若不能及时诊治，死亡率很高。凶险型疟疾绝大多数由恶性疟原虫所致，但间日疟原虫引起的脑型疟国内已有报道。对于发病机制，多数学者认为，凶险型疟疾脑部病变最为突出是因脑部微血管被疟原虫所寄生的红细胞堵塞造成局部缺氧和营养耗竭所致。

7. 疟性肾病　多见于三日疟患者，主要表现为全身性水肿、腹水、蛋白尿和高血压，严重者可出现肾衰竭。其发病机制为 III 型超敏反应。

8. 其他类型疟疾　先天性疟疾系因感染疟原虫孕妇的胎盘受损或在分娩中母体血污染胎儿伤口所致。输血型疟疾是由于输入感染疟原虫的献血者（疟原虫携带者）的血液引起，临床表现与蚊传疟疾相似。

（四）实验诊断

1. 病原检查　从患者周围血液中检出疟原虫是疟疾确诊的依据。取外周血制作厚、薄血膜，经姬氏或瑞氏染剂染色后镜检查找疟原虫。薄血膜中疟原虫形态完整，被感染红细胞未被破坏，容易识别和鉴别虫种，但原虫密度低时，容易漏检。厚血膜由于原虫集中易检获，其检出率高，但制片过程中红细胞溶解，原虫形态有所改变，虫种鉴别较困难。最好一张玻片上同时制作厚、薄两种血膜。选择适宜的采血时间：恶性疟在发作开始时，间日疟在发作后数小时至10余小时采血。

2. 免疫检验　常用的免疫学检测方法检测疟疾患者血清中的红内期原虫抗体。抗体检测在临床上仅作辅助诊断，主要用于疟疾的流行病学调查、防治效果评估及输血对象的筛选。常用的方法有间接荧光抗体试验、间接血凝试验和酶联免疫吸附试验等。

3. 分子生物学方法　DNA探针和聚合酶链反应（PCR）已被应用于疟疾的诊断。

（五）流行

1. 分布　疟疾是世界上一种重要的蚊媒传染病，分布遍及全球，热带及亚热带地区流行严重。新中国成立前除西北、华北的荒漠干旱地区，西南的高寒地区和华北山区外，疟疾分布于全国75%的县，长江以南及黄河下游各省较普遍，流行程度从北向南渐趋严重。目前间日疟流行较广泛，恶性疟主要分布在海南、云南两省，疟疾仍是我国重点防治的寄生虫病之一。

2. 流行环节

（1）传染源：外周血中有配子体的患者和带虫者是疟疾的传染源。

（2）传疟媒介：按蚊是疟疾的传播媒介，我国主要的传疟按蚊是中华按蚊、嗜人按蚊、微小按蚊和大劣按蚊。

（3）易感人群：人群除了因某些遗传因素对某种疟原虫表现出不感受性，及高疟区婴儿可从母体获得一定的抵抗力外，对人疟原虫普遍易感。反复多次的疟疾感染可使机体产生一定的保护性免疫力，因此疟区成人发病率低于儿童，而外来的无免疫力的人群，常可引起疟疾暴发。

3. 流行因素　疟疾的流行除具3个基本环节外，传播强度还受自然因素和社会因素的影响。自然因素中温度和雨量最为重要，适合的温度和雨量影响着按蚊的数量、吸血活动及原虫在按蚊体内的发育。社会因素如政治、经济、文化、卫生水平及人类的社会活动等直接或间接地影响疟疾的传播与流行。近年来，我国有些地区疫情上升，其主要原因是经济开发后流动人口增加，输入病例增多，引起传染源扩散。

（六）防治

采取治疗、灭蚊、防护三结合的综合性防治措施。

1. 控制传染源　及时诊治现症病人和间日疟患者的抗复发治疗以减少传染源，对控制疟疾流行极为重要。常用于杀灭红内期原虫的药为磷酸氯喹；杀灭红外期原虫和配子体的药有伯氨喹琳、乙胺嘧啶。我国研制的抗疟药青蒿素，对抗氯喹原虫和控制脑型疟症状效果良好。对无免疫力人群有选择性地预防服药。

2. 坚持疟疾监测　监测和防治措施是疟疾防治工作的两大组成部分。监测包括对疫区疟疾死亡率、发病率及疫情报告，个案调查、现场观察媒介情况、人口及环境调查等。

3. 防蚊、灭蚊　见医学节肢动物部分。

4. 加强对流动人口的管理。

二、刚地弓形虫

刚地弓形虫（*Toxoplasma gondii* Nicolle & Manceaux，1908）简称弓形虫。该虫呈世

界性分布，人和许多动物都能感染，引起人畜共患弓形虫病。当人体免疫功能低下时，可造成严重后果，属机会致病原虫。

（一）形态

弓形虫发育的全过程可有5种不同形态的阶段，即滋养体、包囊、裂殖体、配子体和卵囊。在人和动物弓形虫感染的检测中，主要涉及滋养体、包囊和卵囊3个阶段（图36-7）。

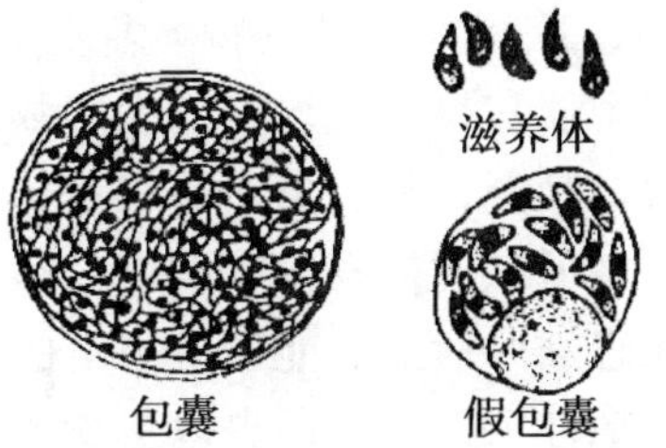

图36-7　弓形虫

1. 滋养体　又称速殖子，呈新月形或香蕉形，一端较尖，一端钝圆。大小约（4～7）μm×（2～4）μm。经姬氏或瑞氏染剂染色后，虫体胞质呈蓝色，核紫红色，位于体中央稍后。速殖子见于急性弓形虫病时期，单个或数个一堆散在体液中，也可在宿主细胞内形成数个至10余个速殖子的集合体，称为假包囊。

2. 包囊　圆形或椭圆形，直径5～100μm，外具一层坚韧的囊壁，内含数个至数千个形态与速殖子相似，但增殖缓慢的缓殖子。多见于隐性感染者的脑、眼、骨骼肌等组织细胞内。

3. 卵囊　从猫粪中排出，圆形或椭圆形，具双层光滑透明的囊壁。成熟卵囊大小10～12μm，内含2个孢子囊，每个孢子囊内含4个子孢子。

（二）生活史

弓形虫的终宿主为猫科动物。中间宿主种类广泛，有哺乳类、鸟类和人等，猫亦可作中间宿主。弓形虫生活史中多个阶段如速殖子、包囊、卵囊对中间宿主和终宿主均有感染性，因此它亦可在中间宿主之间或终宿主之间互相传播，不一定需要在中间宿主和终宿主之间交替转换。

1. 在中间宿主体内的发育　当成熟卵囊、包囊、假包囊被中间宿主人或其他动物吞食后，子孢子、缓殖子、速殖子在肠腔逸出，侵入肠壁经血或淋巴扩散到全身，入侵各种有核细胞，以内二芽殖法繁殖生成速殖子。随着宿主细胞的胀破，释出的速殖子又侵入新的细胞，不断繁殖。在免疫功能正常的机体，速殖子繁殖受到抑制，形成包囊。包囊在中间宿主体内可存活数月、数年，甚至宿主的终生。当宿主的免疫力下降，包囊破裂释出缓殖子又可转变成速殖子，形成新的播散。

2. 在终宿主体内的发育　当成熟卵囊、包囊、假包囊被猫吞食后，释出的虫体主要侵入小肠绒毛上皮细胞，进行裂体增殖，发育为成熟裂殖体，散出的裂殖子又可侵入其他上皮细胞，重复裂体增殖过程。经过几代裂体增殖后，部分裂殖子发育成雌、雄配子体，再发育为雌、雄配子，继而受精形成合子，发育为卵囊。卵囊脱出肠上皮细胞进入肠腔，随粪便排出体外，在外界发育成熟。此外，部分弓形虫还可在肠外其他组织细胞内进行无性生殖形成假包囊或包囊。

（三）致病

速殖子是弓形虫的主要致病时期，其迅速地分裂繁殖不断破坏宿主细胞，引起局部组织的炎症反应。

弓形虫病根据感染途径分为先天性或获得性两类。

1. 先天性弓形虫病　多发生于初孕妇女，系母体妊娠期间弓形虫经胎盘传染胎儿所致。

受染胎儿多表现为隐性感染，有的出生后数月或数年才出现症状，如脑积水、视网膜脉络膜炎、智力发育不全等。脑和眼为主要受累器官。也可造成孕妇流产、早产、死产或畸形，尤其是妊娠早期感染者，胎儿畸形发生率最高。

2. 获得性弓形虫病　多发生在大龄儿童和成人。以淋巴结受累最为常见，严重病例可有多个器官受侵犯。临床表现复杂，视侵犯的器官表现出相应的症状。常见的症状有淋巴结肿大、脑炎、脑膜炎、心肌炎、肺炎等。

弓形虫病的发生、发展与宿主的免疫状态有着密切的关系，人类对弓形虫普遍易感，但成人感染弓形虫后能产生一定的保护性免疫，因此除某些免疫功能不全者，一般表现为无症状的隐性感染，弓形虫以包囊的形式存在组织中。当感染者由于某些原因免疫力降低时，如艾滋病患者、肿瘤患者或器官移植者应用免疫抑制剂后，缓殖子重新发育为速殖子破坏细胞，造成急性期病变，引起弓形虫病。

（四）实验诊断

1. 病原检查　取可疑患者的组织液、脑积液、血液等及活组织穿刺物涂片，或取组织标本作切片或印片，经姬氏或瑞氏染剂染色镜检，查找滋养体或包囊。此法检出率低，阴性时不能排除诊断。亦可进行动物接种或细胞培养检查病原体。

2. 免疫诊断　弓形虫的诊断比较困难，因其临床症状复杂，活体组织检查或动物接种如获阳性虽可诊断，但往往不易成功。故临床上多采用血清学方法检测可疑患者血清中特异性抗体，其中检测循环抗原或Ig M抗体可用于临床早期诊断。常用的方法有染色试验、间接血凝试验、间接荧光抗体试验和酶联免疫吸附试验等。

此外，DNA探针技术及PCR也已开始应用于临床，但其特异性尚待进一步提高。

（五）流行

弓形虫病是一种分布广泛的人兽共患病。动物和人的感染较普遍。估计全球人类弓形虫病的感染率平均为33%。国内16个省、市的调查，人群平均感染率为5.3%，弓形虫病对人畜健康的威胁，尤其是先天感染对婴儿的严重损害，日益受到人们的重视。弓形虫病的传染源主要是猫科动物。人因食入被卵囊污染的水和食物而感染，或因食入未熟的肉、蛋、奶而感染，尚可经胎盘、输血、器官移植、损伤的皮肤和黏膜而感染。

（六）防治

1. 加强卫生宣教，注意饮食卫生　对本病应以预防为主，开展宣传教育，不食未煮熟的肉、乳、蛋类，不玩猫，饭前洗手等。对免疫缺陷者、需用免疫抑制剂者、输血或器官移植时，也应注意本病的发生和传播。

2. 管好家猫　防止猫粪污染手指、食物和饮水，育龄妇女及孕妇尤应注意。

3. 治疗病人、病畜　治疗药物常用的有磺胺类、乙胺嘧啶、螺旋霉素等。

思考题

1. 溶组织内阿米巴的致病机制和因素有哪些？简述其临床类型？

2. 简述阿米巴病的病原学诊断。

3. 杜氏利什曼原虫的生活史。

4. 试述黑热病的病理变化与临床症状和体征的关系。

5. 简述阴道毛滴虫的致病作用。

6. 蓝氏贾第鞭毛虫的生活史特点及其主要致病机制。
7. 试述疟原虫在人体的发育过程及其在致病和传播上的意义。
8. 简述疟疾的诊断方法及防治原则。
9. 试述弓形虫的生活史特点、弓形病的主要临床表现及诊断方法。

（西安交通大学医学院　程彦斌）

第三十七章　医学节肢动物学

内容提要

节肢动物体壁由几丁质构成，具有成对的附肢，种类最多，与人类疾病关系最密切的有昆虫纲和蛛形纲。医学节肢动物对人的危害有直接危害和间接危害。节肢动物在发育中有全变态和半变态两种基本形式，讨论其生态与外界各种因素的关系，对控制节肢动物有重要意义。

昆虫纲节肢动物的成虫分头、胸、腹3部分。头部有口器，多为刺吸式（蚊），部分为舐吸式（如蝇）或咀嚼式（如蟑螂）。胸部有足3对，有翅1～2对。常见的有蚊、蝇、白蛉、蚤、虱等，多为全变态发育。蚊可传播疟疾、丝虫病、流脑及登革热；蝇类主要通过机械性传播细菌、病毒、寄生虫卵或包囊等，引起消化道或呼吸道传染病，其幼虫可寄生于人体导致蝇蛆病；白蛉主要传播黑热病；蚤可传播鼠型斑疹伤寒及绦虫病；虱可传播流行性斑疹伤寒、战壕热及回归热等。

蛛形纲的成虫头胸相融合，体前端为颚体，其上有螯肢，为取食器官，多与侵袭宿主有关，有足4对，无翅。该类节肢动物多为半变态发育。常见种类有硬蜱、软蜱、恙螨、疥螨及螨形螨。蜱叮刺吸血造成损害外，可传播森林脑炎、出血热及回归热；恙螨幼虫主要传播恙虫病；疥螨寄生于人体表皮层内，可引起疥疮。

节肢动物属无脊椎动物，是动物界中种类最多的一门，分布广泛，占动物种类的2/3以上。其主要特征为躯体左右对称、分节，体壁由几丁质的外骨骼组成，具有成对的分节附肢。凡直接或间接危害人畜健康的节肢动物称为医学节肢动物（medical arthropoda），分属4个纲，即昆虫纲（Insecta）、蛛形纲（Arachnida）、唇足纲（Chilopoda）和甲壳纲（Crustacea）。其中以昆虫纲和蛛形纲与人类疾病关系密切（表37－1）。

表37－1　昆虫纲与蛛形纲的主要区别

区别点	昆虫纲	蛛形纲
体型	分头、胸、腹三部	分头胸和腹两部或头胸腹融合
触角	1对	无
翅	1～2对，有的退化	无
足	3对	成虫4对，幼虫3对

医学节肢动物对人类的危害

医学节肢动物本身对人体的危害是多方面的，大致可以分为直接危害和间接危害两大类。

1. 直接危害

（1）吸血和骚扰：蚊、蛉、蚤、臭虫、蜱等叮刺吸血，造成骚扰，影响人们的工作和休息。

（2）螫刺和毒害：某些蜱吸血时将毒液注入人体，导致传导阻滞而出现肌肉麻痹，引起蜱瘫痪。又如某些毒蛾和具有毒毛的幼虫，若其毒毛接触到人体皮肤可引起皮炎。

（3）超敏反应：节肢动物的涎液、分泌物、排泄物及皮壳等，都可以成为致敏原，引起宿主过敏反应。如尘螨，可以引起尘螨性哮喘、过敏性鼻炎。

（4）寄生：蝇类的幼虫可寄生于人体，引起蝇蛆病；蠕形螨寄生在人体毛囊、皮脂腺内，可引起蠕形螨病。

2. 间接危害　医学节肢动物携带病原体，在人和动物之间传播，按其传播过程中与节肢动物媒介的关系可分为机械性传播和生物性传播。

（1）机械性传播：病原体在节肢动物的体表或体内在形态和数量上均不发生变化，但保持活力，节肢动物对病原体只起运载、传递作用。如蝇传播痢疾杆菌和痢疾阿米巴包囊。

（2）生物性传播：生物性传播反映了节肢动物与病原体之间具有某些特殊的生物学联系，病原体需在适宜媒介体内进行生长、发育或繁殖，才具有传染性，通过各种途径再传播给人。依据病原体在节肢动物体内的发育或繁殖情况，可分为 4 种方式即，①增殖式：病原体在媒介体内无形态改变，只有数量增多。例如鼠疫杆菌在蚤的胃内大量增殖到一定数量时，才具有传播能力；②发育式：病原体在媒介体内有形态变化，但无数量增加。例如微丝蚴进入蚊体后，在蚊胸肌内逐渐发育长大成为感染期幼虫后，通过蚊叮咬健康人时感染期幼虫侵入人体造成传播；③发育繁殖式：病原体在媒介体内不但形态上有一系列变化，而且在数量上也大有增加。例如疟原虫在蚊体内的发育和繁殖即属此类；④经卵传递：病原体在媒介体内增殖后侵入其卵巢，再经卵传至下一代，使其具有感染力，这种方式又称遗传性传播。例如恙螨幼虫传播恙虫病。

这种病原体由节肢动物生物性传播的疾病称为虫媒病（arbo-disease），在传染病中具有重要地位。

发育与生态

1. 发育　节肢动物由卵到成虫的发育过程中，其形态结构、生理功能和生活习性上的一系列变化，称为变态。变态分为完全变态和不完全变态两种类型。

（1）完全变态：生活史经历卵、幼虫、蛹及成虫 4 个发育阶段，每个阶段形态及生活习性明显不同，如蚊、蝇等。

（2）不完全变态：生活史经历卵、若虫及成虫 3 个发育阶段。其中若虫形态特征和生活习性与成虫相似，只是形体较小，生殖器官尚未发育成熟，如臭虫、虱等。

昆虫的幼体（幼虫、若虫）破壳而出的过程称孵化；幼虫发育为蛹的过程称化蛹；蛹脱壳而出成为成虫的过程，称为羽化。幼体发育过程中需要蜕皮，两次蜕皮之间的虫态称龄，每蜕皮 1 次进入 1 个新龄期。如蚊幼虫分 4 个龄期，从卵孵出后为 1 龄幼虫，蜕皮 1 次后为 2 龄幼虫，由此类推。

2. 生态　是指生物与外界环境各种因素的相互关系。所以调查自然界的温度、湿度、地理、地质及节肢动物的食性，对确定传播疾病的主要节肢动物，控制和消灭节肢动物及其传播的疾病具有重要的意义。

医学节肢动物的防制

对医学节肢动物的防制必须贯彻综合防制的原则，即从医学节肢动物与生态环境和社会条件的整体观点考虑，标本兼治，治本为主，采用合理的环境治理，化学防制、生物防制及其他有效手段，把医学节肢动物的种群数量控制在不足为害的水平，力争予以清除。

1. 环境治理　包括环境改造、环境处理和改善居民生活条件，使医学节肢动物难以生存和繁殖。如清除垃圾、杂草，疏通沟渠，填平坑洼，翻盆倒罐，管理好粪便，使用蚊帐，安装纱窗、纱门等。环境治理是对医学节肢动物的防制的根本措施。

2. 化学防制　指用药物来毒杀或驱避医学节肢动物。其优点是使用方便、见效快、缺点是长期使用医学节肢动物易产生抗药性，同时污染环境，但是在虫媒病流行时，合理使用杀虫剂仍是首先考虑的应急措施。常用杀虫剂主要有：

（1）有机氯类：具有杀虫谱广、持效长、高效低毒、价廉等优点。如滴滴涕、六六六等，都曾广泛使用过。该类杀虫剂性质稳定，降解缓慢，易引起环境污染，已多被停用。现在使用的有甲氧滴滴涕、三氯杀虫酯等。

（2）有机磷化合物：是胆碱酯酶抑制剂，有广谱、高效的特点，具有触杀和胃毒作用，部分兼有熏杀或空气触杀或内吸作用。有机磷类杀虫剂易水解或降解，故可减少环境污染。常用敌敌畏、美曲膦酯、杀螟松、辛硫磷、倍硫磷、乙酰甲胺磷等。

（3）氨基甲酸酯类：有击倒快、毒性低、无体内积蓄。常用残杀威、西维因等。

（4）拟除虫菊酯类：有广谱、高效、击倒快、毒性低、易降解等优点，故很受重视，应用广泛。常用二氯苯醚菊酯、溴氰菊酯、胺菊酯、苯醚菊酯等。

（5）驱避剂：该类药物无杀虫作用，但能驱走或避免节肢动物侵袭人体。如蚊香及电热驱蚊器所用药片可驱除蚊虫，用避蚊胺（DETA）涂抹皮肤可防止节肢动物侵袭人体。

（6）昆虫生长调节剂：是人工合成的昆虫某些激素类似物，通过阻碍或干扰昆虫的正常发育使其死亡。其优点是生物活性高、有选择性、安全、不污染环境。常用甲氧保幼激素和灭幼脲。

3. 生物防制：利用捕食性生物和致病性生物防制节肢动物。前者如鱼类捕食蚊幼虫，蜘蛛捕食蚊、蝇等；后者如苏云金杆菌、罗索线虫等，都可使蚊幼虫致病而死亡。生物防制近年来研究进展较快，备受人们的重视。

4. 遗传防制：通过改变节肢动物的遗传物质以削弱其繁殖力。遗传防制尚处于研究及试验阶段。

5. 法规防制：制订法规，防止害虫随交通工具从国外入境，这是对害虫进行监测和强制性的防制措施。

第一节　昆虫纲

昆虫纲是节肢动物中种类和数最多的一个纲，能传播多种疾病，与医学关系密切。常见的医学昆虫有蚊、蝇、白蛉、蚤、虱等。

昆虫纲的成虫有足 3 对，分头、胸、腹 3 部分，有触角 1 对，翅 2 对，足 3 对，体壁由几丁质的外骨骼构成。

1. 头部　取食与感觉中心。有触角和触须各 1 对，为嗅觉和触觉感器。复眼 1 对，不分种类有单眼 2～3 个。口器 1 个，由上唇、下唇、上颚、下颚及舌组成。上颚具有小齿，为咀嚼或穿刺的利器；舌有唾液管的开口；下颚及下唇各具分节的附肢，分别称为下颚须和下唇须。依据昆虫取食方式的不同，医学昆虫的口器可分为 3 种类型。

(1) 咀嚼式口器：由上唇、上颚、下颚、下唇和舌组成，其中上颚粗壮，具齿，可咀嚼固体食物，如蟑螂的口器。

(2) 刺吸式口器：总称为喙，由上唇、下唇、舌、1 对上颚和 1 对下颚组成。能刺破皮肤，可以吸血或注入病原体，如雌蚊口器。

(3) 舐吸式口器：上、下颚均已退化，下唇发达，将舌及上唇包在其中，下端有盘状的唇瓣，适于舐吸食物，如家蝇的口器。

2. 胸部　由前胸、中胸、后胸 3 节组成，以中胸最为发达。每节腹面两侧各生腿 1 对，由基、转、股、胫、跗 5 节组成。跗节又分 1～5 节，末端有爪，有的爪上有爪间垫、爪间刺。中胸和后胸上各生有 1 对翅。视虫种不同其翅脉、脉序也不同，为昆虫分类的重要依据。有的昆虫后胸翅退化为平衡棒，有平衡作用。

3. 腹部　由 11 节组成，由于前 1～2 节趋于退化，末端几节变为外生殖器，故可见的节数较少。

一、蚊

蚊 (mosquito) 的种类很多，已知世界上蚊种有 3 350 多种及亚种，在我国已发现 370 种以上。与疾病有关的蚊类主要有按蚊属、库蚊属和伊蚊属。

(一) 形态

1. 成虫　呈灰褐色、棕褐色或黑色，体长约 1.6～12.6mm，分头、胸、腹 3 部分。

(1) 头部：近似球形，有复眼、触角、触须各 1 对，在头的前下方有一向前伸出的刺吸式口器，也称喙。喙含有 1 个上内唇、1 对上颚、1 对下颚和 1 个舌组成，它们包藏在鞘状的下唇内 (图 37－1)。上颚末端较宽呈手术刀状，用于切开皮肤；下颚末端较窄呈镰刀状，专司刺入皮肤；上内唇和舌及上颚组成食管；舌的中央有唾液管。雄蚊上、下颚退化，不能叮刺吸血，只以植物液汁为食。触须由 5 节组成，一般仅见 3 或 4 节。触须的长短和鳞饰因性别和蚊种而有所不同。

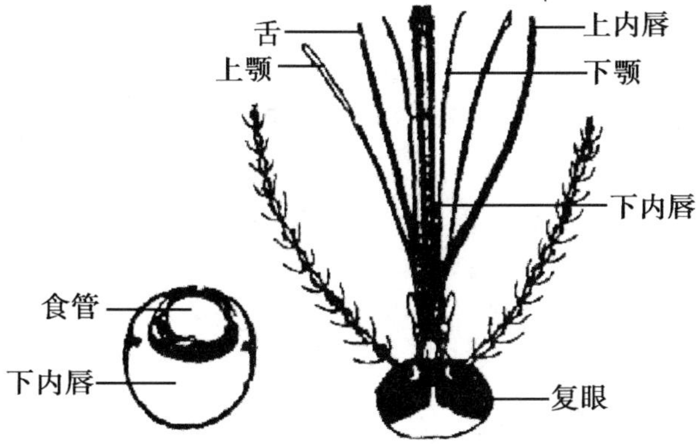

图 37－1　雌蚊口器构造

（2）胸部：由前、中、后 3 节组成，其腹侧面各有足 1 对，中胸高度发达，占胸部背面的绝大部分。中胸有翅 1 对，翅窄而长。翅脉上的鳞片可因颜色不同而形成翅斑或麻点。翅斑的有无及翅斑的数量、大小和位置是鉴定蚊种的特征之一。后胸有平衡棒一对，为飞行时的平衡器官。

（3）腹部：由 11 节组成，第 1 节不易见，第 9～11 节演化为外生殖器，故仅见 8 节。雌蚊后有尾须 1 对，雄蚊则有钳状的抱器。

2. 卵　小、长约 1mm，其形态因种属而异。按蚊卵呈船形，两侧有浮囊，在水面上常呈网状分布。库蚊卵呈圆锥形相互竖立粘成卵块，浮于水面。伊蚊卵呈长椭圆形，单个分散沉于水底。

3. 幼虫　幼虫有 4 个龄期。虫体分头、胸、腹 3 部分。头部有眼、触角和口器。胸又分前、中、后 3 个胸节。腹分 9 节，第 8 节背面在按蚊有 1 对气门，并在 7 节以前各节背面有掌状毛 1 对；库蚊和伊蚊在第 8 节背面生有呼吸管。库蚊呼吸管上有管毛数对，伊蚊管毛仅 1 对。第 9 节为肛节。

4. 蛹　蛹形似逗点，不再进食，浮于水面，分头胸部和腹部，头胸部背面有呼吸管 1 对。

（二）生活史

蚊为全变态。雌蚊交配后，吸血产卵于水中，在夏天（28℃）约经 2 天可孵出幼虫，以水中微小生物为食，幼虫经 7～8 天，蜕皮 4 次化为蛹，再经 2～3 天羽化为成蚊。整个生活史约需 2 周，一年约繁殖 7～8 代。

（三）生态

1. 孳生习性　各种水体均可孳生蚊幼虫，但依虫种不同，各有不同的要求。如按蚊多产卵于清水中，如沼泽、稻田及灌溉沟渠等处；库蚊多产卵于污水坑、污水沟、洼沟积水；伊蚊则产卵于雨后积水的小容器中，如树洞、石穴、竹洞、缸等处。

2. 栖息场所　雌蚊吸饱血后需寻找温度、湿度适宜，阴暗、不通风的场所栖息。如淡色库蚊室内吸血、室内栖息，中华按蚊室内吸血、室外栖息，白纹伊蚊吸血后多在野外草丛、树洞等处栖息。

3. 食性　雄蚊以植物汁液为食物，雌蚊主要以人、畜的血液为食物。雌蚊交配后即开始吸血，并与温、湿度有一定的关系，最适宜温度是 26～35℃，湿度在 70%～80%。除伊蚊白天吸血外，其他蚊类多在夜晚吸血。

雌蚊必须吸血卵巢才能发育，才能产卵、繁殖后代。雌蚊一生要多次吸血。两次吸血的间隔时间与卵巢周期发育一致。每次吸血至产卵的周期称生殖营养周期，通常为 2 天。

4. 季节消长　蚊的季节消长与温度、湿度与雨量等密切相关。中华按蚊，在长江中下游一带，每年 3 月开始出现，成蚊密度在 5 月份开始上升，7 月达高峰，9 月以后下降。

5. 越冬　气温低于 10℃时，蚊虫卵巢发育停滞，营养物质转化为脂肪，进入越冬，多在树洞、山洞、地窖等处。大多数蚊种以成蚊越冬，如中华按蚊，而微小按蚊以幼虫越冬，伊蚊则以卵越冬。

（四）常见三属蚊种的主要区别

1. 按蚊　灰褐色，触须与喙等长，翅上有黑白斑，雌蚊触须有白环，足上白环不定。

2. 库蚊　棕褐色，雌蚊触须短于喙之半，雄蚊则比喙长，翅上多无白斑，足多无白环。

3. 伊蚊　黑色，雌蚊触须短于喙之半，雄蚊则与喙等长，翅无白斑，足有白环。

（五）与疾病的关系

1. 疟疾　人疟原虫均以按蚊为媒介。现已知全世界可传播疟疾的按蚊有 60 余种，其中 20 余种分布于我国。如中华按蚊、雷氏按蚊嗜人血亚种、微小按蚊、大劣按蚊。

2. 丝虫病　班氏丝虫病的传播媒介为淡色库蚊、致倦库蚊。马来丝虫的传播媒介为中华按蚊和嗜人按蚊。

3. 流行性乙型脑炎　为流行性乙型脑炎病毒引起的一种急性传染病。病毒可在蚊体内越冬，能经卵传至下一代。传播媒介有三带喙库蚊、致倦库蚊、淡色库蚊、白纹伊蚊等。

4. 登革热　由登革热病毒引起的以骨及关节剧烈疼痛为特征的一种急性传染病。流行于广东、广西及海南。主要传播媒介为埃及伊蚊及白纹伊蚊。

（六）防制原则

1. 消灭孳生地　这是灭蚊最主要的环节。通过对蚊虫孳生场所即各种不同大小的水体的消灭与改造，使蚊虫无处孳生。如清除小型积水、堵塞树洞、填平洼坑、疏通沟渠等。

2. 化学防制　当蚊媒病流行时，应迅速使用杀虫剂，杀灭蚊虫，对控制疾病蔓延极为重要。常用药物有敌敌畏、杀螟松、辛硫磷、二氯苯醚菊及溴氰菊酯等。

3. 生物防制　稻田、池糖、水沟等处养殖鱼类可捕食蚊幼虫。如利用柳条鱼控制小型积水中的蚊幼虫，取得了很好效果。此外，鲤鱼、鲫鱼、草鱼等都能捕食蚊幼虫。

4. 防蚊驱蚊　安装纱窗、沙门防蚊叮咬。在皮肤上涂擦驱避剂，常用的有避蚊胺等，可暂时防蚊叮咬。此外，蚊香、电热驱蚊器均有较好的驱蚊作用。

二、蝇

蝇（fly）是一类重要的医学昆虫，目前已知有 34 000 多种，国内报告有 1500 多种。在我国，常见的蝇类，主要有舍蝇、丝光绿蝇、大头金蝇、麻蝇、巨尾阿丽蝇等。

（一）形态

成虫　成蝇体长一般 5～10mm，呈暗灰、黑、黄褐、暗褐等色，全身被有鬃毛，部分种类有金属光泽，分头、胸、腹 3 部分。

（1）头部：成虫头呈半球形，复眼 1 对，一般雌蝇两复眼距离较宽，而雄蝇距离较窄。顶部有单眼 3 个，成三角形排列。触角 1 对，分 3 节，蝇多为舐吸式口器，末端有 1 对唇瓣（图 37－2）。

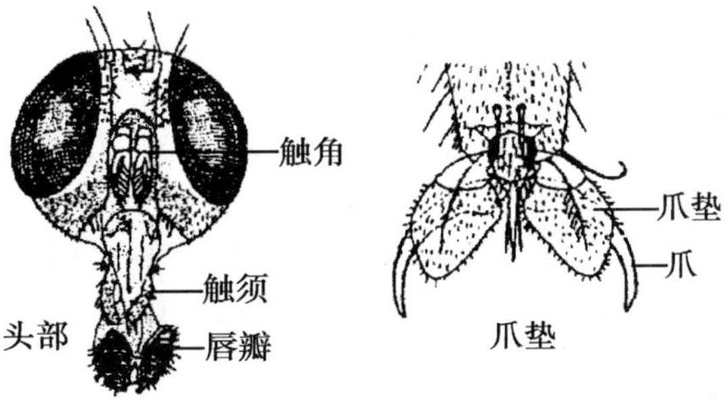

图 37－2　蝇头部及爪垫

（2）胸部：前、后胸均退化，中胸特别发达。中胸背板上的鬃毛、斑纹，可作为分类依据。在后胸侧板的上方有平衡棒一对。翅有 6 条纵脉，第 4 纵脉的弯曲度为分类特征。足 3 对，末端有爪及发达的爪垫各 1 对（图 37 - 2）。爪垫上密布细毛，并能分泌黏液，可携带病原体。

（3）腹部：共分 10 节，外观仅见前 5 节，后 5 节演化为外生殖器。雄性外生殖器是分类的重要依据。

（二）生活史

蝇为全变态昆虫，成蝇羽化后 2～3 天即可交配，再经 2～3 天产卵。每次产卵可达几百粒左右，卵呈乳白色，香蕉形，长约 1mm。夏季卵一天即可孵出幼虫。幼虫俗称蛆，呈乳白色，圆柱状，前尖后钝，无足无眼。幼虫分 3 龄，为 2～12mm，中腹部第 8 节后侧有气门 1 对。在适宜环境中，幼虫期为 4～8 天化蛹。蛹期 3～6 天，即羽化为成蝇。羽化后 1～2 天进行交配，一般一生交配 1 次，数日后雌虫产卵。夏天是蝇类大量繁殖的季节，从卵发育至成蝇，需 7～8 天，1 只蝇可繁殖十几代。成蝇寿命为 1～2 个月。

（三）生态

1. 孳生地　蝇类的孳生习性，不同蝇种有所不同，多孳生于人粪、畜禽粪、腐败动物质、腐败植物质、垃圾等处。

2. 食性　分为 3 种类型：

（1）不食蝇类：其口器退化，不能取食，全靠幼虫期所摄取的食物为营养。这类蝇的幼虫可致人、畜蝇蛆病，如狂蝇、皮下蝇和胃蝇等营寄生生活的蝇类。

（2）吸血蝇类：其口器为刺吸式。雌、雄性成蝇均吸血，多吸家畜血液，如牛、马等，也吸人血，如螯蝇属和舌蝇属的蝇类。

（3）非吸血蝇类：其口器为舐吸式，多数种类为杂食性，舐吸各种腐败动、植物有机质，如腐败的鱼、肉、瓜果、蔬菜，又喜舐吸人和动物的各种排泄物、分泌物，如粪便、脓血、痰液，又喜舐吸人类的各种食物，且取食时有边吃、边吐、边排粪的习惯，因而是携带病原体污染食物或食具，造成机械性传播病原体的主要原因。

3. 栖息活动与扩散　蝇类栖息活动场所因种而异，并受温度、光照的影响很大，如家蝇白天活动，30～35℃时最为活跃。蝇类飞翔能力强，一般主要以孳生地为中心的 1～2km 半径范围以内活动觅食。

4. 越冬　大部分蝇类以幼虫越冬如金蝇、丽蝇、麻蝇；少数蝇类以幼虫和成虫越冬，家蝇的幼虫、蛹或成虫均可越冬。越冬的幼虫多在孳生物底层，蛹在孳生地附近土壤中，而成虫则在暖室、地窖、屋角等温暖、隐蔽处越冬。

（四）国内常见蝇种

1. 舍蝇　长 5～8mm，灰黑色，胸背有 4 条黑色纵纹，腹部橙黄色。幼虫主要孳生于畜粪和垃圾中，成虫常出入住室。

2. 丝光绿蝇　长 5～10mm，呈绿色金属光泽，颊部银白色，胸背鬃毛发达。幼虫孳生于动物尸体或腐败动物质中，成蝇活动于腐烂动物质及垃圾处，也可飞入住室。

3. 大头金蝇　长 8～11mm，躯体肥大，呈蓝绿色光泽，头比胸宽，复眼深红色，颊部橙黄色。幼虫主要孳生于人、畜粪便中，成虫活动于腐烂的植物质及粪便周围。

4. 巨尾阿丽蝇　长 5～12mm，胸部灰黑色，体大多毛，腹部背面有深蓝色金属光泽。幼虫主要孳生于人粪尿中，成蝇活动于室外。

5. 麻蝇　长 6～12mm，灰色，胞背有 3 条黑色纵纹，腹部背面有黑白相间的方块斑。

幼虫孳生于稀粪中，也可于酱缸或腌菜缸中，成虫可见于室内外。

（五）与疾病的关系

1. 机械性传播　蝇类体内外均可携带病原，另外蝇类有边吃、边吐、边泄的习性和杂食性，频繁取食等特点，易使病原传播。这是蝇类传病的主要方式。

（1）消化道疾病：以夏秋季节的肠道传染病为主。如痢疾、伤寒、霍乱、肠炎以及蠕虫病等，以家蝇、大头金蝇为主要媒介。

（2）呼吸道疾病：如肺结核，通过患者的痰和粪便，由蝇类携带结核杆菌而传播，家蝇是重要媒介。

（3）眼病：如沙眼、眼结膜炎，因家蝇、绿蝇舐吸患者眼的分泌物所致。

2. 生物性传播　有些蝇类可作为眼结膜吸吮线虫的中间宿主。在非洲，舌蝇可以传播锥虫病（睡眠病）。

3. 蝇蛆病　某些蝇种幼虫寄生于人体组织和器官中，引起蝇蛆病。

（1）眼蝇蛆病：主要为羊狂蝇雌蝇将一龄幼虫产入眼内所引起。多见于牧区。

（2）皮肤蝇蛆病：主要是纹皮蝇和牛皮蝇的一龄幼虫偶尔寄生于人体所致。多见于牧区。

（3）胃肠道蝇蛆病：多因蝇卵或幼虫随污染的食物或饮料进入胃肠道而引起。

除以上几种蝇蛆病外，我国偶有病例报道的还有口腔、耳、鼻以及尿道等处蝇蛆病。

（六）防制原则

1. 环境防制　搞好环境卫生，及时清除粪便、垃圾以控制蝇类孳生的环境，是降低蝇类密度的重要措施。

2. 灭蝇　应结合蝇类生态习性，选择其活动、栖息场所进行滞留喷洒药物。常用药物有美曲膦酯、马拉硫磷、菊酯类等。可采用笼诱、粘蝇纸、各种灯、电诱蝇器诱杀成蝇。对幼虫（蛆）及蛹可进行淹、闷杀、捞以及利用粪便的堆肥发酵产生的热及有害气体来杀死蛆及蛹。

3. 防蝇　安装纱窗、纱门，食物加盖纱罩。

三、其他昆虫纲节肢动物

（一）白蛉

白蛉（sand fly）是一种小型吸血昆虫，全世界已知有600余种，我国已报告40余种。

白蛉成虫体呈灰黄色，体长1.5～4mm，全身有细毛，眼大而黑，3对足细而长多毛，翅狭长，胸部背面隆起，形似驼背，停息时两翅上举和身体形成45度角。头部有复眼1对，黑而大。触角1对，细长。触须1对。口器为刺吸式，与口腔、咽相连，口腔形似烧瓶，后部有口甲及色板，咽内有咽甲，形状及结构可为分类的依据。腹部由10节组成，第1节上背面有竖立毛，2～6节背面的毛有平卧毛，竖立和平卧竖立交杂的3种类型，可作为分类的依据。第8～10节为雌、雄性外生殖器。

白蛉为完全变态昆虫，生活史有卵、幼虫、蛹和成虫4个阶段。成虫栖息于室内墙缝、畜舍、窑洞等阴暗、避风的地方。交配后，雄蛉很快死亡，雌蛉吸血后卵巢发育，成熟后即产卵于室内泥土或墙缝、洞穴中。雌蛉一生只交配一次，但可多次产卵，条件适宜时，卵经7～12天即能孵出幼虫。幼虫经3次蜕皮，发育成熟入土化蛹，整个幼虫期约25～30天。再经6～10天羽化为成蛉。不久即可交配、吸血、产卵，整个生活史约需6～8周，雌蛉寿命 2～3 周。

雌性白蛉吸血，雄性以植物汁液为食。白蛉飞翔能力差，一般跳跃式向上短距离地飞翔。白蛉活动时间为黎明时和黄昏。白蛉出现的季节很短，黄淮地区白蛉季节从 5 月开始，6 月为高峰，至 9 月绝迹。白蛉对人除叮刺吸血外，主要传播黑热病。我国黑热病的主要传播媒介是中华白蛉，此外，还有中华白蛉长管亚种、吴氏白蛉和亚历山大白蛉。白蛉具有产卵量小，季节短，飞翔能力弱，活动范围小，对杀虫剂较敏感等特点，故防制以采用药物杀灭成蛉为主，结合环境治理和做好个人防护的综合防制措施可收到明显效果。

（二）蚤

蚤（flea）为小型吸血昆虫，无翅，善于跳跃，部分种类寄生于恒温动物体表，是传播鼠疫等人畜共患病的媒介。

蚤类成虫体形侧扁，长 2～4mm，深褐色，体表多鬃毛。体分头、胸、腹 3 部。头部是三角形，两侧有眼、触角和触须各 1 对，刺吸式口器。胸部无翅，有足 3 对，后足发达。腹部蚴由 11 节组成，从第 8 节起发育为生殖器。雌蚤腹部末端钝圆，可见受精囊。

蚤属完全变态，雌虫产卵，约经 5 天孵出幼虫。幼虫白色，蛆状，以宿主落脱的皮屑、成虫的血粪为食，2～3 周幼虫蜕皮结茧为蛹。蛹不活动，长椭圆形，约 1 周后发育为成虫。自卵发育为成虫约需 1 月左右。寿命 1～2 年。雌雄蚤均能吸血，耐饥力强。对宿主的选择，除个别种类较专一外，大部分种类比较广泛，可寄生于鼠、猫、犬、羊、蝙蝠和人的体表，有些种类经常变换宿主，当宿主死后变冷，即离去另觅宿主。这一习惯在蚤传播疾病上很重要。

蚤对人体的危害除叮刺吸血、骚扰外，主要传播的疾病有：①鼠疫，病原体为鼠疫杆菌。其自然宿主在我国为旱獭和黄鼠。当蚤吸食病鼠血后，鼠疫杆菌在其前胃中繁殖，形成菌栓，将胃堵塞，再吸新宿主血时，可将胃内细菌随血液倒流入宿主伤口而感染。我国传播鼠疫的重要媒介是印鼠客蚤和致痒蚤。②鼠型斑疹伤寒，病原体为立克次体。当蚤吸血感染后，立克次体进入蚤胃内上皮细胞大量繁殖，并可随蚤粪排出，污染伤口而使人感染。③绦虫病，蚤可作为犬复孔绦虫、缩小膜壳绦虫和微小膜壳绦虫的中间宿主。人因误食含似囊尾蚴的蚤而感染。

防制首先应着重处理蚤的孳生地，并需与灭鼠相结合，对孳生地可用烧燎或药物喷洒，如敌敌畏、美曲膦酯、马拉硫磷等。同时注意猫、犬等家畜的管理，定期用药液给犬、猫洗澡。

（三）虱

虱（louse）为哺乳动物和鸟类的体外永久性寄生虫。寄生于人体的虱有两种，即人虱（*Pediculus humanus*）和耻阴虱（*Pthirus pubis*）。

人虱有人头虱和人体虱两个亚种，两者形态相似。成虫呈白色。雌虱体长约 4.4mm，较雄虫大。头呈菱形，有刺吸式口器。触角 1 对，分 5 节。胸部 3 节已融合。足 3 对，末端的爪，与其胫节末端内侧的指状突起相对而形成抓握器。腹部分节，雌虫腹后端呈“W”形，雄虫腹后端钝圆。耻阴虱体形短宽似蟹状，灰白色。胸腹相连难分，中足有爪，腹部第 3～1 节融为 1 节，上有 3 对气门，第 5 节侧缘有腹侧突起 4 对，上有刚毛。

虱为不完全变态昆虫。有卵、若虫及成虫 3 期，卵白色，椭圆形，一端有盖。卵可黏着于毛发或衣物的纤维上。经 1 周可孵出若虫。若虫形似成虫，生殖器官未发育成熟，经 3 次蜕皮后发育为成虫。人体虱平均寿命为 20 天，人头虱平均为 30 天。

虱雌、雄成虫及若虫均吸血，每天吸血数次，虱有边吸血、边排粪的习性。虱怕冷，亦怕热，最适宜活动的温度为人体正常的体温（30℃左右），当人体体温升高或下降，则迅速爬离原宿主，加觅新宿主寄生，这些习性与传播疾病有关。人头虱多寄生于耳后发根上；人体虱多寄居于内衣、裤的皱缝内；耻阴虱寄生于阴毛、肛周毛处。耻阴虱主要通过性接触传播，近年来将其列为性传播疾病。

人虱传播的疾病有：①流行性斑疹伤寒，为普氏立克次体引起的急性传染病。当虱叮咬病人吸血时，将病原体吸入其体内繁殖后，可随虱粪排出体外。带有病原体的虱粪或被压碎的虱体可污染抓破的皮肤或通过黏膜造成感染；②战壕热，为五日立克次体引起的传染病，又称五日热。其传播方式与流行性斑疹伤寒相似；③回归热，为回归热螺旋体引起的急性传染病。当虱叮咬吸病人血时，将病原体吸入胃内，穿过胃壁进入血腔并繁殖。当虱体被压碎或挤碎，体腔血淋巴中的大量病原体被释放，螺旋体可经皮肤或抓破的伤口以及黏膜等处侵入人体造成感染。防虱主要应做好个人卫生。常洗头、洗澡、换洗衣服。感染人体虱的衣物，换下后可用蒸气或煮沸消毒灭虱或用 60℃以上温度烫洗 30 分钟。人头虱可用 20%百部酒精浸剂，涂于头发上，连用数次，效果较好，或用除虫菊粉涂于头发上也可。耻阴虱可将阴毛剃除后多次清洗阴部，或用药物杀灭。

第二节 蛛形纲

蛛形纲的成虫有足 4 对，无翅、触角及复眼，有单眼或退化，虫体分头胸部和腹部，或头胸腹愈合成一个整体，呈囊状，称之为躯体，躯体前方或前端腹面有 1 个口器复合体，称之为颚体，或称假头，由颚基及颚基前面两侧的 1 对须肢和须肢内侧背面的 1 对螯肢及腹面的口下板组成。

蜱、螨在生活史上有卵、幼虫、若虫和成虫 4 个时期。螨类多营自由生活，栖息在植物上、垃圾中、地表面上和土壤里，仅有少数营寄生生活。

一、蜱

蜱分硬蜱和软蜱。已知世界上有蜱 850 多种。我国有硬蜱 100 多种，软蜱 10 多种。蜱是许多脊椎动物体表的暂时性寄生虫，是一些人兽共患病的传播媒介和贮存宿主。

（一）形态

1. 硬碑　颚体（假头）位于躯体前端。颚基前方有螯肢 1 对，螯肢顶端各有 2 个向外的倒钩，能刺破皮肤，颚基前端腹面有 1 个口下板，口下板端部有许多倒齿，用以牢固地钩着在宿主的皮肤上。颚体两侧各有须肢 1 对，分为 4 节（图 37－3）。

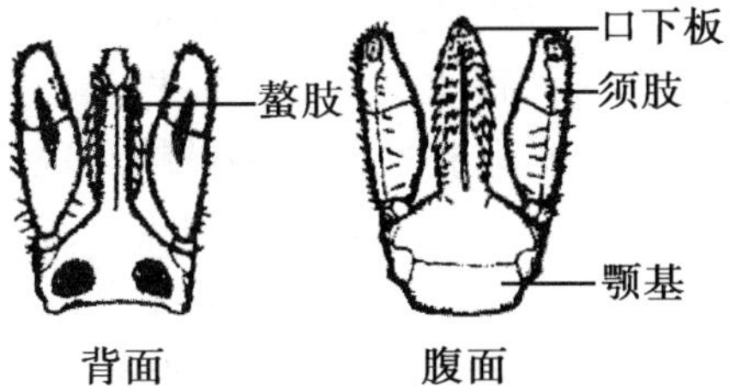

图 37－3　硬蜱颚

躯体长圆形、暗褐色，背面有盾板，雄虫盾板大覆盖整个躯体背部，雌虫盾板小，只覆盖背面前部。眼 1 对位盾板侧，有或无。躯体腹面前部中央有生殖孔，体附近有生殖沟，后部为肛门及肛沟（图 37－4）。主要种类有全沟硬蜱、草原革蜱、亚洲璃眼蜱、乳突钝缘蜱等。

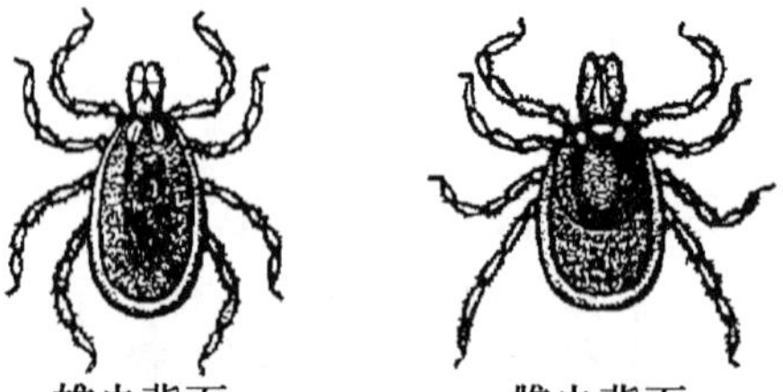

图 37－4 硬蜱

2. 软蜱 软蜱的基本形态和构造与硬蜱相似，但颚体较小，位于躯体前方腹面。躯体背面无盾板（图 37－5）。从外形上看，不易区别雌雄。

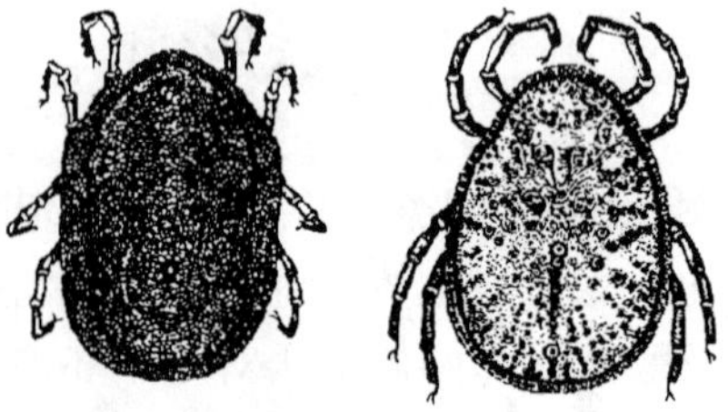

图 37－5 软蜱

（二）生活史与生态

硬蜱成虫在宿主身上吸血交配，吸饱血后离开宿主落地，于缝隙中，卵巢发育产卵。硬蜱一生只产一次卵，约几百～上万个不等。卵经一段时间后，孵出幼虫。幼虫遇到宿主即寄生吸血，经发育、蜕皮变为若虫。若虫再吸血蜕皮变为成虫。在自然条件下，完成一个世代发育由 2 个月至 3 个月不等。

软蜱成虫一生中多次吸血，多次交配产卵，每次产卵数个到数十个。从卵发育至成虫需要 1 个月到 1 年左右。软蜱的吸血习性颇似臭虫，白天隐藏于墙缝、畜舍、鸟巢中，夜间吸血，吸血时间短。耐饥力极强，一般可活 5～6 年。

蜱在完成生活史过程中，有的从幼虫至成虫的发育均在一个宿主身上完成，称单宿主蜱；有的幼虫和若虫在同一个宿主身上寄生，而成虫则在另一个宿主身上寄生，称二宿主蜱；有的幼虫、若虫和成虫分别在三种宿主身上寄生，称三宿主蜱。

硬蜱活动有明显的季节性，我国东北林区的全沟硬蜱出现在四月中、下旬，五月达密度高峰，六月以后很少见。

（三）与疾病的关系

1. 直接危害 蜱叮刺吸血的初期多无痛觉，不易及时发现。若伤及敏感部位，因组织损害和局部炎症，常有剧痛。有些蜱的涎液内含有麻痹神经的毒素，可引起蜱瘫痪。

2. 传播疾病

（1）森林脑炎：森林脑炎是流行于林区的一种自然疫源性疾病，病原体为嗜神经病毒。我国东北和新疆林区为流行区，多见于春夏季节。传播媒介有全硬沟蜱、森林革蜱。病毒不仅侵入蜱涎腺，还可侵入卵巢，并经卵传至下一代。

（2）蜱媒出血热：又称新疆出血热或塔里木出血热，是一种由病毒引起的，以发烧出血及休克为特征的急性传染病，死亡率高。家畜是主要的传染源。亚洲璃眼蜱为主要传播媒介。病原体在蜱体内可贮存数月，并可经卵传至下一代。

（3）蜱媒回归热：在我国新疆发现此病，病原体为包柔螺旋体。乳突钝缘蜱为其主要传播媒介。蜱吸血时螺旋体随涎液注入人体，或分泌液污染伤口侵入人体。病原体可经卵传至下数代，并能在蜱体内生存长达 14 年之久。

（四）防治原则

1. 消除孳生地　清理牲畜圈舍，保持通风干燥。铲除杂草及灌木丛。在牧区用轮换草场放牧的办法，使牧场上蜱成虫因饥饿而死亡。

2. 化学防制　在多蜱地带喷洒美曲膦酯、敌敌畏、马拉硫磷等。在林区亦可用化学除草剂，清除林间道旁杂草，以减少来往人畜受蜱的侵袭。

3. 个人防护　当进入蜱类孳生地时，应扎紧外衣领口、袖口、裤脚口等，或穿用二氯苯醚菊酯浸泡的衣服，对蜱有较好的驱杀作用。在野外工作中，要及时自检或互检，在回住地后更应彻底检查穿戴用品上有无蜱和蜱粪附着。

二、螨类

（一）恙螨

恙螨又称恙虫或沙螨，仅幼虫营寄生生活。幼虫体小，长 0.2～0.5mm，椭圆形，体呈红、橙、淡黄或乳白色，这与虫体饱食程度和生活环境有关。

恙螨在生活史中有卵、前幼虫、幼虫、若蛹、若虫、成蛹、成虫期。卵呈球形，淡黄色，直径 0.2mm，经 4～7 天发育为前幼虫，经 7～12 天蜕去薄膜，遇宿主侵袭寄生，刺吸组织液，约经 2～3 天饱食落地，形成若蛹。若蛹经 7～16 天蜕皮为若虫，再经 15～30 天停止活动，变为成蛹。成蛹经 7～15 天从蛹膜脱出，变为成虫。完成一个世代约需 2～3 个月。

恙螨幼虫寄生于鼠类、鸟类的耳窝、肛门等处。多孳生于潮湿、遮阴的丛林或河沟岸边草丛等场所，活动范围不大，多呈点状分布。其传播主要靠宿主携带或随水漂流而扩散。

恙螨幼虫除叮咬人体，出现奇痒的丘疹、皮炎外，主要是可传播恙虫病，其病原体为恙虫立克次体，传播媒介为地里纤恙螨。通过恙螨幼虫的刺叮进入其体内，并经卵传递至下一代幼虫，再通过刺叮传播给新宿主。

鼠是恙螨幼虫的主要宿主，又是恙虫病的传染源，所以灭鼠是预防和消灭恙虫病的重要环节。杂草、砖砾、垃圾堆等适于恙螨孳生，应予清除。在人们经常活动的场所，喷洒美曲膦酯等，有较好的灭螨效果。注意不在杂草丛中坐卧休息，衣裤口要扎紧，在皮肤裸露部位涂擦邻苯二甲酸二甲酯、苯甲酸苄酯等，防螨侵袭。

（二）疥螨

疥螨是专性寄生于人或动物表皮内的螨，为疥疮的病原体。寄生人体的疥螨为人疥螨。

成虫虫体类圆形，乳白色或黄白色，背面隆起，腹面平坦。颚体小，由须肢和螯肢组成。躯体脊面有许多横波纹，并有许多成排的齿状皮棘，在体后部还有几对锥状皮刺。雌虫体长 0.3～0.5mm，第一、二对足末端有带柄的吸垫，第三、四对足末端有长鬃。雄虫体长 0.2～0.3mm，除第三足末端有长鬃外，其余各足的末端都具有带柄的吸垫。

发育过程分卵、幼虫、两期若虫和成虫。雄虫和雌性后期若虫在宿主皮肤表面交配，之后雄虫死亡。受精若虫开掘隧道，进入皮内，蜕皮为成虫。成虫在隧道内产卵，一生可产卵 40～50 个，产完卵雌虫死亡。雌虫寿命 3～5 周。卵经 3～4 天孵出幼虫，幼虫蜕皮为若虫，再发育为成虫。由卵发育至成虫约需 8～17 天。疥螨多寄生于人体皮肤薄嫩处，如指缝、肘窝、腋窝、腹股沟、阴部、乳房等处。隧道入口处常有小丘疹或小水疱，盲端有雌螨。因螨体机械刺激及其排泄物和分泌物的作用，引起宿主过敏反应，发生奇痒，尤以夜间为甚。因患者搔痒使丘疹破溃，继发感染而出现脓疱。

检出疥螨即可确诊，但疥螨往往不易查到，所以临床常依皮肤症状、发病部位、夜间剧痒等特征为参考而诊断。查病原体，可用消毒针尖挑破隧道的尽端，取出疥螨；或用消毒的矿物油滴于皮肤患处，再用刀片轻刮局部，将刮取物镜检，此法检出率较高。

硫磺是治疗疥疮的有效药物，成人用 10％～20％的硫磺软膏，每晚睡前涂擦一次，连续用药 3～4 天。也可用 10％苯甲酸苄酯。无论使用何种药物，均须在擦药前要洗热水澡，再涂擦药物。预防疥疮要注意个人卫生，避免与患者接触。患者使用过的衣服、被褥、枕巾、毛巾等物品均须用沸水烫洗消毒。

（三）蠕形螨

虫体细长，蠕虫状，故名蠕形螨，为永久性皮肤寄生螨。寄生于人体的蠕形螨有毛囊蠕形螨和皮脂蠕形螨。

成虫半透明，颚体较宽。躯体分足体和末体两部分。毛囊蠕形螨足体约占体长 1/3，有粗壮的短足 4 对。雄虫生殖孔生在背面相当于第 2 对足之间，雌虫生殖孔生在腹面第 4 对足基节之间稍后。末体细长，约占虫体长的 2/3 以上，有环状横纹布满末体。皮脂蠕形螨略短，末体占体长的 1/2，末端略尖，呈锥状。

两种蠕形螨生活史相似，有卵、幼虫、前期若虫、若虫和成虫 5 期。毛囊蠕形螨虫卵正面观呈蝌蚪状；皮脂蠕形螨虫卵呈椭圆形。幼虫有足 3 对。若虫与成虫有足 4 对。蠕形螨完成一个世代发育需 15 天左右。雌螨产卵于毛囊或皮脂腺内。

蠕形螨各期均需寄生于皮肤内，寄生部位有头皮、颊、额、胸部、外耳道等处，其中以皮脂较丰富的面部感染率最高。毛囊蠕形螨寄生于毛囊深部，一个毛囊内可有多个螨寄生。皮脂蠕形螨多单个寄生皮脂腺内。均以皮脂、角质蛋白和细胞代谢产物为食。

蠕形螨的机械性刺激及其排泄物的化学作用，使局部出现炎症。由于螨在毛囊内不断繁殖和破坏组织，引起毛囊和皮脂腺的扩张、增生肥大，毛干脱落，虫体进出活动，易使化脓菌侵入而继发皮炎、痤疮和疖肿。

人体蠕形螨为世界性分布，我国许多地区皆有感染。据调查，北京感染率为 52％，长春为 70％，山东高达 95％，多为毛囊蠕形螨。直接接触为主要传播途径。白天蠕形螨可出现在面部皮肤表面，为接触传播提供机会。蠕形螨对外界不良环境有一定的抵抗力，这表明可通过脸盆、毛巾、衣被等间接方式传播。

可用痤疮压迫器，也可用拇指、食指挤压鼻尖、鼻沟、鼻翼处皮肤，把挤出物涂在玻片上，加一滴甘油或 50％甘油酒精，加盖片轻压使皮脂摊开，镜检。也可用透明胶带睡前贴在鼻唇沟等处，次晨取下镜检。

治疗可用 10％硫磺软膏，20％甲酸苄酯乳剂、2％甲硝唑冷霜等外用药剂。注意个人卫生，避免与患者直接接触，尽量不用他人的毛巾、脸盆和衣被等物以防感染。

思考题

1. 简述医学节肢动物对人体的危害及传病方式。
2. 昆虫纲的形态特点有哪些?
3. 蚊、蝇的哪些结构及生态习性与传播疾病有关?
4. 试述蚊、蝇与疾病的关系。
5. 简述白蛉、蚤、虱与疾病的关系。
6. 蛛形纲的形态特征有哪些?
7. 试述蜱的生态习性与疾病的关系。
8. 简述疥螨的寄生部位、致病作用及诊断方法。

（西安交通大学医学院　程彦斌）

附录　寄生虫学实验诊断技术

一、病原检查

（一）粪便检查

1. 直接涂片法　加 1 滴生理盐水于载玻片中央，用竹签挑取少量粪便与生理盐水混匀，厚度以能透见纸上 5 号字体为宜，加盖玻片，镜检。主要用于检查蠕虫卵及原虫滋养体。

2. 碘液染色法　用碘液（碘化钾 4g，碘 2g，蒸馏水 100ml）代替生理盐水作涂片，方法同直接涂片法。主要用于查原虫包囊，必要时可在同一张载片分作直接涂片及碘液染色，分别检查原虫滋养体和包囊。

3. 金胺-酚及改良抗酸染色法　本法主要用于隐孢子虫病的诊断。首先用金胺-酚染色法，发现阳性或可凝标本时，再涂片用改良抗酸染色法鉴别。

（1）金胺-酚染色法：滴加第 1 液（金胺 0.1g，苯酚 5g，蒸馏水 100ml）于晾干的粪膜上，15 分钟后，水洗；再滴加第 2 液（盐酸 3ml，95%酒精 100ml），1 分钟后水洗；滴加第 3 液（高锰酸钾 0.5g，蒸馏水 100ml），1 分钟后，水洗，待干，置荧光显微镜下检查。

（2）改良抗酸染色法：滴加第 1 液（碱性复红 4g，95%酒精 20ml，苯酚 8ml，蒸馏水 100ml）于粪膜上，2～10 分钟后，水洗；滴加第 2 液（10%硫酸溶液），1～10 分钟后，水洗；再滴加第 3 液（2%孔雀绿原液 1ml，蒸馏水 10ml），1 分钟后，水洗，晾干，镜检。

4. 厚涂片法（改良加藤法）　取 50mg 去渣粪便置载玻片上，盖以浸透甘油-孔雀绿溶液的亲水玻璃纸（22mm×30mm 大小），轻压，使粪便均匀铺开，室温置 30～60 分钟后镜检。亲水玻璃纸须在甘油-孔雀绿溶液（甘油 100ml，3%孔雀绿 1ml，水 100ml）浸泡至少 24 小时，显绿色即可。

5. 浓集法　常用沉淀或浮聚的原理达到浓集虫卵或包囊的目的。

（1）自然沉淀法：又称水洗沉淀法。取粪便 20～30g 置烧杯内，加水成混悬液，用两层纱布或金属筛（40～60 孔），滤入尖底量杯内，并加清水至杯口，静置 25 分钟，倾去上液，重新加满清水，每 15～20 分钟换水一次（共 3～4 次），直至上液清晰为止。最后倾去上液，取沉渣镜检。也可将上述滤渣粪液离心（2 000r/min）1～2 分钟，倒去上清液，注入清水再离心，并反复 3～4 次，使上液澄清后，倾之，取沉渣镜检，此法称为离心沉淀法。

（2）饱和盐水浮聚法：主要用于检查钩虫卵。用竹签取黄豆粒大小粪便放入浮聚瓶或青霉素小瓶，加少量饱和盐水调匀，加入饱和盐水至瓶口，使液面高于瓶口，但不溢出，上盖一载玻片，静置 15 分钟后，将载玻片提起并迅速翻转，及时镜检。

6. 钩蚴培养法　取口径 1cm、长 10cm 的试管 1 支，加入冷开水 1ml。将滤纸剪成与试管等宽，但稍长于试管的 T 字形纸条，用铅笔将受检者姓名或编号标记于横条处。用竹签取黄豆大小的粪便涂于滤纸条中段，再将纸条插入试管，下端浸泡于水中，但粪便不要接触水面。在 20～30℃条件下培养，3 天后，肉眼或用放大镜观察试管底部水中有无乳白色蛇样运动的钩蚴。如为阴性，应继续培养观察至第 5 天。培养期间注意每天沿管壁补充冷开水，以保持水面。

7. 毛蚴孵化法　将沉淀法处理后的粪便沉渣置于三角瓶内，加清水至瓶口处，25℃孵育 24 小时，以肉眼或放大镜观察瓶颈水面下有无梭状白色小点（毛蚴）呈直线运动。必要时可吸出毛蚴镜检。

（二）肛门外检查蛲虫卵

1. 透明胶纸拭子法　用长约 5cm，宽约 2cm 的透明胶纸粘压肛周皮肤，取下胶纸，将有胶面平贴玻片上，镜检。

2. 棉签拭子法　取一棉拭子蘸生理盐水，并挤出多余盐水，在肛门皱褶处擦拭之。然后将棉拭子在生理盐水小试管中充分振荡，经沉淀后，取沉渣镜检。或将棉签在饱和盐水中充分振荡，用浮聚法检查。

（三）血液检查

1. 检查疟原虫　取患者外周血（耳垂或手指）制成血涂片，经染色后镜检。

（1）血片制作：常用厚薄血片法。取一洁净载玻片，以其右端 1/3 处蘸血一滴，用推片的一角，将血滴自内向外摊开，涂成直径 1cm 的厚血膜；同时在载玻片 1/3 与 2/3 交界处取血一小滴，将推片的一端置于血滴之前，待血液沿推片端缘扩散后，自右向左推成薄血膜。推片和载片间的角度保持 30～45 度较适宜。

（2）血片染色：常用姬氏染剂（Giemsa's stain）或瑞氏染剂（Wright's stain）。

1）姬氏染色法：此法染色效果好，但费时。

染液配制：姬氏染剂粉 1g，甲醇 50ml，甘油 50ml。将姬氏染粉置研钵中，加少量甘油充分研磨，直至 50ml 甘油加完，倒入棕色瓶内，分数次用甲醇冲洗研钵内甘油染液，倒入瓶内，直至 50ml 甲醇用完为止，塞紧瓶塞，充分摇匀，置 65℃温箱内 24 小时或室温内 1 周，过滤后备用，此即姬氏染液原液。

缓冲液的配制：可用 0.07mol/L 磷酸氢二钠（Na_2HPO_4）液和 0.07mol/L 磷酸二氢钾（KH_2PO_4）液配制。取磷酸氢二钠 9.464g 和磷酸二氢钾 9.073g 分别溶于 1000ml 蒸馏水中，装瓶，备用。用时，按不同比例配成不同的 pH（表附-1）。

表附-1　缓冲液的配制

pH	0.07mol/L Na_2HPO_4（ml）	0.07mol/KH_2PO_4（ml）	蒸馏水（ml）
6.8	4.9	5.1	90
7.0	6.3	3.7	90
7.2	7.3	2.7	90

染色方法：先用小玻棒蘸甲醇在薄血膜上轻轻抹过，使血膜固定，但厚血膜在固定前需先溶血，即用滴管滴水于厚血膜上，待血膜呈灰白色时，将水倒去，晾干。用 pH7.0～7.2 的缓冲液，按 1∶20 比例将姬氏染液稀释。用蜡笔划出染色范围，将稀释的染液滴于已固定的厚薄血膜上，染色半小时（室温），再用缓冲液冲洗。晾干血片后镜检。

2）瑞氏染色法：此法简便快速，适用于临床诊断。

染液配制：瑞氏染剂粉 0.1～0.5g，甲醇 97ml，甘油 3ml。将染粉加甘油研磨，加少量甲醇再研磨，倒入棕色瓶，分数次用甲醇冲洗研钵内染液，倒入瓶内，直到甲醇用完为止。摇匀，24 小时后过滤，经 1～2 周后再过滤，备用。

染色方法：薄血膜不需先固定，而厚血膜需先溶血。染色时滴加染液 1 分钟，加等量蒸馏水混匀，染色 3～5 分钟，水洗，待干，镜检。

2. 检查微丝蚴

（1）新鲜血片法：宜在晚上 10 时至次晨 2 时采用外周血 1～2 滴，置玻片中央，加盖片后镜检。如有微丝蚴，可见呈蛇形运动的虫体。

（2）厚血片法：取血 3 大滴，涂成均匀的厚血膜，晾干后加蒸馏水溶血，水洗，干后用甲醇固定，染色，镜检。

（四）排泄物或分泌物检查

1. 痰检　查肺吸虫卵等。

（1）直接涂片法：取新鲜痰液立即作涂片，加盖片后镜检。

（2）浓集法：收集 24 小时痰液，加等量 10％NaOH 溶液，混匀后放入 37℃温箱 2 小时，使痰液消化成稀液状。1500r/min，离心 10 分钟，弃上液，取沉渣涂片镜检。

2. 尿　先离心，后取沉渣镜检。对乳糜尿，需加等量乙醚，用力振摇，使脂肪溶于乙醚，吸去脂肪层，离心，取沉渣镜检微丝蚴。

3. 鞘膜积液　直接涂片法检查，也可加水稀释，离心沉淀，取沉渣检查微丝蚴。

4. 阴道分泌物　主要用于检查阴道滴虫。多用直接涂片法，即载玻片上加生理盐水 1 滴，取阴道后穹窿分泌物作涂片，镜检。

5. 十二指肠液和胆汁　检查肝吸虫卵、贾第虫等，可用直接涂片法或离心沉淀法等。

（五）其他器官或组织检查

1. 骨髓穿刺　检查杜氏利什曼原虫无鞭毛体，常用髂骨穿刺法。常规操作，涂片、染色、镜检。

2. 淋巴结穿刺　可选腹股沟淋巴结，常规操作。此外，有时可抽出丝虫成虫，或摘除淋巴结检查。

3. 皮肤和肌肉活组织检查

（1）检查旋毛虫：从患者腓肠肌或肱二头肌取米粒大小肌肉，置于玻片上，加 50％甘油 1 滴，盖上另一玻片，压紧后镜检。也可作病理切片镜检。

（2）检查猪囊尾蚴：取出皮下结节，剥去外层纤维被膜，将虫体置于两张玻片之间，轻压，镜检。

（3）检查肺吸虫：取出皮下结节，检查其中虫体。

（4）检查利什曼原虫：对患者可疑的皮肤病损部位，用无菌手术刀片，刮取组织液，涂片、固定、染色、镜检。

4. 肠黏膜检查　从肠黏膜病损组织中，可查到血吸虫卵及溶组织内阿米巴滋养体。

（1）检查血吸虫卵：用直肠镜取米粒大小肠组织，水洗后，夹于两张载玻片间，轻压镜检，可见活虫卵或死卵。也可作病理切片后检查。

（2）检查溶组织内阿米巴滋养体：用乙状结肠镜从溃疡边缘或深层刮取溃疡组织，置于载玻片上，加生理盐水后覆盖片，轻压，镜检。

二、寄生虫人工培养

（一）溶组织内阿米巴培养

常用洛克氏（Locke）营养琼脂血清培养基。

1. 培养基配制

(1) 固体部分：牛肝浸膏 3g，蛋白胨 5g，琼脂 15g，洛克氏液 1 000ml。将上述成分混合放入 1 000ml 烧杯中，在沸水浴中溶解，分装于试管内，每管 4～5ml，经 15 磅 20 分钟高压灭菌，放成斜面，冷却后置冰箱备用。

(2) 洛克液：氯化钠 8g，氯化钾 0.2g，氯化钙 0.2g，氯化镁 0.01g，磷酸氢二钠 2g，磷酸二氢钾 0.33g，蒸馏水 1 000ml。配制时将氯化钙、氯化镁另分装于小瓶，高压灭菌后再合并以免发生沉淀。洛克氏液每次配 2 000ml。

(3) 米粉消毒：将米粉分装入小瓶，经 15 磅 20 分钟高压灭菌后置 70℃烤箱 30 分钟，备用。

(4) 血清灭活：将兔（或人、牛）血清装入试管，置于 56℃水浴中灭活 30 分钟，备用。

2. 操作方法　在每培养管内加洛克液 2ml、灭活血清 0.5ml、米粉、青霉素和链霉素少许，置温箱内预热 15 分钟后，用白金耳挑取豌豆大粪便在培养管壁上研碎混于培养液中，如为黏液血便可取 1ml 混于培养液。置 37℃温箱中经 24～48 小时后检查，若需保种，可每隔 3～4 天转种 1 次。

(二) 阴道毛滴虫

常用肝浸膏汤培养基。

1. 培养基配制　肝（兔、牛）15g，蛋白胨 2g，氯化钠 0.55g，半胱氨酸盐酸盐 0.2g，麦芽糖 1g，蒸馏水 100ml。将兔肝研碎放入 100ml 蒸馏水中，置冰箱过夜，次日煮沸半小时，用多层纱布过滤去渣，补足失去的水量，即成 15%肝浸汤。再加入其他成分，加热溶解，调整 pH 至 5.6～5.8，用滤纸过滤后，分装每管 8ml，置 37℃温箱 24 小时，检查无菌后，置冰箱备用。

2. 操作方法　接种前每管加灭菌马血清 1ml 即可用。将阴道分泌物接种于培养基内置 37℃温箱培养 48 小时，检查结果。如需保种每周可转种 1 次。

三、免疫诊断及新技术

(一) 皮内试验

主要用于各种蠕虫病的辅助诊断及流行病学调查，如血吸虫病、包虫病及囊虫病等。反应的原理系Ⅰ型超敏反应。在受试者前臂内侧消毒后，皮内注入一定稀释度的某种寄生虫抗原液 0.03ml，在对侧手臂内侧消毒后，皮下注射生理盐水作对照。15 分钟后，测量皮丘直径，如增大至一定范围以上，而对照无反应者为阳性。如血吸虫抗原皮试，皮丘直径大于 0.6cm 即为阳性。

(二) 环卵沉淀试验（COPT）

用于血吸虫病的辅助诊断及流行病学调查。原理是血吸虫卵内毛蚴的抗原与血吸虫病人血清中的相应抗体结合，在虫卵周围形成特异的沉淀物，为阳性反应；反之为阴性反应。

方法是，在凹玻片上加受试者血清 2 滴，取鲜卵或干卵（100～150 个），混匀后加 24×24mm 盖片，石蜡密封四周，置 37℃温箱 48 小时，镜下观察结果。阳性反应为泡状、片状或细长卷曲状折光性沉淀物，牢固粘于卵壳四周。可根据沉淀物面积及性状的多少，判定反应的强弱，也可根据环卵率（100 个卵中阳性虫卵数）作出报告，环卵率>5%为阳性。

(三) 间接血凝试验（IHA）、间接荧光抗体试验（IFA）、对流免疫电泳试验（CIEP）、酶联免疫吸附试验（ELISA）及亲和素-生物素-酶复合物酶联免疫吸附试验（ABC-ELISA）等。

这些免疫学试验的原理、方法及结果判定见免疫学实验部分。在寄生虫病免疫诊断中以IHA及ELISA最常用。

（四）DNA探针技术

DNA探针技术，又称核酸杂交技术，其特异性强，敏感性高，是具有潜力的诊断技术之一。在寄生虫病的诊断、现场调查及虫种鉴定等方面均已使用了DNA探针技术。其原理、操作及结果分析见生物化学有关章节。

（五）PCR技术

PCR技术又称聚合酶链反应，是一种体外扩增特异DNA（如虫体DNA）技术，比DNA探针技术更灵敏、快速。已用于寄生虫病诊断，如锥虫病、利什曼病、肺孢子虫病、弓形虫病等。今后在寄生虫学领域PCR技术将应用的更加广泛、深入。

（西安交通大学医学院　程彦斌）

参 考 文 献

1. 金伯泉. 医学免疫学. 5版，北京：人民卫生出版社，2008.
2. 袁育康. 医学免疫学与病原生物学. 北京：北京大学医学出版社，2000.
3. 何维. 医学免疫学. 2版. 北京：人民卫生出版社，2010.
4. 龚非力. 医学免疫学. 3版. 北京：科学出版社，2009.
5. 安云庆. 医学免疫学. 2版. 北京：人民卫生出版社，2006.
6. 陈兴保. 病原生物学和免疫学. 6版. 北京：人民卫生出版社，2009.
7. 安云庆，姚智. 2版. 医学免疫学. 北京：北京大学医学出版社，2009.
8. 李凡. 医学微生物学. 7版. 北京：人民卫生出版社，2008.
9. 贾文祥. 医学微生物学. 北京：人民卫生出版社，2005.
10. 国家药典委员会. 中华人民共和国药典. 2005年版二部［S］. 北京：化学工业出版社，2005：附录74.
11. Lui jendi jk A，van Belkum A，Verbrugh H，et al. Comparison of five tests for identification of Stnphy Lococcus aureus from clinical samples［J］. J Chin Microbiol，1996，34（9）：2267－2269.
12. 严杰. 医学微生物学. 北京：高等教育出版社，2008.
13. 张佩，李咏梅. 医学微生物学（案例版）. 北京：科学出版社，2007.
14. 孙万邦. 医学免疫学与微生物学. 北京：高等教育出版社. 2005.
15. 潘唏，何国钧. 耐多药结核病的研究与进展. 中华结核和呼吸杂志，2000.23（2）：119－122.
16. 吴雪琼，张俊仙，钟敏，等. 结核分枝杆菌耐吡嗪酰胺分离株pncA基因突变的研究. 中华结核和呼吸杂志，2000，23（1）：40－42.
17. 尚德秋. 布氏菌病研究进展. 中国地方病防治杂志，2004，19，（4）204－207.
18. 胡伏莲，周殿元. 幽门螺杆菌感染的基础与临床（修订版）. 北京：中国科学技术出版社，2002.
19. 李凡，刘晶晶. 医学微生物学. 7版. 人民卫生出版社，2007.
20. Matthias Dobbelstein，Virus Research，Viruses in therapy royal road or dead end. 2003，92（2），219－221.
21. 黄敬亨. 寄生虫病防治的重要策略—健康促进. 中国寄生虫学与寄生虫病杂志，2003，21（3）：129－130.
22. 卫生部血吸虫病专家咨询委员会. 我国抗血吸虫疫苗研究的成绩及展望. 中国血吸虫病防治杂志，2002，14（3）：161－162.
23. 陈翠娥，张悟澄. 我国并殖吸虫病的防治研究进展. 国际医学寄生虫病杂志，2009，36（5）：323－331.
24. 刘晓丹，朱翠华，李雅玲，等. 三水、中山两地淡水鱼虾华支睾吸虫感染情况调查. 实用预防医学，2007，14（1）：84－85.

25. 中华人民共和国卫生部. 包虫病诊断标准. WS257－2006，2006.
26. Ito A，Ma L，Schantz PM，et al. Differential serodiagnosis for cystic and alveolar echinococcosis using fractions of *E. granulosus* cyst fluid（antigen B）and *E. multilocularis* protoscolex（Em 18）. Am J Trop Med Hyg，1999，60：188－192.
27. 肖树华. 三苯双脒抗肠道蠕虫感染的进一步临床观察和实验研究的新进展. 国际医学寄生虫病杂志，2009，36（4）：193－200.
28. 郑灿军，王立英，许翔，等. 2004—2007在我国内脏利什曼病流行情况. 中国寄生虫学与寄生虫病杂志，2009，27（4）：344－346.
29. 陈晓光. 弓形虫研究的过去、现在与未来. 中国寄生虫学与寄生虫病杂志，2009，5：426－431.
30. Kucilk CJ，Martin GL，Sortor BV. Common intestinal parasites. Am Fam Physician，2004，69（5）1161－1168.
31. Rawal S，Majumar S，Dhawan V，et al. *Entamoeba histolytic* Gal－GalNAc lectin Depletes antioxidant defense of target epithelial cells. Parasitology，2004，128：617－624.
32. Samuel L，Stanley JR. Amoebiasis Lancet，2003，361：1025－1036.
33. White NJ. Plasmodium knoweledge：The fifth human malaria parasite. Clin Infect Dis，2008，46：172－173.
34. 陆宝麟. 50年来我国蚊媒研究进展. 中国媒介生物学及控制杂志，1999，10（3）161－165.
35. 李朝品. 医学节肢动物学. 北京：人民卫生出版社，2009.